慢性疾病诊疗护理与预防控制

主编　汤小庆　谷　琦　顾　珂
　　　赵金凤　栗　兰　马　英

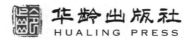

华龄出版社
HUALING PRESS

图书在版编目（CIP）数据

慢性疾病诊疗护理与预防控制/汤小庆等主编. --
北京：华龄出版社，2024.4
ISBN 978-7-5169-2688-8

Ⅰ.①慢…　Ⅱ.①汤…　Ⅲ.①慢性病—防治　Ⅳ.
①R4

中国国家版本馆 CIP 数据核字（2024）第 013767 号

责任编辑	林欣雨		责任印制	李末圻
书　　名	慢性疾病诊疗护理与预防控制		作　　者	汤小庆　等
出　　版 发　　行	华龄出版社 HUALING PRESS			
社　　址	北京市东城区安定门外大街甲 57 号		邮　编	100011
发　　行	（010）58122255		传　真	（010）84049572
承　　印	运河（唐山）印务有限公司			
版　　次	2024 年 4 月第 1 版		印　次	2024 年 4 月第 1 次印刷
规　　格	787mm×1092mm		开　本	1/16
印　　张	21.5		字　数	500 千字
书　　号	ISBN 978-7-5169-2688-8			
定　　价	79.00 元			

本书编委会

主　编　汤小庆　谷　琦　顾　珂　赵金凤　栗　兰　马　英

副主编　焦玉荣　于晶晶　王　烁　付　星　仵　芳　闫真真

　　　　　杨　军　张秀娥

编　委　（按姓氏笔画为序）

　　　　　马　英　邹平市妇幼保健院

　　　　　于晶晶　山东省军区济南第五离职干部休养所门诊部

　　　　　王　烁　滨州医学院附属医院

　　　　　付　星　山东省军区烟台第五离职干部休养所门诊部

　　　　　仵　芳　山东省军区济南第二离职干部休养所门诊部

　　　　　汤小庆　临沂市人民医院

　　　　　闫真真　中国人民解放军陆军第八十集团军医院

　　　　　谷　琦　泰安市中心医院（青岛大学附属泰安市

　　　　　　　　　中心医院、泰山医养中心）

　　　　　宋艳娟　日照市疾病预防控制中心

　　　　　杨　军　四川兰心荟健康科技研究院

　　　　　张秀娥　北京市延庆区百泉街道社区卫生服务中心

　　　　　张籍元　山东省军区烟台第五离职干部休养所门诊部

　　　　　林　琳　日照市疾病预防控制中心

　　　　　赵金凤　泰安八十八医院

　　　　　顾　珂　滕州市疾病预防控制中心

　　　　　栗　兰　高密市井沟镇卫生院

　　　　　焦玉荣　日照市东港区卫生健康局

前　言

慢性疾病主要指心脑血管疾病、慢性阻塞性肺部疾病、糖尿病、恶性肿瘤等一组疾病，主要由职业、环境因素、生活方式等因素引起，虽无传染性，但具有发病率高、死亡率高和致残率高的特点，给社会和家庭带来沉重的经济负担。因此，预防与控制慢性疾病是一项不可忽视和突出的公共卫生问题。

本书共分为9章。对各系统慢性疾病按照病因、发病机制、临床表现、辅助检查、诊断与鉴别诊断、治疗、护理、预防控制措施等方面，进行了全面系统的论述与解释。该书条理清晰，内容通俗易懂，可供从事慢性疾病防治的基层人员参考，也是社区公共卫生服务人员及护理人员的参考书。

本书可操作性强，实用价值高，尽管我们在编写过程中做了大量工作，尽了最大努力，但由于水平有限，书中难免有不完善之处，恳请广大读者和专家给予批评指正，在此，我们表示衷心的感谢。

编　者

2023 年 11 月

目　录

第一章 呼吸系统疾病

第一节 支气管哮喘

支气管哮喘（简称哮喘）是由嗜酸性粒细胞、肥大细胞和 T 细胞等多种炎性细胞参与的气道慢性炎症。这种炎症使易感者对各种激发因素产生气道高反应性，引起气道缩窄。临床上表现为反复发作性喘息、气急、胸闷或咳嗽等症状，常在夜间和（或）凌晨发作、加剧，常伴有广泛多变的可逆性气流受限。多数患者可自行缓解或经治疗缓解。

典型的哮喘发作持续时间较短，为数分钟至数小时。急性发作与无症状间歇交替出现，一日内可反复数次。发作程度可轻可重，若严重发作经 24 小时仍不能缓解者，称之为哮喘持续状态，是支气管哮喘病情严重类型。难治性支气管哮喘是指哮喘持续状态的患者及对各种治疗有耐受性、不易根治或好转的长期发作的慢性哮喘患者。

支气管哮喘相当于中医学的哮病，由于哮必兼喘，所以哮病又称作哮喘。

哮病在祖国医学文献里尚有咳嗽上气、呷嗽及喘哮、哮吼、冷哮、热哮、盐哮、酒哮、醋哮、水哮、风痰哮、年久哮等名称。哮病常反复发作，经年累月不愈，严重影响患者的身体健康，损害劳动力。因此，积极开展哮病防治研究有深远的意义。

一、病因和发病机制

支气管哮喘的病因复杂，其形成与发作与下列因素有关：

（一）遗传因素

哮喘患者及其家庭成员的哮喘、婴儿湿疹、过敏性鼻炎等过敏反应较群体为高。但哮喘并非都具有过敏体质的遗传。近年来讨论到哮喘的病因学时，对迷走神经功能的亢进、β 受体功能低下或减少、α 受体功能亢进或其中某两者同时存在，作为哮喘的重要内因。

（二）吸入变应原

如花粉、尘螨、霉菌、面粉、动物毛屑、吸入性药物、工业粉尘或气体等。由外来抗原引起的哮喘属于 I 型变态反应。

（三）呼吸道或其他感染

由细菌，尤其病毒引起呼吸道感染，逐渐形成或激发为哮喘，这种情况极为常见。

（四）药物和食物诱发

在成人哮喘中，4%~28%哮喘的发生或加重与阿司匹林或其他非类固醇抗炎剂有关。青霉素、磺胺药、含碘造影剂等也可诱发。而食物变态反应发生率为3.14%，约有30%的哮喘患者有摄取某种食物后促发哮喘的病史。可能诱发哮喘的食物有牛奶、禽蛋、鱼、水果等。

（五）空气污染

工业烟雾中所含的二氧化硫、二氧化氮可促发支气管收缩，暂时性增加气管反应性和变态反应性。

（六）吸烟

吸烟使易患人群诱发哮喘或加重哮喘病情。

（七）精神因素

精神异常大多在哮喘长期反复发作的基础上发生。强烈的情绪可促发或抑制哮喘发作。

（八）运动性哮喘

哮喘可由运动激发或导致恶化，尤其在致敏状态、好发季节或伴有某些并发症时更为明显。运动前吸入色甘酸钠可预防发作。此外，疲劳、说话太多、大哭大笑等都能够激发哮喘。

（九）饮食

饮食引起哮喘虽然不占重要地位。但麦类、蛋、牛奶及海鲜、番茄、巧克力等宜予警惕。无饮食过敏史者不宜强调忌食，以免失去应有的营养成分摄入。

（十）气候变化

气候是由气温、湿度、气压及空气离子等成分构成，其中每一成分对哮喘的发病可能都有关系。

哮喘的发病机制极为复杂，以往虽认识到哮喘可以由多种因素引起，如变态反应、自主神经功能失调、精神、遗传、感染因素和非特异刺激因素等；但对哮喘的本质并不了解，因此疗效不佳。如较长时间认为哮喘是变应原通过IgG介导，使致敏肥大细胞脱颗粒，释放出多种化学介质，引起气道平滑肌收缩、气道狭窄而发病。在这种理论的指导下，大量的，甚至超量的气管舒张剂被用于哮喘，尤其是重症哮喘的治疗。如肾上腺素、麻黄素、β_2受体激动剂和氨茶碱等。结果出现哮喘的死亡率与气管舒张剂的销售量同步增长的现象，表明单纯应用气管舒张剂不能降低哮喘的死亡率。

随着基础与临床研究的不断深入，对哮喘的本质有了新认识。目前认为支气管哮喘是由淋巴细胞介导的，以嗜酸性粒细胞和肥大细胞浸润为主的气道变应性炎症。这些患者平时肺功能可无明显异常，一旦接触特异性过敏原、非特异性刺激物（如含物理和化学刺激）、支气管收缩剂或感染时，气道高反应性便被激发出来。故气道高反应性是哮喘的一个关键性特征，并与哮喘的严重性密切相关。大量动物实验表明气道高反应性与气管黏膜的变应性炎症有关。故哮喘治疗的重点也由过去单纯舒张支气管平滑肌而转变为预防和抑制气道的炎症反应。而气道变应性炎症的产生则是多种炎性细胞浸润，炎性介质大量分泌和释放，以及支气管黏膜上皮细胞损伤等一系列复杂因素相互作用的结果。

难治性支气管哮喘发生的原因主要有①某些吸入性抗原或刺激物持续存在或大量暴露，致使过敏状态和哮喘发作不能缓解。②呼吸道感染：常见病原体有病毒、支原体和细菌。感染本身可引起支气管黏膜充血、肿胀及分泌物增多而加重气管阻塞。此外，某些微生物或其代谢产物还可作为抗原引起哮喘持续发作。③失水、痰液黏稠不易咳出：哮喘发作时经呼吸道丢失水分增加，大量出汗及茶碱类药物的利尿作用造成机体脱水，加之进食减少，使痰液黏稠不易咳出形成痰栓而阻塞大小气管，致使喘息不止。④精神过度紧张、烦躁不安可加重支气管平滑肌收缩。⑤长期使用糖皮质激素者突然减量或停药，使体内激素水平过低。⑥酸中毒：严重缺氧使无氧酵解增加而出现代谢性酸中毒，呼吸衰竭时 CO_2，潴留导致呼吸性酸中毒而使血 pH 明显降低，此时许多支气管舒张剂不能充分发挥平喘作用而使哮喘发作不能缓解。⑦出现并发症：支气管因黏膜充血、水肿及痰液阻塞引起肺不张，肺过度充气及痰栓的活瓣作用又可使肺泡过度膨胀，脏胸膜破裂引起气胸及纵隔气肿，使哮喘呈持续状态。

二、临床表现

有反复发作的病史，常因呼吸道感染、寒冷空气、刺激性气体等生物、物理、化学和精神因素诱发。

患者表现为发作性呼气性呼吸困难，伴有哮鸣音或发作性胸闷和（或）咳嗽同时存在，并伴有大汗淋漓、干咳或咳大量白色泡沫痰，有时因缺氧明显出现严重发绀。患者常被迫采取坐位或呈端坐呼吸，精神状态表现为焦虑、烦躁，严重时可出现嗜睡、意识模糊，患者不能讲话或仅能单字、断续讲话。哮喘症状可在数分钟内发作，持续数小时甚至数日，经使用支气管舒张剂后缓解；某些患者可在缓解数小时后不明原因再次发作，有时也可在夜间及凌晨发作。运动性哮喘有时表现为运动时出现较重的胸闷和呼吸困难。

胸部呈过度充气状态，有广泛的哮鸣音，呼气音延长；心率增快 >120 次/分，常有奇脉、三凹征、胸腹反常运动（如矛盾运动）、颜面发绀。但有时在非常严重的哮喘发作患者，哮鸣音可不出现（如静寂胸），故无明显哮鸣音并不表示患者症状不严重。

三、诊断要点

第一届全国哮喘会议上制订了《支气管哮喘的定义、诊断严重度分级及疗效判断标准（修正方案）》，该方案参考了国际标准并结合我国的实际情况，使哮喘的临床和科研工作有了统一的标准。近年，中国支气管哮喘防治指南（2020 版）对哮喘的诊治提出了新的观点，可供参考。临床医生在为患者制订治疗方案时，必须充分地、客观地评价病情的严重程度（表1-1），采取不同的措施控制病情；改善肺功能，缓解患者的症状；在条件不具备的基层医疗单位，医生也可根据患者的临床症状估计患者的病情严重程度（表1-2）设计治疗方案。

表 1-1　病情严重度分级

哮喘严重度	治疗前临床表现	肺功能	控制症状所需治疗
轻度	间歇、短暂发作，每周 1~2 次 每月夜间发作 2 次或以下 两次发作间无症状	FEV_1（或 $PEF^①$）≥预计值的 80% PEF 变异率≤20% 应用支气管舒张剂后 FEV_1（或 PEF）在正常范围	仅需间断吸入（或口服）β_2 受体激动剂或茶碱
中度	每周哮喘发作 >2 次 每月夜间哮喘发作 >2 次 几乎每次发作均需吸入 β_2 受体激动剂	FEV_1（或 PEF）为预计值的 60%~80% PEF 变异率在 20%~30% 治疗后 FEV_1（或 PEF）可恢复正常	经常需用支气管舒张剂 需每日吸入糖皮质激素
重度	经常发作哮喘 活动受限 近期曾有危及生命的大发作	FEV_1（或 PEF）≤预计值的 60% PEF 变异率≥30% 经积极治疗 FEV_1（或 PEF）仍低于正常	需每日给予支气管舒张剂 需每日吸入大剂量糖皮质激素 经常全身应用糖皮质激素

注：①PEF 为呼吸流量峰值。

表 1-2　哮喘重度或危重发作的诊断标准

项目	重度	危重（呼吸停止）
气短	休息时	
体位	前弓位	
谈话方式	仅能说出字或词	不能说话
精神状态	常有焦虑或烦躁	嗜睡或意识模糊
出汗	大汗淋漓	
呼吸频率	常 >30 次/分	
辅助肌肉活动及胸骨凹陷	常有	胸腹矛盾运动
喘鸣	常响亮	哮鸣音消失
脉率	>120 次/分	心动缓慢
初用支气管舒张剂后 PEF 占预计值或本人最高值的百分比	≤60%，成人 <100 L/min 或反应持续 <2 小时	
PaO_2（吸入空气）	<60mmHg，可有发绀	
$PaCO_2$	>45mmHg	
SaO_2（吸入空气）	≤90%	

潜在致命性哮喘的诊断要点：

1. 曾因呼吸停止或呼吸衰竭而进行气管切开抢救。

2. 哮喘并发呼吸性酸中毒。

3. 每年需住院 2 次以上进行抢救的长期口服糖皮质激素的患者。

4. 曾发生过 2 次以上纵隔气肿或气胸的并发症。

致命性哮喘时由于急性加重的气管严重阻塞，因而随时可发生猝死。猝死可直接由于窒息、心搏骤停、肾上腺皮质功能不全或气胸等致命性并发症。哮喘猝死的先兆为：①神志改变，如出现昏迷、恐慌、精神障碍。②衰竭状态，全身冷汗，面色灰暗。③心动过速，心率 >110 次/分或心动过缓。④呼吸急促，呼吸频率 >30 次/分，伴辅助呼吸肌收缩。⑤胸部听诊呼吸音减低，肺哮鸣音和啰音反而减弱或消失，心音也减弱。⑥PaO_2 <60mmHg，而 $PaCO_2$ 反而下降，甚至降至正常，但 $PaCO_2$ 也可以很高。⑦奇脉，吸气时收缩压下降 >15mmHg。⑧pH 下降。⑨体表心电图显示 QTC 间期延长，这是由于常规剂量的 β 受体激动剂使细胞外 K^+ 向细胞内转移，血清 K^+ 出现剂量相关性降低，细胞内外浓度比值异常，因而使心肌细胞静息电位发生改变，显示剂量依赖性 QTC 间期延长。⑩不稳定型哮喘。

有些学者认为心率、奇脉、辅助呼吸肌收缩等对哮喘猝死无明确预测价值。而强调 10 ~ 14 岁的哮喘患者，不稳定型哮喘易发生哮喘猝死，而且深夜至清晨最容易发生；尤其是清晨呼气峰流速率（PEFR）明显下降者，由此可见，呼气峰流速（PEF）的监测对不稳定型哮喘的病情预测有重要意义，重症哮喘的 PEF 测定值常 < 100 L/min，若 PEF < 60 L/min，则提示气管阻塞程度已足于引起窒息，昼夜 PEF 变异率 >40% 的患者即有发生"哮喘猝死"的可能。

四、治疗

（一）治疗目的
尽快减轻哮喘症状，改善肺功能，纠正低氧血症及高碳酸血症，使患者脱离危险。
（二）治疗方法
1. 氧疗
难治性哮喘发作均伴有明显的低氧血症，故纠正缺氧为重要措施。给氧浓度依据以有无 CO_2 潴留而定。绝大多数哮喘发作患者呼吸中枢兴奋性增强而过度通气，$PaCO_2$ 正常或减低，故吸氧浓度可在 30% ~ 50% 或不受限制。但当哮喘发作严重而出现明显的 CO_2 潴留时，过高浓度的氧可使主动脉体和颈动脉体化学感受器兴奋作用减弱，导致呼吸中枢抑制，分钟通气量下降和 $PaCO_2$ 进一步升高，引起严重的呼吸性酸中毒和肺性脑病。故此时吸氧浓度最好控制在 30% 以下，PaO_2 达到 60mmHg，此时 SaO_2 已达 90%。常用鼻导管和鼻塞法给氧，在 5 L/min 以下的流量时，吸入氧浓度与氧浓度的关系：吸入氧浓度（%）=21 + 4 × 氧流量（L/min）。这种吸氧法在给氧流量不变时，实际吸入氧浓度可随肺通气量的变化而有差异。通气量较低时吸入氧浓度偏高，而肺通气量高者实测吸入氧浓度比按公式计算的结果为低。通气面罩（如文丘里面罩）给氧是按射流原理，以一定流量的氧混合一定量的空气后，配成不同的氧浓度供氧。由于吸气期间射入混合气体量超过患者的最高潮气容积，故能使吸入氧浓度相对稳定而不受患者肺通气量的影响，缺点是咳嗽、咳痰及进食不便。

2. 精神安慰及镇静
哮喘持续状态患者，大多呈精神紧张状态，应给予镇静及精神安慰。可适当选用氯氮、地西泮、异丙嗪等。体质差、老年患者、意识障碍或哮鸣音微弱的严重患者，严格慎用镇静药物，更忌用哌替啶等对呼吸有抑制的药物。提供安静、温暖的环境。

3. 解除支气管痉挛

（1）氨茶碱：以氨茶碱0.25g加入10%葡萄糖液40mL静脉缓注（10~15分钟注完），若无效按每小时0.9mg/kg计算静脉滴注总量。临床多采用10%葡萄糖液500mL加氨茶碱0.5g静脉缓滴。严防心律失常或心搏骤停的发生。

（2）β_2受体激动剂：作用快，疗效确实，但持续时间短。常用的有1%肾上腺素0.3mL皮下注射，必要时可隔10~15分钟再注射1次，可连续2~3次。或以肾上腺素1mg加入1 000mL葡萄糖液中静脉滴注，可根据疗效及不良反应随时调整滴速。0.25%异丙肾上腺素气雾剂吸入，每日2~4次，每次间隔不得少于2小时。沙丁胺醇气雾剂每日3~4次，最多不超过8次；克仑特罗口服，40μg，每日3次。

（3）肾上腺皮质激素：有抗过敏、抗炎、解除支气管痉挛作用，同时能增加组织细胞内缺氧的耐受性，与氨茶碱或β受体激动剂合用有协同作用。对哮喘持续状态的患者宜采用早期、短程、足量的突击疗法静脉注射或静脉滴注。可用氢化可的松每日300~400mg或地塞米松每日10~50mg分次静脉注射或静脉滴注，可同时给予泼尼松每日30~40mg口服，待紧急状态解除后可快速减量而后较缓慢停药。

（4）纠正水、电解质及酸碱平衡紊乱：哮喘持续状态患者补液是一条重要措施，不仅可以提供液体和能量，纠正脱水和电解质紊乱，而且可加入解痉止喘及消炎药物，对祛痰平喘很重要。如无心力衰竭现象，每日的补液量不应少于2 500mL，一般每分钟40~60滴。治疗过程中应注意监测血气情况，如患者并发酸中毒时可降低β受体对内源性及外源性儿茶酚胺的反应性，影响支气管解痉剂的作用。pH≤7.20为严重酸中毒。一般二氧化碳结合力低于正常值或碱剩余（BE）小于-3mmol/L时，即为补碱指征，在紧急应用或无化验的情况下首剂可用5%碳酸氢钠2~4mL/kg静脉滴注，以后根据生化及血气指标决定补给量。应注意补碱需留余地，避免发生医源性碱中毒。

（5）抗生素的应用：肺部感染可能是一些重症哮喘发作的诱发因素或不能缓解的原因，另一些其他原因诱发的重症哮喘亦可能因气管阻塞、抵抗力下降及应用大剂量糖皮质激素而并发严重呼吸系统的感染。肺部感染得不到控制，哮喘发作则难缓解。故对伴有肺部感染者应根据临床资料、细菌学及血清学检查结果选用足量、敏感的抗生素，并经静脉给药以尽快控制感染。未并发感染者可不用抗生素。

（6）机械通气：难治性哮喘经吸氧、β受体激动剂、氨茶碱及肾上腺皮质激素等综合治疗，大多数患者可得到缓解，但仍有1%~3%的患者治疗无效。对这些患者应及时建立人工气管，保持呼吸道通畅，并与呼吸机连接进行机械通气，可获满意疗效。人工气管的建立多选用组织相容性较好，带高容低压气囊的塑料或硅胶导管，在纤支镜引导下经鼻腔插入，具有对患者损伤小、易耐受和固定、口腔护理方便及带管时间较长的优点。紧急情况下应迅速在直接喉镜帮助下经口腔插入，一般不行气管切开术。应用机械通气治疗指征：①病情进行性恶化，深度嗜睡，甚至昏迷。②血气分析示进行性低氧血症（PaO_2 <60mmHg），而$PaCO_2$逐渐增高，出现呼吸性和（或）代谢性酸中毒（pH<7.25）。③临床观察发现呼吸暂停、不规律，呼吸次数每分钟大于60次，或每分钟小于14次。④心率增快，每分钟140次。具体方法为先做气管插管或切开，清除管

腔内黏稠分泌物，然后连接呼吸器。由于气管痉挛及黏液栓塞等因素，因此开始做呼吸器治疗时，气管阻力较大，需用较大工作压力，并配合较低流和潮气量。配合使用镇静剂可缓解支气管痉挛，有利于患者和呼吸器同步。应用机械通气辅助呼吸治疗过程中，有可能出现气胸，需引起注意。

难治性哮喘机械通气的死亡率仍高达13%，且并发症多。文献报道低血压占20%，气压伤占5%，心律失常占9.6%，胃肠出血占9%。这主要是重症哮喘时支气管平滑肌高度痉挛，黏膜充血肿胀及广泛痰栓形成使气管阻力明显升高，由于内源性呼吸末正压（PEEPi）及肺过度充气和肺不张并存使肺的顺应性降低，弹性阻力升高，平均肺泡压（PALV）与平均气道压（PAW）之差增大，吸气肌负担增加，以及气道反应性升高。故间歇正压通气（IPPV）时吸气峰压往往很高才能克服上述气道阻力及弹性阻力而维持适当的分钟通气量（MV）。吸气峰压（PIP）过高，尤其是大于$50cmH_2O$时并发症明显增多。此外，患者精神紧张、烦躁不安及呼吸急促与呼吸机对抗亦影响机械通气。因此重症哮喘患者的机械通气十分困难，各种工作参数要及时调整，严密观察，既要保证适当的MV，又要尽量使PIP控制在$50cmH_2O$以内。

（7）排除痰液：补足失水，湿化呼吸道。祛痰剂可用乙酰半胱氨酸、氯化铵、溴己新、碘化钾、乐舒痰等口服，α-糜蛋白酶超声雾化吸入。同时加强护理，定时翻身与拍背，鼓励患者咳嗽等。

（8）其他药物：给予营养支持治疗。烦躁者给10%水合氯醛10～15mL保留灌肠，避免应用对呼吸有抑制的药物。积极防治并发症。

4. 难治性支气管哮喘的治疗

难治性哮喘患者除常规治疗外，还应采取以下措施。

（1）过敏原的避免疗法和脱敏治疗：支气管哮喘的特异性治疗可分为避免疗法和脱敏疗法两类。避免疗法即找出诱发哮喘发作的原因加以避免。其方法归纳为"避、忌、替、移"四字。但在哮喘的病因中，有不少诱发致病的过敏原，例如空气中的尘土、花粉、霉菌、尘螨等，难以绝对避免，故还需针对过敏原进行脱敏治疗。在变态反应学上，脱敏治疗统称为免疫治疗，是用能使患者诱致哮喘发作的抗原制成一定浓度的浸液，以逐渐递增剂量及浓度的原则，每周皮下注射1～2次，一般以15～20次为1个疗程，必要时可以最高剂量每2～3周注射1次，维持2～3年。对某些有季节性消长的抗原如气传致敏花粉、尘螨，可在每年好发季节前2～3个月开始，每次注射的浓度剂量需根据局部及全身反应强弱，或当时有无呼吸道或其他感染性疾病而有所增减或暂停1次。通过以上脱敏治疗，可使患者能逐渐提高外来过敏原的耐受性，从而达到减轻发作或控制发作的目的。

（2）彻底清除呼吸道的慢性感染病灶：呼吸道感染既可通过炎症刺激引起支气管平滑肌痉挛和分泌物增加；又可因患者对病毒和细菌的某种成分过敏而使哮喘发作或难以控制。因此，应用有效的抗生素彻底清除呼吸道感染病灶，如慢性鼻炎、鼻窦炎及慢性支气管炎等，这是控制难治性哮喘的一条重要措施。

（3）正确应用肾上腺皮质激素：哮喘时的支气管壁炎性病变，不只限于细菌或病毒所致，也包括变态免疫及化学物质所引起的细胞损害。电子显微镜显示哮喘患者的支气管壁在缓解期也有不同程度的炎性改变。现代观点认为支气管哮喘治疗重点和总目标应是炎症的控制，而不只是支气管痉挛的缓解。控制炎症的药物主要是糖皮质激素，它不但能防止炎症的发展，并且能使已有炎症吸收，抑制非常早期的炎症，改善哮喘患者预后。故早期使用糖皮质激素，辅以支气管扩张剂是比较合理的治疗方案。

类固醇治疗哮喘的最大进展是用药途径的改变，即采用局部吸入型类固醇疗法收到了疗效显著而不良反应小的效果。目前多选择具有选择性强、局部活性大的脂溶性类固醇制剂，如戊酸盐倍他米松、二丙酸倍氯米松以及最新推出的丁地去炎松，雾化吸入的疗效非常显著。尤其是丁地去炎松，在目前已发现的皮质类固醇中，其局部抗炎作用最强，而全身性不良反应最少。难治性哮喘患者往往有激素依赖性，需要长期应用糖皮质激素治疗。用法是：重症发作时糖皮质激素用量可为通常量的 2~3 倍，用静脉滴注糖皮质激素使病情缓解后，改用口服，以后逐渐减量，直至用泼尼松每日 5mg 的维持量。为避免激素的全身不良反应，对难治性哮喘患者口服糖皮质激素减至维持量后，最好用吸入型类固醇制剂代替。开始阶段两种制剂并用或交替应用，最后完全撤除口服糖皮质激素，用吸入制剂代替。目前最常用的是二丙酸倍氯米松。也可根据情况选用戊酸盐倍他米松或丁地去炎松。应用气雾剂过程中，除掌握好用量及方法外，要注意防止口腔霉菌感染。

（4）新发现平喘药物的应用

1）钙离子拮抗剂：支气管平滑肌收缩，肥大细胞介质（组胺、慢反应物质、白三烯）的释放，黏液分泌及迷走神经兴奋均可使支气管哮喘发作，这些因素均和钙离子内流入细胞有关，故应用钙离子拮抗剂有平喘作用。常用硝苯地平 10~20mg 舌下含化或口服，每日 3~4 次，或维拉帕米 40~80mg，每日 3~4 次。对哮喘合并冠心病、高血压、甲状腺功能亢进（简称甲亢）等不宜使用 β_2 受体激动剂的患者更为适用。

2）多塞平：多塞平 25mg，每日 3 次。与其他平喘药比较具有控制症状迅速，显效率高，小剂量给药，不良反应小等优点。尤其适用于情绪紧张和多虑患者。

3）硫酸镁：镁是多种酶的激活剂，在哮喘时使用该药能激活腺苷酸环化酶，使ATP 转变成 cAMP，解除支气管平滑肌痉挛，激活蛋白激酶及 ATP 酶，使细胞膜通透性发生改变，稳定膜电位，阻止过敏物质释放。此外还有中枢镇静、止咳等作用，达到控制哮喘目的。用法：25% 硫酸镁 10~20mL 加入 5% 葡萄糖液 250~500mL 中静脉滴注，一般 5~7 日为 1 个疗程。有明显呼吸抑制及低血压患者忌用。

4）红霉素：红霉素除抗菌作用外，尚可通过抑制淋巴细胞和中性粒细胞来发挥抗炎作用。近年来的实验发现还可抑制黏液分泌，抑制茶碱清除率，延迟类固醇排泄，刺激肾上腺分泌类固醇。故可用于治疗哮喘等呼吸道疾病，尤其对难治性哮喘可减少类固醇用量。剂量每日 600~750mg，分 3 次口服。

5）氨甲蝶呤（MTX）：文献报道，在一些慢性重度哮喘患者中每周使用 7.5~15mg 的 MTX，可减少 25%~50% 的泼尼松用量，每周给药 1 次。其具体机理尚不明确，有待进一步研究。

6）西咪替丁：西咪替丁为 H_2 受体拮抗剂，可抑制过敏性介质组胺的作用，减轻气道高敏状态，缓解支气管平滑肌痉挛。另外还有增强细胞免疫功能作用。常规平喘药无效时可应用。用法：西咪替丁 0.8～1.2g 加入 5% 葡萄糖液 500mL 中静脉滴注，每日 1 次，连用 3～5 日。

7）维生素 K 类：此类药物具有解除平滑肌痉挛作用，近年来用于治疗支气管哮喘的报道日益增多，总有效率均在 90% 左右。用法：维生素 K_1 20～30mg，维生素 K_3 8～16mg，可做肌内、静脉、穴位注射。

8）氯喹、异丙嗪、泼尼松三联疗法：三种药物联用治疗哮喘是通过它们协同作用即对免疫抗体生成的抑制、特异性 IgE 合成的干扰及稳定溶酶体膜，抑制细胞内化学颗粒逸出，提高细胞内 cAMP 含量等作用，而达到解痉及预防哮喘发作的目的。国内对 51 例严重或顽固性哮喘综合处理较差患者，以"三联疗法"治疗，结果近远期均达显效，第一周好转率 76.5%，第六周显效率 100%，随访 1～5 年，复发率仅 25.2%。

9）雷公藤总苷：研究发现雷公藤总苷对体液免疫和细胞免疫均有抑制作用，并能阻断组胺、5-HT，兴奋垂体—肾上腺系统，发挥平喘抗炎作用。有激素样作用，却无激素样不良反应。对外源性哮喘疗效较好。用法：治疗期间停用糖皮质激素，口服雷公藤总苷，每次 20mg，每日 3 次，以后根据病情增减剂量，每日最大剂量不超过 100mg，待病情稳定后逐渐减量或减少服药次数至停药。

10）酚妥拉明：为 α 受体阻滞剂，可解除支气管平滑肌痉挛，改善通气，同时还可扩张血管，解除微循环障碍，改善换气，有效率 90% 左右。5～10mg 加入液体 20mL 中静脉滴注。继以用 20～40mg 加入液体 500mL 中静脉滴注，维持 4～8 小时，每分钟 15～30 滴。不良反应为血压下降，需密切观察血压。

11）前列腺素 E_1（PGE_1）：当氨茶碱和肾上腺皮质激素治疗无效时，可改用本品。用法：每日 180～600 μg，静脉滴注，每日 1 次。疗效显著。

12）全肺灌洗治疗哮喘持续状态：有学者报道此方法可获得良好效果。其机制和方法为：部分哮喘持续状态患者（尤其是重症患者），从叶支气管到细支气管腔内均可发现大小不等的稠厚黏液栓堵塞气管，这是患者出现严重低氧血症和高碳酸血症的主要原因之一。通过支气管镜在直视下先注入 37℃ 生理盐水冲洗黏液栓，然后将它吸出，这就是支气管肺灌洗。此方法值得进一步探讨。

13）综合治疗：经过一般疗法 12 小时以上仍未能控制症状者，在一般常规治疗下，如抗生素、肾上腺皮质激素、氨茶碱、肾上腺素、纠正酸中毒及脱水、吸氧等，可同时加用药物，如多巴胺 10mg、山莨菪碱 10～20mg、西咪替丁 600～1 200mg、10% 硫酸镁 5～10mL 加入 5%～10% 葡萄糖液 250mL 静脉滴注，每分钟 20～30 滴，每日 1 次。

14）氦氧混合气的应用：近年来，有关氦氧混合气（He-O_2）治疗重症哮喘的报道逐渐增多。重症哮喘出现呼吸性酸中毒或呼吸性酸中毒并发代谢性酸中毒，经支气管扩张剂或肾上腺皮质激素治疗未见好转，可使用面罩吸入 He-O_2 2 L/min，可根据患者缺氧的程度配成不同的吸入氧浓度（25%～40%）。由于低密度氦气可减少气管涡流，气管阻力降低，呼吸功和 CO_2 产生量减少；He-O_2 使 CO_2 的弥散较氮氧混合气（N-O_2）的 CO_2 弥散快 4～5 倍。此外，氦气又可使吸入气在肺内分布均匀，有助于改善通气与血流比例失调，纠正缺氧，故吸入 He-O_2 后的患者多在 1 小时内呼吸困难明显改善。但氦气价格昂贵，限制了其广泛应用。

五、护理

（一）一般护理

1. 热情接待患者，加强心理护理，帮助患者消除焦虑和紧张的情绪。

2. 指导患者卧位，抬高床头让患者取坐卧位，以利于呼吸。病室内应保持环境清新和阳光充足。

3. 鼓励和指导患者呼吸的技巧，慢慢地深呼吸，保持频率和节律的平稳。

4. 患者支气管哮喘发作时，要有专人陪护使患者有安全感，从心理上减轻其焦虑和紧张情绪。

5. 指导患者出现哮喘发作先兆症状时，如胸闷、呼吸不畅、喉部发痒、打喷嚏、咳嗽等不适，应及时告诉医护人员采取相应急救措施。

6. 指导患者注意气候变化，保暖，防止感冒。

7. 嘱咐患者不要接触过敏药物、食物等过敏原。

8. 戒烟、酒。

9. 给予患者易消化、多维生素的饮食。

10. 嘱患者要适量饮水，要减盐食。

（二）病情观察与护理

1. 神志情况

哮喘发作期患者一般神志是清楚的，重度、危重度发作常伴有呼吸衰竭，患者可出现嗜睡、意识模糊，甚至浅、深昏迷，神志情况是判断哮喘发作程度的指标之一。

2. 呼吸情况

应密切观察患者呼吸频率、节律、深浅度和用力情况。哮喘患者由于气管广泛痉挛、狭窄，表现为呼气性呼吸困难、呼气时间延长，并伴有喘鸣，危重度发作患者喘鸣音反而减弱乃至消失、呼吸变浅、神志改变，常提示病情危笃，应及时处理。

3. 发绀情况

由于低氧血症致血中还原血红蛋白增多，使皮肤、黏膜呈现青紫色，称为发绀。应在皮肤薄、色素少而血流丰富的部位如口唇、齿龈、甲床、耳垂等处观察。并发贫血的患者因血红蛋白过低，致使还原血红蛋白达不到发绀的浓度而不出现发绀，病情观察时应予注意。

4. 血气分析

血气分析是反映肺的通、换气功能和酸碱平衡的重要指标，亦是判断呼吸衰竭及其分型的依据，哮喘患者发生Ⅱ型呼吸衰竭表明病情危重，应立即采取有效治疗措施，挽救患者生命。

5. 药物反应

注意观察药物反应及疗效，加强心脏的监护，如患者出现心悸、心动过速、心律失常、血压下降、震颤、恶心、呕吐等反应，要及时报告医生给予相应处理。

（三）哮喘持续状态的护理

1. 给氧

患者有缺氧情况，应及时给氧，以纠正缺氧，改善通气和防止肺性脑病的发生，一般用低流量 1~3 L/min 鼻导管给氧。吸氧时注意呼吸道的湿化、保温和通畅。

2. 迅速建立静脉通道，并保持通畅，以保证解痉及抗感染药物等的有效治疗

遵医嘱准确及时地给予药物，常用氨茶碱及肾上腺皮质激素静脉滴注。应适当补充液体纠正失水。在无心功能不全的情况下补液量每日可为 2 000~4 000mL，滴速 40~50 滴/min。静脉滴注氨茶碱时要保持恒速，以 0.2~0.8mg/（kg·h）维持，注意观察有无恶心、呕吐、心动过速等不良反应，及时与医生联系。

3. 促进排痰，保持呼吸道通畅

痰液易使气管阻塞，使气体分布不均，引起肺泡通气与血流比例失调，影响通气和换气功能。因此，要定时协助患者更换体位、拍背，鼓励患者用力咳嗽，将痰咳出，也可采用雾化吸入，必要时吸痰。痰液稠厚排出不畅或出现呼吸衰竭的患者，要做好气管插管、气管切开的准备。

4. 做好生活护理

鼓励患者多饮水，患者大量出汗时要及时擦拭，并更换内衣，以保证其舒适。

5. 做好心理护理

对情绪过度紧张的患者，给予支持与关心，耐心解释，以解除其心理压力。

六、预防与控制

1. 已知诱发哮喘的尘埃有大豆类粉尘、花粉尘和尘螨等，应避免接触，如花粉散发的季节尽量避开户外活动，积极寻找致敏花粉的种类。哮喘患者居住的室内环境应定期净化，及时吸净尘埃，彻底清洗地毯、毛毯和一切床上用品，及时更换床垫，用防尘枕头，保持室内清洁干燥。

2. 哮喘患者日常饮食以营养丰富清淡饮食为宜，除避免诱发哮喘的食物外，对于一些碳酸饮料、含色素或防腐剂的熟食及刺激性食物也应尽量避免，同时注意勿暴饮暴食。

3. 部分哮喘患者对毛屑过敏，家庭中的宠物如猫、狗身上的病毒、细菌、灰尘均有可能成为过敏原，应注意防范。

4. 病毒感染可诱发或加重哮喘症状。因此，患者要注意防寒受凉，不宜剧烈运动，有发热、咳嗽及时医治。

5. 某些药物如阿司匹林、布洛芬等非激素抗炎类药物有可能诱发哮喘发作，应注意慎用，并密切观察。

6. 加强出院指导

（1）保持情绪稳定，多参加文娱活动，调整紧张情绪。

（2）在冬季或气候多变期，预防感冒，以减少发病的次数。

（3）坚持医生、护士建议的合理化饮食。

（4）生活规律化，保证充足的睡眠和休息。

（5）鼓励患者参加力所能及的体育锻炼，如太极拳等。增强机体抗病能力。

（6）正确使用药物，教会患者气雾剂的吸入方法，以免过度使用而发生反弹性支气管痉挛。

（7）在医生指导下，坚持进行脱敏疗法。

（马英）

第二节　慢性阻塞性肺疾病

慢性阻塞性肺疾病（COPD），简称慢阻肺，是一组常见的以持续气流受限为特征的可以治疗和预防的疾病，主要表现为咳嗽、咳痰、呼吸困难等。

COPD 多由慢性呼吸道疾病如慢性支气管炎、支气管扩张发展而来，气温变化大和空气污染是其暴发的诱因，该病发病率逐年上升。与有害气体及有害颗粒的异常炎症反应有关，致残率和病死率很高，全球 40 岁以上发病率已高达 10%。一般与慢性支气管炎和阻塞性肺气肿发生有关的因素都可能参与 COPD 的发病。

COPD 是一种可以治疗和预防的慢性气道炎症性疾病，COPD 虽然是气道的疾病，但对全身的影响也不容忽视。COPD 主要累及肺部，但也可以引起肺外各器官的损害。目前没有任何药物能够逆转 COPD 的肺功能逐年下降的趋势，但通过药物治疗，可以显著改善患者的生活质量，故严格遵循医生的意见，使用必需的药物显得非常重要。治疗只有起点没有终点，患者只要确诊，就需要终身治疗，与高血压、糖尿病的治疗概念完全一致。

COPD 是呼吸系统疾病中的常见病和多发病，患病率和病死率均居高不下。近年来对中国国 7 个地区 20 245 名成年人进行调查，COPD 的患病率占 40 岁以上人群的 8.2%。根据统计数据，在美国约有 1 600 万人患有此病，它是美国第四位最常见的死亡原因。

一、病因

引起 COPD 的危险因素包括个体易感因素和环境因素，两者相互影响。

（一）个体因素

某些遗传因素可增加 COPD 发病的危险性，即 COPD 有遗传易感性。已知的遗传因素为 α_1 - 抗胰蛋白酶缺乏，重度 α_1 - 抗胰蛋白酶缺乏与非吸烟者的肺气肿形成有关。哮喘和 AHR 是 COPD 的危险因素，AHR 可能与机体某些基因和环境因素有关。

（二）环境因素

1. 吸烟

吸烟是 COPD 最重要的环境发病因素。吸烟者的肺功能异常率较高，FEV_1 年下降率较快，吸烟者死于 COPD 的人数多于非吸烟者。被动吸烟也可能导致呼吸道症状及 COPD 的发生。孕妇吸烟可能会影响胎儿肺的生长及其在子宫内的发育，并对胎儿的免疫系统功能有一定影响。

2. 空气污染

化学气体（氯、一氧化氮和二氧化硫等）对支气管黏膜有刺激和细胞毒性作用。空气中的烟尘或二氧化硫明显增加时，COPD 急性发作显著增多。其他粉尘也刺激支气管黏膜，使气道清除功能遭受损害，为细菌入侵创造条件。大气中直径 $0.1 \sim 10 \, \mu m$ 的颗粒物，即 PM2.5 和 PM10 可能与 COPD 的发生有一定关系。

3. 职业性粉尘和化学物质

当职业性粉尘（二氧化硅、煤尘、棉尘和蔗尘等）及化学物质（烟雾、工业废气和室内空气污染等）的浓度过大或接触时间过久，均可导致 COPD 的发生。接触某些特殊物质、刺激性物质、有机粉尘及变应原也可使气道反应性增加。

4. 生物燃料烟雾

生物燃料是指柴草、木头、木炭、庄稼秆和动物粪便等，其烟雾的主要有害成分包括碳氧化物、氮氧化物、硫氧化物和未燃烧完全的碳氢化合物颗粒与多环有机化合物等。使用生物燃料烹饪时产生的大量烟雾可能是不吸烟妇女发生 COPD 的重要原因。生物燃料所产生的室内空气污染与吸烟具有协同作用。

5. 感染

呼吸道感染是 COPD 发病和加剧的另一个重要因素，病毒和（或）细菌感染是 COPD 急性加重的常见原因。儿童期重度下呼吸道感染与成年时肺功能降低及呼吸系统症状的发生有关。

6. 社会经济地位

COPD 的发病与患者的社会经济地位相关，室内外空气污染程度不同、营养状况等与社会经济地位的差异也许有一定内在联系；低 BMI 也与 COPD 的发病有关，BMI 越低，COPD 的患病率越高。吸烟和 BMI 对 COPD 存在交互作用。

二、发病机制

COPD 的发病机制尚未完全明了，吸入有害颗粒或气体可引起肺内氧化应激、蛋白酶—抗蛋白酶失衡及肺部炎症反应。COPD 患者肺内炎症细胞以肺泡巨噬细胞、中性粒细胞和 CD8[+] T 细胞为主，激活的炎症细胞释放多种炎性介质，包括 LTB_4、IL-8、TNF-α 等，这些炎症介质能够破坏肺的结构和（或）促进中性粒细胞介导的炎症反应。自主神经系统功能紊乱（如胆碱能神经受体分布异常）等也在 COPD 的发病中起重要作用。

（一）病理学变化

COPD 特征性的病理学改变存在于气道、肺实质和肺血管中。在中央气道，炎症细胞浸润表层上皮，黏液分泌腺增大和杯状细胞增多使黏液分泌增加。在外周气道内，慢性炎症反应导致气道壁损伤和修复的过程反复发生。修复过程导致气道壁结构重塑，胶原含量增加及瘢痕组织形成，这些病理改变造成气道狭窄，引起固定性气道阻塞。COPD 患者典型的肺实质破坏表现为小叶中央型肺气泡，涉及呼吸性细支气管的扩张和破坏。病情较轻时这些破坏常发生于肺的上部区域，但随着病情的发展，可弥散分布于全肺并破坏毛细血管床。COPD 的肺血管改变以血管壁增厚为特征，内膜增厚是最早的结构改变，接着出现平滑肌细胞增生肥大、蛋白质多糖和胶原增多，进一步使血管壁增厚。COPD 晚期继发肺心病，部分患者可见多发性肺细小动脉原位血栓形成。

（二）生理学改变

在 COPD 的肺部病理学改变基础上，出现相应的 COPD 特征性病理生理学改变，包括黏液高分泌、纤毛功能失调、小气道炎症、纤维化及管腔内渗出、气流受限和气道陷闭引起的肺过度充气、气体交换异常、肺动脉高压和肺心病，以及全身的不良效应。黏液高分泌和纤毛功能失调导致慢性咳嗽和多痰，这些症状可出现在其他症状和病理生理异常发生之前。肺泡附着的破坏使小气道维持开放能力受损，这在气流受限的发生中也有一定作用。随着 COPD 的进展，外周气道阻塞、肺实质破坏和肺血管异常等降低了肺气体交换能力，产生低氧血症，并可出现高碳酸血症。长期慢性缺氧可导致肺血管广泛收缩和肺动脉高压，常伴有血管内膜增生，某些血管发生纤维化和闭塞，导致肺循环的结构重组。COPD 晚期出现肺动脉高压，进而产生慢性肺心病及右心衰竭，提示预后不良。COPD 可以导致全身不良反应，包括全身炎症反应和骨骼肌功能不良，并促进并发症的发生等。全身炎症反应表现有全身氧化负荷异常增高、循环血液中促炎症细胞因子浓度异常增高及炎症细胞异常活化等，骨骼肌功能不良表现为骨骼肌重量逐渐减轻等。COPD 的全身不良反应可使患者的活动能力受限加剧，生活质量下降，预后变差，因此具有重要的临床意义。

（三）蛋白酶—抗蛋白酶失衡

蛋白酶对组织有损伤、破坏作用；抗蛋白酶对弹性蛋白酶等多种蛋白酶具有抑制功能，其中 α_1 – 抗胰蛋白酶是活性最强的一种。蛋白酶增多或抗蛋白酶不足均可导致组织结构破坏产生肺气肿。吸入有害气体、有害物质可以导致蛋白酶产生增多或活性增强，而抗蛋白酶产生减少或灭活加快；同时氧化应激、吸烟等危险因素也可以降低抗蛋白酶的活性。先天性 α_1 – 抗胰蛋白酶缺乏，多见于北欧血统的个体。

（四）氧化应激

有许多研究表明 COPD 患者的氧化应激增加。氧化物主要有超氧阴离子（O_2^-）、羟根（OH）、次氯酸（HClO）、过氧化氢（H_2O_2）和 NO 等。氧化物可直接作用并破坏许多生化大分子，如蛋白质、脂质和核酸等，导致细胞功能障碍或细胞死亡，还可以破坏细胞外基质；引起蛋白酶—抗蛋白酶失衡；促进炎症反应，如激活转录因子NF – κB，参与多种炎症因子的转录，如 IL – 8、TNF – α、NO 诱导合成酶和环氧化物诱导酶等。

（五）其他

如自主神经功能紊乱、营养不良、气温变化等都有可能参与 COPD 的发生、发展。

三、临床表现

（一）症状

COPD 的特征性症状是慢性和进行性加重的呼吸困难，咳嗽和咳痰。慢性咳嗽和咳痰常先于气流受限多年，然而有些患者也可以无慢性咳嗽和咳痰的症状。常见症状：

1. 呼吸困难

这是 COPD 最重要的症状，也是患者体能丧失和焦虑不安的主要原因。患者常描述为气短、气喘和呼吸费力等。早期仅在劳力时出现，之后逐渐加重，以致日常活动甚至休息时也感到气短。

2. 慢性咳嗽

通常为首发症状，初起咳嗽呈间歇性，早晨较重，以后早晚或整日均有咳嗽，但夜间咳嗽并不显著，少数病例咳嗽不伴有咳痰，也有少数病例虽有明显气流受限但无咳嗽症状。

3. 咳痰

咳嗽后通常咳少量黏液性痰，部分患者在清晨较多，合并感染时痰量增多，常有脓性痰。

4. 喘息和胸闷

这不是 COPD 的特异性症状，部分患者特别是重症患者有明显的喘息，听诊有广泛的吸气相或呼气相哮鸣音，胸部紧闷感常于劳力后发生，与呼吸费力和肋间肌收缩有关。临床上如果听诊未闻及哮鸣音并不能排除 COPD 的诊断，也不能因存在上述症状而确定哮喘的诊断。

5. 其他症状

在 COPD 的临床过程中，特别是程度较重的患者可能会发生全身症状，如体重下降、食欲减退、外周肌肉萎缩和功能障碍、精神抑郁和（或）焦虑等，长时间的剧烈咳嗽可导致咳嗽性晕厥，合并感染时可咳血痰。

（二）体征

COPD 的早期体征可不明显，随着疾病进展，常出现以下体征：

1. 视诊及触诊

胸廓形态异常，如胸部过度膨胀、前后径增大、剑突下胸骨下角（腹上角）增宽和腹部膨凸等，常见呼吸变浅、频率增快、辅助呼吸肌（如斜角肌和胸锁乳突肌）参加呼吸运动，重症患者可见胸腹矛盾运动，患者不时用缩唇呼吸以增加呼出量，呼吸困难加重时常采取前倾坐位，低氧血症患者可出现黏膜和皮肤发绀，伴有右心衰竭的患者可出现下肢水肿和肝脏增大。

2. 叩诊

肺过度充气可使心浊音界缩小，肺肝界降低，肺叩诊可呈过度清音。

3. 听诊

双肺呼吸音可减低，呼气延长，平静呼吸时可闻及干啰音，双肺底或其他肺野可闻及湿啰音，心音遥远，剑突部心音较清晰响亮。

四、分级与分期

（一）分级

根据 FEV_1 占预计值的百分比进行功能分级：

1 级（轻度）$FEV_1 \geq 80\%$ 预计值。

2 级（中度）$50\% \leq FEV_1 < 80\%$ 预计值。

3 级（重度）$30\% \leq FEV_1 < 50\%$ 预计值。

4 级（极重度）FEV$_1$<30%预计值。

（二）分期

根据病情程度分为稳定期和急性加重期。

五、并发症

COPD 常并发其他疾病，最常见的是心血管疾病、抑郁和骨质疏松，这些并发症可发生在轻、中、重度及严重气流受限的患者中，对疾病的进展产生显著影响，对住院率和病死率也有影响。例如，同时患有 COPD 和心力衰竭的患者，则心力衰竭恶化可使 COPD 急性加重。因此，应努力发现患者的并发症并给予适当的治疗。治疗并发症应依据各种疾病指南，治疗方法与无 COPD 者相同，一般情况下，不应因为患有并发症而改变 COPD 的治疗方法。

（一）心血管疾病

这是 COPD 最常见和最重要的并发症，可能与 COPD 共同存在，常见的有：

1. 缺血性心脏病

COPD 患者并发缺血性心脏病较为常见，但 COPD 患者发生心肌损伤易被忽略，因而缺血性心脏病在 COPD 患者中常诊断不足。治疗此类患者的缺血性心脏病应按照缺血性心脏病指南进行。无论是治疗心绞痛或是心肌梗死，应用选择性 β$_1$ 受体阻滞剂治疗是安全的，如有应用指征，则益处多于潜在风险，即使重症 COPD 患者也是如此。治疗此类患者的 COPD 应按照 COPD 的常规治疗进行。并发不稳定心绞痛时应避免使用高剂量 β$_2$ 受体激动剂。

2. 心力衰竭

这也是常见的 COPD 并发症，约有30%的 COPD 稳定期患者并发不同程度的心力衰竭，心力衰竭恶化要与 COPD 急性加重进行鉴别诊断。心力衰竭、COPD 和哮喘是患者呼吸困难的常见原因，易被混淆。临床上处理上述并发症时需要格外小心。治疗此类患者的心力衰竭应按照心力衰竭指南进行，选择性 β$_1$ 受体阻滞剂可显著改善心力衰竭患者的生存率，一般而言，也是安全的。通常选择性 β$_1$ 受体阻滞药优于非选择性 β$_1$ 受体阻滞剂，选择性 β$_1$ 受体阻滞剂治疗心力衰竭的优越性明显高于潜在风险；此类患者的 COPD 治疗应按照 COPD 指南进行，但对重症心力衰竭患者进行 COPD 治疗时需密切随诊。

3. 心房颤动

这是最常见的心律失常，COPD 患者中心房颤动的发生率增加。由于疾病共同存在，造成明显的呼吸困难和活动能力下降。治疗此类患者的心房颤动应按照常规心房颤动指南进行，如应用 β 受体阻滞剂，应优先应用选择性 β$_1$ 受体阻滞剂；治疗此类患者的 COPD 应按照 COPD 常规进行，但应用大剂量 β$_2$ 受体激动剂治疗时应格外小心。

4. 高血压

高血压是 COPD 患者最常见的并发症，对疾病的进展产生很大影响。治疗此类患者的高血压应按照高血压指南进行，可选用选择性 β$_1$ 受体阻滞剂；治疗此类患者的 COPD 应按照 COPD 常规进行。

总之，目前尚无证据表明，COPD 与上述 4 种心血管疾病同时存在时，心血管疾病的治疗或 COPD 的治疗与常规治疗会有所不同。

（二）骨质疏松

骨质疏松是 COPD 的主要并发症，多见于肺气肿患者。在 BMI 下降和无脂体重降低的 COPD 患者中，骨质疏松也较为多见。COPD 患者并发骨质疏松时，应按照骨质疏松常规指南治疗骨质疏松；骨质疏松患者并发 COPD 时，其稳定期治疗与常规治疗相同。全身应用糖皮质激素治疗显著增加骨质疏松的风险，应避免在 COPD 急性加重时反复使用糖皮质激素治疗。

（三）焦虑和抑郁

常发生于较年轻、女性、吸烟、FEV_1 较低、咳嗽、圣乔治呼吸问卷评分较高及并发心血管疾病的患者，应分别按照焦虑和抑郁及 COPD 指南进行常规治疗，要重视肺康复对这类患者的潜在效应，体育活动对抑郁患者通常有一定的疗效。

（四）肺癌

肺癌是轻度 COPD 患者死亡的最常见原因。COPD 患者并发肺癌的治疗应按照肺癌指南进行，但由于 COPD 患者的肺功能明显降低，肺癌的外科手术常受到一定限制；肺癌患者并发 COPD 的治疗与 COPD 常规治疗相同。

（五）感染

重症感染，尤其是呼吸道感染在 COPD 患者中常见。COPD 患者并发感染时，应用大环内酯类抗生素治疗可增加茶碱的血药浓度，反复应用抗生素可能增加抗生素耐药的风险。如 COPD 患者在吸入糖皮质激素治疗时反复发生肺炎，则应停止吸入糖皮质激素治疗，以便观察是否为吸入糖皮质激素导致的肺炎。

（六）代谢综合征和糖尿病

COPD 患者并发代谢综合征和糖尿病较为常见，且糖尿病对疾病进展有一定影响。治疗此类患者的糖尿病应按照糖尿病指南进行，糖尿病患者并发 COPD 时的治疗也与 COPD 常规相同。

六、辅助检查

（一）实验室检查

1. 血气检查

血气分析对晚期 COPD 患者十分重要。$FEV_1 < 40\%$ 预计值者及具有呼吸衰竭或右心衰竭临床表现的患者，均应做血气分析。血气异常首先表现为轻中度低氧血症。随着疾病进展加重，出现高碳酸血症。呼吸衰竭的血气诊断标准为海平面呼吸空气时 $PaO_2 < 60mmHg$ 伴或不伴 $PaCO_2 > 50mmHg$。

2. 其他

COPD 并发细菌感染时，外周血白细胞增高，核左移。痰培养可能查出病原体；常见病原体为肺炎链球菌、流感嗜血杆菌、卡他莫拉菌、肺炎克雷伯菌等。

（二）胸部 X 线检查

胸部 X 线检查对确定肺部并发症及其他疾病（比如肺间质纤维化、肺结核等）的鉴别有重要意义。COPD 早期胸部 X 线检查可无明显变化，以后出现肺纹理增多、紊乱等非特异性改变。主要 X 线征为肺过度充气，肺容积增大，胸腔前后径增长，肋骨走向变平，肺野透亮度增高，横膈位置低平，肺门血管纹理呈残根状，肺野外周血管纹理纤细、稀少等，有时可见肺大疱形成。并发肺动脉高压和肺心病时，除了右心增大的 X 线征外，还可有肺动脉圆锥膨隆，肺门血管影扩大及右下肺动脉增宽等。

（三）胸部 CT 检查

CT 检查一般不作为常规检查。但当诊断有疑问时，高分辨率 CT（HRCT）有助于鉴别诊断。另外，HRCT 对于辨别小叶中心型或全小叶型肺气肿及确定肺大疱的大小和数量有很高的敏感性和特异性。

（四）心电图

心电图检查注意有无低电压表现。

（五）肺功能检查

该检查是判断气流受限的主要客观指标，对 COPD 诊断、严重程度评价、疾病进展、预后及治疗反应等有重要意义。

1）FEV$_1$ 占 FVC 百分比（FEV$_1$/FVC）是评价气流受限的一项敏感指标。FEV$_1$ 占预计值百分比（FEV$_1$% 预计值）是评估 COPD 严重程度的良好指标，其变异性小，易于操作。吸入支气管舒张剂后 FEV$_1$/FVC＜70% 及 FEV$_1$＜80% 预计值者，可确定为持续的气流受限。

2）TLC、FRC 和 RV 增高，VC 减低，表明肺过度充气，有参考价值。由于 TLC 增加不及 RV 增高程度明显，故 RV/TLC 增高。

3）一氧化碳弥散量（DLco）及 DLco 与肺泡通气量（AVV）比值（DLco/AVV）下降，该项指标对诊断有参考价值。

七、诊断与鉴别诊断

（一）诊断

COPD 的诊断应根据临床表现、危险因素接触史、体征及实验室检查等资料综合分析确定。任何有呼吸困难、慢性咳嗽或咳痰且有暴露于危险因素病史的患者，临床上需要考虑 COPD 的诊断。诊断 COPD 需要进行肺功能检查，吸入支气管舒张剂后 FEV$_1$/FVC＜70% 即明确存在持续的气流受限，除外其他疾病后可确诊为 COPD。

持续存在的气流受限是诊断 COPD 的必备条件。肺功能检查是诊断 COPD 的金标准。凡具有吸烟史和（或）环境职业污染及生物燃料接触史，临床上有呼吸困难或咳嗽、咳痰病史者，均应进行肺功能检查。COPD 患者早期轻度气流受限时可有或无临床症状。胸部 X 线检查有助于确定肺过度充气的程度及与其他肺部疾病鉴别。

（二）鉴别诊断

COPD 应与哮喘、支气管扩张、充血性心力衰竭、肺结核和弥散性泛细支气管炎等相鉴别，尤其要注意与哮喘进行鉴别。COPD 多于中年后起病，而哮喘则多在儿童或青少年期起病；COPD 症状缓慢进展，逐渐加重，而哮喘症状起伏较大；COPD 多有长期吸烟史和（或）有害气体和颗粒接触史，而哮喘常伴有过敏体质、过敏性鼻炎和（或）

湿疹等，部分患者有哮喘家族史。

1. 哮喘

哮喘多在儿童或青少年期起病，以发作性喘息为特征，发作时两肺布满哮鸣音，常有家族或个人过敏史，症状经治疗后可缓解或自行缓解。哮喘的气流受限多为可逆性，其支气管舒张试验阳性。某些患者可能存在慢性支气管炎合并哮喘，在这种情况下，表现为气流受限不完全可逆，从而使两种疾病难以区分。

2. 充血性心力衰竭

充血性心力衰竭有高血压、心脏病病史，听诊肺底部闻及湿啰音、胸部 X 线检查提示心脏扩大、肺水肿，肺功能检查提示限制性通气障碍（而非气流受限）

3. 支气管扩张

支气管扩张有反复发作咳嗽、咳痰特点，常反复咯血。并发感染时咳大量脓性痰。查体常有肺部固定性湿啰音。部分胸部 X 线检查见肺纹理粗乱或呈卷发状，HRCT 检查可见支气管扩张改变。

4. 肺结核

肺结核可有午后低热、乏力、盗汗等结核中毒症状，痰液检查可发现抗酸杆菌，胸部 X 线检查可发现病灶。

5. 弥散性泛细支气管炎

大多数为男性非吸烟者，几乎所有患者均有慢性鼻窦炎；胸部 X 线检查和 HRCT 检查显示弥散性小叶中央结节影和过度充气征，红霉素治疗有效。

6. 支气管肺癌

刺激性咳嗽、咳痰，可有痰中带血，或原有慢性咳嗽，咳嗽性质发生改变，胸部 X 线检查及 CT 检查可发现占位病变、阻塞性肺不张或阻塞性肺炎。痰细胞学检查、纤维支气管镜检查、肺活检有助于明确诊断。

7. 其他原因所致呼吸气腔扩大

肺气肿是一病理诊断名词。呼吸气腔均匀规则扩大而不伴有肺泡壁的破坏时，虽不符合肺气肿的严格定义，但临床上也常习惯称为肺气肿，如代偿性肺气肿、老年性肺气肿、唐氏（Down）综合征中的先天性肺气肿等。可以出现劳力性呼吸困难和肺气肿体征，但肺功能测定没有气流受限的改变，即 $FEV_1/FVC \geq 70\%$，与 COPD 不同。

八、治疗

（一）药物治疗

药物治疗用于预防和控制症状，减少急性加重的频率和严重程度，提高运动耐力和生活质量。根据疾病的严重程度，逐步增加治疗措施，如没有出现明显的药物不良反应或病情恶化，则应在同一水平维持长期的规律治疗。根据患者对治疗的反应及时调整治疗方案。

1. 支气管舒张剂

支气管舒张剂可松弛支气管平滑肌、扩张支气管、缓解气流受限，是控制 COPD 症状的主要治疗措施。短期按需应用可缓解症状，长期规则应用可预防和减轻症状，增加运动耐力，但不能使所有患者的 FEV_1 得到改善。与口服药物相比，吸入剂的不良反应小，因此多首选吸入治疗。主要的支气管舒张剂有 β_2 受体激动剂、抗胆碱药及甲基黄嘌呤类，根据药物作用及患者的治疗反应选用。定期使用短效支气管舒张剂价格较为低廉，但不如长效制剂使用方便。联合应用不同作用机制与作用时间的药物可以增强支气管舒张作用，减少不良反应。联合应用 β_2 受体激动剂、抗胆碱药和（或）茶碱，可进一步改善患者的肺功能与健康状况。

2. β_2 受体激动剂

沙丁胺醇和特布他林等为短效定量雾化吸入剂，数分钟内起效，15 ~ 30 分钟达到峰值，疗效持续 4 ~ 5 小时，每次剂量 100 ~ 200 μg（每喷 100 μg），24 小时内不超过 12 喷。主要用于缓解症状，可按需使用。福莫特罗为长效定量吸入剂，作用持续 12 小时以上，较短效 β_2 受体激动剂更有效且使用方便，吸入福莫特罗后 1 ~ 3 分钟起效，常用剂量为 4.5 ~ 9 μg，每日 2 次。茚达特罗是一种新型长效 β_2 受体激动剂，该药起效快，支气管舒张作用长达 24 小时，每日 1 次吸入 150 μg 或 300 μg 可以明显改善肺功能和呼吸困难症状，提高生活质量，减少 COPD 急性加重。

3. 抗胆碱药

主要品种有异丙托溴铵气雾剂，可阻断 M 胆碱受体，定量吸入时开始作用时间较沙丁胺醇等短效 β_2 受体激动剂慢，但其持续时间长，30 ~ 90 分钟达最大效果，可维持 6 ~ 8 小时，使用剂量为 40 ~ 80 μg（每喷 10 μg），每日 3 ~ 4 次，该药不良反应小，长期吸入可改善 COPD 患者的健康状况。噻托溴铵是长效抗胆碱药，可以选择性作用于 M_3 和 M_1 受体，作用在 4 小时以上，吸入剂量为 18 μg，每日 1 次，长期使用可增加深吸气量，减低呼气末肺容积，进而改善呼吸困难，提高运动耐力和生活质量，也可减少急性加重频率。

4. 茶碱类药物

茶碱类药物可解除气道平滑肌痉挛，在治疗 COPD 中应用广泛。该药还有改善心搏出量、舒张全身和肺血管、增加水盐排出、兴奋中枢神经系统、改善呼吸期肌功能及某些抗感染作用。但总的来看，在一般治疗剂量的血药浓度下，茶碱的其他多方面作用不突出。缓释型或控释型茶碱每日口服 1 ~ 2 次可以达到稳定的血药浓度，对治疗 COPD 有一定效果。监测茶碱的血药浓度对估计疗效和不良反应有一定意义，血液中茶碱浓度 >5 mg/L 即有治疗作用；>15mg/L 时不良反应明显增加。

吸烟、饮酒、服用抗惊厥药和利福平等可引起肝脏酶受损并缩短茶碱半衰期，老年人、持续发热、心力衰竭和肝功能损害较重者，以及同时应用西咪替丁、大环内酯类药物（红霉素等）、氟喹诺酮类药物（环丙沙星等）和口服避孕药等均可增加茶碱的血药浓度。

5. 糖皮质激素

COPD 稳定期长期应用吸入糖皮质激素治疗并不能阻止 FEV_1 的降低趋势。长期规律的吸入糖皮质激素适用于 FEV_1 占预计值 <50%（3 级和 4 级）且有临床症状及反复加重的 COPD 患者。吸入糖皮质激素和 β_2 受体激动剂联合应用较分别单用的效果好，目前已有氟地卡松 + 沙美特罗、布地奈德 + 福莫特罗两种联合制剂。FEV_1 占预计值 <

60% 的患者联合应用吸入糖皮质激素和长效 β_2 受体激动剂，能改善症状和肺功能，提高生活质量，减少急性加重频率。不推荐对 COPD 患者采用长期口服糖皮质激素及单一吸入糖皮质激素治疗。

6. 磷酸二酯酶 - 4（PDE - 4）抑制剂

PDE - 4 抑制剂的主要作用是通过抑制细胞内环腺苷酸（cAMP）的降解来减轻炎症。每日 1 次口服罗氟司特虽无直接舒张支气管的作用，但能够增强沙美特罗或噻托溴铵治疗效果。对于存在慢性支气管炎、重度至极重度 COPD、既往有急性加重病史的患者，罗氟司特可使需用糖皮质激素治疗的中重度急性加重发生率下降 15% ~ 20%。罗氟司特联合长效支气管舒张剂可改善肺功能，但对患者相关预后，尤其是在急性加重方面的作用还存在争议。

目前尚未见关于罗氟司特和吸入糖皮质激素的对照或联合治疗研究。罗氟司特最常见的不良反应有恶心、食欲下降、腹痛、腹泻、睡眠障碍和头痛，发生在治疗早期，可能具有可逆性，并随着治疗时间的延长而消失。

7. 其他药物

（1）祛痰药（黏液溶解剂）：COPD 患者的气道内产生大量黏液，可促使其继发感染，并影响气道通畅，应用祛痰药有利于气道引流通畅，改善通气功能，但其效果并不确切，仅对少数有黏痰的患者有效。常用药物有盐酸氨溴索、乙酰半胱氨酸等。

（2）抗氧化剂：COPD 患者的气道炎症导致氧化负荷加重，促使其病理生理变化。应用抗氧化剂（N - 乙酰半胱氨酸、羧甲司坦等）可降低疾病反复加重的频率。

（3）免疫调节剂：该类药物对降低 COPD 急性加重的严重程度可能具有一定作用，但尚未得到确切证据，不推荐作为常规使用。

（4）疫苗：流感疫苗有灭活疫苗和减毒活疫苗，应根据每年预测的流感病毒种类制备，该疫苗可降低 COPD 患者的严重程度和病死率，可每年接种 1 次（秋季）或 2 次（秋、冬季）。肺炎球菌疫苗含有 23 种肺炎球菌荚膜多糖，虽已用于 COPD 患者，但尚缺乏有力的临床观察资料。

（二）氧疗

长期氧疗的目的是使患者在海平面水平静息状态下达到 $PaO_2 \geqslant 60$ mmHg 和（或）使 SaO_2 升至 90%，这样才可维持重要器官的功能，保证周围组织的氧气供应。COPD 稳定期患者进行长期家庭氧疗，可以提高慢性呼吸衰竭患者的生存率，对血流动力学、血液学特征、运动能力、肺生理和精神状态都会产生有益的影响。长期家庭氧疗应在极重度 COPD 患者中应用，具体指征：$PaO_2 \geqslant 55$ mmHg 或 $SaO_2 \geqslant 88\%$，有或无高碳酸血症；PaO_2 为 55 ~ 60mmHg 或 $SaO_2 < 89\%$，并有肺动脉高压、右心衰竭或红细胞增多症（血细胞比容 > 0.55）。长期家庭氧疗一般是经鼻导管吸入氧气，流量 1 ~ 2 L/min，每日吸氧持续时间 > 15 小时。

（三）通气支持

无创通气已广泛用于极重度 COPD 稳定期患者。无创通气联合长期氧疗对某些患者，尤其是在日间有明显高碳酸血症的患者有一定益处。无创通气可以改善生存率但不能改善生活质量。COPD 合并阻塞性睡眠呼吸暂停综合征的患者，应用持续正压通气在改善生存率和住院率方面有明确益处。

（四）外科治疗

1. 肺大疱切除术

该手术对有指征的患者可减轻呼吸困难程度和改善肺功能，因此，术前胸部 CT 检查、动脉血气分析及全面评价呼吸功能对决定是否手术非常重要。

2. 肺减容术

该手术通过切除部分肺组织，可以减少肺过度充气，改善呼吸肌做功，提高患者的运动能力和健康状况，但不能延长寿命，主要适用于上叶明显非均质肺气肿康复训练后运动能力无改善的部分患者，但其费用较高，属于试验性、姑息性外科手术的一种，不建议广泛应用。

3. 支气管镜肺减容术

对于重度气流受限（FEV_1 占预计值 15% ~ 45%）、胸部 CT 检查示不均匀肺气肿及过度通气（TLC > 100% 且残气容积占预计值 > 150%）的 COPD 患者，该手术可轻微改善肺功能、活动耐量和症状，但术后 COPD 急性加重、肺炎和咯血情况相对较多，尚需要更多的数据来明确适应证。

4. 肺移植术

该手术对适宜的 COPD 晚期患者，可以改善肺功能和生活质量，但手术难度和费用较高，难以推广应用。

（五）中医治疗

1. 中药辨证论治

通过合理组方，改善咳、痰、喘症状，改善肺、脾、肾的脏腑虚损。适合急性发作期症状的控制，稳定期体质的改善。

2. 膏方调补

膏方可以明确改善患者体质，调整患者机体阴阳气血的失衡，提高患者的抗病能力，例如冬虫夏草、蛤蚧、哈士蟆油、阿胶、鹿角胶、龟板胶等都是常用的滋补药物。现代膏方在传统滋补的基础上，由有经验的医生根据辨证施治原则配伍改善症状的中药药味，可以明显控制呼吸道症状，提高活动能力。

3. 穴位敷贴

在特定穴位（肺俞、肾俞、天突等），根据体质的阴阳寒热选择合理配方，加上中医外用加强药物透皮吸收作用的方法，进行体质的调整和症状的控制，可以减少急性加重，改善生活质量。

4. 穴位注射

在特定穴位（足三里等），根据体质特点选择中药注射液（喘可治注射液、黄芪注射液、丹参注射液等）进行体质调整，提高防病、抗病能力，调解免疫失衡状态，可以减轻喘息症状，减少 COPD 急性加重的发生。

5. 穴位埋线

在特定穴位进行羊肠线埋入，进行穴位较长时间的良性刺激，可提高患者免疫能力，减少急性加重。

6. 中药熏吸雾化

可以改善 COPD 患者痰液黏稠表现，通过痰液的清除使气道通畅，减轻气流阻塞，减少急性发作。

7. 呼吸康复锻炼

通过中医特有的呼吸康复锻炼操、六字诀、五禽戏配五音操等，可以改善患者呼吸功能。

8. 冬病夏治

在夏季三伏季节，利用自然界阳热之气，进行穴位敷贴、穴位注射和中药汤剂等治疗，可以改善患者体质，减少反复感染，减轻喘息症状。

9. 冬病冬治

在冬季三九季节，正值 COPD 等好发季节，及时应季进行中药汤药、中药膏方、穴位敷贴、穴位注射等治疗，可以防止急性发作，减轻喘息症状。

九、护理

（一）一般护理

1. 抗感染治疗

遵医嘱给予抗感染治疗，有效地控制呼吸道感染，鼓励、指导患者咳嗽，促进排痰；痰量多不易咳出时，按医嘱给予祛痰药或超声雾化吸入。

2. 改善呼吸状况

对 COPD 患者的治疗主要为改善呼吸功能。

1）合理用氧：氧疗非常重要，对呼吸困难伴低氧血症者，采用低流量持续给氧，流量 1~2 L/min. 提倡长期家庭输氧疗法，每日氧疗时间不少于 15 小时，特别是睡眠时间不可间歇，以防熟睡时呼吸中枢兴奋性更低或上呼吸道阻塞而加重缺氧。

2）呼吸训练

（1）缩唇呼气：其作用是提高支气管内压，防止呼气时小气道过早陷闭，以利肺泡气排出。总之，患者掌握腹式呼吸，并将缩唇呼气融入其中，便能有效增加呼吸运动的力量和效率，调动通气的潜能。

（2）腹式呼吸：肺气肿患者常呈浅速呼吸，呼吸效率低，让患者做深而慢的腹式呼吸，通过腹肌的主动舒张与收缩，膈肌上下活动，可使呼吸阻力减低，AVV 增加，呼吸效率提高。呼与吸时间比例为（2~3）:1，每分钟 10 次左右，每日训练 2 次，每次 10~15 分钟，熟练后可增加训练次数和时间，并可在各种体位随时进行练习。

3. 饮食

给予高热量、高蛋白质、高维生素饮食，少吃产气食品。改善营养状态，提高机体的免疫力。

4. 全身运动

全身运动结合呼吸训练能有效挖掘呼吸功能潜力，运动方式、速度、距离根据患者身体状况决定。

5. 心理护理

由于长期呼吸困难，患者多有焦虑、抑郁等心理障碍，医护人员应聆听患者的叙述，做好患者与家属的沟通，疏导其心理压力，必要时请心理医生协助诊治。

（二）饮食护理

1）饮食宜清淡，不宜过饱、过咸；戒烟酒，慎食辛辣、刺激性食物，少用海鲜鱼虾及油煎品，以免刺激气道，引起咳嗽，使气促加重。

2）肺气肿继发感染时，应多喝水，进半流质饮食，有利于痰液稀释咳出。

3）肺气肿痰多清稀、气短喘息时，可多吃些温性的食物，如富含营养的鸡汤、猪肝汤、瘦肉、豆制品等，以便补肺益气。

4）肺气肿日久、喘息加重者，宜选择滋阴生津的食物，如梨、话梅、苹果、山楂、甲鱼等。

5）避免食用含镁多的食物，如豆类、汽水、马铃薯、香蕉等，以免加重气喘。

6）忌用食物：肥肉、猪肉、油炸食品、酒、辣椒、芥末、洋葱。

十、预防与控制

（一）戒烟

吸烟是导致 COPD 的主要危险因素，不去除病因，单凭药物治疗难以取得良好的疗效。因此阻止 COPD 发生和进展的关键措施是戒烟。

减少职业性粉尘和化学物质吸入，对于从事接触职业粉尘的人群，如煤矿、金属矿、棉纺织业、化工行业及某些机械加工等工作人员应做好劳动保护。

（二）减少室内空气污染

避免在通风不良的空间燃烧生物燃料，如烧柴做饭、在室内生炉火取暖、被动吸烟等。

（三）防治呼吸道感染

积极预防和治疗上呼吸道感染。秋冬季节注射流感疫苗；避免到人群密集的地方；保持居室空气新鲜；发生上呼吸道感染应积极治疗。

（四）加强锻炼

根据自身情况选择适合自己的锻炼方式，如散步、慢跑、游泳、爬楼梯、爬山、打太极拳、跳舞等。

（五）呼吸功能锻炼

COPD 患者治疗中一个重要的目标是保持良好的肺功能，只有保持良好的肺功能才能使患者有较好的活动能力和良好的生活质量。因此呼吸功能锻炼非常重要。患者可通过做呼吸瑜伽、呼吸操、深慢腹式阻力呼吸功能锻炼、唱歌、吹口哨、吹笛子等进行肺功能锻炼。

（六）耐寒能力锻炼

耐寒能力的降低可以导致 COPD 患者出现反复的上呼吸道感染，因此，耐寒能力对于 COPD 患者同样很重要。患者可采取从夏天开始用冷水洗脸、每天坚持户外活动等方式锻炼耐寒能力。

十一、预后

轻度气道阻塞患者的预后较好，略差于无 COPD 的吸烟者。中度和重度气道阻塞者，预后较差。极为严重的气道阻塞患者，30% 将在 1 年内死亡，95% 在 10 年内死亡，死亡原因为呼吸衰竭、肺炎、气胸、心律失常以及肺栓塞等。COPD 患者发生肺癌的危险性增加。有些严重 COPD 患者可存活 15 年以上。

（杨军）

第二章　循环系统疾病

第一节　慢性心力衰竭

慢性心力衰竭（chronic heart failure，CHF）又称充血性心力衰竭和慢性充血性心力衰竭，是多数心血管疾病的主要死亡原因。欧美患病率为 1.5% ~ 3%，我国无确切统计。慢性心力衰竭的基础病因在欧美主要是高血压和冠心病，在中国尽管无统计学数字，但与欧美差别不会太大，可能瓣膜病所占比例略高。

一、病因

慢性充血性心力衰竭多有器质性心血管疾病的基础，从病理生理角度分两类：

（一）原发性心肌损害

1. 缺血性心肌损害

冠心病心肌缺血、心肌梗死是引起心力衰竭最常见的原因之一。

2. 心肌炎和心肌病

各种类型的心肌炎和心肌病均可引起，以扩张型心肌病为常见。

3. 心肌代谢障碍性疾病

以糖尿病性心肌病多见。

（二）心脏负荷过重

1. 压力负荷（后负荷）过重

即收缩期负荷过重。①左心室后负荷过重见于高血压、主动脉瓣狭窄；②右心室后负荷过重见于二尖瓣狭窄、慢性阻塞性肺疾病导致的肺动脉高压、肺动脉狭窄等。心脏为克服增高的阻力，心室肌代偿性肥厚以保证射血量，持续的负荷过重，心肌必然发生结构及功能的改变，由代偿终至失代偿。

2. 容量负荷（前负荷）过重

即舒张期负荷过重。①心脏瓣膜关闭不全造成血液反流，如主动脉瓣关闭不全，二尖瓣关闭不全；②心脏及动静脉分流性疾病，如房间隔缺损，室间隔缺损、动脉导管未闭等。此外，伴有全身血容量增多或循环血容量增多的疾病如慢性贫血、甲状腺功能亢进等。容量负荷增加的早期心室腔代偿性扩大，以维持正常心排血量，长期心排血量增加出现失代偿改变。

3. 心肌舒张受限（心室前负荷不足）

二尖瓣狭窄、心包缩窄或填塞、限制性心肌病等，心室充盈受限，使前负荷不足，体循环与肺循环瘀血，出现心力衰竭。

在上述基本病因基础上，慢性充血性心力衰竭常由各种诱因，包括感染、过度劳累、情绪激动、心律失常、妊娠或分娩、水及电解质失调、洋地黄过量或不足等。

二、发病机制

当心脏病变致使心脏排出量降低时，机体可通过心、血管和神经体液的调节，动员储备力使心排血量恢复正常或接近正常，以维持机体需要，此即心功能的代偿期。若心排血量下降超过代偿的限度时，临床上即出现动脉系统供血不足和静脉系统瘀血的症状、体征，此即为心功能失代偿期。

（一）代偿期

正常心脏有丰富的储备能力，能适应机体代谢的需要而改变心排血量。当各种原因造成心排血量下降时，心脏可通过：①交感神经兴奋，肾上腺素能活性增加，使心率增快，心肌收缩力增强；②心肌肥厚，心肌纤维增大增粗，肌纤维数量增多；③心腔扩大，使心室舒张末期容量和充盈压增加；④水、钠潴留使循环血量增加等途径进行代偿，使降低的心排出量得以恢复而不产生静脉瘀血的症状。

（二）失代偿

当心脏病变和负荷不断加重，即使通过充分的代偿调节亦不能维持足够的心搏血量和心排血量，此时产生体循环和肺循环静脉的瘀血和周围组织灌注不足的症状。

近年来研究表明当心房瘀血时其内压增高而被牵张，可释放心钠素（心房肽），它具有抗血管紧张素Ⅱ的作用，能利尿排钠和扩张血管。但当心力衰竭严重时，心钠素的增加，不能克服血管紧张素Ⅱ所致的血管收缩和水、钠潴留的作用，从而出现明显的充血性心力衰竭。

三、临床表现

慢性心力衰竭的主要临床表现是各脏器的瘀血和周围组织灌注不足，以前者为明显。临床上常根据心力衰竭开始发生的部位与瘀血的部位，分为左侧心力衰竭、右侧心力衰竭和双侧心力衰竭（即全心力衰竭）。以左侧心力衰竭开始较多见，以后继发肺动脉高压，导致右侧心力衰竭。单独的右心力衰竭较为少见。

（一）左侧心力衰竭

主要是由于左心排血量降低，使肺瘀血及重要脏器供血不足引起。

1. 症状

（1）呼吸困难：是左心衰竭时最早出现和最重要的症状，为肺瘀血和肺顺应性降低导致肺活量减少的结果。在不同情况下肺瘀血的程度有差异，因而呼吸困难的表现有以下不同形式。

1）劳力性呼吸困难：呼吸困难最初仅在较重体力劳动时发生，休息后即自行缓解，是由于体力活动使静脉回流增加，肺瘀血加重所致。随着病情的进展，则在较轻的体力劳动时也出现呼吸困难。

2）端坐呼吸：患者平卧时出现呼吸困难，常被迫采取坐位或半坐位以减轻或解释呼吸困难。由于坐位时重力作用，使部分血液转移至身体下垂部位，可减轻肺瘀血；坐位使横膈下降，可增加肺活量。

3）夜间阵发性呼吸困难：是左心力衰竭早期的典型表现。常在夜间熟睡后突然憋醒，被迫坐起，可伴阵咳，咳泡沫样痰，似喘息状态，称为心源性哮喘。轻者坐位数分钟后即缓解，重者则可发展为肺水肿。夜间阵发性呼吸困难的发生机制可能与平卧时静脉回流增加；膈肌上升，肺活量减少；夜间迷走神经张力增高；可使冠状动脉收缩和支气管平滑肌收缩等有关。

（2）咳嗽、咳痰和咳血：系肺泡支气管黏膜瘀血所致，痰常呈白色泡沫样浆液性，有时带血而呈粉红色泡沫样痰。咯血可由肺毛细血管或支气管黏膜下静脉破裂所致。

（3）其他症状：心排血量降低所致的倦怠、乏力等。严重时，由于脑缺血、缺氧可出现烦躁或嗜睡、精神错乱等。

2. 体征

除原有的心血管疾病体征外，左心室增大，可发生相对性左房室瓣关闭不全而出现心尖区收缩期吹风样杂音，心率增快，心尖部舒张期奔马律，两肺底湿性啰音，若继发支气管痉挛，可伴有哮鸣音或干啰音。偶有胸腔积液，以右侧多见。部分病例可有交替脉。严重者有发绀。

3. 急性肺水肿

急性肺水肿是急性左心衰竭最严重表现。表现为极度呼吸困难，伴有窒息感，被迫端坐呼吸，咳出大量白色或粉红色泡沫痰。两肺满布湿啰音及哮鸣音。心率增快，心尖舒张期奔马律。血压在起始时可升高，以后可降至正常或低于正常。如不及时抢救，可引起神志模糊，休克或窒息而死亡。急性肺水肿的发生机制是肺静脉压显著增高，肺毛细血管超过渗透压后，血浆渗入肺间质及肺泡内，使气体交换发生障碍。

（二）右侧心力衰竭

主要为体循环静脉回流受阻和静脉压增高，引起脏器瘀血及缺氧所致。

1. 症状

（1）水肿：多由下肢开始，如踝部、胫骨前、卧位时骶部显著等。因水肿最早出现在身体的下垂部位，故又称下垂性水肿。多在白天活动后于傍晚加重，经休息一夜后可消退或减轻。随着病情发展可发生全身性水肿，甚至出现胸腔积液或腹腔积液。

（2）颈静脉充盈：右心力衰竭的早期表现，是静脉压增高的表示。当静脉压显著升高时，身体其他部位的表浅静脉也充盈，并可见颈静脉搏动，肝颈静脉回流征阳性。

（3）内脏瘀血：①肝瘀血：肝大，质较硬，有压痛，随心力衰竭的好转或恶化，肝脏可在短时期内增大或缩小。当右心力衰竭突然加重时，肝脏急性充血，肝小叶中央细胞坏死，引起肝急剧肿大，明显压痛，并有黄疸、肝功能障碍等。一旦心力衰竭改善，上述情况恢复正常。长期慢性肝瘀血，可引起肝细胞萎缩、结缔组织增生，形成心源性肝硬化；②肾瘀血：肾小球滤过减少，通透性增大，以致尿量减少，尿中有少量蛋白、红细胞及管型等。肾功能可有不同程度障碍；③胃肠道瘀血：有腹胀、食欲缺乏、恶心、呕吐、腹泻等。

（4）发绀：是静脉血氧低下所致。首先出现于循环末端，如指端、口唇、耳郭等部位。右心力衰竭比单一左心力衰竭时发绀更重。

2. 体征

（1）心脏扩大：右心力衰竭时，右心室肥厚，在胸骨左缘或剑突下心脏搏动增强。如右心力衰竭继发于左心力衰竭，则见全心明显增大。心力衰竭加重时，扩大的心腔可以回缩变小。右心力衰竭时，心率增快，部分患者可在胸骨左缘相当于右心室表面听到舒张期奔马律，右心室明显扩大，形成功能性三尖瓣关闭不全，产生三尖瓣区收缩期杂音，吸气时杂音增强。

（2）颈静脉怒张：患者半卧位时，可见膨胀的颈外静脉超出胸骨柄水平。当按压肿大的肝脏时，可引起颈静脉充盈加剧，称肝 – 颈回流征阳性。如舌下静脉亦有明显怒张，则表示有明显静脉压升高，是右心力衰竭比较早的表现。

（3）肝大和压痛：充血性肝大，触诊时常在剑突下明显触及，边缘钝圆，有弹性、膨胀感及明显压痛。随着心力衰竭好转或恶化，肝大可短期内减轻或加剧。长期慢性右心力衰竭可引起心源性肝硬化，肝脏扪诊质地较硬，压痛可不明显，常伴有黄疸、脾大、腹腔积液及慢性肝功能损害。

（4）水肿：是右心力衰竭较晚的表现，常表示钠水潴留在 5kg 以上。水肿从低垂部位开始，因为起初患者尚能自由活动。夜晚时，两下肢出现水肿，逐渐上升。待被迫卧位时，水肿以骶尾部明显，严重者可全身水肿及胸、腹腔积液。

（5）胸腔积液和腹腔积液：胸腔积液多见于右侧，也可为双侧胸腔积液。腹腔积液常发生在疾病的晚期。

（四）全心力衰竭

左、右心衰竭的临床表现并存，右心衰竭时因排血量减少，可使左心衰竭的肺瘀血临床表现减轻或不明显。

四、并发症

常见的并发症有：①呼吸道感染；②下肢静脉血栓形成；③肺栓塞或脑、肾、肠系膜动脉栓塞；④心源性肝硬化；⑤电解质平衡失调。

五、实验室及其他检查

（一）实验室检查

1. 血、尿常规检查

慢性心功能不全营养不良，红细胞与血红蛋白降低，感染可致白细胞升高。尿中有少量蛋白、红细胞及管型。

2. 肝、肾功能检查

血清胆红素、丙氨酸氨基转移酶略增高，尿素氮（轻度升高），严重心力衰竭天门冬氨酸氨基转移酶、乳酸脱氢酶也可升高。

3. 电解质测定

钾、钠、氯、镁降低。

（二）静脉压测定

右心力衰竭明显升高，正常为 $0.29 \sim 1.37kPa$。

（三）超声心动图

常用 M 型、扇形、多普勒超声测定左室的收缩和舒张功能。

（四）X 线检查

左心力衰竭时左心室增大，肺门阴影范围和密度增加。急性肺水肿者双侧肺门有大片云雾状阴影，肺透明度减低。右心力衰竭者右心房、右心室和全心增大。单纯右心力衰竭时肺野清晰。

（五）心－肺吸氧运动试验

在运动状态下测定患者对运动的耐受量，更能说明心脏的功能状态。运动时肌肉的需氧量增高，需要心排血量相应的增加。正常人每增加 $100mL/（min \cdot m^2）$ 的耗氧量，心排血量需增加 $600mL/（min \cdot m^2）$。当患者的心排血量不能满足运动时的需要，肌肉组织就需要从流经它的单位容积的血液中提取更多的氧，结果使动－静脉血氧差增大。在氧供应绝对不足时，即出现无氧代谢，乳酸增加，呼气中 CO_2 含量增加。进行心－肺吸氧运动试验时，求得两个数据：

1. 最大耗氧量 ［VO_2max，单位：$mL/（min \cdot kg）$］

即运动量虽继续增加，但耗氧量已达峰值不再增加，表明心排血量已不能增加。心功能正常时，此值应大于 20，轻－中度心功能受损时为 $16 \sim 20$，中至重度损害时为 $10 \sim 15$，极重损害时则小于 10。

2. 无氧阈值

即呼气中的 CO_2 的增长超过了氧耗量的增长，标志着无氧代谢的出现，以开始出现两者增加不成比例时的氧耗量作为代表值，故此值愈低说明心功能愈差，心功能正常时此值 $>14mL/（min \cdot kg）$。

（六）心功能测定

超声心动图、心机械图、阻抗法、热稀释法、放射性核素扫描法等，对评价左室功能及在临床症状出现前做出左侧代偿性或失代偿性心力衰竭的判断有重要意义，可鉴别心脏收缩与舒张功能异常。

近年来，通过创伤性和非创伤性检查，可测定心肌收缩和舒张状态。

1. 心导管检查

通过心导管检查可以测定左室收缩时 dP/dt，即压力升高速率和喷血分数［正常 $（60 \pm 9）\%$］，以了解心脏收缩功能。一般情况下，喷血分数降低到 40% 以下时方出现收缩功能衰弱的充血性心力衰竭症状。左室喷血分数正常。用高度精确的测压计测量峰度——dP/dt，以及主动脉瓣关闭至二尖瓣开放等容舒张期，可发现其压力降低速率异常，说明等容舒张障碍。测定左室充盈时，压力与容积的关系（$\Delta P/\Delta V$）可判定左室的舒张顺应性。当左室顺应性降低（即僵硬度增加）时，（$\Delta P/\Delta V$）曲线上升。

2. 放射性核素检查

目前常用国产 γ 心功能仪。用放射性铟（$^{131m}InCl_3$）或锝静脉注射，采用平衡法测定心功能。据报道，正常人静息状态的喷血分数（EF%）为 54 ± 9，峰充盈率（PFR）为 4.8 ± 0.7，峰充盈时间（TPFR）为 $156 \pm 20mm$。若心力衰竭由收缩功能异常所致，则代表收缩功能的心输血量和喷血分数降低，可有轻度或无舒张功能异常。反之，心力衰竭若为原发性舒张功能异常所致，则代表收缩功能的心排血量和 EP% 正常，而代表舒张功能的 PFR、TRFP 明显异常。

目前，常用的是联合非创伤性检查，因其无创伤性和可重复性，故便于随访观察病情变化，最常用的是心机械图和超声心动图，同步联合描记。常记录并测算下列参数，以判定收缩功能：①电机械收缩时间（EMS）；②机械收缩间期（MS）；③左室喷血时间（LVET）；④喷血前期（PEP）；⑤等容收缩期（ICT）；⑥电机械间期（EMi）和 ICT/lVET、PEP/LVET 等。

（七）血流动力学监测

当代临床血液动力监测最主要的内容是通过漂浮导管直接测量心搏血量、心内各腔压力、体循环和肺循环压力及阻力。根据得出压力数据和曲线，来说明患者左、右心室的前后负荷及心肌收缩状态，其较能准确和全面测量心功能状态。现在监测多还包括血气分析。

1. 肺毛细血管楔嵌压

正常值 $0.8 \sim 1.6kPa$（$6 \sim 12mmHg$），超过 $2.4kPa$（$18mmHg$），表示已存在心力衰竭，并能反映急性后向性衰竭程度，对指导血管扩张剂应用有指导意义。

2. 心指数测定

能更精确反映左心室排血功能，正常值 $2.5 \sim 4.0L/（min \cdot m^2）$，当低于 $2.2L/（min \cdot m^2）$ 时，出现前向衰竭症状。低于 $1.8L/（min \cdot m^2）$ 发生心源性休克，低于 $1.3L/（min \cdot m^2）$ 时极难挽救。

3. 周围静脉压

除可了解上、下静脉是否受阻以及血流量多少外，主要反映左心的排血功能障碍。右心力衰竭时，静脉压明显升高。引起静脉压升高的其他疾病还有缩窄性心包炎、心包积液、腔静脉梗阻等。

4. 中心静脉压（CVP）测定

静脉插管到右心房或接近于右心房的腔静脉处测量。正常值为 $0.59 \sim 0.98kPa$（$6 \sim 10cmH_2O$）。CVP 反映右心室泵功能状态、血容量多少、血管张力之间协调关系。如无三尖瓣狭窄，则 CVP 与右室舒张末压一致。如 $CVP > 0.98 \sim 1.18kPa$（$10 \sim 12cmH_2O$）则可能是补液过多、过快，或提示有右心力衰竭存在。如 $> 1.47kPa$（$15cmH_2O$），应停止补液，并采取措施改善心功能。如低于 $0.39kPa$（$4cmH_2O$），则表示静脉回心血量不足，应予较快补液。

六、诊断和鉴别诊断

原有心血管疾病或有发生心力衰竭基础的患者，如出现肺循环或体循环瘀血的症状和体征，则不难诊断为心力衰竭。X线检查、心电图、超声心动图和静脉压测定等，常可提供诊断依据。诊断时还应包括病因、病理解剖和病理生理诊断以及心功能。

（一）诊断标准

有以下2个主要条件或1个主要条件和2个次要条件者可予诊断。

1. 主要条件

阵发性夜间呼吸困难或呈端坐呼吸；颈静脉怒张；肺部啰音；心脏扩大；急性肺水肿；奔马律；静脉压升高；肝颈反流征阳性。

2. 次要条件

踝部水肿；夜间咳嗽；劳累性呼吸困难；肝瘀血肿大；胸腔积液；HR > 120 次/分；潮气量减少到最大量的1/3。

3. 心功能状态分级

美国心脏病协会（AHA）1994 年增加了客观评定的标准，根据心电图、运动试验、X线和超声心动图等客观检查做出分级。目前，临床上一般将心功能分4级，心力衰竭分3度。

（1）心功能1级（心力衰竭代偿期）：日常体力活动不受限制，一般活动不引起心功能不全征象。

（2）心功能2级（心力衰竭Ⅰ度）：体力活动轻度受限制，一般活动可引起乏力、心悸、呼吸困难等症状。

（3）心功能3级（心力衰竭Ⅱ度）：体力活动明显受限制，轻度活动即引起上述征象。

（4）心功能4级（心力衰竭Ⅲ度）：体力活动重度受限制，任何活动皆引起心功能不全征象，甚而休息时也有心悸、呼吸困难等症状。

心力衰竭的程度并非固定不变，可从某一度转变为更高或更低程度。有些可逆性心血管疾病，经有效治疗后，心功能可完全恢复正常。

（二）鉴别诊断

1. 左心力衰竭主要应与肺部疾病所引起的呼吸困难相鉴别

（1）肺炎、支气管炎：无心尖抬举性搏动、舒张期奔马律等心脏病征象，且呼吸困难受体位改变影响不大等，有助于鉴别。

（2）支气管哮喘：有时心源性哮喘与此鉴别较困难。支气管哮喘者，具有慢性、阵发性或季节性的病史特点，发作一阵后可自动缓解，肺部以哮鸣音为主，即不以两肺底啰音为主，也无心脏病的特殊体征，可资鉴别。

（3）非心源性肺水肿：主要见于有机磷农药中毒、刺激性气体吸入中毒、中枢神经系统疾病、高原性肺水肿等，有关病史及其他症状、体征将有助于鉴别。

2. 右心力衰竭应与其鉴别的疾病

（1）心包积液、缩窄性心包炎：有颈静脉怒张、肝大、水肿等表现，但既往无慢性心脏病史，心尖冲动减弱，心音遥远，心脏无杂音，肺部无干湿啰音，可有奇脉。心包积液量大者。心浊音界向两侧扩大，心尖冲动在心浊音界内侧，可闻及心包叩击音。X线、心电图、超声心动图检查有助于明确诊断。

（2）腔静脉综合征：上、下隙静脉受肿瘤、淋巴结或血栓阻塞时，可使血液回流受阻，出现颈静脉怒张、肝大、水肿等表现。但患者心界不大，心脏无病理性杂音，无肺瘀血的表现。全面体格检查与 X 线检查有助于诊断。

（3）门脉性肝硬化：虽有肝大、腹腔积液及水肿，与心源性肝硬化相似，但无心脏病史，无心力衰竭的症状与体征。相反可见腹壁静脉曲张及蜘蛛痣，腹腔积液量较大而周围性水肿不明显，脾脏可肿大，肝功能多有明显损害。

七、治疗

治疗措施应达到以下目的：治疗慢性心力衰竭不能仅限于缓解症状，应从长计议，采取综合治疗措施，包括病因治疗，调节心力衰竭的代偿机制，减少其负面效应，如拮抗神经体液因子的过分激活等。除缓解症状外还应提高运动耐量，改善生活质量，防止心肌损害进一步加重，降低病死率。

（一）病因治疗

面对每一例心力衰竭患者，都应认真寻找病因，采取有效的治疗措施。如高血压心脏病患者的降压治疗，甲亢性心脏病的抗甲状腺功能亢进的治疗，心脏瓣膜病和一些先天性心脏病患者有效的手术治疗，冠状动脉粥样硬化性心脏病的介入治疗等。病因若能获得彻底治疗，则心力衰竭可望解除，心功能甚至可以完全恢复正常。

（二）消除诱因

是预防心力衰竭的关键。如积极治疗及预防呼吸道感染和风湿活动，对于发热持续1 周以上的患者应警惕感染性心内膜炎的可能。心律失常特别是心房颤动也是诱发心力衰竭的常见原因，对心室率快的房颤，如不符合复律指征应尽快控制心室率。避免精神紧张及过度疲劳。纠正贫血、电解质紊乱以及潜在的甲状腺功能亢进。

（三）减轻心脏负荷

1. 休息

休息是减轻心脏负荷的主要方法之一。Ⅰ度心力衰竭患者，限制其体力活动即可；Ⅲ度心力衰竭者则需卧床休息，可取半卧位，并鼓励做小腿轻度活动以防下肢静脉血栓形成。此外，还需解除患者的精神负担，必要时可应用小剂量地西泮、苯巴比妥等镇静剂治疗。

2. 限制钠盐摄入

钠摄入量的限制是控制慢性心力衰竭的最适当的办法。正常人每日食盐摄入量为10g 左右。轻度心力衰竭患者每日钠摄入量应限制为 2g（等于氯化钠 5g），中度心力衰竭者每日钠摄入量应限制为 1g（等于食盐 2.5g），重度心力衰竭者的每日钠摄入量不超过 0.4g（等于食盐 1g）。以上的钠或钠盐的数字包括食物中原来含有的食盐在内。

3. 供氧

鼻导管和面罩给氧。一般为低流量持续吸氧。

4. 利尿剂的应用

利尿可使过多的体液排出，既可减轻周围和内脏水肿，又可减少过多的血容量，减轻心脏前负荷，改善心功能，增加心排血量。常用的利尿剂如下：

（1）噻嗪类：这类药物中最常用的是氢氯噻嗪，每日 1 ~ 2 次，每次 25 ~ 50mg，口服，服后 1 ~ 2 小时起作用，持续 12 ~ 24 小时。长期应用可引起低血钾症，使用时应补充钾盐或与保钾利尿剂合用。此外，在肾功能不全患者中，可进一步减少肾小球滤过率，尚可使血糖、血尿酸、血脂、血氨增高，因而并发糖尿病、痛风、肾功能不全者忌用。

（2）袢利尿剂：呋塞米 20 ~ 40mg，每日 1 ~ 2 次，或肌内、静脉注射 20 ~ 40mg，每日 1 ~ 2 次。依他尼酸 25 ~ 50mg，每日 1 ~ 2 次，或依他尼酸钠 25 ~ 50mg，肌内或静脉注射，每日 1 次。由于不良反应较多而日趋少用。依他尼酸（丁尿胺）0.5 ~ 1mg 口服或静脉注射，每日 1 ~ 2 次。

（3）保钾利尿剂：常用的有：①螺内酯（安体舒通）：作用于肾远曲小管，干扰醛固酮的作用，使钾离子吸收增加，同时排钠利尿，但利尿效果不强。在与噻嗪类或袢利尿剂合用时能加强利尿并减少钾的丢失，一般用 20mg，每日 3 次；②氨苯蝶啶：直接作用于肾远曲小管，排钠保钾，利尿作用不强。常与排钾利尿剂合用，起到保钾作用，一般 50 ~ 100mg，每日 2 次；③阿米诺利（amiloride）：作用机制与氨苯蝶啶相似，利尿作用较强而保钾作用较弱，可单独用于轻型心力衰竭的患者，5 ~ 10mg，每日 2 次。保钾利尿剂，可能产生高钾血症。一般与排钾利尿剂联合应用时，发生高血钾的可能性不大，但不宜同时服用钾盐。

使用利尿剂注意事项：①间断使用机体在利尿后有一个恢复、平衡的过程；②首选噻嗪类，必要时加用留钾类。急性肺水肿或重度心力衰竭方使用袢利尿剂；③利尿期间记出入量、电解质变化及肾功能。使用快速或强利尿剂时尚要注意脉搏和血压的变化，以防血流动力学紊乱。

5. 血管扩张剂

其基本原理是通过扩张动脉和（或）静脉，减轻心脏的前后负荷，减少心脏做功，从而降低心肌耗氧。血管扩张药物近年来发展很快，有很多新药问世，按其作用机制可分为：直接作用于血管平滑肌，如硝酸酯、硝普钠、肼屈嗪、米诺地尔，新药有恩哒嗪、羟胺肼哒嗪、垂匹地尔、潘钠西地尔；交感神经系统阻滞剂，如哌唑嗪、酚妥拉明、妥拉苏林、酚苄明、双苄胺，新药有三甲唑嗪、多塞唑嗪、吲哚拉明、乌拉哌地尔；血管紧张素转换酶抑制剂，如卡托普利、苯脂丙脯酸、MK - 521、RCH - 3659；钙通道阻滞剂，如硝苯地平。按其作用部位分为：主要扩张动脉的药，如硝苯地平、肼屈嗪、米诺地尔；主要扩张静脉的药，如硝酸酯；均衡扩张动脉和静脉的药，如硝普钠、哌唑嗪、三甲唑嗪、卡托普利和依那普利。适应证：最主要的适应证是急性左心力衰竭，尤其是急性心肌梗死并发的泵衰竭；其次是经利尿剂、洋地黄治疗无效的慢性病例如慢性顽固性左心力衰竭或全心力衰竭、高血压心脏病、扩张性心脏病以及关闭不全为主的瓣膜病。常用的血管扩张剂有：

（1）硝酸酯类：以扩张静脉、减轻前负荷为主，多用于肺瘀血、肺水肿。硝酸甘油：舌下含化，0.6mg，每 5 ~ 10 分钟 1 次，连服 2 ~ 3 次。静脉宜从小量每分钟 5μg 开始，渐加量，可每分钟 20 ~ 50μg 维持，病情稳定后改用异山梨酯口服维持。

（2）酚妥拉明：扩张小动脉为主，且具有正性肌力作用。用量每分钟 0.1 ~ 0.5mg，小量开始，逐渐加量。

（3）硝普钠：同时扩张动、静脉，减轻心脏前后负荷，作用迅速，疗效可靠，为急性心力衰竭首选药。从小量开始（每分钟 10 ~ 15μg），每 5 ~ 20 分钟增加每分钟 5 ~ 10μg，维持每分钟 25 ~ 150μg。

（4）血管紧张素转换酶抑制剂：同时扩张动静脉，作用较硝普钠缓和，用于慢性心力衰竭患者，可使临床症状与运动耐力明显改善，长期应用可使肥厚的心肌恢复正常。用法：卡托普利 12.5 ~ 50mg，每日 2 ~ 3 次。

（5）钙拮抗剂：以扩张小动脉为主。多应用于高血压病并心力衰竭。用法：硝苯地平舌下或吞服 10 ~ 20mg，每日 3 ~ 4 次。

部分新型扩血管药物：

（1）心钠素（ANF）：为心房肌细胞分泌的一种多肽激素，其排钠利尿作用胜过噻嗪类和呋塞米，拮抗醛固酮作用与螺内酯类似，抑制肾素和血管紧张素作用可与普托普利媲美，扩血管作用与硝普钠等雷同。

（2）OP – 41483：是一种稳定的前列环素类似物，其心血管效应类似于硝普钠。在治疗充血性心力衰竭方面，尤其是由冠心病引起者，OP – 41483 是一种有效的药物。

（3）抗利尿激素血管受体阻滞剂：对抗利尿激素水平高的充血性心力衰竭患者，该阻滞剂有明显的血管扩张效应。

（4）第二代二氢吡啶类药物：具有较强的扩血管效应，而负性肌力作用弱且心脏特异性较高。如尼卡地平、尼索地平、尼群地平等可降低休息和运动时周围血管阻力、肺毛嵌压，增加心指数和休息时冠状窦血流量，但对显示心率、心室充盈压和症状积分无明显影响，长期使用可致液体潴留，而尼索地平可激活去甲肾上腺素和血管紧张素活性使心力衰竭恶化。应用血管扩张剂要注意：并发低血压的心力衰竭患者慎用；用药中注意血压、心率的监测；停药时逐渐减量，避免突然终止治疗引起反跳。

（四）加强心肌收缩力

洋地黄类药物可加强心肌收缩力和减慢心率。

1. 洋地黄类正性肌力药物

（1）适应证：适用于各种类型充血性心力衰竭，对伴有快速室率的心房颤动的心力衰竭效果特别显著。在心脏病伴心房扩大者面临手术或分娩等应激时也可起预防作用，对室上性快速心律失常如室上性心动过速、心房颤动或扑动也有较好疗效。

（2）禁忌证：预激综合征伴心房颤动或扑动；Ⅱ度或高度房室传导阻滞；肥厚梗阻型心肌病而无明显心房颤动或心力衰竭者；单纯性重度二尖瓣狭窄伴窦性心律者。

（3）洋地黄制剂的选择：常用的洋地黄制剂为地高辛、洋地黄毒苷及毛花苷 C、毒毛花苷 K 等。

1）地高辛：口服片剂每片 0.25mg，口服后经小肠吸收 2 ~ 3 小时血浓度达高峰。4 ~ 8 小时获最大效应。地高辛 85% 由肾脏排出，10% ~ 15% 由肝胆系统排至肠道。本药的半衰期为 1.6 天，连续口服相同剂量 7 天后血浆浓度可达稳态，纠正了过去洋地黄制剂必须应用负荷剂量才能达到有效药浓度的错误观点。目前所采用的自开始即使用维持量的给药方法称之为维持量法。免除负荷量用药大大减少洋地黄中毒的发生率。本制剂适用于中度心力衰竭维持治疗，每日 1 次 0.25mg。

2）洋地黄毒苷：口服片剂每片 0.1mg，因半衰期长达 5 天，在开始使用时必应用负荷量，否则需连续服药 3~4 周血浆浓度才能达稳态，故临床上已少用。

3）毛花苷 C：为静脉注射用制剂，注射后 10 分钟起效，1~2 小时达高峰，每次 0.2~0.4mg 稀释后静脉注射，24 小时总量 0.8~1.2mg，适用于急性心力衰竭或慢性心力衰竭加重时，特别适用于心力衰竭伴快速心房颤动者。

4）毒毛花苷 K：亦为快速作用类，静脉注射后 5 分钟起作用，0.5~1 小时达高峰，每次静脉用量为 0.25mg，24 小时总量 0.5~0.75mg，用于急性心力衰竭时。

（4）洋地黄中毒及其处理：洋地黄的应用应个体化。因其中毒量与治疗量接近，易出现中毒反应，故用药中要注意观察中毒征象，一旦发生，立即停药治疗中毒。

1）影响洋地黄中毒的因素：洋地黄轻度中毒剂量约为有效治疗量的 2 倍，这本身就表明洋地黄用药安全窗很小。心肌在缺血、缺氧情况下则中毒剂量更小。水、电解质紊乱特别是低血钾，是常见的引起洋地黄中毒的原因；肾功能不全以及与其他药物的相互作用也是引起中毒的因素；心血管病常用药物如胺碘酮、维拉帕米及阿司匹林等均可降低地高辛的经肾排泄率而招致中毒。在住院患者中洋地黄中毒的发生率为10%~20%。

2）洋地黄中毒的表现主要有：①心外征象，主要包括消化道症状，如恶心、呕吐、食欲减退，是强心苷中毒最常见的症状，应与心功能不全或其他药物所引起的偶有腹泻、腹痛相鉴别；神经症状，如头痛、头晕、失眠、忧郁、乏力，严重者可有谵妄、精神错乱及惊厥等；视觉症状，常见者为色视异常，如绿视或黄视、视力模糊、盲点等；②心脏征象，包括心肌收缩力受抑制而使心力衰竭症状加重和发生各种心律失常，这是应用强心苷时中毒致死的主要原因。常见的心律失常有：室性期前收缩，常呈二联、三联律或多形性者，为常见的中毒表现；室性心动过速或双向性心动过速、房性阵发性心动过速伴房室传导阻滞、非阵发性交界性心动过速、心房颤动伴高度房室传导阻滞等亦为多见，且具特征性；也有缓慢性心律失常者，如房室传导阻滞、窦房传导阻滞、窦性停搏、窦性心动过缓等；心房颤动的患者，用药后心室律变为规则时，除转复为窦性心律者外，无论心室率是快是慢，均提示强心苷中毒。

3）洋地黄中毒的处理：立即停药，有室性期前收缩、室上性心动过速或并发低钾者，可用钾盐和苯妥英钠治疗；出现缓慢性心律失常时，阿托品常能显效，个别严重者，常需安装临时起搏器。近年来发现，镁离子不但可以兴奋受洋地黄抑制的 Na^+ - K^+ - ATP 酶，还可改善心肌的代谢，防止钾的丢失，纠正严重的心律失常以及降低心脏前后负荷等作用。这样既能防治洋地黄中毒，又可治疗心力衰竭。一般剂量为 25% 硫酸镁 10mL 入液静脉滴注，每日 1 次，连用 3~5 天多能显效，低血钾严重者可同时补充钾盐。

2. 非洋地黄类正性肌力药物

可用于洋地黄治疗无效或不能耐受洋地黄的患者。现试用于临床的有：

（1）β 受体激动剂

1）多巴胺：主要兴奋 $β_1$ 受体和多巴胺受体。可使心肌收缩力增加，心排血量增多，尿量增多，而体循环血管阻力不变或略降低。剂量：$2\sim10\mu g/$（kg·min）。

2）多巴酚丁胺：是多巴胺的衍生物，它具有增强心肌收缩力的作用，而增快心率的作用比多巴胺小，对周围血管的作用比多巴胺弱。因而总的衡量看来，多巴酚丁胺更宜于心力衰竭的治疗。

3）左旋多巴：近年来，文献报告左旋多巴（L-dopa）为多巴胺的前体，是一种口服儿茶酚胺类药物，口服后可转化为多巴胺。有人用 L-dopa 伍用维生素 B_6 治疗 34 例充血性心力衰竭，总有效率达 85%。未发现心律失常等其他不良反应。

4）对羟苯心胺（PNL）：系一新的 β_1 肾上腺素能受体促动剂，有强大的正性肌力作用，可口服也可静脉给药。业已发现本药治疗充血性心力衰竭安全有效，适于各种心力衰竭，可作为洋地黄的替代药或辅助药。加之能改善窦房结及房室传导功能，故对心动过缓的心力衰竭尤为适用。对急性心力衰竭及休克相对较差。剂量：口服 $10\sim20$mg，每日 3 次，最大剂量每日 200mg。可长期应用。静脉注射：每分钟 $25\sim100\mu g/kg$，通常 $2.5\sim5$mg 稀释后缓注。静脉滴注每分钟 $15\mu g/kg$，控制心率在每分钟 100 次以内。本药治疗难治性心力衰竭可收到良好效果，与洋地黄合用有协同作用而不增加心律失常的发生。一般无明显不良反应，偶有心率增快，多于 1 小时内恢复，个别有室性期前收缩、胸闷、精神紧张，尚有使用大剂量可致心肌缺血的报道。

5）吡丁醇：为 β 受体激动剂，动物实验证明它即有兴奋 β_1 受体的作用而使心肌收缩力加强，同时又有兴奋 β_2 受体的作用而血管扩张，可以口服。作用时间持续 $5\sim6$ 小时，长期应用疗效不定，可能产生了耐药性。

6）丙丁基多巴胺：系新合成的多巴胺类似物，据称毒性很小。Ferrnel 等以静脉给药每分钟 $5\sim20\mu g/kg$，治疗 11 例充血性心力衰竭患者，左心室充盈压、体和肺血受阻力下降，心指数增加。该药不降低血压，稍增快心率。

7）多巴胺异丁酯：为一种口服活性多巴胺，治疗充血性心力衰竭急性效应及长期效应良好，对心率、血压无大改变。初始量为 100mg，每日 3 次。

8）TA-064：系 β_1 受体激动剂，Thorman 等观察 16 例扩张型心肌病伴中、重度左心力衰竭患者，以本品每分钟 $8\mu g/kg$ 静脉滴注，左室搏出做功指数增加 47%～65%，左室效率增加 53%～62%，但心肌耗量增加 11%～31%，无毒性反应及不良反应。

9）沙丁胺醇、特布他林：为 β_2 受体激动剂，主要用于治疗伴有支气管痉挛的慢性阻塞性肺病（COPD）。因具有正性肌力作用，故也被用于心力衰竭的辅助治疗。

10）可文（ICI118587）：是新合成的 β_1 肾上腺素能受体促动剂，但也有一定的 β_1 受体拮抗作用。现已表明，在充血性心力衰竭患者中，可文有正性肌力作用，但对心肌代谢和冠脉血流量无明显影响。有人认为，可文特别适用于中度心力衰竭患者。

（2）磷酸二酯酶抑制剂：这类药物是近年来新开发出来的一组正性药物，其正性肌力效应是通过心肌磷酸二酯酶活性的抑制，减少 cAMP 水解，使进入细胞内 Ca^{2+} 增加所致。其扩血管效应也与平滑肌内 cAMP 浓度增加相关。

1）氨力农（氨联吡啶酮）：优点是正性肌力作用明显增强而心肌耗氧量则显著降低（-30%），但对心肌有急性缺血性损害而非衰竭心肌，用药后心外膜心电图示 ST

段抬高，因而不宜应用。伴有心力衰竭时则不加重心脏缺血，其作用优于洋地黄及多巴酚丁胺。剂量：25～150mg，每6小时1次口服；静脉注射每分钟6～10μg/kg；静脉滴注每次0.75～0.76mg/kg。不良反应少。

2）米力农：其正性肌力作用为氨力农的10～15倍，不良反应小，耐受性好。是目前此类药物中最有希望的药物。适用于急、慢性、顽固性充血性心力衰竭。剂量：2.5～7.5mg口服，每日1次；静脉注射按1.0mg/kg给药。与卡托普利、硝普钠合用疗效更佳，亦可联用洋地黄、多巴酚丁胺等。

3）依诺昔酮：系咪唑衍生物，静脉注射速度为每分钟1.25mg，首次量为0.5mg/kg，每15～20分钟1次，每次递增0.5mg/kg直至1.5～3.0mg/kg，作用持续4.5～14（平均10.8）小时。但本药并不降低病死率，且有一定不良反应。

4）CI-930：系双氧吡哒嗪酮衍生物。Jafri等报道经常规治疗无效的中、重度充血性心力衰竭10例，在停用血管扩张剂继用洋地黄的情况下，静脉用本品由0.5mg开始，最多用至3mg，心指数由2增至2.7L/（min·m^2）（P＜0.002），肺毛嵌压由26降至2.2kPa（P＜0.001），周围血管阻力从1999降至1.74dyn-s-cm^{-5}（P＜0.05），心率、血压无变化。口服也见到同样变化。

（3）具有多种作用机制的正性肌力药物：这类药物通过两种或多种生化途径增强心肌收缩力。氟司喹南、匹莫苯和维司力农是临床研究较集中的具代表性的药物。

1）氟司喹南：具有平衡扩张动脉阻力血管与静脉容量血管的作用。大剂量还有非反射性和非cAMP依赖的正性肌力和正性变时作用，可能通过促进Na^+-Ca^{2+}交换而发挥正性肌力作用。大剂量（150mg/d）治疗心力衰竭的血流动力作用较小剂量（75～100mg/d）显著，但改善运动耐量的效果反不如小剂量，且病死率高，其原因不明。

2）匹莫苯：有轻度磷酸二酯酶抑制作用。临床研究结果表明匹莫苯可迅速改善缺血性心肌病伴心力衰竭患者的心肌收缩力，而对心肌舒张并无负性作用，小剂量（5mg/d）对心功能Ⅱ～Ⅲ级、应用地高辛和利尿剂治疗患者的运动耐量、氧耗峰值以及生活质量的改善较大剂量更明显，治疗6个月无耐药性。

3）维司力农：除具轻度磷酸二酯酶抑制作用使Ca^{2+}内流增加外，还减少滞后的外向和内向调整K^+离子流，并延长钠通道开放增加细胞内Na^+。多中心随机对照长期临床治疗试验结果表明，小剂量（60mg/d）使心功能Ⅲ级的有症状心力衰竭患者的病死率和致残率降低，生活质量改善，而大剂量（120mg/d）却明显增高病死率。其他不良反应为可逆性颗粒性白细胞减少（发生率2.5%）。

（五）其他药物

1. 硫酸镁

充血性心力衰竭患者由于进食少，长期使用洋地黄可使尿镁排出增多，导致失镁。由于体内缺镁，可使心力衰竭难以纠正，且易引起难治性心力衰竭病的发生，近年也认识到低镁血症是难治性心力衰竭的常见原因之一。镁除具有改善心肌代谢、增强心肌收缩力外，还有扩张血管、增强利尿的作用，从而减轻心脏的前后负荷。因此除血管扩张剂的使用外，并用镁剂治疗，有助于心力衰竭的纠正。用法：25%硫酸镁10～30mL溶于5%～10%葡萄糖500mL中静脉滴注，每日1次，一般连用3～7天，心力衰竭基本控制后改用每日 5 ~ 10mL 肌内注射。

2. 辅酶 Q_{10}

本品可减轻右心负荷，改善心脏功能。一项双盲交叉试验，对 12 例标准分级为 Ⅲ ~ Ⅳ 级充血性心力衰竭患者进行研究，连续给予辅酶 Q_{10} 12 周，心脏每搏输出量和射血分数明显增加。

3. 肝素

肝素静脉滴注治疗各种原因引起的顽固性心力衰竭有较好的疗效，一般连用 5 天后，多数病例即呼吸平稳，两肺啰音减少或消失，心率减慢，尿量增加，能平卧，水肿减轻或消失，肝脏回缩。

4. 胰高血糖素

本品能激活心肌的腺苷酸环化酶系统，增加心肌收缩力，扩张外周血管，增加心排血量和尿量。首剂 3 ~ 5mg 加 5% 葡萄糖 20mL 静脉注射，如无不良反应，以后可给每小时 2.5 ~ 10mg 静脉滴注。糖尿病者禁用。

5. 能量合剂

ATP、辅酶 A、细胞色素 C、肌苷可增加能量，促进代谢，改善心功能，起辅助治疗作用。

6. 前列腺素 E_1（PGE_1）

可扩张周围静脉，适用于冠心病、高血压心脏病并发心力衰竭。常用量：$600\mu g$ 加 5% 葡萄糖液 250mL 中，以每分钟 15 ~ 20 滴速度静脉滴注，每日 1 次，共用 3 天。

7. 莨菪碱类药物

是神经节后胆碱能受体阻滞剂，能解除全身血管平滑肌痉挛，使阻力血管和容量血管扩张，减轻心脏前、后负荷，改善心脏功能，增加心排血量。用法：东莨菪碱 0.3 ~ 0.6mg 加 5% 葡萄糖生理盐水 150mL 静脉滴注，每日 1 次，用 3 ~ 4 天，有效后改 0.3 ~ 0.6mg，每日 3 ~ 4 次用 10 天。或山莨菪碱 20mg 加 25% 葡萄糖液 20mL，静脉注射，每日 2 次，有效后改口服，10mg，每日 3 次维持，可与地高辛联用。

总之，上述治疗心力衰竭的药物中，每一种药物均具有可符合一线药物的条件。但没有一种能满足一线药物的全部条件。利尿剂可控制液体潴留，但不能维持稳定的疗效；洋地黄类制剂可维持长期较稳定的疗效，但对降低病死率尚有待于研究，而且有些病例不宜服用；卡托普利可降低死亡率，但不能防止液体潴留。因此，单用一种药物治疗充血性心力衰竭似乎是不合理的。充血性心力衰竭的治疗，主要在于合理安排上述药物之联合应用。

（六）其他治疗

纠正水、电解质紊乱及酸碱失衡。主动脉内囊反搏术治疗心肌梗死后的低排综合征有一定效果。

八、护理

1. 安全与舒适管理教育

①环境：保持病室环境安静、舒适整齐，空气新鲜，冬天注意保暖，以防止呼吸道

感染而加重病情。②活动：指导患者合理安排作息，采用高枕或半卧位姿势睡眠可减轻呼吸困难的症状。适当活动可提高心脏储备力与活动耐力，改善心功能状态与生活质量。应依据患者心功能状态决定其活动量，并且制订康复计划。心功能Ⅰ级时不限制一般的体力活动，但是要避免剧烈运动与重体力劳动，要动静结合，循序渐进增加活动量；心功能Ⅱ级时体力活动要适当限制，可做轻体力工作与家务劳动；心功能Ⅲ级时一般的体力活动要严格限制，每日休息时间要充分，增加卧床休息的时间，可以自理平常生活或者在他人协助下自理；心功能Ⅳ级时应绝对卧床休息，当病情好转后，鼓励患者不要延长卧床时间，适量活动，以避免长时间卧床造成的静脉血栓形成、肺栓塞、便秘、虚弱、直立性低血压的发生。护士应结合患者病情，与患者及家属一起制定个体化的运动方案。活动时监测病情。如果活动中出现呼吸困难、胸痛、心悸、疲劳等不适感时应立即停止活动，并且以此作为限制最大活动量的指征。如果患者经休息后症状不能缓解，应及时通知医生。

2. 疾病监测

①常规监测：注意观察发绀情况，评估呼吸困难的程度和使用辅助呼吸肌的情况以及肺内啰音的变化；监测血气分析结果和血氧饱和度。注意评估患者颈静脉充盈、肺部啰音、肝脏大小、水肿等情况，准确记录出入量，并将其重要性告诉患者及家属，取得配合。②危急重症监测：患者突然出现呼吸困难、不能平卧，或急性肺水肿症状，如气急、发绀、粉红色泡沫状痰、两肺布满湿啰音，应立即通知医生，准备抢救。

3. 饮食

给予低盐饮食，每天食盐摄入量在5g以下为宜。告诉患者及家属低盐饮食的重要性，监督患者每日进餐情况。由于低盐饮食可引起食欲下降，护士可教给患者一些技巧加以应对，如使用其他调味品如醋、糖、蒜等代替食盐，或当烹调两个菜肴时，将食盐集中放在一个菜中，以免均分后使得每个菜都无味。除食盐外，其他含钠多的食品、饮料如发面食品、腌制食品、罐头、香肠、味精、啤酒等也应限制摄入。心衰患者要少食多餐，每顿切忌过饱。进食过饱会增加心衰患者的心脏负担，诱发心力衰竭。嘱患者戒烟酒，严禁刺激性食物。

九、预防与控制

1. 预防疾病

积极治疗原发病，避免心力衰竭的诱发因素，如呼吸道感染、劳累、情绪过激、钠盐摄入过多等，防止便秘，忌饱餐。

2. 管理疾病

长期服用地高辛的患者，要告知其随意加量的危险性。患者应定期门诊复查，尤其应注意检查心电图和地高辛浓度。

3. 康复指导

患者出院后，可适度进行锻炼，锻炼方式可采取步行、中医养生气功（如太极拳、八段锦）等，每日2次，每次20~40分钟；应循序渐进地增加活动量，嘱患者在运动中如出现呼吸困难、胸痛、心悸、头晕、疲劳、大汗、面色苍白、低血压等情况时应停止活动，若经休息后症状不缓解，应及时去医院就诊。

（栗兰）

第二节 冠状动脉粥样硬化性心脏病

冠状动脉粥样硬化性心脏病指冠状动脉（简称冠脉）发生粥样硬化使血管腔狭窄或阻塞，或（和）因冠脉功能性改变（痉挛）导致心肌缺血、缺氧或坏死而引起的心脏病，统称为冠状动脉性心脏病，简称冠心病，亦称缺血性心脏病。冠心病的范围可能更广泛，还包括炎症、栓塞等导致管腔狭窄或闭塞。WHO 将冠心病分为 5 大类：无症状心肌缺血（隐匿性冠心病）、心绞痛、心肌梗死、缺血性心力衰竭（缺血性心脏病）、猝死。临床中常常分为稳定性冠心病和急性冠脉综合征。本病出现症状或致残、致死后果多发生在 40 岁以后，男性发病早于女性。

国内外各国冠心病发病率不同，甚至同一国家不同地区、不同种族其发病率也存在很大差异。我国冠心病发病率低于国际水平，冠心病的发病率有显著地区差异，北方高于南方。冠心病的发病与季节有关，多在寒冷季节及季节变换时发生。近年来，我国冠心病的发病率有逐年增高趋势，而且年轻人冠心病发病率亦有增高趋势。

一、病因

冠心病进行的大量流行病学研究表明，以下因素与冠心病发病密切相关，这些因素被称为冠心病易患因素，也称为危险因素。

（一）年龄

本病多见于 40 岁以上的人。动脉粥样硬化的发生可始于儿童，而冠心病的发病率随年龄增加而增加。

（二）性别

男性较多见，男女发病率的比例约为 2:1。因为雌激素有抗动脉粥样硬化的作用，故女性在绝经期后发病率迅速增加。

（三）家族史

有冠心病、糖尿病、高血压、高脂血症家族史者，冠心病的发病率增加。

（四）个体类型

A 型性格者（争强好胜、竞争性强）有较高的冠心病患病率，精神过度紧张者也易患病。可能与体内儿茶酚胺类物质浓度长期过高有关。

（五）吸烟

吸烟为冠心病的重要危险因素。吸烟者冠心病的患病率比不吸烟者高 5 倍，且与吸烟量成正比。吸烟者血中碳氧血红蛋白增高，烟中尼古丁收缩血管，以致动脉壁缺氧而造成动脉损伤。

（六）高血压

高血压为冠心病的重要危险因素。高血压患者患冠心病者是血压正常者的 4 倍，冠心病患者中60%～70%患有高血压，动脉压增高时的切应力和侧壁压力改变造成血管内膜损伤，同时血压升高促使血浆脂质渗入血管内膜细胞，因此引起血小板聚积和平滑肌细胞增生，从而发生动脉粥样硬化。

（七）高脂血症

高脂血症是冠心病的重要危险因素。高胆固醇血症（总胆固醇＞6.76mmol/L，LDL－C＞4.42mmol/L）者较正常者冠心病的危险性增加5倍。近年的研究表明，高甘油三酯血症也是冠心病的独立危险因素。高密度脂蛋白（HDL）对冠心病有保护作用，其值降低者易患冠心病，HDL－C与总胆固醇之比＜0.15是冠脉粥样硬化有价值的预报指标。最近的研究发现血清α－脂蛋白［Lp（α）］浓度升高（＞0.3 g/L）也是冠心病的独立危险因素。

（八）糖尿病

糖尿病是冠心病的重要危险因素。糖尿病患者发生冠心病的危险性比正常人高2倍；女性糖尿病患者发生冠心病的危险性比男性患者高3倍且易发生心力衰竭、脑卒中和死亡。高血糖时血中糖基化的LDL增高使经LDL受体途径的降解代谢受抑制，同时高血糖也使血管内膜受损，加之糖尿病常伴脂质代谢异常，故糖尿病者易患冠心病。

（九）肥胖和运动量过少

①标准体重（kg）＝身高（cm）－105（或110）；②BMI＝体重（kg）/身高的平方（m²）。超过标准体重20%或BMI≥28 kg/m²者称肥胖症。肥胖虽不如高血压、高脂血症、糖尿病那么重要，但肥胖可通过促进这三项因素的发生发展而间接影响冠心病。运动能调节和改善血管内皮功能，促使已患冠心病患者其冠脉侧支循环的建立，运动量少易致肥胖，因此，应充分认识到治疗肥胖症的紧迫性和增加运动量的重要性。

（十）其他

1. 饮酒

长期大量饮高度数的白酒对心脏、血管、肝脏等脏器的功能有损伤作用，可导致酒精性心肌病、肝硬化、高血压的发生；因为饮酒可使HDL浓度增高。

2. 口服避孕药

长期口服避孕药可使血压升高、血脂增高、糖耐量异常，同时改变凝血机制增加血栓形成机会。

3. 饮食习惯

进食高热量高动物脂肪、高胆固醇、高糖饮食易患冠心病，其他还有微量元素的摄入量的改变等。

冠心病是冠状动脉粥样硬化性心脏病的简称，而动脉粥样硬化是动脉壁的细胞、细胞外基质血液成分（特别是单核细胞、血小板及LDL）、局部血流动力学环境及遗传等多种复杂因素相互作用的结果，故应注意，有冠心病危险因素存在，并不等于就是冠心病。

二、发病机制

（一）动脉粥样硬化的发生机制

动脉粥样硬化可发生于弹力型动脉和大、中型肌型动脉（如冠脉和脑动脉）。动脉粥样硬化病变有以下特点：①局灶性病变常发生于动脉分叉处；②病变始于内皮细胞功能性的改变；③病变最重要的细胞为平滑肌细胞，平滑肌细胞由中膜迁移到内膜并增殖及合成较多的细胞外结缔组织；④单核细胞和（或）巨噬细胞在动脉粥样硬化病变形成和消退过程中也起着重要作用；⑤根据病变严重程度，病灶在细胞内外有不同脂质，其中主要为胆固醇。细胞内有大量脂质的称泡沫细胞，后者主要来自巨噬细胞，也可来自平滑肌细胞。

目前，已普遍认为动脉粥样硬化发生的机制是多种复杂因素相互作用的结果，其中"损伤反应假说"已为人们所公认，即动脉粥样硬化病变始于内皮细胞的损伤。这一假说可以归纳为以下过程：

1. 易损区内皮细胞的改变

与非易损区内皮细胞呈线状不同的是，易于形成动脉粥样硬化的区域内皮细胞呈圆石块状，单核细胞和巨噬细胞通过内皮易到达皮下间隙，从而始动动脉粥样硬化的发生过程。

2. 同时存在脂蛋白水平增高时

同时存在脂蛋白水平增高时易产生泡沫细胞 LDL 和其他蛋白穿过内皮细胞进入内皮下间隙，在这里 LDL 被氧化成氧化 LDL（Ox – LDL），后者导致内皮细胞损伤同时还刺激内皮细胞和平滑肌细胞分泌调节单核细胞和巨噬细胞进入的趋化因子——单核细胞趋化因子（蛋白）（MCP – 1），其是最为重要的趋化因子之一，它吸引血液中的单核细胞从内皮细胞转移到内皮下间隙，之后被活化成为巨噬细胞，吸收 Ox – LDL，变成富含胆固醇的泡沫细胞。

3. 脂纹形成

当单核细胞 LDL 继续进入，同时中膜平滑肌细胞为吸收脂蛋白也迁移至内膜下间隙时形成脂纹。此时脂纹上面的内皮细胞可能被其下面的泡沫细胞挤开，使内皮细胞变薄、变稀。

4. 过渡病变（动脉粥样硬化前期）

Ox – LDL 毒性作用引起泡沫细胞坏死，释放出大量脂类物质和溶酶体酶或因 Ox – LDL 量超过巨噬细胞摄取能力，这样均导致内皮下间隙出现富含胆固醇酯的脂质核心和胆固醇结晶。Ox – LDL 也可引起内皮细胞和平滑肌细胞的损伤和（或）死亡，内膜内层开始断裂内膜中的平滑肌细胞（包括中膜迁移至内膜者）增殖合成大量结缔组织，此时，动脉壁增厚但血管腔尚未受限制。

5. 成熟纤维斑块

成熟纤维斑块即为动脉粥样硬化此时血管内膜增厚，中膜变薄，外膜大量纤维化，血管变窄。增厚的内膜中数目较多的平滑肌细胞包埋在紧密的胶原基质和毛细血管中，形成一个纤维帽；斑块边缘可见脂质核心；纤维帽和脂质核心可有钙化。动脉粥样硬化病变形成后，依病变部位、大小、血管狭窄程度可出现相应的动脉粥样硬化表现，如主动脉粥样硬化、冠脉粥样硬化、脑动脉粥样硬化、肾动脉粥样硬化、肠系膜动脉粥样硬化、下肢动脉粥样硬化等。

（二）冠心病的发病机制

冠脉发生粥样硬化是否即发生冠心病，一定程度上取决于冠脉粥样硬化造成血管腔狭窄的程度。病理学上常按狭窄最严重部位的横断面，采用四级分类法：Ⅰ级，管腔狭窄面积≤25%；Ⅱ级，管腔狭窄面积为26%~50%；Ⅲ级，为51%~75%；Ⅳ级，为76%~100%。一般Ⅰ~Ⅱ级粥样硬化并不引起明显的冠脉血流量的减少，除冠脉痉挛外对冠心病发病并无直接影响。因此，虽然有冠脉粥样硬化，但临床可无冠心病的表现，或虽有冠心病表现却并非冠心病所致。Ⅲ级以上狭窄者则与冠心病的发生有直接关系。

研究表明，有无冠心病表现，除与冠脉狭窄程度有关外，更重要的是取决于粥样斑块的稳定性。动脉发生粥样硬化时，特别在老年人和严重斑块处容易有大量钙盐沉着，而正常的动脉不会发生钙化；虽然钙化程度与动脉粥样硬化严重程度，特别是狭窄程度不成比例，但从血管超声中可观察到钙化斑块通常都是相对稳定的。问题是部分无钙化的斑块，或者当斑块发展为厚的钙化帽，与临近区内膜间的应力增加时，这些情形易造成冠脉粥样硬化斑块破裂、出血和随后血管腔内的血栓形成，导致急性冠脉综合征的发生，出现不稳定型心绞痛心肌梗死甚至猝死。病理可见斑块破裂常发生在钙化与非钙化动脉粥样硬化病变的交界处。

不引起症状的动脉粥样硬化病变可能在生命的很早期就已出现，但一旦病变斑块迅速扩大，则可导致急性冠脉疾病的发生，这在急性冠脉综合征的发生发展中起着重要作用。斑块扩大尤其在伴有冠心病危险因素（例如高胆固醇血症等）的人群中会更快，因此，积极控制冠心病危险因素是防治冠心病的重要措施。

在部分患者中，冠心病的发生是冠脉痉挛所致，不过，此种情况下大多同时伴有冠脉粥样硬化。造成冠脉痉挛的原因有以下几方面的因素：

1. 神经因素

冠脉有丰富的α受体，交感神经兴奋、运动、冷加压试验均可以诱发冠脉痉挛；其次，通过毒蕈碱受体使迷走神经兴奋也可诱发冠脉痉挛，遇此情形可用阿托品对抗。

2. 体液因素

（1）PGI_2与TXA_2的平衡也直接影响着冠脉的舒缩状态。PGI_2由血管内皮细胞合成，有明显的扩血管作用，TXA_2为血小板聚集时所释放，有强烈收缩血管作用，当PGI_2降低和（或）TXA_2增高时，均可导致冠脉痉挛。

（2）血小板聚集时释放的5-羟色胺等缩血管物质，在冠脉收缩或痉挛的发生中也起一定作用。

（3）血清钙、镁离子（Ca^{2+}、Mg^{2+}）的作用：Ca^{2+}增多、氢离子（H^+）减少时，Ca^{2+}更多地进入细胞内，增加冠脉张力而发生冠脉痉挛；过度换气、静脉滴注碱性药物造成血液碱中毒可诱发冠脉痉挛；镁缺乏也可引起冠脉收缩。

3. 粥样硬化的血管对各种缩血管物质的收缩反应明显亢进

此为胆固醇促进细胞外 Ca^{2+} 流向细胞内所致。此外，内皮损伤时除 PGI_2 合成减少、TXA_2 增多外，正常内皮细胞合成的内皮源性松弛因子下降，从而对抗腺苷二磷酸（ADP）、5-羟色胺、凝血酶等缩血管物质的收缩血管作用降低。最近的研究还观察到，乙酰胆碱使有正常内皮功能的冠脉松弛，而使有粥样硬化的血管发生收缩。

总之，冠脉痉挛的发生机制是多方面的，目前认为内皮损伤是冠脉痉挛的最重要的诱发因素。

（三）冠心病发病的病理生理基础

在冠脉粥样硬化病变的基础上，心肌供氧和耗氧量的失衡是引起心肌缺血缺氧，导致冠心病发生的病理生理基础。

1. 心肌耗氧量的决定因素

心肌自冠状循环中摄取可利用的氧占所需氧分的 75%，用于产生高能磷酸化合物，如腺苷三磷酸（ATP）。心肌耗氧量的多少主要由心肌张力、心肌收缩力和心率三个要素决定，其他三个次要因素是基础代谢、电激动和心肌纤维缩短。动脉收缩压、心率与射血时间的"三乘积"与左心室压力曲线收缩面积与心率，即张力与时间指数密切相关；但临床上常采用更为简单的方法，即动脉收缩压与心率的"二乘积"作为心肌氧耗量指标，例如观察劳累性心绞痛的阈值时常用该项指标。

2. 心肌供氧量的决定因素

心脏的肌肉即心肌，从其所构成的房室腔所包容的血液中直接摄取的氧分量仅 25% 左右，心肌所需的氧分主要靠冠脉的血流供给，因此冠脉血流量是影响心肌供氧最主要的因素。人在休息状态下，心肌从冠脉血液中摄取的氧分已接近最大值，当耗氧量增加时已难从冠脉血液中更多地摄取氧，只能依靠增加冠脉的血液量来提供。正常情况下冠脉循环储备量大，剧烈运动、缺氧时冠脉扩张，其血流量可增至休息时的 4~7 倍；而冠脉粥样硬化狭窄和堵塞则成为限制氧化血液传送至心肌的最主要原因。此外，心脏收缩与舒张的机械活动、心肌细胞的代谢、神经体液及多种血管活性物质均参与冠脉血流量的调节。

3. 心肌供氧和耗氧量的失衡

任何原因导致心肌供氧和（或）耗氧量超过机体代偿范围时，都将导致心肌氧的供耗失衡，从而导致心肌缺血的发生。其中以冠脉粥样硬化所致的冠心病心肌缺血最为常见。因此应注意，临床上所谓的"心肌缺血"虽以冠心病最常见，但并不等于冠心病；冠心病与缺血性心脏病为同义词。

4. 心肌缺血对心脏的影响

心肌缺血时，糖酵解成为 ATP 的主要来源。故此时心肌除乳酸量增加外，因能量不足而使得心脏的收缩和舒张功能受到影响。当心肌缺血较重（包括急性心肌梗死病灶周围急性严重缺血或冠脉再灌注后尚未发生坏死的心肌）且持续时间较长时，心肌发生可逆性损伤，随血供恢复，心肌结构、代谢和功能缓慢恢复，需要数小时、数天甚至数周，处于该种状态的心肌称为心肌顿抑。冠心病患者为适应血流量低于正常的状况，某些心肌可"自动"调低耗氧量，以保证心肌氧的供耗在新的水平达到平衡，心肌功能随血供恢复而恢复，像这种既不发生心肌梗死，又无缺血症状的存活心肌，称为心肌冬眠。一般认为，这是心肌的一种保护性机制，一旦供血改善则心肌功能可完全恢复。冠脉粥样硬化狭窄产生心肌缺血时，代谢产物等可刺激冠脉扩张，以增加血流量，这种"反应性充血反应"现象随狭窄程度增加而逐渐减弱，直至冠脉狭窄程度 >90% 时完全消失。同时，慢性缺血可促使侧支循环的建立。这些代偿机制均有利于保持心肌氧的供耗平衡，患者在较长时间内可无心肌缺血的表现。只有当心肌耗氧量明显增加，冠脉血流量和侧支血流不足以维持这种平衡时，才出现心肌缺血的表现。在粥样硬化基础上，迅速发生的斑块破裂和（或）出血、痉挛及完全性或不完全性血栓性堵塞等急性病变，引起急性冠脉综合征，临床表现为不稳定型心绞痛、急性心肌梗死或猝死。

三、临床表现及分型

WHO 的分型标准。

1. 无症状性心肌缺血

无症状性心肌缺血也称隐匿性冠心病，包括症状不典型、无症状及有冠心病史但无症状者。人群中，无症状性冠心病的发生率不清。Framingham 研究中，约 1/4 心肌梗死者发病前无临床症状。虽然这些患者无症状，但静息或负荷试验时有心肌缺血的心电图改变，包括 ST 段压低、T 波低平或倒置等。病理学检查心肌无明显组织形态学改变。预后与症状性冠心病患者无明显区别，其预后取决于心肌缺血严重性及左心室功能受累程度。

2. 心绞痛

患者临床上有心肌缺血引起的发作性心前区疼痛。病理学检查心肌无组织形态改变。参照 WHO 的《缺血性心脏病的命名及诊断标准》，结合临床特征，将心绞痛分为下列几型：

（1）劳累性心绞痛：常在运动、劳累、情绪激动或其他增加心肌耗氧量时发生心前区疼痛，而在休息或舌下含服硝酸甘油后迅速缓解。

1）初发型劳累性心绞痛：亦称新近发生心绞痛，即在最近 1 个月内初次发生劳累性心绞痛；也包括有稳定型劳累性心绞痛者，已数月不发作心前区疼痛，现再次发作，时间未到 1 个月。

2）稳定型劳累性心绞痛：反复发作劳累性心绞痛，且性质无明显变化，历时 1~3 个月。心绞痛的频率、程度、时限及诱发疼痛的劳累程度无明显变化，且对硝酸甘油有明显反应。

3）恶化型劳累性心绞痛：亦称增剧型心绞痛，即原为稳定型劳累性心绞痛，在最近 3 个月内心绞痛程度和发作频率增加、疼痛时间延长及诱发因素经常变动，常在低心肌耗氧量时引起心绞痛，提示病情进行性恶化。

（2）自发性心绞痛：心绞痛发作与心肌耗氧量增加无明显关系，疼痛程度较重和时间较长，且舌下含服硝酸甘油不易使其缓解。心电图常出现一过性 ST - T 波改变，但不伴血清酶变化。

1）卧位型心绞痛：常在半夜熟睡时发生，可能因做梦、夜间血压波动或平卧位使静脉回流增加，引起心功能不全，致使冠脉灌注不足和心肌耗氧量增加。严重者可发展为心肌梗死或心性猝死。

2）变异型心绞痛：通常在昼夜的某一固定时间自发的发作心前区疼痛，心绞痛程度重，发作时心电图示有关导联 ST 段抬高及相背导联 ST 段压低，常伴严重室性心律失常或房室传导阻滞。

3）中间综合征：亦称冠脉功能不全心绞痛状态或梗死前心绞痛。患者常在休息或睡眠时自发的发作心绞痛，且疼痛严重，历时可长达 30 分钟及以上，但无心肌梗死的心电图和血清酶变化。

4）梗死后心绞痛：为急性心肌梗死发生后 1~3 个月重新出现的自发性心绞痛。通常是梗死相关的冠脉发生再通（不完全阻塞）或侧支循环形成，致使不完全梗阻，尚存活但缺血的心肌导致心绞痛。也可由多支冠脉病变引起梗死后心绞痛。

初发型、恶化型和自发性心绞痛统称为不稳定型心绞痛。

（3）混合性心绞痛：休息和劳累时均发生心绞痛，常由于冠脉一处或多处严重狭窄，使冠脉血流突然和短暂减少所致。后者可能是由一大段心外膜冠脉过度敏感、内膜下粥样硬化斑块处张力增加、血小板血栓暂时阻塞血管、血管收缩和阻塞合并存在和小血管处血管张力变化所致。

3. 心肌梗死

心肌梗死为冠心病的严重临床表现类型。其基本病因是在冠脉粥样硬化病变基础上发生斑块破裂、出血，血管痉挛，血小板黏附、聚集，凝血因子参与，导致血栓形成和血管腔阻塞，引起心肌缺血性坏死。临床表现有持久的心前区剧烈疼痛，伴有典型心电图和血清酶浓度序列改变。根据心电图表现，可将急性心肌梗死分成穿壁性心肌梗死、Q 波心肌梗死和内膜下心肌梗死、非穿壁性心肌梗死、无 Q 波心肌梗死。前者表现为异常、持久的病理性 Q 波或 QS 波以及 ST 段弓背向上抬高。后者表现为无病理性 Q 波但有 ST 段抬高或压低和 T 波倒置。有时心前区疼痛可很轻微甚至阙如，而以其他症状（如心力衰竭、休克、晕厥、心律失常等）为主要表现。

在急性心肌梗死恢复期，某些患者可呈现自发性胸痛，有时伴有心电图改变，如伴血清酶再度增高，则可能为急性心肌梗死扩展。如无新的血清酶变化，可能为梗死后综合征，也可能为自发性心绞痛。其他方面的诊断方法有助于建立确切诊断。心肌梗死急性期抬高的 ST 段迅速明显下降或恢复期病理性 Q 波自行消退，提示梗死有关冠脉再通，在心室功能受损较小。相反，急性心肌梗死 2 周后 ST 段抬高常示梗死区室壁活动严重异常或梗死区膨出、心室壁瘤形成。

4. 缺血性心脏病

本型冠心病是由于心肌坏死或长期供血不足，使纤维组织增生所致。其临床特点是心脏逐渐增大，发生心力衰竭和心律失常。必须指出，绝大多数缺血性心脏病患者有心肌梗死史和心绞痛症状，说明这些患者存在严重冠脉病变。仅极少数患者可无明显的心绞痛症状或心肌梗死史，对这些患者需冠脉造影确诊。

5. 猝死

猝死指自然发生、出乎意料的死亡。WHO 规定发病后 6 小时内死亡者为猝死，多数学者主张定为1小时，但也有人主张发病后24小时内死亡者也归于猝死之列。半数以上心性猝死是由冠心病所致。在动脉粥样硬化基础上，发生冠脉痉挛或冠脉循环阻塞，导致急性心肌缺血，造成局部心电不稳定和一过性严重心律失常（特别是心室颤动）。由于本型患者经及时抢救可以存活，故WHO认为将本型称为原发性心脏骤停冠心病为妥。

猝死好发于冬季，患者年龄一般不大，可在多种场合突然发病。半数患者生前无症状，大多数患者发病前无前驱症状，部分患者有心肌梗死的先兆症状。

四、并发症

主要有心律失常、心力衰竭、二尖瓣脱垂等并发症。

1. 心律失常

心律失常可以是缺血性心脏病的唯一症状。可以出现各种快速和缓慢性心律失常。但临床多见的冠心病心律失常主要有期前收缩（房性和室性）、心房扑动与心房颤动、非持续性室性心动过速及传导系统障碍导致的病态窦房结综合征、不同程度的房室传导阻滞和束支传导阻滞。

2. 心力衰竭

主要由冠脉粥样硬化狭窄造成的心肌血供长期不足、心肌组织发生营养障碍和萎缩产生散在的或弥散性心肌纤维化以及心室发生重构所致。患者大多有心肌梗死病史或心绞痛史，逐渐发生心力衰竭，大多先发生左心衰竭，继以右心衰竭，最终发生全心衰竭，出现相应的临床症状。

3. 二尖瓣脱垂

二尖瓣脱垂在冠心病中的发病率较高。主要由供应前外乳头肌或后内乳头肌的动脉狭窄后，产生前外或后内乳头肌供血不足及收缩无能引起。

五、辅助检查

（一）生化检查

（1）心肌酶学检查：是急性心肌梗死的诊断和鉴别诊断的重要手段之一，临床上根据血清酶浓度的序列变化和特异性同工酶的升高等肯定性酶学改变便可明确诊断为急性心肌梗死。

（2）血清高脂蛋白血症的表现（胆固醇、甘油三酯、LDL－C增高）；血糖增高等。

（3）心肌梗死时血清肌红蛋白、肌钙蛋白都可增高。

（二）X线检查

胸部X线片可显示继发于心肌缺血和（或）心肌梗死的肺淤血、肺水肿和心脏左心室增大以及对病情判断和预后评估有重要意义，对某些机械并发症，如心室壁瘤、室间隔穿孔（破裂）以及乳头肌功能失调或断裂诊断也有一定的帮助。

（三）心电图检查

1. 心电图

反映心脏的电活动，在临床对冠心病出现的心律失常、心肌缺血、心肌梗死（病变的定位、范围、深度等）诊断有较高的敏感性和重要的诊断意义。

2. 动态心电图

由于动态心电图可连续 24 小时记录患者在日常生活中的心电图而不受体位的影响，因此它能够捕捉患者常规心电图不能记录到的短阵心律失常和一过性心肌缺血。对无症状性心肌缺血、心绞痛、心律失常的诊断及药物疗效评价具有重要作用。

3. 心电图运动试验

此试验是通过运动增加心脏的负荷，使心脏耗氧量增加。当运动达到一定负荷时，冠脉狭窄患者的心肌血流量不随运动量而增加，即出现心肌缺血，在心电图上出现相应的改变，对无症状性心肌缺血的诊断、急性心肌梗死的预后评价有意义。

4. 心脏药物负荷试验

某些药物如双嘧达莫、腺苷、多巴酚丁胺等可以增快心律，增加心肌的耗氧量或冠脉窃血诱发心肌缺血，引起心绞痛或心电图 ST 段改变。利用这些药物的特性，对疑有冠心病但因年老体弱或生理缺陷等不能做运动试验者进行药物负荷试验，提高诊断率。

5. 经食管心房调搏负荷试验

将电极导管置于食管近左房水平的位置用程控心脏刺激仪发放脉冲起搏心房，使心率加快，从而增加心脏的耗氧量，诱发心肌缺血。

6. 超声心动图

超声心动图是诊断冠心病不可缺少的手段，它以简便、无创、重复性好而广泛应用于临床诊断、术中观察、术后及药物治疗评价等方面。

7. 心血池显像

心血池显像可用于观察心室壁收缩和舒张的动态影像，对于确定室壁运动及心功能有重要参考价值。

（四）冠脉造影（含左室造影）

目前仍是诊断冠心病的金标准，冠心病患者选择手术和介入治疗适应证的可靠方法，使用按冠脉解剖构型的导管，经外周动脉将导管插入并送至冠脉开口，把造影剂直接注入左、右冠脉显示冠脉及其分支的解剖形态、病变部位和病变程度。

（五）MRI 检查

MRI 是无创的检查技术，对冠状狭窄（>50%）和冠脉旁路移植术（CABG）桥血管阻塞的诊断、冠脉狭窄介入治疗适应证的选择、介入和手术治疗后的随访及其疗效的观察都有初步的和良好的价值。

（六）核素心肌灌注显像

核素心肌灌注显像是筛选冠脉造影最有价值的无创性手段。负荷心肌灌注显像阴性基本可排除冠脉病变。单纯心肌缺血在负荷心肌灌注显像图可见到沿冠脉分布的心肌节段有明显的放射性稀疏（减低）或缺损区，在静息显像图上，该局部有放射性填充，证明此心肌节段为缺血性改变，此类患者应行冠脉造影，明确冠脉狭窄的部位，确定治疗方案。此外，此检查方法对心肌梗死、心肌梗死合并心室壁瘤的诊断，以及评估存活心肌、评价血管重建术的疗效和冠心患者预后等也是一项重要的检查手段。

六、诊断与鉴别诊断

（一）诊断

冠心病的诊断主要靠临床表现、辅助检查。

1. 诊断要点

1）劳累或精神紧张时出现胸骨后或心前区闷痛，或紧缩样疼痛，并向左肩、左上臂放射，持续 3 ~ 5 分钟，休息后自行缓解者。

2）体力活动时出现胸闷、心悸、气短，休息时自行缓解者。

3）出现与运动有关的头痛、牙痛、腿痛等。

4）饱餐、寒冷或看惊险影片时出现胸痛、心悸者。

5）夜晚睡眠枕头低时，感到胸闷憋气，需要高枕卧位方感舒适者；熟睡或白天平卧时突然胸痛、心悸、呼吸困难，需立即坐起或站立方能缓解者。

6）性生活或用力排便时出现心慌、胸闷、气急或胸痛不适者。

7）听到噪声便引起心慌、胸闷者。

8）反复出现脉搏不齐、不明原因心跳过速或过缓者。

（二）鉴别诊断

冠心病的临床表现比较复杂，故需要鉴别的疾病较多。

1）心绞痛要与食管疾病（反流性食管炎、食管裂孔疝、弥散性食管痉挛），肺、纵隔疾病（肺栓塞、自发性气胸及纵隔气肿），以及胆绞痛、神经、肌肉和骨骼疾病等鉴别。

2）心肌梗死要与主动脉夹层、肺栓塞、急性心包炎、急腹症、食管破裂等疾病鉴别。

七、治疗

治疗主要是增加冠脉血供和减少心肌耗氧使心肌供氧量和耗氧量达到新的平衡，尽最大努力挽救缺血心肌，降低病死率。可选用钙通道阻滞剂、硝酸酯类药物等进行治疗，心率较快者可选用 β 受体阻滞剂，以缓释剂为好。可加用肠溶阿司匹林 100 ~ 325mg/d，注意对冠心病危险因素的治疗，如降压治疗、调脂治疗、糖尿病的治疗、戒烟、禁酒等。还可选用极化液静脉滴注。合并心力衰竭及心律失常时需加用纠正心力衰竭及抗心律失常的治疗，必要时可行冠心病的介入治疗，严重者可考虑进行 CABG。

（一）冠心病的药物治疗

1. 硝酸酯类药物

其有扩张静脉、舒张动脉血管的作用，降低心脏的前、后负荷，减少心肌耗氧量；同时使心肌血液重分配有利于缺血区心肌的灌注。代表药为硝酸甘油、硝酸异山梨酯等。

2. β 受体阻滞剂

其可阻滞过多的儿茶酚胺兴奋 β 受体，从而减慢心率、减弱心肌收缩力及速度，降低血压，从而明显减少心肌耗氧量；此药还可增加缺血区血液供应，改善心肌代谢，抑制血小板功能等，故是各型心绞痛、心肌梗死等患者的常用药物。同时β受体阻滞剂是急性心肌梗死的二级预防药物，已证明β受体阻滞剂使梗死后存活者的心脏病病死率、猝死率与再梗死发生率均降低。

3. 钙通道阻滞剂

通过非竞争性地阻滞电压敏感的 L 型钙通道，使钙经细胞膜上的慢通道进入细胞内，即减少钙的内流抑制钙通过心肌和平滑肌膜，从而减少心肌耗氧量，提高心肌效率，减轻心室负荷，直接对缺血心肌起保护作用同时此药可增加缺血区心肌供血。抑制血小板聚集促进内源性 NO 的产生及释放等多种药理作用，是目前临床上治疗冠心病的重要药物。

4. 调脂药、抗凝和抗血小板药

调脂药、抗凝和抗血小板药从发病机制方面着手，达到减慢或减轻粥样硬化的发生和稳定斑块的作用，最终使心肌供氧量增加。

（二）冠心病的介入治疗

经皮冠脉腔内成形术（PTCA）即用经皮穿刺方法送入球囊导管，扩张狭窄冠脉的一种心导管治疗技术。

1. 作用机制

通过球囊在动脉粥样硬化狭窄节段的机械挤压使粥样硬化的血管内膜向外膜伸展，血管直径扩大，或粥样硬化斑块被撕裂沿血管腔延伸，在生理压力和血流冲击下，重新塑形生成新的平滑内腔，并在较长时间内保持血流通畅。

2. 适应证

（1）早期适应证：稳定型心绞痛及单支血管病变，病变特征为孤立、近端、短（<10mm）、向心性、不累及大分支、无钙化及不完全阻塞、左心室功能良好且具有指征的患者，PTCA 的成功率高于95%，因并发症须急诊行 CABG 者少于2%。

（2）扩展适应证：近年来，随着技术经验的提高和导管、导丝的改进，PTCA 适应证在早期适应证的基础上已得到极大扩展。

1）临床适应证：不稳定型心绞痛、CABG 后心绞痛、高龄患者（≥75 岁）、心绞痛、急性心肌梗死、左室功能明显受损［左心室射血分数（LVEF）<30%］。

2）血管适应证：多支血管病变、CABG 后的血管桥（大隐静脉桥或内乳动脉桥）病变、CABG 后的冠脉本身病变被保护的左主干病变。

3）病变适应证：病变位于血管远端或血管分叉处，长度>10mm，偏心性、不规则，有钙化、溃疡、血栓等。

（3）适应证选择指南：ACC/AHA 心血管操作技术小组和 PTCA 专家组将冠脉病变特征分为 A、B、C 三型，并提出冠脉病变特征与 PTCA 成功率和危险性的相互关系，作为 PTCA 适应证选择的指南。

1）A 型病变：冠脉每处狭窄段长度<10mm，呈同心性狭窄，病变血管段弯曲度<45°，管腔光滑，不完全阻塞，导丝和气囊导管易于通过，程度很轻或没有钙化，病变部分远离血管开口分叉处，无分支血管病变，血管内没有血栓。该型病变 PTCA 成功率>85%，危险性低。

2）B 型病变：冠脉呈管状狭窄，长度 10 ~ 20mm，为偏心性狭窄，近端血管中等弯曲，中等成角（>45°，<90°），管腔不规则中度钙化，完全阻塞 < 3 个月，狭窄位于血管开口部分，属分叉部位的病变，血管内有血栓存在。此型病变 PTCA 成功率为 60% ~ 85%，具有中等危险性。

3）C 型病变：冠脉呈弥散性、偏心性狭窄，长度 >20mm，重度钙化，其近端血管过度扭曲，成角 >90°，完全阻塞 >3 个月。病变部分位于血管开口处，临近大血管分支保护有困难，血管内有血栓形成，或有血管桥纤维化。此型病变 PTCA 成功率 < 60%，危险性高。

3. 护理

（1）持续心电监护 24 ~ 48 小时，严密观察心律失常、心肌缺血和心肌梗死征兆。

（2）建立静脉通路，每隔半小时测血压 1 次，防止低血压发生。

（3）观察穿刺部位渗血、血肿形成及足背动脉搏动情况。

4. 用药

（1）肝素 1 000 U/h 持续静脉滴注 18 ~ 24 小时定时监测活化部分凝血活酶时间（APTT），并根据 APTT 来调整肝素用量，要求 APTT 延长 2 ~ 2.5 倍，持续 24 ~ 72 小时。

（2）常规服用阿司匹林 300mg/d，30 天后改为 50 ~ 100mg/d 维持。

（3）术后 6 周至 6 个月服用钙通道阻滞剂，以防止冠脉扩张处血管痉挛。

（三）外科治疗

冠心病的手术治疗主要包括 CABG，心脏移植及某些心肌梗死并发症（如心室壁瘤、心脏破裂和乳头肌功能不全等）的外科治疗。

近 20 多年来冠心病外科治疗进展迅速，CABG 的开展为广大缺血性心脏病患者带来了福音，它将移植血管绕过冠脉狭窄部位与其近端吻合，可以达到立即恢复和（或）增加缺血心肌的血流量，有效地降低心绞痛的发生率，缓解症状，改善心脏功能，提高生活质量。

1. 手术适应证

心绞痛经内科治疗不能缓解而影响工作和生活，经冠脉造影发现其主干或主要分支明显狭窄，以及心肌梗死后某些严重并发症均应视为手术适应证。

（1）心绞痛：经内科治疗，心绞痛不能缓解应行冠脉造影，发现主干或主要分支 70% 以上狭窄，其远端通畅者视为 CABG 的适应证。左冠脉主干重度狭窄者容易猝死应行急诊手术。前降支、回旋支及右冠脉二者以上重要狭窄者，即使心绞痛不重也应视为 CABG 的适应证。

（2）急性心肌梗死：急性心肌梗死后 6 小时内行 CABG 可以改善梗死区心肌血运，缩小坏死区的手术危险性已接近择期性手术。急性心肌梗死并发心源性休克，首先行药物治疗或主动脉内球囊反搏，增加冠脉灌注量，减少心肌坏死，争取时间进行冠脉造影，然后进行 CABG。

（3）心肌梗死后心绞痛：心肌梗死后继续出现心绞痛说明又有新的心肌缺血区，应进行冠脉造影，若发现其主干或主要分支明显狭窄者，也是 CABG 的适应证。

（4）充血性心力衰竭：过去认为心力衰竭是 CABG 的禁忌证，而目前认识到手术能改善心肌收缩力，但严重的心力衰竭患者死亡率高，故较轻的心力衰竭患者可行CABG。

2. 手术禁忌证

冠心病患者有下列病症的不宜进行 CABG 治疗。

（1）严重心肺功能不全者，如 LVEF 明显降低（＜25％）或左心室舒张末压增高（＞20mmHg）。

（2）冠脉弥散性病变或狭窄远端侧冠脉管径＜1.5mm 者。

（3）脑血管后遗症偏瘫，糖尿病，肥胖症和其他重要脏器严重病变者。

目前，随着技术的熟练及临床死亡率的降低手术适应证已有扩大的趋势，对于30％～50％的狭窄也认为有手术指征，甚至对冠脉硬化症伴有血管痉挛引起的心绞痛也有手术治疗者，在选择病例上也放宽了尺度以便让更多的患者利用这种方法提高生活质量，恢复一定的工作能力。

八、护理

（1）立即停止一切活动，就地休息或卧床休息，取舒适体位，注意保暖。

（2）安慰患者，及时解除紧张情绪，以减少心肌耗氧量。

（3）必要时给氧，以 4～6 L/min 为宜。

（4）指导患者舌下含服硝酸甘油或异山梨酯等药物，若服药后 3～5 分钟仍不缓解，可再服 1 片，必要时按医嘱微泵注射硝酸甘油，要根据血压调整滴速，嘱患者及家属不可擅自调节滴速，以免发生低血压。用药后可出现颜面潮红，头胀痛、跳痛，心悸等不良反应，如疼痛不缓解，应通知医生，并检查心电图。

（5）帮助分析诱因，采取措施，指导患者日常生活中注意各种预防性的保护措施，如避免过劳，绝对不搬重物，适当进行体育活动，避免激烈比赛等；陶冶性格，克制不良情绪；避免暴饮暴食，尤其进食大量高脂、高热量饮食；避免寒冷刺激，以诱发冠脉痉挛；保持大便通畅，必要时使用缓泻剂；戒烟酒，不饮浓茶咖啡；洗澡要特别注意，饱餐或饥饿时不宜洗，注意水温勿过冷过热，时间不宜过长。

（6）坚持按医嘱正确服用抗心绞痛的药物，防止再次发作，注意药物不良反应。

（7）严密观察疼痛的部位、性质、持续时间、用药效果等，严密观察血压、心率、心律变化，警惕心肌梗死的先兆，必要时给心电监护。

（8）饮食护理

1）多吃富含钾元素的食物，如豆类及其制品、马铃薯、紫菜、海带、香菇、蘑菇、山药、春笋、冬笋、木耳、荞麦及香蕉、西瓜等。

2）多吃降血脂的食物，如牛奶、羊奶、黄豆、赤小豆、绿豆、蚕豆、豌豆、扁豆、芸豆、豆芽、胡萝卜、菜花、韭菜、大蒜、大葱、洋葱、生姜、番茄、香菇、紫菜、海带、鱼类、苹果、山楂、花生等。

3）少吃或不吃甜食。

4）避免进食油炸食品及鱼子、蛋黄等。

5）少吃含糖分高的食物。

6）不吸烟。

7）不吃或少吃牛油、奶油及各种油腻食物。

（9）原则

1）减少每日胆固醇的摄取。

2）脂肪的摄入，不应超过总热量的30%，其中饱和脂肪酸应控制在占总热量10%以内。增加不饱和脂肪酸。

3）食用多糖，少吃或不吃蔗糖或葡萄糖等单糖。

4）总热量限制在标准量以内，使体重维持在标准水平，如果超重（标准体重 ±5 kg为正常），应进一步限制总热量，或适当增加体力活动。

5）多食新鲜蔬菜和水果。

6）提倡食用豆制品，液体植物油。

7）尽量少吃富含饱和脂肪酸或胆固醇过多的肥肉、动物油、高脂奶品及蛋黄、动物内脏等食品。

8）不要将饮用水软化。

9）减少钠的摄入，以食盐计，每人的摄入量应首先争取达到10g/d以下，减至5g以下为最好。

10）饮酒：不饮或少饮，每日不超过30g。

九、防控

1. 生活方式和饮食

预防冠心病首先要从生活方式和饮食做起，主要目的是控制血压、血脂、血糖等，降低心脑血管疾病复发的风险。

（1）起居有常，早睡早起，避免熬夜工作，临睡前不看紧张、恐怖的小说和电视。

（2）身心愉快，忌暴怒、惊恐、过度思虑以及过喜。

（3）控制饮食，饮食且清淡，易消化，少食油腻食物。要多食蔬菜和水果，少食多餐，晚餐量少。

（4）戒烟少酒，吸烟是造成心肌梗死、脑卒中的重要因素，应绝对戒烟，少量饮啤酒、黄酒、葡萄酒等低度酒可促进血脉流通，气血调和，但不能喝烈性酒。

（5）劳逸结合，避免过重体力劳动或突然用力，饱餐后不宜运动。

（6）体育锻炼，运动应根据自身的身体条件、兴趣爱好选择，如打太极拳、乒乓球、健身操等。要量力而行，使全身气血流通，减轻心脏负担。

2. 用药预防

用药预防也是冠心病疾病管理中的一部分，是冠心病的二级预防。

二级预防指对有明确冠心病的患者（包括支架术后和CABG术后）进行药物和非药物干预，来延缓或阻止动脉硬化的进展。总结为ABCDE五方面：

（1）血管紧张素转换酶抑制剂与阿司匹林。

（2）β受体阻滞剂与控制血压。

（3）戒烟与降胆固醇。

（4）合理饮食与控制糖尿病。

（5）运动与教育。

阿司匹林的作用是抗血小板聚集。服用阿司匹林的患者，心血管病发生率和死亡率均显著下降。每5 000例接受阿司匹林治疗的患者中，会出现1例呕血的不良反应，但每年可阻止95例严重心血管事件的发生。

痛风患者不宜使用阿司匹林，因阿司匹林会抑制尿酸排泄。对痛风患者和其他各种原因确实不能耐受阿司匹林者，改为硫酸氢氯吡格雷75mg，每日1次。阿司匹林每日服75～150mg用于冠心病二级预防；对急性心肌梗死、急性缺血性脑卒中和不稳定型心绞痛急性发作期，可把剂量增至每日150～300mg。

十、预后

（1）隐匿性冠心病预后一般较好，治疗得当可防止发展为严重的类型。

（2）大多数心绞痛患者，尤其是稳定型心绞痛患者，经治疗后症状可缓解或消失，侧支循环建立后心绞痛可长期不发作。初发型心绞痛、恶化型心绞痛：变异型心绞痛和中间综合征的一部分可发生心肌梗死。

（3）心肌梗死预后与梗死范围的大小、侧支循环产生的情况及治疗是否及时有关。住院患者急性期病死率为15%左右。急性期第1周内病死率高，发生心力衰竭、严重心律失常和休克者，病死率更高。

（栗兰）

第三节　高血压病

高血压病是一种以动脉血压持续升高为主要表现的慢性疾病，常引起心、脑、肾等重要器官的病变并出现相应的后果。

高血压病是指以体循环动脉血压（收缩压和/或舒张压）增高为主要特征（收缩压≥140mmHg，舒张压≥90mmHg），可伴有心、脑、肾等器官的功能或器质性损害的临床综合征。高血压是最常见的慢性病，也是心脑血管病最主要的危险因素。正常人的血压随内外环境变化在一定范围内波动。在整体人群，血压水平随年龄逐渐升高，以收缩压更为明显，但50岁后舒张压呈现下降趋势，脉压也随之加大。近年来，人们对心血管病多重危险因素的作用以及心、脑、肾靶器官保护的认识不断深入，高血压的诊断标准也在不断调整，目前认为同一血压水平的患者发生心血管病的危险不同，因此有了血压分层的概念，即发生心血管病危险度不同的患者，适宜血压水平应有不同。血压值和危险因素评估是诊断和制定高血压治疗方案的主要依据，不同患者高血压管理的目标不同，医生面对患者时在参考标准的基础上，根据其具体情况判断该患者最合适的血压范围，采用针对性的治疗措施。在改善生活方式的基础上，推荐使用24小时长效降压药物控制血压。除评估诊室血压外，患者还应注意家庭清晨血压的监测和管理，以控制血压，降低心脑血管事件的发生率。

一、流行病学

（一）流行趋势

1. 发达国家高血压及心血管病学的趋势

世界各地的高血压病患病率不尽相同，欧美等国家较亚非国家高，工业化国家较发展中国家高，据世界卫生组织 MONICA 方案的调查材料，欧美国家成人（35～64 岁）的高血压病患病率在 20% 以上，同一国家不同种族间患病率也有相差，如美国黑人的高血压患病率约为白人的两倍。发达国家中，高血压及心血管病的流行情况随其经济、社会、文化的发展而变化，大约经历了四个阶段：

第一阶段又称瘟疫期。在工业化发展之前，生产、生活水平不高，人群中的主要问题是传染病、饥荒和营养缺乏，心血管病仅占 5%～10%，主要为风湿性心脏病。

第二阶段随着发展人们生产、生活水平的提高，对传染病认识的深入和治疗的改进，上述疾病发病率下降。人口平均年龄增长，饮食结构改变，盐摄入量增高，以致高血压、高血压性心脏损害和出血性脑卒中患病率增加。因高血压病未能有效控制，人群中 10%～30% 死于上述心血管病，如目前的非洲、北亚和部分南美地区。

第三阶段随着社会进步，经济发展，个人收入增加，生活逐渐富裕，食物中脂肪和热量增辐，交通发达，体力活动减少，冠心病和缺血性脑卒中提早出现于 55～60 岁的人群，动脉粥样硬化的死亡占 35%～65%，人群平均寿命下降，如东欧。

第四阶段由于认识到动脉粥样硬化和高血压等心血管病是公共卫生问题，号召全社会防治其危险因素，随着医疗技术和药品不断进步，动脉粥样硬化的死亡降至 50% 以下，且多发生于 65 岁以上人群，目前北美、西欧和澳、新等地区和国家正处于此一阶段。

2. 发展中国家面临大流行趋势

多数发展中国家亦基本上按上述四阶段发展。经济较不发达的地区，人口迅速增长和老龄化使出生率与平均寿命同步增长：加之生活水平逐渐提高，收入增加，足以购买各种食物，但平衡膳食，预防高血压、冠心病、糖尿病的知识不够普及，摄食高脂肪和高胆固醇食物过多，体力活动减少，生活节奏紧张，吸烟、饮酒无节制，遂使心血管病成为目前发展中国家的一个主要死亡原因。预测心血管病将在亚洲、拉美、中东和非洲的某些地区大规模流行。20 年后，心血管病将在发展中国家流行，其中主要是脑卒中和冠心病。

3. 中国的流行特点

我国高血压病的发病率不如西方国家高，但却呈升高趋势，各省市高血压患病率相差较大。东北、华北地区高于西南、东南地区；东部地区高于西部地区，差异的原因可能与人群盐摄入量、肥胖者的比例不同及气候等因素有关。近年来农村的患病率也在上升，两性高血压患病率差别不大，青年期男性略高于女性，中年后女性稍高于男性。

（二）高危人群

高血压病是心脑血管疾病的危险因素之一，它可导致心、脑、肾等重要脏器的严重病变，如中风、心肌梗死、肾衰竭等。高血压的危害如此严重，那么哪些人容易得高血压病呢？根据流行病学统计分析，下列人群属于高血压病的高发人群。

1. 父母患有高血压者

调查发现，高血压患者的子女患高血压的概率明显高于父母血压正常者。高血压是多基因遗传，同一个家庭中出现多个高血压患者不仅仅是因为他们有相同的生活方式，更重要的 是有遗传基因存在。

2. 摄入食盐较多者

食盐摄入量多的人容易患高血压，这是因为 高钠可使血压升高，低钠有助于降低血压。而高钙和高钾饮食可降低 高血压的发病率。

3. 摄入动物脂肪较多者

动物脂肪含有较多的饱和脂肪酸，饱和脂肪酸对心血管系统是有害的，因此摄食动物脂肪多的人比食用含不 饱和脂肪酸较多的植物油、鱼油的人易患高血压。

4. 长期饮酒者

流行病学调查显示，饮酒多者高血压的患病率升高，而且与饮酒量呈正比。

5. 精神紧张者

高度集中注意力工作的人，长期精神紧张和长期经受噪声等不良刺激的人易患高血压。如果这部分人同时缺乏体育锻炼，如司机、售票员、会计等更易患高血压。

6. 吸烟、肥胖者

高血压病患者常有头晕、头痛、心慌、失眠等 症状，但血压的高低与症状的轻重往往并不呈正比。因此，无论有无 症状，人到中年，尤其是上述高血压的高危人群均应定期检测血压。测量 3 次非同日血压，如果收缩压均 $\geqslant$ 140mmHg，及/或舒张压 $\geqslant$ 90mmHg，就可以诊断为高血压。早期发现、早期治疗高血压病对防止和延缓心、脑、肾等靶器官损害具有重要意义。

二、病因

1. 遗传因素

大约60%的半数高血压患者有家族，目前认为是多基因遗传所致，30% ~ 50%的高血压患者有遗传背景，对季节变化忽略添加应季服装。

2. 环境因素

科学研究表明，环境中缺乏负离子也是高血压发病的重要机制。空气负离子经呼吸道入肺，通过膜交换系统进入血液循环，随血液循环到达全身各组织器官，以直接刺激、神经反射以及通过体液方式作用于机体各系统，产生良好的生理效应。当负离子进入血液后，释放出电荷，尽管微乎其微，但对于平衡状态下的血液电荷却很敏感。它会直接影响血液中带电粒子（蛋白质、血细胞）的组成与分布情况，使异常的血液形态与理化特征正常化；并通过促进机体组织的氧化还原过程，特别是通过加强肝、脑、肾等重要组织的氧化过程，激活多种酶系统，对机体的脂肪、蛋白质、碳水化合物、水及电解质代谢起到调整与优化作用。因此，空气中缺乏负离子也是导致高血压产生的一个重要的原因。

3. 生活习惯因素

膳食结构不合理，如过多的钠盐、低钾饮食、大量饮酒、摄入过多的饱和脂肪酸均可使血压升高。吸烟可加速动脉粥样硬化的过程，为高血压的危险因素。

4. 药物的因素

避孕药、激素、消炎止痛药等均可影响血压。

5. 精神因素

长期的精神紧张、激动、焦虑，受噪声或不良视觉刺激等因素也会引起高血压的发生。

6. 其他疾病的因素

肥胖、糖尿病、睡眠呼吸暂停低通气综合征、甲状腺疾病、肾动脉狭窄、肾脏实质损害、肾上腺占位性病变、嗜铬细胞瘤、其他神经内分泌肿瘤等。

三、发病机制

心排血量和周围血管阻力是影响体循环动脉压的两大因素，前者决定于心收缩力和循环血容量，后者则受阻力小动脉口径、顺应性、血液黏稠度等的影响，主动脉的管壁顺应性也影响血压的水平。上述各种因素的作用在全身和局部神经、体液因子的调节下不断地消长以维持人体血压的动态平衡、生理性波动以及应激时的反应。血压的急性调节主要通过位于颈动脉窦和主动脉弓的压力感受器实现，血压升高时感受器传入冲动增加，使交感神经活动下降而迷走神经张力上升，从而下调血压。此外，位于心房和肺静脉的低压感受压器，颈动脉窦和主动脉体的化学感受器及中枢的缺血反应也参与血压的急性调节。血压的慢性调节则主要通过对水平衡作用影响循环血量来实现，其中肾脏对血容量的调节及肾素－血管紧张素－醛固酮系统的调节起主要作用。如上述各种调节机制失代偿，导致全身小动脉阻力增加或（和）血循环容量增加，则出现高血压。高血压的发病机制有：

（一）精神、神经学说

精神源学说认为在外因刺激下，患者出现较长期或反复较明显的精神紧张、焦虑、烦躁等情绪变化时，大脑皮层兴奋、抑制平衡失调以至不能正常行使调节和控制皮层下中枢活动的功能，交感神经活动增强，舒缩血管中枢传出以缩血管的冲动占优势，从而使小动脉收缩，周围血管阻力上升，血压上升。

神经系统在血压的调节中起重要作用。延髓血管运动中枢有加压区、减压区和感受区，在脑桥、下丘脑以及更高级中枢核团的参与下主司血管中枢调节，如各级中枢发放的缩血管冲动增多或各类感受器传入的缩血管信号增强或阻力血管对神经介质反应过度时都可能导致高血压的产生，这就是神经源学说的解释，对此交感神经系统活动的增强起了主要的作用，通过儿茶酚胺类神经介质尤其是去甲肾上腺素的释放促使小动脉收缩。长期的高血压灌注产生的结构强化作用又可使血管平滑肌增殖、肥大，血管壁增厚而血管腔变小，加上可诱发血管壁细胞膜电活动，加强了血管的收缩反应以及交感神经对肾近球细胞的作用促使肾素释放增多，从而维持高血压的状态。

（二）肾素－血管紧张素－醛固酮（RAA）系统平衡失调

肾缺血时刺激肾小球入球动脉上的球旁细胞分泌肾素，肾素可对肝脏合成的血管紧张素原起作用形成血管紧张素Ⅰ而后者经过肺、肾等组织时在血管紧张素转化酶（ACE，又称激肽酶Ⅱ）的活化作用下形成 Ang Ⅱ，Ang Ⅱ再经酶作用脱去天门冬氨酸转化成 Ang Ⅲ。在 RAA 系统中 Ang Ⅱ是最重要的成分，有强烈的收缩血管作用，其加压作用约为肾上腺素的 10～40 倍，而且可刺激肾上腺皮质球带分泌醛固酮促使水钠潴留，刺激交感神经节增加去甲肾上腺素分泌，提高特异性受体的活动从而使血压升高。它还可反馈性地抑制肾脏分泌肾素和刺激肾脏分泌前列腺素。RAA 系统功能失调时高血压就会产生，由于肾素主要在肾脏产生故以往有高血压发病的肾源学说（renal theory）。然而，在高血压患者中，血浆肾素水平增高者仅是少数，近年来发现组织中包括血管壁、心脏、中枢神经、肾皮质髓质中亦有肾素－血管紧张素系统，它们可能在正常肾素和低肾素高压的发病以及高血压时靶器官的损害起着重要的作用。

（三）遗传学说

流行病学、动物实验以及分子细胞水平的研究均提示遗传在高血压发病中的作用。高血压病患者有家族史的多，其直系亲属的血压水平比同龄非直系亲属的高，双亲均有高血压的子女发生高血压的危险性大。动物实验早已从大鼠中选出 SHR 品系，高度提示遗传的作用。分子生物学的研究提出高血压病发病的"膜学说"，认为高血压病患者组织细胞膜有遗传性的离子运转障碍，尤其在钠摄入增加时不能将 Na^+排出细胞外，血管壁平滑肌细胞内 Na^+潴留，经过 Na^+－Ca^{++}交换使细胞内 Ca^{++}增加，而且通过膜除极化使兴奋性增高，最终促使血管收缩，外周阻力升高，在患者的亲属中也可见这种情况。高血压病患者中组织相关抗原类型以 $HLA-B_{15}$、$HLA-B_8$ 和 $HLA-B_{12}$为多。

上述种种均提示遗传因素在高血压病发病机制中的作用，目前研究认为，单一遗传因素很难形成高血压，高血压这一遗传类型是源于多种遗传基因，而且后天因素对高血压的形成有重要的影响。

（四）摄钠过多学说

大量的实验、临床和流行病学资料证实钠的代射和高血压密切相关。在食盐摄入量高的地区的人群，如在日本本土的日本人中，高血压的患病率高；而食盐摄量低的地区的人群，如在阿拉斯加的爱斯基摩人中，则几乎不发生高血压。限制钠的摄入可以改善高血压情况，服用利尿剂增加钠的排泄也可降低增高的血压。肾血管性高血压在高血钠影响下病情恶化，减低摄钠则病情好转。应用去氧质酮要在加服食盐的情况下才引起高血压。肾上腺皮质增生所致的高血压也需有钠的参与。死于高血压的患者和动物，肾动脉每单位体积干质的钠和水含量较无高血压者高。钠贮留使细胞外液量增加，引起心排血量增高；小动脉壁的含水量增高，引起周围阻力的增高；由于细胞内外钠浓度比值的变化而引起的小动脉张力增加等，都可能是发病机制。但是实验室和临床研究均发现，改变摄盐量和血钠水平，只能影响一部分而不是全部个体的血压水平，故认为饮食中盐的致病是有条件的，对体内有遗传性钠运转缺陷使之对摄盐敏感者才有致高血压的作用。

（五）高胰岛素血症

近年来高胰岛素血症与高血压的关系引起人们的关注。观察发现高血压病患者空腹胰岛素水平明显高于正常，存在着胰岛素抵抗，而糖耐量降低者高血压的发病率明显较正常者为高，高胰岛素血症者还常伴有高三酰甘油血症和低高密度脂蛋白血症，上述表现多见于肥胖者。动物实验亦发现 SHR 有胰岛素抵抗存在。

高胰岛素血症可能是通过激活细胞 $Na^+ - K^+ ATP$ 酶促使胞内 Na^+ 浓度升高、机体钠潴留，降低 $Ca^{++} - ATP$ 酶活性增加细胞内钙浓度促使血管阻力上升，以及增加交感神经活动而导致高血压。但是，并非所有高胰岛素血症者都有高血压，反之亦然，二者的关系尚须继续研究。

（六）其他

前列腺素系统与肾素－血管紧张素－醛固酮系统有密切关系，有人认为高血压可能与肾髓质合成有扩血管作用的前列腺素 A 或 E 的不足有关。血管舒缓素－激肽系统与肾素－血管紧张素－醛固酮系统也有关。血管紧张素转化酶可促进激肽的降解而使其扩血管作用消失，血压升高。吸烟、饮酒过度、摄入碳水化合物过多致肥胖者也易有高血压。

近年来，加压素、内皮素等肽类物质致诞辰的作用也引起人们的注意。

四、临床表现

高血压病根据起病和病情进展的缓急及病程的长短可分为两型，缓进型和急进型高血压，前者又称良性高血压，绝大部分患者属此型，后者又称恶性高血压，仅占高血压病患者的 1% ~5% 。

（一）缓进型高血压病

多为中年后起病，有家族史者发病年轻可较轻。起病多数隐匿，病情发展慢，病程长。早期患者血压波动，血压时高时正常，为脆性高血压阶段，在劳累、精神紧张、情绪波动时易有血压升高，休息、去除上述因素后，血压常可降至正常。随着病情的发展，血压可逐渐升高并趋向持续性或波动幅度变小。患者的主观症状和血压升高的程度可不一致，约半数患者无明显症状，只是在体格检查或因其他疾病就医时才发现有高血压，少数患者则在发生心、脑、肾等器官的并发症时才明确高血压病的诊断。

患者可头痛，多发在枕部，尤易发生在睡醒时，尚可有头晕、头胀、颈部扳住感、耳鸣、眼花、健忘、注意力不集中、失眠、烦闷、乏力、四肢麻木、心悸等。这些症状并非都是由高血压直接引起，部分是高级社会功能失调所致，无临床特异性。此外，尚可出现身体不同部位的反复出血，如眼结膜下出血、鼻出血、月经过多，少数有咯血等。

早期患者由于血压波动幅度大，可有较多症状，而在长期高血压后，即使在血压水平较高时也无明显症状，因此，不论有无症状，患者应定期随访血压。随着病情的发展，血压明显而持续性地升高，则可出现脑、心、肾、眼底等器质性损害和功能障碍，并出现相应的临床表现。在并发主动脉粥样硬化时，其收缩压增高常较显着，并发心肌梗死或发生脑出血后，血压可能降至正常，并长期或从此不再升高。

1. 脑部表现

头痛、头晕和头胀是高血压病常见的神经系统症状，也可有头部沉重或颈项扳紧感。高血压直接引起的头痛多发生在早晨，位于前额、枕部或颞部，可能是颅外颈动脉系统血管扩张，其脉搏振幅增高所致。这些患者舒张压多很高，经降压药物治疗后头痛可减轻。高血压引起的头晕可为暂时性或持续性，伴有眩晕者轻音乐和，与内耳迷路血管性障碍有关，经降压药物治疗后也可减轻，但要注意有时血压下降得过多也可引起头晕。

高血压病时并发的脑血管病统称脑血管意外，民间俗称卒中或中风，可分两大类：①缺血性梗死，其中有动脉粥样硬化血栓形成、间隙梗死、栓塞、暂时性脑缺血和未定型等各种类型；②出血，有脑实质和蛛网膜下隙出血。大部分脑血管意外仅涉及一侧半球而影响对侧身体的活动，约15%可发生在脑干，而影响两侧身体。根据脑血管病变的种类、部位、范围和严重程度，临床症状有很大的差异，轻者仅出现一时的头昏、眩晕、失明、失语、吞咽困难、口角歪斜、肢体活动不灵甚至偏瘫，但可在数分钟至数天内逐渐恢复。重者突然出现肢体偏瘫、口角歪斜，可有呕吐、大小便失禁，继之昏迷、呼吸深沉有鼾音、瞳孔大小不对等、反向迟钝或消失，出现软瘫或病理征，部分患者颈部阻力增加，也可只出现昏迷而无中枢神经定位表现。严重病例昏迷迅速加深，血压下降，出现呼吸不规则、陈-施氏呼吸等，可在数小时至数天内死亡。昏迷不深者可在数天至数周内逐渐清醒，但部分临床症状不能完全恢复，留下不同程度的后遗症。

脑出血起病急，常在情绪激动、用力抬物或排大便等时，因血压突然升高而骤然发病，病情一般也较重。脑梗死的发病也急。脑动脉血栓形成起病较缓，多在休息或睡眠时发生，常先有头晕、肢体麻木、失语等症状，然后逐渐发生偏瘫，一般无昏迷或仅有浅昏迷。

2. 心脏表现

血压长期升高增加了左心室的负担，左心室因代偿而逐渐肥厚、扩张，形成了高血压性心脏病。

近年来研究发现，高血压时心脏最先受影响的是左室舒张期功能。左心室肥厚时舒张期顺应性下降，松弛和充盈功能受影响，甚至可出现在临界高血压和左心室无肥厚时，这可能是由于心肌间质已有胶原组织沉积和纤维组织形成之故，但此时患者可无明显临床症状。

出现临床症状的高血压性心脏病多发生在高血压病起病数年至十余年之后。在心功能代偿期，除有时感心悸外，其他心脏方面的症状可不明显。代偿功能失调时，则可出现左心力衰竭症状，开始时在体力劳累、饱食和说话过多时发生气喘、心悸、咳嗽，以后呈阵发性的发作，常在夜间发生，并可有痰中带血等，严重时或血压骤然升高时发生脑水肿。反复或持续的左心力衰竭，可影响右心室功能而发展为全心力衰竭，出现尿少、水肿等症状。在心脏未增大前，体检可无特殊发现，或仅有脉搏或心尖冲动较强有力，主动脉瓣区第二心音因主动脉舒张压升高而亢进。心脏增大后，体检可发现心界向左、向下扩大；心尖冲动强而有力，呈抬举样；心尖区和（或）主动脉瓣区可听到Ⅱ～Ⅲ级收缩期吹风样杂音。心尖区杂音是左心室扩大导致相对性二尖瓣关闭不全或二尖瓣乳头肌功能失调所致；主动脉瓣区杂音是主动脉扩张，导致相对性主动脉瓣狭窄所致。主动脉瓣区第二心音可因主动脉及瓣膜硬变而呈金属音调，可有第四心音。心力衰竭时心率增快，出现发绀，心尖区可闻奔马律，肺动脉瓣区第二心音增强，肺底出现湿啰音，并可有交替脉；后期出现颈静脉怒张、肝大、下肢水肿、腹水和发绀加重等。

由于高血压可促进动脉粥样硬化，部分患者可因合并冠状动脉粥样硬化性心脏病而有心绞痛、心肌梗死的表现。

3. 肾脏表现

肾血管病变的程度和血压高度及病程密切相关。实际上，无控制的高血压病患者均有肾脏的病变，但在早期可无任何临床表现。随病程的进展可先出现收拢尿，但如无合并其他情况，如心力衰竭和糖尿病等，24 小时尿蛋白总量很少超过 1g，控制高血压可减少尿蛋白。可有血尿，多为显微镜血尿，少见有透明和颗粒管型。肾功能失代偿时，肾浓缩功能受损可出现多尿、夜尿、口渴、多饮等，尿比重逐渐降低，最后固定在 1.010 左右，称等渗尿。当肾功能进一步减退时，尿量可减少，血中非蛋白氮、肌酐、尿素氮常增高，酚红排泄试验示排泄量明显减低，尿素清除率或肌酐清除率可明显低于正常，上述改变随肾脏病变的加重而加重，最终出现尿毒症。但是，在缓进型高血压病，患者在出现尿毒症前多数已死于心、脑血管并发症。

（二）急进型高血压

在未经治疗的原发性高血压病患者中，约 1% 可发展或急进型高血压，发病可较急骤，也可发病前有病程不一的缓进型高血压病史。男女比例约 3:1，多在青中年发病，近年来此型高血压已少见，可能和早期发现轻中度高血压患者并及时有效的治疗有关。其表现基本上与缓进型高血压病相似，但症状如头痛等明显，病情严重、发展迅速、视网膜病变和肾功能很快衰竭等特点。血压显著升高，舒张压多持续在 17.3 ～ 18.7kPa（130 ～ 140mmHg）或更高。各种症状明显，小动脉的纤维样坏死性病变进展迅速，常于数月至 1 ～ 2 年内出现严重的脑、心、肾损害，发生脑血管意外、心力衰竭和尿毒症。并常有视力模糊或失明，视网膜可发生出血、渗出物及视盘水肿。血浆肾素活性高。由于肾脏损害最为显著，常有持续蛋白尿，24 小时尿蛋白可达 3g，血尿和管型尿，最后多因尿毒症而死亡，但也可死于脑血管意外或心力衰竭。

（三）高血压危重症

1. 高血压危象

在高血压病的进程中，如全身小动脉发生暂时性强烈痉挛，周围血管阻力明显上升，致使血压急骤上升而出现一系列临床症状时称为高血压危象。这是高血压时的急重症，可见于缓进型高血压各期和急进型高血压，血压改变以收缩压突然明显升高为主，舒张压也可升高，常在诱发因素作用下出现，如强烈的情绪变化、精神创伤、心身过劳、寒冷的刺激和内分泌失调（如经期和绝经）等。患者出现剧烈头痛、头晕、眩晕，亦可有恶心、呕吐、胸闷、心悸、气急、视力模糊、腹痛、尿频、尿少、排尿困难等。有的伴随自主神经紊乱症状，如发热、口干、出汗、兴奋、皮肤潮红或面色苍白、手足发凉等；严重者，尤其在伴有靶器官病变时，可出现心绞痛、肺水肿、肾衰竭、高血压脑病等。发作时尿中出现少量蛋白和红细胞血尿素氮、肌酐、肾上腺素、去甲肾上腺素可增加，血糖也可升高、眼底检查小动脉痉挛、可伴出血、渗出或视神经盘水肿。发作一般历时短暂，控制血压后，病情可迅速好转，但易复发。在有效降压药普遍应用的人群，此危象已很少发生。

2. 高血压脑病

在急进型或严重的缓进型高血压病患者，尤其是伴有明显脑动脉硬化者时，可出现脑部小动脉先持久而明显的痉挛，继之被动性或强制性扩张，急性的脑循环障碍导致脑水肿和颅内压增高从而出现了一系列临床表现，在临床上称为高血压脑病。发病时常先有血压突然升高，收缩压、舒张压均高，以舒张压升高为主，患者出现剧烈头痛、头晕、恶心、呕吐、烦躁不安、脉搏多慢而有力，可有呼吸困难或减慢、视力障碍、黑蒙、抽搐、意识模糊、甚至昏迷，也可出现暂时性偏瘫、伯语、偏身感觉障碍等。检查可见视神经浮头水肿，脑脊液压力增高、蛋白含量增高。发作短暂者历时数分钟，长者可数小时甚至数天。妊娠高血压综合征、肾小球肾炎、肾血管性高血压和嗜铬细胞瘤的患者，也可能发生高血压脑病这一危急病症。

（四）老年高血压的临床特点

1. 收缩压增高为主

占老年高血压的60%，老年人收缩压随年龄的增长而升高，而舒张压在60岁后则缓慢下降。

2. 脉压增大

脉压是反映动脉弹性的指标，老年人脉压增大是重要的心血管事件预测因子。

3. 血压波动大

随着年龄增长，老年患者的压力感受器敏感性降低，而动脉壁僵硬度增加，顺应性降低，随情绪、季节和体位的变化血压易出现较明显的波动。

4. 容易发生直立性低血压

老年收缩期高血压伴有糖尿病、低血容量及应用利尿剂、扩血管药或精神类药物者容易发生直立性低血压。

5. 常见血压昼夜节律异常

老年高血压患者非杓型血压（夜间血压下降幅度不足10%）发生率可高达60%以上。

6. 常与多种疾病并存

老年高血压常伴发动脉粥样硬化、高脂血症、糖尿病、老年痴呆等疾病，脑血管意外的发生率和复发率明显增加。

五、分型

（一）从医学上来说，高血压分为原发性和继发性两大类

1. 原发性高血压

是一种以血压升高为主要临床表现而病因尚未明确的独立疾病，占所有高血压患者的90%以上。

2. 继发性高血压

又称为症状性高血压，在这类疾病中病因明确，高血压仅是该种疾病的临床表现之一，血压可暂时性或持久性升高。

高血压是常见的心血管疾病，以体循环动脉血压持续性增高为主要表现的临床综合征。继发性高血压是继发于肾、内分泌和神经系统疾病的高血压，多为暂时的，在原发的疾病治疗好了以后，高血压就会慢慢消失。

按 WHO 的标准，人体正常血压为收缩压≥140mmHg 和（或）舒张压≥90mmHg，即可诊断为高血压。收缩压在 140～159mmHg 和（或）舒张压在 90～99mmHg 之间为轻度高血压。正常人的收缩压随年龄增加而升高，故高血压病的发病率也随着年龄的上升而升高。

（二）从营养学的角度高血压基本分四种

1. 一种是血黏稠引起的高血压。表现为压差较小。

2. 一种是缺乏营养引起的。表现为血管扭曲、血液循环不畅、压差不稳定。

3. 一种是血虚（肾虚、供血不足）引起的高血压。表现为压差较大、必须补血。

4. 一种是酸性体质（体内缺乏负离子）引起的高血压，表现为血液黏稠度增高，血管反应和血流速度增高引起血压升高，必须补充负离子。

（三）根据血压升高的不同，高血压分为 3 级

1 级高血压（轻度）收缩压 140～159mmHg；舒张压 90～99mmHg。

2 级高血压（中度）收缩压 160～179mmHg；舒张压 100～109mmHg。

3 级高血压（重度）收缩压≥180mmHg；舒张压≥110mmHg。

单纯收缩期高血压 收缩压≥140mmHg；舒张压＜90mmHg。

（四）高血压病分期

第一期：血压达确诊高血压水平，临床无心，脑，肾损害征象。

第二期：血压达确诊高血压水平，并有下列一项者。

1. 体检，X 线，心电图或超声心动图示左心室扩大。

2. 眼底检查，眼底动脉普遍或局部狭窄。

3. 蛋白尿或血浆肌酐浓度轻度增高。

第三期：血压达确诊高血压水平，并有下列一项者。

1. 脑出血或高血压脑病。

2. 心力衰竭。

3. 肾衰竭。

4. 眼底出血或渗出，伴或不伴有视盘水肿。

5. 心绞痛，心肌梗死，脑血栓形成。

六、并发症

高血压常见的并发症有冠心病、糖尿病、心力衰竭、高血脂、肾病、周围动脉疾病、中风、左心室肥厚等。在高血压的各种并发症中，以心、脑、肾的损害最为显著。高血压最严重的并发症是脑中风，发生脑中风的概率是正常血压人的 7.76 倍。

1. 心力衰竭

心脏（主要是左心室）因克服全身小动脉硬化所造成的外周阻力增大而加强工作，于是发生心肌代偿性肥大。左心室肌壁逐渐肥厚，心腔也显著扩张，心脏重量增加，当代偿功能不足时，便成为高血压性心脏病，心肌收缩力严重减弱而引起心力衰竭。由于高血压病患者常伴冠状动脉粥样硬化，使负担加重的心脏处于缺血、缺氧状态，更易发生心力衰竭。

2. 脑出血

脑内小动脉的肌层和外膜均不发达，管壁薄弱，发生硬化的脑内小动脉若再伴有痉挛，便易发生渗血或破裂性出血（即脑出血）。脑出血是晚期高血压最严重的并发症。出血部位多在内囊和基底节附近，临床上表现为偏瘫、失语等。

3. 肾功能不全

由于肾入球小动脉的硬化，使大量肾单位（即肾小球和肾小管），因慢性缺血而发生萎缩，并继以纤维组织增生（这种病变称为高血压性肾硬化）。残存的肾单位则发生代偿性肥大，扩张。在肾硬化时，患者尿中可出现较多的蛋白和较多的红细胞。在疾病的晚期，由于大量肾单位遭到破坏，以致肾脏排泄功能障碍，体内代谢终末产物，如非蛋白氮等，不能全部排出而在体内潴留，水盐代谢和酸碱平衡也发生紊乱，造成自体中毒，出现尿毒症。

七、实验室及其他检查

（一）实验室检查

1. 血常规

红细胞和血红蛋白一般无异常，但急进型高血压时可有 Coombs 试验阴性的微血管病性溶血性贫血，伴畸形红细胞、血红蛋白高者血液黏度增加，易有血栓形成并发症（包括脑梗死）和左心室肥大。

2. 尿常规

早期患者尿常规正常，肾浓缩功能受损时尿比重逐渐下降，可有少量尿蛋白、红细胞，偶见管型。随肾病变进展，尿蛋白量增多，在良性肾硬化者如 24 小时尿蛋白在 1g 以上时，提示预后差。红细胞和管型也可增多，管型主要是透明和颗粒者。

3. 肾功能

多采用血尿素氮和肌酐来估计肾功能。早期患者检查并无异常，肾实质受损到一定程度可开始升高。成人肌酐 >114.3 μmol/L，老年人和妊娠者 >91.5 μmol/L 时提示有肾损害。酚红排泄试验、尿素清除率、内生肌酐清除率等可低于正常。

（二）X 线检查

可见主动脉，尤其是升、弓部迂曲延长，其升、弓或降部可扩张。出现高血压性心脏病时有左室增大，有左心力衰竭时左室增大更明显，全心力衰竭时则可左右心室都增大，并有肺淤血征象。肺水肿时则见肺间明显充血，呈蝴蝶形模糊阴影。应常规摄片检查，以便前后检查时比较。

（三）其他检查

1. 心电图

左心室肥厚时心电图可显示左心室肥大或兼有劳损。心电图诊断左心室肥大的标准不尽相同，但其敏感性和特异性相差不大，假阴性为 68% ~ 77%，假阳性 4% ~ 6%，可见心电图诊断左心室肥大的敏感性不很高。由于左室舒张期顺应性下降，左房舒张期负荷增加，心电图可出现 P 波增宽、切凹、Pv1 的终末电势负值增大等，上述表现甚至可出现在心电图发现左心室肥大之前。可有心律失常如室性早搏、心房颤动等。

2. 超声心动图

目前认为，和胸部 X 线检查、心电图比较，超声心动图是诊断左心室肥厚最敏感、可靠的手段。可在二维超声定位基础上记录 M 型超声曲线或直接从二维图进行测量，室间隔和（或）或心室后壁厚度 >13mm 者为左室肥厚。高血压病时左心室肥大多是对称性的，但有 1/3 左右以室间隔肥厚为主（室间隔和左室后壁厚度比 >1.3），室间隔肥厚常上端先出现，提示高血压时最先影响左室流出道。超声心动图尚可观察其他心脏腔室、瓣膜和主动脉根部的情况并可做心功能检测。左室肥厚早期虽然心脏的整体功能如心排血量、左室射血分数仍属正常，但已有左室收缩期和舒张期顺应性的减退，如心肌收缩最大速率（Vmax）下降，等容舒张期延长、二尖瓣开放延迟等。在出现左心力衰竭后，超声心动图检查可发现左室、左房心腔扩大，左室壁收缩活动减弱。

3. 眼底检查

测量视网膜中心动脉压可见增高，在病情发展的不同阶段可见下列的眼底变化：

Ⅰ级：视网膜动脉痉挛；

Ⅱ级 A：视网膜动脉轻度硬化；

　　　B：视网膜动脉显著硬化；

Ⅲ级：Ⅱ级加视网膜病变（出血或渗出）；

Ⅳ级：Ⅲ级加视盘水肿。

八、诊断与鉴别诊断

（一）诊断

根据患者的病史、体格检查和实验室检查结果，可确诊高血压。诊断内容应包括：确定血压水平及高血压分级；无合并其他心血管疾病危险因素；判断高血压的原因，明确有无继发性高血压；评估心、脑、肾等靶器官情况；判断患者出现心血管事件的危险程度。

（二）鉴别诊断

1. 糖尿病

均为常见疾病，二者关系密切。糖尿病患者中高血压的患病率明显增高，约为非糖尿患者群的 2 倍，并随年龄增长、体重增加及病程延长而上升，女性高于男性。

2. 肾实质性高血压

是由各种肾实质疾病引起的高血压，占全部高血压的 5% ~ 10%，其发病率仅次于原发性高血压，在继发性高血压中居首位。

3. 肾血管性高血压

一种常见的继发性高血压。各种病因引起的一侧或双侧肾动脉及其分支狭窄进展到一定的程度，即可引起肾血管性高血压，经介入或手术治疗后血压可恢复正常或改善。

4. 戈登综合征

是高血钾、高血氯、低肾素性高血压，也称为家族性高钾性高血压或Ⅱ型假性醛固酮减低症。

5. 盐敏感性高血压

可定义为相对高盐摄入所引起的血压升高。盐的摄入量多少是高血压的一个重要环境因素，但在人群内个体之间对盐负荷或减少盐的摄入呈现不同的血压反应，存在盐敏感性问题。

6. 白大衣高血压

是指未经治疗的高血压患者，呈现诊断室中所测血压始终增高，而在诊室以外环境时日间血压不高，同时动态血压监测正常。

7. 假性高血压

是指用普通袖带测压法所测血压值高于经动脉穿刺直接测的血压值。多见于老年人、尿毒症、糖尿病、严重动脉硬化的患者。

8. 原发性醛固酮增多症

是由于肾上腺皮质发生病变从而分泌过多的醛固酮，导致水钠潴留，血容量增多，肾素－血管紧张素系统的活性受抑制，临床表现为高血压、低血钾为主要特征的综合征。大多数是由肾上腺醛固酮腺瘤引起，也可能是特发性醛固酮增多症。

9. 嗜铬细胞瘤

是由嗜铬细胞所形成的肿瘤。肾上腺外的嗜铬细胞瘤可发生于自颈动脉体至盆腔的任何部位。可导致血压异常（常表现为高血压）与代谢紊乱症候群。某些患者可因长期高血压致严重的心、脑、肾损害或因突发严重高血压而导致危象，危及生命，但如能及时、早期获得诊断和治疗，又是一种可治愈的继发性高血压病。

10. 其他有高血压症状的肾病

（1）慢性肾盂肾炎：多引起肾性高血压，一般认为与患者高肾素血症及一些缩血管多肽的释放和血管硬化、狭窄等病变有关。少数患者切除一侧病肾后，高血压可得以改善。至病程晚期，患者可出现肾小球功能损害、氮质血症直至尿毒症。

（2）急性肾小球肾炎：即急性感染后肾小球肾炎，临床表现为急性起病，以血尿、蛋白尿、高血压、水肿、少尿及氮质血症为特点的肾小球疾病。

（3）慢性肾小球肾炎：简称慢性肾炎，是由多种不同病因、不同病理类型组成的一组原发性肾小球疾病。临床特点为病程长、发展缓慢，症状可轻可重，多有一个无症状尿检异常期，然后出现不同程度的水肿、蛋白尿、镜下血尿，可伴高血压和（或）氮质血症，及进行性加重的肾功能损害。

九、治疗

高血压治疗的主要目标是血压达标，降压治疗的最终目的是最大限度地减少高血压患者心、脑血管病的发生率和死亡率。降压治疗应该确立血压控制目标值。另一方面，高血压常常与其他心、脑血管病的危险因素合并存在，例如高胆固醇血症、肥胖、糖尿病等，协同加重心血管疾病危险，治疗措施应该是综合性的。不同人群的降压目标不同，一般患者的降压目标为 140/90mmHg 以下，对合并糖尿病或肾病等高危患者，应酌情降至更低。对所有患者，不管其他时段的血压是否高于正常值，均应注意清晨血压的监测，有研究显示半数以上诊室血压达标的患者，其清晨血压并未达标。

（一）一般治疗

1. 改善生活行为

①劳逸结合，保持足够而良好的睡眠避免和消除紧张情绪，适当使用安定剂（如地西泮 2.5mg，口服）。避免过度的脑力和体力负荷。对轻度高血压患者，经常从事一定的体育锻炼（如练气功和打太极拳）有助于血压恢复正常，但对中重度高血压患者或已有靶器官损害表现的 Ⅱ、Ⅲ 期高血压患者，应避竞支性运动，特别是等长运动；②减少钠盐摄入（<6g/d）、维持足够的饮食中钾、钙和镁摄入；③控制体重，肥胖的轻度高血压患者通过减轻体重往往已能使血压降至正常，对肥胖的中重度高血压患者，可同时行减轻体重和降压药物治疗；④控制动脉硬化的其他危险因素，如吸烟、血脂增高等。

2. 血压控制标准个体化

由于病因不同，高血压发病机制不尽相同，临床用药分别对待，选择最合适药物和剂量，以获得最佳疗效。

3. 多重心血管危险因素协同控制

降压治疗后尽管血压控制在正常范围，血压升高以外的多种危险因素依然对预后产生重要影响。

（二）药物治疗

高血压患者，多伴有全身动脉硬化，肾功能不全，血压调节功能较差，并常合并哮喘、慢性气管炎、糖尿病等，应避免使用交感神经节阻滞剂，可选用利尿剂和钙拮抗剂，常用氢氯噻嗪 12.5～25mg，每日 1 次，或硝苯地平 5～10mg，每日 3 次，对大多数患者有效。

中青年高血压患者交感神经反应性及肾素水平一般较高些，且并发症少，可选用 β 受体阻滞剂或血管紧张素转换酶抑制剂，如美托洛尔或阿替洛尔 50～100mg，每日 1 次，或卡托普利 12.5～25mg，每日 3 次。

1. 降压药物治疗

（1）利尿降压剂：氢氯噻嗪、环戊噻嗪、呋塞米等。

（2）中枢神经和交感神经抑制剂：利血平、降压灵、盐酸可乐定。

（3）肾上腺素能受体阻滞剂：β 阻滞剂如普萘洛尔、阿替洛尔、和美托洛尔等；α 阻滞剂如酚苄明、α＋β 阻滞剂如柳氨苄心安。

（4）酶抑制剂如血管紧张素转换酶抑制剂如卡托普利、依那普利等。

（5）钙离子拮抗剂如硝苯地平、氨氯地平等。

（6）血管扩张剂如肼屈嗪、米诺地尔、哌唑嗪、呱氰啶等。

2. 降压药物选用的原则

（1）各种降压药物有其各自的药理学特点，临床上应根据患者的年龄、高血压程度和分期、有无并发症或夹杂症（如糖尿病、高血脂、心绞痛、心力衰竭、心肌梗死、心律失常、支气管和肺部病变等）及其他冠心病危险因素的存在与否，以及用药后的反应选择用药，才能得到满意的疗效。

（2）对缓进型高血压患者，阶梯式降压药物选择原则的首选药目前已从利尿剂和β阻滞剂扩展到包括钙拮抗剂和血管紧张素转换酶抑制剂，根据不同患者的特点，选用这四类药物中的一种，从小剂量开始逐渐增加剂量，直到血压获得控制或达最大量，或出现不良反应。达到降压目的后再逐步改为维持量，以保持血压正常或接近正常。维持量治疗应力求简单、用最小剂量，使不良反应最少而患者能坚持服药。大多数高血压病患者需长期服用维持量降压药，如无必要，不应突然停药或换药。对重度高血压，可能一开始就需要联合使用两种降压药。联合应用几种降压药物的优点是：①通过协同作用提高疗效；②减少各药剂量使不良反应减少。

（3）应密切注意降压药物治疗中所产生的各种不良反应，及时加以纠正或调整用药。原则上，理想的降压药应能纠正高血压所致的血流动力异常（增高的外周阻力和减少的心排血量）而不影响患者的压力感受器反射机制。使用可引起明显直立性低血压的降压药物前，宜先向患者说明，从坐位或卧位起立时动作应尽量缓慢，特别是夜间起床小便时最要注意，以免血压骤降引起晕厥而发生意外。近年发现噻嗪类利尿剂能升高血浆胆固醇和三酰甘油水平，β阻滞剂能增高血浆甘油三酯和降低高密度脂蛋白胆固醇水平，因此对血脂异常者应慎用。钙拮抗剂和血管紧张素转换酶抑制剂对血脂无影响，而α阻滞剂和中枢交感神经兴奋剂能轻度降低血清总胆固醇，因此适用于伴有血脂异常的高血压患者。

（4）近年研究发现，高血压患者靶器官损害与昼夜24小时血压的关系较其与一次性随测血压关系更为密切。因此，在有条件时，应根据24小时动态血压的测定结果选用长作用时间降压药或采用缓（控）释制剂，以达到24小时的血压控制，减少靶器官损害。

（5）在血压重度增高多年的患者，由于外周小动脉已产生器质性改变，或由于患者不能耐受血压的下降，即使联合使用几种降压药物，也不易使收缩压或舒张压降至正常水平。此时不宜过分强求降压，否则患者常反可感觉不适，并有可能导致脑、心、肾血液供应进一步不足而引起脑血管意外、冠状动脉血栓形成、肾功能不全等。

（6）对老年人的单纯收缩期高血压，应从小剂量开始谨慎使用降压药物，一般使收缩压控制在18.7～21.3kPa（140～160mmHg）为宜。可选用钙拮抗剂或转换酶抑制剂，必要时加用少量噻嗪类利尿剂。老年人压力感受器不敏感，应避免使用胍乙定、α阻滞剂和拉贝洛尔等药物，以免产生直立性低血压。

（7）急进型高血压的治疗措施和缓进型重度高血压相仿。如血压持续不下降，可考虑用冬眠疗法；如出现肾衰竭，则降压药物以选用甲基多巴、肼屈嗪、米诺地尔、可乐定等为妥，且不宜使血压下降太多，以免肾血流量减少而加重肾衰竭。

3. 高血压危象的治疗

（1）迅速降压：治疗目的是尽快使血压降压至足以阻止脑、肾、心等靶器官的进行性损害，但又不导致重要器官灌注不足的水平。可选用下列措施：

1）硝普钠：30～100mg，加入5%葡萄糖溶液500mL，避光作静脉滴注，滴速0.5～10μg（kg·min），使用时应监测血压，根据血压下降情况调整滴速。

2）二氮嗪：200～300mg，于15～30s内静脉注射，必要时2h后再注射。可与呋塞米联合治疗，以防水钠潴留。

3）拉贝洛尔：20mg静脉缓慢推注，必要时每隔10min注射一次，直到产生满意疗效或总剂量200mg为止。

4）酚妥拉明：5mg缓慢静脉注射，主要用于嗜铬细胞瘤高血压危象。

5）人工冬眠：氯丙嗪50mg，异丙嗪50mg和派替啶100mg，加入10%葡萄糖溶液500mL中静脉滴注，亦可使用其一半剂量。

6）对血压显著增高，但症状不严重者，可舌下含用硝苯地平10mg，卡托普利12.5～25.0mg。或口服哌唑嗪1～2mg，可乐定0.1～0.2mg或米诺地尔等。也可静脉注射地尔硫草或尼卡地平。

降压不宜过快过低。血压控制后，需口服降压药物，或继续注射降压药物以维持疗效。

（2）制止抽搐：可用地西泮10～20mg静脉注射，苯巴比妥钠0.1～0.2g肌内注射。亦可予25%硫酸镁溶液10mL深部肌内注射，或以5%葡萄糖溶液20mL稀释后缓慢静脉注射。

（3）脱水、排钠、降低颅内压

1）呋塞米20～40mg或依他尼酸钠25～50mg，加入50%葡萄糖溶液20～40mL中，静脉注射。

2）20%甘露醇或25%山梨醇静脉快速滴注，半小时内滴完。

（三）中医治疗

1. 辨证治疗

按中医辨证分型进行：肝阳偏盛型治以平肝潜阳，用天麻钩藤饮加减。肝肾阴虚型治以育阴潜阳、滋养肝肾，用六味地黄汤加减。阴阳两虚型 治以温阳育阴，用地黄饮子加减。

根据国内文献报告，有一定降压效果的单味中草药有野菊花、黄芩、杜仲、丹皮、黄连、川芎等，通过扩张周围血管而降压，用量各10g，黄连、川芎减半。臭梧桐、桑寄生等，通过抑制血管舒缩中枢的兴奋性而降压，用量分别为15～30g和10～15g。罗布麻、夏枯草等兼有利尿作用，用量分别为3～6g和10～15g。青木香通过交感神经节阻滞作用而降压，用量为10g。

2. 降压枕疗法

据明朝李时珍《本草纲目》第九卷记载"石膏亦称细理石，又名寒水石，其性大寒，主治中风寒热，有解肌发汗，除口干舌焦，头痛牙疼等功能，及祛瘟解热之良药"。据中医理论及民间使用证明：高血压属热症，石膏性大寒，用石膏枕头，以寒克热，能自然调节脑神经和人脑正常温度，使脑血管正常工作，可有效地控制血压升高，长期坚持使用，能将血压逐步降低至正常水平。

3. 气功疗法

一般取内养静功法，可以取坐姿或站姿。坐姿是坐于椅子上，双腿分开自然踏地，两手放于大腿上，手心向下，全身放松，心情怡静，排除杂念，意守丹田，口唇轻闭，双目微合，调整鼻息。站姿是身体自然站立，双脚分与肩平，两膝微屈，两手抱球放于身前，全身放松意守丹田，调整呼吸。每次 30 分钟，每日 1~2 次。

4. 头部按摩法

中医认为"头为诸阳之会"，人体十二经脉和奇经八脉都汇聚于头部，而且头部有几十个穴位。正确的按摩和日常的一些良好习惯对高血压患者可以起到意想不到的保健作用。

（1）梳头可促进头部血液循环，疏通经脉，流畅气血，调节大脑神经，刺激皮下腺体分泌，增加发根血流量，减缓头发的早衰，并有利于头皮屑和油腻的清除。

梳头方法是每天早、中、晚各梳头一次，用力适中，头皮各部全部梳理一遍，每次 3 分钟。

（2）推发 两手虎口相对分开放在耳上发际，食指在前，拇指在后，由耳上发际推向头顶，两虎口在头顶上会合时把发上提，反复推发 10 次，操作时稍用力。两掌自前额像梳头样向脑部按摩，至后颈时两掌手指交叉以掌根挤压后颈有降压的作用。

5. 足部按摩法

中医经络学指出，脚心是肾经涌泉穴的部位，手心是心包络经劳宫穴的部位，经常用手掌摩擦脚心，可健肾、理气、益智、交通心肾，使水火相济、心肾相交，能防治失眠、多梦等，对高血压病也有很好的疗效。

足部与全身脏腑经络关系密切，承担身体全部重量，故有人称足是人类的"第二心脏"。有人观察到足与整体的关系类似于胎儿平卧在足掌面。头部向着足跟，臀部朝着足趾，脏腑即分布在跖面（脚掌）中部。根据以上原理和规律，刺激足穴可以调整人体全身功能，治疗脏腑病变。

6. 针灸治疗

包括梅花针及耳针疗法均有一定效果。

以曲池、合谷、内关、足三里、三阴交、行间等为主穴。据情酌择配穴：心慌、心跳、心痛，配神门、心俞、肝俞、血海等穴；头昏、头痛、耳鸣、失眠配风池、太阳、翳风、列缺等穴；尿中蛋白、红细胞阳性，或并有白细胞出现，配肾俞、关元等穴；头晕视力障碍、急躁、忧郁、四肢感觉异常配委中、风池、睛明等穴。另外，亦可采用耳针、皮肤针、穴位注射等法。

（四）降压药物的联合应用

联合应用降压药是近年来大力倡导的治疗方案，是指应用不同作用机制的降压药物以合适的剂量进行合理的组合，以满足不同类型高血压患者的需求，不仅可更有效地控制血压，实现降压达标，如果组方恰当，还可以更加全面地保护血管和靶器官。从而更有效地预防心脑血管并发症的发生。

高血压不是一种均匀同质性疾病，其发病不能用单一病因和机制来完整解释，在不同的国家、地区和人群中发病机制不尽一致。高血压是一种病程较长、进展较慢的疾病，在病程的形成、发展和终末阶段升压机制有较大不同。因此高血压的治疗应以多种病理生理发生机制为基础，联合应用多种降压药，从不同角度阻断高血压的发生机制。很多荟萃分析和临床研究均显示，单药治疗高血压患者的血压达标比率仅有 40% ~ 50%，而两种药物联合应用可使 70% ~ 80% 的高血压患者达标。2 级及以上的高血压、血压比目标值高 20/10mmHg（即 160/100mmHg）或者有明显靶器官损伤的高血压患者，开始就应当联合治疗。

联合两种药物治疗的原则是：①小剂量开始：两种药物均应从小剂量开始，如血压不能达标，可将其中一种药物增至足量，如仍不能达标，可将两种药物均增至足量或加用小剂量第三种降压药，必要时可联合使用四种或四种以上的降压药；②避免使用降压机制相近的药物：如 β – 受体阻滞剂与 ACEI 或 ARB 联合应用；③选用增加降压疗效、减少不良反应的降压方案：如 β – 受体阻滞剂与 CCB 联合、ACEI 或 ARB 与利尿剂联合等；④固定复方制剂的应用：虽不能调整单个药物的剂量，但服用方便，可以提高患者的依从性。

十、护理与预防控制

（1）保证合理的休息及睡眠，避免劳累提倡适当的体育活动，尤其对心率偏快的轻度高血压患者，进行有氧代谢运动效果较好，如骑自行车、跑步、做体操及打太极拳等，但需注意劳逸结合，避免时间过长的剧烈活动，对自主神经功能紊乱者可适当使用镇静剂。严重的高血压患者应卧床休息，高血压危象者则应绝对卧床，并需在医院内进行观察医学教育网搜集整理。

（2）心理护理患者多表现有易激动、焦虑及抑郁等心理特点，而精神紧张、情绪激动、不良刺激等因素均与本病密切相关。因此，对待患者应耐心、亲切、和蔼、周到。根据患者特点，有针对性地进行心理疏导。同时，让患者了解控制血压的重要性，帮助患者训练自我控制的能力，参与自身治疗护理方案的制订和实施，指导患者坚持服药，定期复查。

（3）饮食护理应选用低盐、低热能、低脂、低胆固醇的清淡易消化饮食。鼓励患者多食水果、蔬菜、戒烟、控制饮酒、咖啡、浓茶等刺激性饮料。对服用排钾利尿剂的患者应注意补充含钾高的食物如蘑菇、香蕉、橘子等。肥胖者应限制热能摄入，控制体重在理想范围之内。

（4）病情观察对血压持续增高的患者，应每日测量血压 2 ~ 3 次，并做好记录，必要时测立、坐、卧位血压，掌握血压变化规律。如血压波动过大，要警惕脑出血的发生。如在血压急剧增高的同时，出现头痛、视物模糊、恶心、呕吐、抽搐等症状，应考虑高血压脑病的发生。如出现端坐呼吸、喘憋、发绀、咳粉红色泡沫痰等，应考虑急性左心力衰竭的发生。出现上述各种表现时均应立即送医院进行紧急救治。

（5）用药护理服用降压约应从小剂量开始，逐渐加量。同时，密切观察疗效，如血压下降过快，应调整药物剂量。在血压长期控制稳定后，可按医嘱逐渐减量，不得随意停药。某些降压药物可引起直立性低血压，在服药后应卧床 2～3 小时，必要时协助患者起床，待其坐起片刻，无异常后，方可下床活动。

（6）控制食盐量：体内钠元素过多是导致高血压患者血压居高不下的一个重要原因，而饮食中食盐是钠的主要来源。所以高血压者每天包括食盐、味精等均应控制在 5g 以内。

（7）切忌盲目进补：高血压患者切勿因为自己有病在身就盲目进补，要根据自己的具体病情和身体情况以清补为主，选择一些既有丰富营养，又有降压作用的食物，如山药、莲子、银耳、芹菜、燕麦、百合等，有助于增强人的体质。

（8）饮食安排避免过饱：高血压患者要合理安排自己的饮食，尽量保持少食多餐的良好习惯，不要吃的过饱，这样不利于降压治疗。高血压者通常较肥胖，必须吃低热能食物，控制摄入热量。食用油要含维生素 E 和亚油酸的素油；不要吃甜食。

（9）多吃润燥、降压的食物：高血压患者的饮食要以利于健康和降压为最高原则，所以患者在日常饮食中要多吃一些利于降压和润燥的食物，比如蔬菜、水果，可以多吃一些冬瓜、西红柿、茄子、土豆、藕、洋葱、木耳及猕猴桃、山楂、苹果、香蕉等，这些食物含有丰富的钾离子，可以对抗钠离子对血压升高的作用，同时也起到补中益气，生津润燥的作用。

（10）避免过食油腻：高血压患者要控制自己的体重在正常范围内，不要多吃油腻的食物，饮食过于油腻对降压治疗也是非常不利的。在饮食中高血压患者可以适当多选用高蛋白、低脂肪的鱼虾类、禽类和大豆类制品，其中的不饱和脂肪酸和大豆磷脂有利于养生降压兼顾。

十一、预防控制

1. 要定期测量血压

如果有家族史的患者，一定要注意定期检查，在家也要量血压。此外，预防胜于治疗，而且高血压发病逐渐趋向年轻化，如果是生活作息不规律，经常抽烟、喝酒、肥胖等高危人群，也应该定期测量血压，一旦发现血压升高，能够及时控制。

2. 要保持心情开朗

不良心理其实不利于血压的控制，容易造成血压波动。所以，高血压患者要凡事想得开，不要生气，遇事能自我开解，学会包容和理解，养成乐观的性格，心情开朗有利于身体健康以及血压的控制。

3. 坚持用药是控制血压必要条件

如果想控制好血压的话，必须坚持服药。因为高血压仍然是不可逆的慢性疾病，只能用降压药进行控制。但切忌血压平稳后擅自停药或者减药，有可能造成血压不稳定，血压一旦突然升高，必定给生命造成威胁。所以，坚持服药是控制血压必要条件。

4. 低脂低盐饮食控制血压

高血压患者的饮食原则是低脂低盐，因为低脂低盐的饮食降低心脏的负担，同时也有利于血压的控制，因此在饮食上要注意，尽量吃些清淡的食物。当然，清淡饮食并不是指吃素，要保证均衡营养，才能保证控制血压的同时，又不会影响健康。

5. 做好预防是控制血压前提

做好预防也是控制血压的前提，年轻人要戒烟戒酒，注意自身的体重，太胖的人要减重。同时，合理饮食，不要长期吃太重口味的食物，作息要规律，采取合理的锻炼方式，加强体育锻炼。经过生活习惯的改变，血压仍然偏高，则应该立即到医院就诊。

十二、预后

缓进型高血压病发展缓慢，病程常可达 20 ~ 30 年以上。在第一、第二期如能及时治疗，可获得痊愈或控制住病情的进展。如血压能经常保持正常或接近正常（控制在 21.3/13.3kPa（160/100mmH 以下），则脑、心、肾等并发症不易发生，患者可长期保持一定的劳动力，但血压进行性增高，眼底病变较重，家族中有早年死于心血管病的病史，以及血浆肾素活性或血管紧张素 Ⅱ 高的患者，预后较差。如病情发展到第三期，由于有脑、心、肾等脏器的严重损害，发生脑血管意外、心力衰竭、肾功能衰竭的可能性增多，可使劳动力减退或完全丧失。

急进型高血压病进展迅速，预后差，平均仅存活一年左右。但如及早采取积极治疗措施，有可能使 5 年生存率达到 20% ~ 50%。

高血压病的死亡原因，在我国以脑血管意外为最多，其次为心力衰竭和尿毒症。这与欧美国家以心力衰竭占首位、其次是脑血管意外和尿毒症者有所不同。

（顾珂）

第四节　动脉粥样硬化

动脉粥样硬化（atherosclerosis AS）是指大、中型动脉由内膜开始发生了脂质积聚、出血和血栓形成、纤维组织增生及中层退行性和平滑肌细胞增生性病变导致动脉管壁增厚变硬、失去弹性和管腔狭小。由于在动脉内膜积聚的脂质外观呈黄色粥样，因此称为动脉粥样硬化。

近期我国一项全国调查，对平均年龄为 60.7 岁的近 8.5 万名参与者的样本数据进行分析后发现，我国中老年动脉粥样硬化患病率达 36.2%，且农村高于城市，男性高于女性，年龄越大发病率越高。然而，我们对心脑血管病并非束手无策，六成心脑血管疾病可防可控。在首次针对生活方式与血管病关系的调查显示：我国 20 岁以上成年人中，约 60.5% 的冠心病和脑卒中死亡，归因于没有达到 7 项理想的心血管健康指标，分别是戒烟、控体重、常运动、合理饮食、控血压、控血脂和降血糖。若能养成健康的日常生活方式，就可以避免或延迟发病。

动脉粥样硬化是抗衰老的重点，也是冠心病、脑梗死、外周血管病的主要诱因，中老年群体尤其要注意。动脉粥样硬化随年龄加重是人体生理现象。人体老化后，动脉血管内皮易损伤，出现斑块，再加上随着年龄的增长，人体代谢能力不断下降，动脉血管就易发生硬化。

但是年龄只是血管发生粥样硬化病变的因素之一。在调查中显示，男性比女性更容易患动脉粥样硬化，主要是因为生活习惯不良。虽然女性在 50 多岁绝经后，其动脉粥样硬化发病率和男性本应相近，但由于男性多有吸烟、饮酒、饮食油腻以及生活不规律等不良习惯，所以动脉粥样硬化患病率更高。健康的血管有三大指标：动脉血管口径大、管壁光滑、柔软弹性好。但是不良的生活方式，引发血糖高、血脂高、血压高，这些都会加剧血管指标变化，当胆固醇、甘油三酯等在血管内壁上越积越多，就会形成动脉粥样硬化斑块。不仅如此，这些物质让血管壁疙里疙瘩，凹凸不平，血管壁口径越来越窄，血管壁的柔韧性下降，血管开始硬化，血流受阻。

当血管里形成的粥样斑块表面的"纤维帽"破裂，造成斑块内容物与血液发生反应，在短时间内形成血栓。血栓会跟着血液到处流动，当流到脑或心脏附近的动脉血管，突然阻塞血流，就会造成脑卒中或急性心肌梗死。然而，当血管被堵塞 20% ~ 30% 时是没有任何症状的；当血管堵塞 50% 时，大部分人在大多数时间仍完全没有感觉，只有在特别激动或特别劳累等诱发因素下，才可能出现心、脑缺血，甚至直接诱发脑卒中就心肌梗死。因此，提前预防和及早治疗很重要。

不少人年龄不大，血管年龄却已开始衰老。心脑血管疾病的病发率在我国正逐渐年轻化：临床上发现，不少年龄不到 40 岁的年轻人，在体检时显示血管里已形成斑块；不到 60 岁的人的颈动脉超声报告显示，颈动脉已经出现超过 50% 的狭窄。如何管控心脑血管病发病率的年轻化，防止心脑血管病带来的高死亡风险，在《中国心血管病预防指南（2017）》中给出了答案，其将生活方式干预列为心血管病的一级预防手段。

我国首次针对生活方式与血管病关系的调查显示，我国 20 岁以上成年人中，约 60.5% 的冠心病和脑卒中死亡，归因于没有达到 7 项理想的心血管健康指标，分别是戒烟、控体重、常运动、合理饮食、控血压、控血脂和降血糖。若日常生活中努力纠正过来，就可以避免或延迟发病。

一、病因和发病机制

迄今病因尚未完全阐明。现代医学对最常见的冠状动脉粥样硬化所进行的广泛而深入的研究表明，本病为多种因素作用于不同的环节而致，这些因素称之为易患因素或危险因素。

危险因素包括：①年龄、性别：本病临床上多见于 40 岁以上的中、老年人，49 岁以后进展较快，但在一些青壮年人甚至儿童的尸检中，也曾发现他们的动脉有早期的粥样硬化病变，提示这时病变已开始。男性与女性相比，女性发病率较低，但在更年期后发病率增加。年龄和性别属于不可改变的危险因素。②职业：从事体力活动少、脑力活动紧张、经常有紧迫感的工作较易患本病。③饮食：常进食动物性脂肪、胆固醇、糖和盐者易患本病。④血脂质：高脂蛋白血症易患本病。⑤血压：高血压患者的冠状动脉粥样硬化患病率较血压正常者高 4 倍。⑥吸烟：吸烟增加冠状动脉粥样硬化的发病率和病死率。⑦肥胖：标准体重的肥胖者易患本病。⑧遗传：家族中有在同年龄时患本病者，其近亲得病的机会也较高。⑨糖尿病：有糖尿病患者较无糖尿病者发病率高。⑩其他：如微量元素铬、锰、锌、钒、硒的摄入量减少等。

近年，发现的危险因素还有：①饮食中缺少抗氧化剂；②体内铁贮存增多；③存在胰岛素抵抗；④血管紧张素转换酶基因过度表达；⑤血中一些凝血因子增高；⑥血中同型半胱氨酸增高等。

半个世纪以来，本病在欧美发病率逐渐明显地增高。至20世纪60年代后期成为流行性常见病，且在有些国家和地区，由冠状动脉粥样硬化引起的心脏病已成为人群中首位的死亡原因。自70年代以来，由于注意采取防治措施，其病死率在有些国家中已有下降趋势。

动脉粥样硬化的发病机制非常复杂，有多种学说从不同角度来阐述，包括脂质浸润学说、血小板积聚学说、血栓形成学说、血流动力学说、细胞克隆学说和损伤反应学说，这些学说并不相互排斥，其中损伤反应学说将上述学说有机地联系在一起，认为动脉粥样硬化的各种危险因素对动脉内皮的损伤导致动脉壁发生慢性炎症反应，逐渐形成粥样斑块和血栓。

动脉粥样硬化可能发生在任何部位，而且程度也不同。病变好发于遭受血流或血压等机械作用最大的部位，如主动脉、冠状动脉、脑动脉等。在血流动力学发生变化的情况下，如血压增高，在动脉分支、分叉或弯曲处形成特定角度，血管局部狭窄所产生的湍流和切应力，使内膜发生解剖损伤，内皮细胞间的连续性中断，内皮细胞回缩，从而暴露内膜下的组织。在血管的好发部位，血管内膜经受着血流对内皮细胞及其下层细胞的牵拉作用，这种作用是产生动脉粥样硬化的开始刺激。其反应是局部的生物学反应性改变，是由于内皮细胞和成纤维细胞增生而产生的补偿性或反应性增厚。动脉内皮损伤后可出现解剖损伤和功能紊乱，表现为：

（1）可引起内膜的渗透性改变，使血浆成分及脂蛋白易于侵入内膜，导致脂质在血管壁内聚积沉着，其中LDL对血管内皮细胞组织有损伤作用。

（2）在长期高脂血症的情况下，各种加速生成氧自由基的因素都会促进LDL氧化，产生氧化低密度脂蛋白（oxLDL）。oxLDL对血管内皮更为有害，能增加膜通透性、破坏内皮细胞屏障作用、增加对血浆成分的通透、破坏细胞结构与功能，对平滑肌细胞或纤维细胞、巨噬细胞有明显的损伤，甚至引起细胞死亡。因此，oxLDL是炎症分子强力的诱导剂，使单核细胞黏附在内皮细胞上的数量增多，并从内皮细胞之间移入内膜下成为巨噬细胞，通过"清道夫"受体吞噬修饰的或氧化的LDL，转变为泡沫细胞。

（3）巨噬细胞至少合成和分泌6种生长因子：血小板衍生生长因子（PDGF）、成纤维细胞生长因子（FGF）、内皮细胞生长因子样因子（EGF样因子）、转化生长因子 $-\beta$（TGF $-\beta$）、白细胞介素 -1（IL -1）和单核巨噬细胞集落刺激因子（MCSF）。PDGF和FGF刺激平滑肌细胞和成纤维细胞增生和游移，也刺激新的结缔组织形成。TGF $-\beta$ 刺激结缔组织形成但抑制平滑肌细胞增生。巨噬泡沫细胞和由中膜迁入内膜的平滑肌细胞构成脂纹。PDGF $-\beta$ 蛋白不但使平滑肌细胞游移到富含巨噬细胞的脂肪条纹中，且促使脂肪条纹演变为纤维脂肪病变。PDGF和FGF还刺激 I 型、Ⅲ型胶原、弹性蛋白和糖蛋白的产生，构成斑块的基质。细胞外的胆固醇晶体积聚在基质内，构成斑块的核，胶原、平滑肌细胞和单层内皮细胞构成斑块的纤维帽，最终形成了纤维斑块。

（4）内皮损伤引起黏附分子表达增加，包括P-选择素、E-选择素，免疫球蛋白超家族的成员，细胞间黏附分子-1（ICMA-1）和血管细胞部黏附分子-1（VCAM-

1）。炎症细胞黏附到内皮细胞上后，即在活化的内皮细胞合成的单核细胞趋化蛋白－1（MCP－1）的趋化作用下，从内皮细胞缝隙中逸出至内皮下间隙，增强炎症反应。

（5）内皮合成和分泌一氧化氮（NO）减少，而内皮素释放增加，导致血压增高。

（6）内皮损伤引起内皮对血小板的黏附性增加、通透性增加，血小板活化因子（PAF）激活血液中血小板得以黏附，聚集于内膜形成附壁血栓。血小板可释出包括巨噬细胞释出的上述各种因子在内的许多生长因子，这些因子进入动脉壁，诱发平滑肌细胞移行到内膜层并发生增生，产生大量胶原、弹性纤维和结缔组织基质，在促发动脉粥样硬化病变中起重要作用。血小板聚集时可释放血管活性物质和血栓素 A_2（TXA_2）等。正常情况下，TXA_2 和前列环素（PGI_2）在血液中含量保持平衡。TXA_2 是一种强力血小板凝聚剂，有促血凝作用，同时可收缩血管。前列环素是一种强力的血小板聚集抑制剂，并有扩张血管作用，有利于保持血管畅通。一旦平衡失调时可引起血小板功能的改变而发生聚积，进一步使血小板内部结构发生改变，释放某些活性物质，能增强血管壁的通透性，有利于血浆中脂类渗入而促动脉粥样硬化斑块的形成。

（7）正常血管内膜内皮细胞能防止血小板的附着：①血小板和内皮细胞的细胞膜所带电荷都是阴性的，能互相排斥；②血管内皮细胞可使花生四烯酸产生前列腺素 E_2（PGE_2）防止血栓形成。③内皮细胞有很强的纤溶作用，可以溶解血栓。以上三种生理性功能随着年龄增高血管老化而减退。再加上某些刺激因素，如高血压、血管紧张素Ⅱ、儿茶酚胺物质、纤维蛋白等，可进一步致内皮细胞损伤，使更多的 LDL 进入血管壁，促使平滑肌细胞增生，在内膜损伤面血小板易于沉着，进而形成血栓，摄入血管壁内，机化后可形成斑块。血栓形成动脉粥样硬化的发病机制与血管老化有密切的关系。

二、病理

动脉粥样硬化主要累及大型弹力型动脉（如主动脉及其一级分支）和中型弹力型动脉（如冠状动脉、脑动脉、肢体各动脉、肾动脉、脾动脉和肠系膜动脉），而肺动脉和胸廓内动脉极少累及。正常动脉壁由内膜、中膜和外膜三层构成，内膜主要由单层内皮细胞和内皮下层构成，中膜由平滑肌细胞、胶原和弹性纤维以及糖蛋白等组成，外膜主要是胶原和弹性纤维以及糖蛋白组成。动脉粥样硬化主要病变发生于动脉内膜，是以脂类沉积和其周围包以纤维组织增生为特征。动脉粥样硬化的病变的形成可分为 4 期。

1. 脂质条纹期

早期病变是在动脉内膜形成数毫米大的黄色斑点或达数厘米长的与动脉纵轴平行的黄色条纹状病灶。镜下见内皮细胞肿胀，胞质内有空泡形成，内皮下间隙增宽，有细粒状或纤维样物质聚积。此时内膜有少数平滑肌细胞呈灶状积聚，细胞内外有脂质沉积。

2. 纤维斑块期

脂质条纹可进一步发展成斑块，突入动脉腔内引起管腔狭窄，为进行性动脉粥样硬化最具特征性的病变。它主要由内膜增生的结缔组织和含有脂质的平滑肌细胞所组成，细胞外围由脂质、胶原、弹性纤维和蛋白多糖围绕。病灶处纤维组织增生形成纤维帽覆盖于深部大量脂质（脂质池）之上，脂质沉积物中混有细胞碎片和胆固醇结晶。突出于内膜表面的斑块，大小不一、表面光滑。斑块体积增大时向管壁中膜扩展，可破坏管壁的肌纤维和弹性纤维而代之。斑块早期呈灰黄色。随着结缔组织的增生和玻璃样变，斑块逐渐变形，呈灰白色，质较硬。病变反复发作时，交替发生脂质堆积及纤维增生，其切面呈层状结构。镜下见纤维斑块及细胞外间隙中纤维成分占优势。在纤维之间存在着不同量的脂质，脂质比脂肪条纹少。

3. 粥样灶形成期

粥样灶斑块为灰白色的纤维组织，其中央底部常因营养不良发生变性坏死而崩解，这些崩解物与脂质混合成粥糜样物质，称为粥样化病灶。镜下见在内膜深层脂质沉积的量增多，吞噬脂质的泡沫细胞也随之增多。粥样物内有大量胆固醇结晶析出，此外黏多糖也增加及少量纤维蛋白沉积。

4. 复合病期

中年和老年期患者脂质条纹、纤维斑块与粥样斑块相融合及混杂，在斑块内发生出血、坏死、溃疡、钙化和附壁血栓而形成复合病变。粥样斑块可因内膜表面破溃形成所谓粥样溃疡，破溃后粥样物质进入血流成为栓子。破溃处可引起出血，溃疡表面粗糙易产生血栓。附壁血栓形成又加重管腔的狭窄甚至使之闭塞。在血管逐渐闭塞的同时也逐渐出现来自附近血管的侧支循环，血栓机化后又可以再通，从而使局部血流得以部分恢复，复合病变中还有中膜钙化。因此，动脉粥样硬化导致受累动脉弹性减弱、脆性增加，易于破裂，其管腔逐渐变窄，甚至完全闭塞，也可扩张而形成动脉瘤。

美国心脏病学会根据其病变发展过程将其分为 6 型。

Ⅰ型：为起始病变，常见于婴儿和儿童。动脉内膜出现小黄点，为小范围的巨噬细胞吞饮脂质形成泡沫细胞，积聚而成脂质点。

Ⅱ型：为脂质条纹。动脉内膜见黄色条纹，为巨噬细胞成层并含脂滴，内膜有平滑肌细胞也含脂滴，细胞外间隙也有少量脂滴。脂质成分主要为胆固醇酯，也有胆固醇和磷脂。其中Ⅱa型内膜增厚，平滑肌细胞多，进展快；Ⅱb型内膜薄，平滑肌细胞少，进展慢。

Ⅲ型：为斑块前期。细胞外出现较多脂滴，在内膜和中膜平滑肌层之间形成脂核，但尚未形成脂质池。

Ⅳ型：为粥样斑块或粥样瘤。脂质积聚多，形成脂质池，纤维帽尚未形成。内膜结构破坏，内膜深部的平滑肌细胞和细胞间基质逐渐为脂质所取代，动脉壁变形。

Ⅴ型：指纤维粥样斑块形成，为动脉粥样硬化最具特征性的病变，呈白色斑块突入动脉腔内引起管腔狭窄。其中 Va 型含大量平滑肌细胞、巨噬细胞和 T 淋巴细胞，前两者细胞内含脂滴，细胞外脂质多，为胶原纤维、弹力纤维和蛋白多糖所包围形成脂质池；病灶处内膜被破坏，纤维组织增生，形成纤维膜（纤维帽）覆盖于脂质池之上。Vb 型斑块内含脂质更多，成层分布。Vc 型则所含胶原纤维更多。

Ⅵ型：为复合病变，由斑块发生出血、坏死、溃疡、钙化和附壁血栓所形成，并有中膜钙化。分为 3 个亚型，Ⅵa 型指斑块破裂或溃疡，Ⅵb 型指壁内血肿，Ⅵc 型指血栓形成。粥样斑块可因内膜表面破溃而形成所谓粥样溃疡。破溃后粥样物质进入血流成为栓子。破溃处可引起出血，溃疡表面粗糙易产生血栓，附壁血栓形成又加重管腔的狭窄甚至使之闭塞。

本病病理变化进展缓慢，明显的病变多出现于成年以后，但明显的症状到老年期才出现。动物实验的动脉粥样硬化病变在药物治疗和停止喂致动脉粥样硬化饲料一段时间后，病变甚至完全消退。在人体经血管造影证实控制和治疗各危险因素一段时间后，动脉粥样硬化病变可部分消退。1995 年发表的加拿大冠状动脉粥样硬化干预试验结果显示，降脂治疗虽不能终止冠脉病变的恶化，但可延缓其进展。同年发表的普伐他汀对冠状动脉粥样硬化病变进展和消退影响的研究结果亦提示，降脂治疗可明显减缓冠心病患者冠脉病变的进展。控制动脉粥样硬化的危险因素可明显减少冠心病患者的临床事件，而冠脉造影所见粥样硬化病变逆转或消退的病理改进极其有限，说明单以冠脉粥样硬化病变的逆转或延缓难以完全解释临床预后的明显改善，控制危险因素可能是通过稳定斑块，减少粥样斑块的破裂、出血和血栓形成而实现的。降脂治疗可使斑块中的胆固醇水解，促使胆固醇移出，细胞外脂质核心的去除使斑块的机械强度增加，使其稳定而不易破裂，甚至消退。另外，羟甲戊二酰辅酶 A（HMG – CoA）还原酶抑制剂还具有抑制 LDL 氧化修饰，防止巨噬细胞的激活，抑制平滑肌细胞的增生和内向膜迁移的作用。降低 LDL 水平还有抗血栓形成作用，也有防止斑块进一步恶化的作用。

由于人类的动脉粥样斑块往往是数十年持续发展的结果，动脉粥样斑块中有形成分的消退并不是短期内能达到的，因此大多数学者主张预防动脉粥样硬化更应从青少年，甚至儿童时期开始。

三、临床表现

主要是有关器官受累后出现的临床表现，一般表现为脑力和体力的衰退，触诊体表动脉可发现变粗、变长、迂曲和变硬。

1. 主动脉粥样硬化

主动脉粥样硬化大多无特异性症状。由于主动脉管腔大，主动脉粥样斑块一般不会影响血流，不易发生狭窄，虽有明显的主动脉粥样硬化，临床上也不引起症状。叩诊可发现胸骨柄后主动脉浊音界增宽；主动脉瓣第二心音亢进，带金属调，并有收缩期杂音。收缩期血压升高，脉压增宽。X 线检查时可见主动脉向左上方凸出，主动脉扩张迂曲和主动脉弓跨度加大，有时可见片状和弧状的斑块内钙质沉着影。

主动脉粥样硬化可形成主动脉夹层或主动脉瘤，以腹主动脉处为最多见，其次为主动脉弓和降主动脉。几乎所有腹主动脉瘤均是动脉硬化引起，患者常伴有高血压，查体时见腹部有搏动性肿块，腹壁上相应部位可听到杂音，股动脉搏动减弱。胸主动脉瘤可引起胸痛、气急、吞咽困难、咯血、声带因喉返神经受压而麻痹导致声音嘶哑、气管移动或阻塞、上腔静脉或肺动脉受压等表现。X 线检查可见主动脉的相应部位增大；主动脉造影可显示出梭形或囊样的动脉瘤；超声显像、CT 和磁共振显像，可显示出瘤样主动脉扩张。主动脉瘤一旦破裂，可迅速休克而致命。

2. 冠状动脉粥样硬化

冠状动脉粥样硬化是全身动脉粥样硬化的一部分，冠状动脉粥样斑块阻塞某一支或几支冠状动脉，使冠状动脉血流明显减少时产生心肌缺血，严重阻塞时发生心肌梗死，是冠心病的主要发病原因（参见本章第二节）。

3. 脑动脉粥样硬化

脑动脉粥样硬化常见于大脑中动脉及基底动脉。如果多数脑动脉由于粥样硬化而导致管腔狭窄，脑血栓形成而发生脑梗死，脑组织因长期供血不足则出现萎缩，临床表现为脑功能减退的症状。

4. 肾动脉粥样硬化

肾动脉粥样硬化临床上常被忽视，一般累及肾动脉主支、弓状动脉及叶间动脉。如有肾动脉血栓形成者可引起肾区疼痛，无尿及发热等。长期肾脏缺血可致肾萎缩，临床上出现夜尿增多并可发展成肾功能不全（参见第七章）。

5. 肠系膜动脉粥样硬化

可能引起消化不良、肠道张力减低、便秘和腹痛等症状。血栓形成时，有剧烈腹痛、腹胀和发热。肠壁缺血坏死时，可引起便血、麻痹性肠梗阻、腹膜炎和休克等症状。

6. 四肢动脉粥样硬化

四肢动脉粥样硬化可引起肢体循环受阻、组织缺氧、狭窄动脉的血流不足以供肌肉的需要，以下肢动脉多见，尤其是腿部动脉。临床上起病可能很缓慢，历时数年而无症状，最初出现的典型症状是间歇性跛行，表现为典型的"行走－疼痛－休息－缓解"规律，每次能行走的距离亦大致相等。还有肢体缺血的体征：患肢常呈苍白、发凉、麻木；患肢发生组织营养障碍时，可导致肌肉萎缩，软组织丧失致骨质突出；皮肤变薄、毛发脱落、趾甲增厚萎缩等是慢性持续缺血的体征；晚期在足趾和骨质突出部位可见缺血性溃疡。闭塞性周围动脉硬化病变而致肢体血供受阻，当阻塞病变进行性加重，致侧支循环不能满足肢体血供时，即出现肢体缺血症状。当狭窄动脉节段有血栓形成，或近端溃疡性粥样斑块内容物脱落致远端动脉栓塞使管腔完全闭塞时，可引起有关供血部位的急性缺血和症状的突然恶化。若动脉高度狭窄、闭塞或并发血栓形成，可引起坏疽并有持续性疼痛，疼痛的部位有助于判断动脉阻塞的水平。检查时，可发现阻塞远端的动脉搏动减弱或消失。如果股动脉或胫后动脉搏动显著减弱或消失，特别是两侧肢体动脉的搏动有差别时，提示有动脉阻塞。另一重要体征是腹主动脉、髂动脉、股动脉和腘动脉上有杂音，出现收缩期杂音提示动脉狭窄；连续性杂音表明闭塞远端的舒张压很低，侧支血流不足。有时休息时无杂音，运动后才出现杂音。

四、实验室及其他检查

本病尚缺乏敏感而又特异性的早期实验室诊断方法。患者常有脂质代谢失常，主要表现为血总胆固醇增高、LDL 胆固醇增高、三酰甘油增高、HDL 胆固醇降低、apia 降低、pob 增高和 ipa 增高，其中 90% 以上患者表现为 II 或 IV 型高脂蛋白血症。

X 线检查可作为冠状动脉粥样硬化的间接依据。除前述主动脉粥样硬化的表现外，选择性或数字减影法动脉造影，可显示冠状动脉、脑动脉、肾动脉、肠系膜动脉和四肢动脉粥样硬化所造成的管腔狭窄或动脉瘤病变，以及病变的所在部位、范围和程度，有助于确定外科治疗的适应证和选择施行手术的方式。

多普勒超声检查有助于判断颈动脉、四肢动脉和肾动脉的血流情况和血管病变。

CT 或磁共振显像有助于判断四肢和脑动脉的功能情况及脑组织的病变情况。心肌显像、心电图、超声心动图检查及心脏负荷试验所示的特征性变化，有助于诊断冠状动脉粥样硬化。血管内超声显像检查是直接从动脉腔内观察粥样硬化病变的方法，目前尚未普及。炎症标志物如血 C 反应蛋白水平增高，血同型半胱氨酸水平增高，也被认为有助于诊断。

五、诊断和鉴别诊断

本病早期诊断很不容易，当发展到相当程度，尤其有器官明显病变时，如冠状动脉缺血表现时，才被确诊。老年患者如检查发现血脂异常，动脉造影发现血管狭窄性病变，应首先考虑诊断本病。

主动脉粥样硬化引起的主动脉变化和主动脉瘤，须与梅毒性主动脉炎、主动脉瘤及纵隔肿瘤相鉴别。冠状动脉粥样硬化引起的心绞痛和心肌梗死，须与其他冠状动脉病变如冠状动脉炎、冠状动脉先天畸形、冠状动脉栓塞所引起者相鉴别。缺血性心肌病应与原发及其他继发心肌病相鉴别。脑动脉粥样硬化所引起的脑血管意外，须与其他原因引起的脑血管意外相鉴别。肾动脉粥样硬化所引起的高血压，须与其他原因的高血压相鉴别。四肢动脉粥样硬化所产生的症状，须与其他病因的动脉病变所引起者相鉴别。

六、预后

本病预后随病变部位、程度、血管狭窄发展速度、受累器官受损情况和有无并发症而不同。脑、心、肾的动脉病变发生了脑血管意外、心肌梗死或肾衰竭者，预后不佳。

七、治疗

（一）药物治疗

1. 扩张血管药物

解除血管运动障碍，可用血管扩张剂（见心绞痛章节）。

2. 调整血脂药物

可酌情选用下列药物：如胆酸螯合树脂、普罗布可、新霉素、洛伐他汀、普伐他汀、氟伐他汀、辛伐他汀、弹性酶、氯贝丁酯、非诺贝特、益多脂、吉非贝齐、苯扎贝特、环丙贝特、烟酸肌醇、阿昔莫司、谷固醇、藻酸双酯钠、维生素 C、维生素 B_6、多烯康、亚油酸丸等。

3. 抗血小板药物

抑制血小板的黏附、聚集和释放功能，防止血栓形成。

（1）环氧酶抑制剂：抑制花生四烯酸转化为前列腺素 G_2 和 H_2，从而使血小板合成血栓素 A_2（TXA_2）减少。常用小剂量阿司匹林 $50 \sim 300mg/d$，一般用 $75 \sim 100mg/d$；同类制剂磺吡酮用量为 $0.2g$，每日 $3 \sim 4$ 次。不良反应有胃部不适、恶心、呕吐、消化不良和便秘等，可引起出血。

（2）TXA_2 合成酶抑制剂：抑制 TXA_2 的合成，增加前列环素的产生，可用芬氟咪唑 $50mg$，每日 2 次，作用不比阿司匹林优越。

（3）增加血小板内环磷酸腺苷药物：可延长血小板的寿命，抑制其形态变化。黏附性和聚集，常用双嘧达莫，50mg、每日3次；西洛他唑是磷酸二酯酶抑制剂，50～100mg，每日2次。

（4）抑制腺苷二磷酸活化血小板作用的药物：降低血小板黏附性，延长出血时间，稍降低血液黏稠度。常用噻氯匹定0.25g，每日1～2次，不良反应有皮肤潮红、出血、腹泻、粒细胞减少、肝功能损害等。同类制剂氯吡格雷用量为75mg/d，起效快而不良反应小。

（5）血小板糖蛋白Ⅱb/Ⅲa（GPⅡb/Ⅲa）受体阻滞剂：该类药物阻断血小板聚集的最终环节，即阻断纤维蛋白原与GPⅡb/Ⅲa受体的结合，血小板的聚集和其他功能受抑制，出血时间延长。临床最早应用的静脉制剂是阿昔单抗，用法为先注射0.25mg/kg，然后静脉滴注10μg/（kg·h）共12小时；作用可维持3日。其他静脉制剂还有埃替巴肽、替罗非班和拉米非班，该类药物主要用于冠心病介入治疗前，埃替巴肽和替罗非班尚可用于不稳定心绞痛或非ST段抬高的急性心肌梗死。不良反应主要为出血。口服制剂如xemilofiban，orbofiban，sibrafilban等的疗效差且出血发生率高。

4. 溶血栓和抗血凝药物

对动脉内形成血栓导致管腔狭窄或阻塞者，可用溶解血栓制剂继而用抗血凝药物治疗。

5. 其他药物

治疗高同型半胱氨酸血症主要是补充叶酸（1mg/d），同时适当补充维生素B_6和维生素B_{12}。一些蛋白多糖制剂如硫酸软骨素A和C1.5g，每日3次；冠心舒（动物十二指肠提取物）20mg，每日3次等，通过调整动脉壁的蛋白多糖结构而起治疗作用。

（三）手术治疗

包括对狭窄或闭塞血管，特别是冠状动脉、主动脉、肾动脉和四肢动脉施行再通、重建或旁路移植，也可用带气夹心导管进行的经腔血管改形术、经腔激光再通、经腔粥样硬化斑块旋切或旋磨、经腔血管改形术后放置支架等介入性治疗。

八、护理与预防控制

1. 发挥患者的主观能动性，配合治疗。

2. 合理的膳食

①膳食总热量勿过高，维持正常体重为度，40岁以上预防发胖。②超过正常标准体重时，每日应减少进食总热量，食用低脂（脂肪摄入量不超过总热量30%，其中动物脂肪不超过10%），低胆固醇（每日不超过500mg）膳食，并限制蔗糖和食糖食物的摄入。③年过40岁者即使血脂不高，也应避免食用过多动物脂肪及含饱和脂肪酸的植物油。④确诊有冠状动脉粥样硬化者，应严禁暴饮暴食，以免诱发心绞痛及心肌梗死。⑤提倡饮食清淡，富含维生素及植物蛋白食物。

3. 适当的体力劳动和体育活动

参加一定的体力劳动和体育活动，对预防肥胖，锻炼循环系统的功能和调整血脂代谢均有裨益，是预防本病的一项积极措施。体力活动量应根据原来身体情况、体力活动习惯和心脏功能状态而定，以不过多增加心脏负担和不引起不适感觉为原则。体育活动要循序渐进，不宜勉强做剧烈活动，对老年人提倡散步（每日 1 小时，可分次进行），做保健体操，打太极拳等。

4. 合理安排工作和生活

生活要有规律、保持乐观、愉快的情绪，避免过度劳累和情绪激动，注意劳逸结合，保证充分睡眠。

5. 提倡不吸烟，不饮烈性酒

虽然少量低浓度酒能提高血 HDL_7、红葡萄酒有抗氧化的作用，但长期饮用会引起其他问题，因此不宜提倡。

6. 积极治疗与本病有关的一些疾病

包括高血压、糖尿病、高脂血症、肥胖症等。

不少学者认为，本病的预防措施应从儿童期开始，即儿童也不宜进食高胆固醇、高动物性脂肪的饮食，亦宜避免摄食过量，防止发胖。

（付星）

第三章　消化系统疾病

第一节　胃食管反流病

胃食管反流病（GERD）是由于胃、十二指肠内容物反流至食管引起的胃灼热、反酸和反食等反流症状或食管组织损害，常合并食管炎。其包括：①反流性食管炎，反流物致食管黏膜明确的炎症改变；②病理性反流，用客观方法证实为症状性反流，但未见组织学改变。近年的研究已证明，胃食管反流与部分反复发作的哮喘、咳嗽、夜间呼吸暂停、非心源性胸痛及咽喉炎等有关。婴幼儿下食管括约肌未发育完善，也易发生反流，也可引起呼吸系统疾病和发育营养不良。广义上说，凡能引起胃食管反流增加的因素如进行性系统性硬化症、妊娠呕吐及任何病因引起的呕吐，或长期放置胃管、三腔管等，均可引起继发胃食管反流病。GERD 在西方国家十分常见，人群中 7% ~ 15% 有胃食管反流症状。国内北京及上海地区流行病学调查显示，GERD 患病率为 5.77%。

一、病因和发病机制

在正常情况下，胃内的压力比食管内高，但胃液并不能反流进入食管，这是因为食管有一系列的保护机制：

（一）食管下端括约肌（LES）的作用

正常情况下，LES 能保持比胃囊内高的静止张力，并能适应腹腔内的压力变化，即腹腔内压力升高，则 LES 的张力也升高，以保持与胃内压力的梯度。当 LES 功能发生变化，不能维持这一梯度时，张力下降，则胃液可反流进入食管。LES 的张力变化与神经及体液因素有关。

（二）胃—食管角（His 角）形成的活瓣作用

当胃内压力升高时，黏膜活瓣被挤压而关闭。当上述保护性机制功能不全则胃液反流进入食管，使黏膜发炎。

（三）食管酸清除

食管有自发性及继发性的推进性蠕动，是食管廓清的主要方式。当胃酸反流入食管后，大部分由食管蠕动清除，剩余部分由唾液中和。多项研究表明 GERD 者食管酸清除时间延长，主要是由于食管全部蠕动功能障碍所致，当唾液分泌功能障碍时亦影响食管的酸清除。

（四）食管黏膜

在 GERD 中，只有48%～79%的患者发生食管黏膜损害（食管炎），另一部分患者虽有胃—食管反流症状，但并没有食管炎症表现，这与食管黏膜组织抵抗力有关，当各种因素影响食管黏膜组织抵抗力下降时易致食管炎症的发生。

（五）胃排空延迟

许多原因可致胃排空延迟，如胃运动功能障碍、糖尿病胃轻瘫等，由于胃排空延迟可促进及加重胃食管反流。

反流的胃液及十二指肠液损害食管黏膜，使黏膜充血、水肿，上皮细胞坏死脱落、糜烂，甚至出现溃疡。长期的反流造成慢性炎症及反复溃疡形成，使黏膜下组织及肌层纤维化，最终导致食管狭窄。

二、病理

在有反流性食管炎的 GERD 患者，其病理组织学基本改变可有：①复层鳞状上皮细胞层增生；②黏膜固有层乳头向上皮腔面延长；③固有层内炎症细胞以中性粒细胞浸润为主；④糜烂与溃疡；⑤胃食管连接处以上出现 Barrett 食管改变。由于所处的发展阶段不同，其病变程度和相应的组织病理学特征也不同。

Barrett 食管是指食管与胃交界的齿状线 2cm 以上出现柱状上皮替代鳞状上皮，一般出现在中度食管狭窄的部位及其以下的食管黏膜以及较深的食管溃疡的周边，其组织学特点可分为 3 种类型。①特殊型柱状上皮：表面有绒毛和凹陷，可见绒毛细胞、杯状细胞、潘氏细胞等，但无吸收功能，此型最常见且癌变率高；②交界型上皮：不完全胃化，与贲门上皮相似，因此又被称为贲门型上皮，为胃的柱状上皮，但无主细胞和壁细胞；③胃底型上皮：完全胃化生，最为少见，上皮细胞与胃底相似，有胃小凹、胃柱状上皮、壁细胞和主细胞，可分泌胃酸和蛋白酶。

三、临床表现

GERD 的临床表现多样，轻重不一，部分有较典型的如胃灼热、反酸等反流症状，有些则酷似心绞痛或哮喘等主要表现。

1. 胃灼热

系指胸骨后或剑突下烧灼感，是 GERD 最常见的症状，出现于50%以上患者。是由于反流的胃酸或胆汁对食管黏膜刺激所致，多在餐后 1 小时出现，卧位、前屈位及腹压增高时加重。

2. 反胃

系指无恶心和不用力状态下，胃内容物上溢，涌入口腔。反流物多呈酸性。此时称为反酸，反流物也可有胆汁等十二指肠液。

3. 吞咽困难和吞咽痛

部分患者有吞咽困难，多由食管痉挛或功能紊乱引起，呈间歇性，进固体或液体食物均可发生；少数由食管狭窄引起，症状进行性加重。严重的食管炎或食管溃疡可出现吞咽痛。

4. 胸骨后痛

指发生于胸骨后或剑突下的疼痛，严重时可放射到背部、胸部、肩部、颈部、耳后，此时酷似心绞痛。

5. 其他

部分患者有咽部不适、异物感或堵塞感而无真正的吞咽困难，称为癔球症，可能与酸反流所致食管上段括约肌压力升高有关。部分患者则因反流物刺激咽喉部而致咽喉炎、声嘶。亦有因反流物吸入气管和肺而反复发生肺炎，甚至肺间质纤维化。某些非季节性哮喘也可能与反流有关。

四、并发症

1. 食管狭窄

重度反流性食管炎可引起炎性反复导致纤维组织增生，最终出现管腔狭窄，8% ~ 20% 严重的反流性食管炎发展成食管狭窄。

2. 出血、穿孔

反流性食管炎患者可因食管黏膜炎症、糜烂、溃疡导致急性或慢性出血，可表现为呕血和（或）黑便，出血的发生率在 5% 以下。偶见食管穿孔。

3. Barrett 食管

指食管黏膜在修复过程中，鳞状上皮被柱状上皮所替代。Barrett 食管是癌前病变，其腺癌的发生率较正常人高 30 ~ 50 倍。Barrett 食管可发生消化性溃疡，亦称 Barrett 溃疡。

五、实验室及其他检查

1. 食管吞钡 X 线检查

食管钡餐可见下段食管黏膜皱襞增粗，可见龛影、狭窄等，远端食管蠕动减弱。部分患者有食管裂孔疝表现。

2. 内镜及活组织检查

可明确有否反流性食管炎并对其进行分级，然后进行活检，对判断病变的严重程度有重要价值。

3. 24 小时食管 pH 监测

24 小时食管 pH 监测是目前已被公认为诊断胃食管反流病的重要诊断方法。应用便携式 pH 记录仪在生理状态下对患者进行 24 小时食管 pH 连续监测，可提供食管是否存在过度酸反流的客观证据，有助于鉴别胸痛与反流的关系。常用的观察指标；24 小时内 pH <4 的总百分时间、pH <4 的次数，持续 5 分钟以上的反流次数以及最长反流时间等指标。但要注意在行该项检查前 3 日应停用抑酸药与促胃肠动力的药物。

4. 食管滴酸试验

食管滴酸试验又称 Bernstein 试验。患者在单盲情况下坐位导入鼻导管，固定在距鼻孔 30cm 处，滴注生理盐水 10 ~ 12mL/min，历时 15 分钟，再以同样速度滴注 0.1g 盐酸。食管炎活动期患者一般在 15 分钟内出现胸肌后烧灼样不适或疼痛，经换用生理盐水滴注，症状渐见缓解。本试验有利于胸骨后疼痛的鉴别诊断。

5. 食管内压测定

正常人静息时食管下端括约肌压力大于 2.0 kPa，低于 1.3 kPa 表示食管下端括约肌张力降低，胃液易反流。

6. 食管闪烁扫描

^{99m}Tc（锝）标记的固体或液体吞服后在胃和食管做 γ 闪烁照相，并配合诱发试验，做核素计数和反流指数测定，诊断阳性率为 90%。

7. 质子泵阻滞药试验（PPI）

质子泵阻滞药试验为一种治疗性临床试验。对因典型的胃食管反流症状就诊的患者，在无任何报警症状的情况下可予以 PPI 治疗 7 天（如奥美拉唑 20mg，每日 2 次），如患者症状消失则为阳性，临床即可诊断为 GERD。

六、诊断

由于部分胃食管反流病患者反流症状明显，但 X 线检查、内镜检查食管无异常发现，或者内镜检查显示有食管炎，但不一定是由于反流引起；有的临床表现酷似心绞痛，或以哮喘、咽喉炎为主要表现，造成诊断困难。

（一）我国诊断标准

（1）饭后发生反酸、胃灼热、卧位时加重；胸骨下不适感或疼痛。

（2）内镜检查食管黏膜充血、渗出、糜烂或浅溃疡；严重者有食管瘢痕狭窄。

判定：具备第 1 项即可诊断，兼有第 2 项即可确诊。

（二）日本食管疾病研究会的诊断标准

1. 临床症状

剑突下烧灼感，吞咽食物时食管刺痛感，胸骨疼痛，咽下困难，反流。

2. X 线检查

食管钡餐见食管轻度狭窄，双重造影见黏膜面小颗粒状变化。

3. 实验室检查

食管内压力测定、食管内 pH 测定及 Bernstein 试验（食管滴酸试验）。

4. 内镜检查

（1）色泽变化型：以食管黏膜色泽变化（充血、白浊）为主。

（2）糜烂、溃疡型：以食管黏膜破坏为主。

（3）隆起肥厚型：以食管黏膜多数小隆起或肥厚为主。

（4）活组织病理检查

必要所见：

（1）急性炎症所见：中性粒细胞浸润。

（2）糜烂性炎症所见：上皮层破坏。

（3）慢性炎症所见：间质纤维化。

次要所见：

毛细血管增生，肉芽组织形成，乳突延长，上皮再生，基底细胞增生，肌层纤维化、肥厚及瘢痕形成，除中性粒细胞外的其他炎细胞浸润、水肿等。

七、治疗

胃食管反流病的治疗目的是控制症状、治愈食管炎、减少复发和防止并发症。

（一）药物治疗

药物治疗的目的是增强抗反流屏障的作用，提高食管的清除能力，改善胃排空和幽门括约肌的功能，防止十二指肠反流，抑制酸分泌，减少反流物中酸或胆汁等含量，降低反流物的损害性，保护食管黏膜，促进修复。通过治疗达到解除症状，治疗反流性食管炎，预防并发症和防止复发等目的。

1. 中和和抑制胃酸药物

中和胃酸的药物沿用已久的有氢氧化铝、碳酸钙等，近来较常用的有铝碳酸镁，常用方法为每次 2 片，每日 3 次。饭后 1～2 小时嚼碎服下。抑制胃酸的药物主要是 H_2 受体拮抗剂（H_2RA）和质子泵抑制剂（PPI）、PPI 能持久抑制基础与刺激后胃酸分泌，是治疗 GERD 最有效的药物，目前临床应用的有奥美拉唑、兰索拉唑、泮托拉唑、雷贝拉唑等，药物用量以逐步递减为妥。经治愈的患者停药后，90% 可在 6 个月内复发，因此，需要做长期维持治疗。

2. 促动力药物

促进食管、胃的排空，增加 LES 张力，抑制胃食管反流。此类药物宜于餐前半小时左右服用。常见的动力药物分类有：

（1）多巴胺受体拮抗药：多巴胺受体拮抗药主要有甲氧氯普胺、多潘立酮和伊托比利。作用与食管、胃、肠道的多巴胺受体，使胆碱能受体相对亢进，可促进食管、胃平滑肌张力，增进食管蠕动，增加 LES 张力及收缩幅度，促进食管的清除功能，阻止胃内容物反流。加快胃排空，还能增进十二指肠、空肠、回肠的蠕动，减少十二指肠反流。但单独用药效果欠佳，应与抑酸药合并使用。

1）甲氧氯普胺（灭吐灵）：甲氧氯普胺主要作用于中枢神经系统的多巴胺受体，具有促进食管清除和加快胃排空，增加 LES 张力的作用。在临床治疗反流性食管炎疗效有限，一般需与抗酸药同时使用。能通过血脑屏障，可产生神经精神方面的副作用，如倦怠、焦虑、锥体外系反应等。目前，在临床上已经较少使用。常用剂量为：5～10mg，3 次/天，饭前服用。

2）多潘立酮：多潘立酮主要可以加快胃排空，对食管清除的作用相对较弱，在临床上用于反流性食管炎治疗以及疗效评价的报道较少。长期使用有报道可引起血中催乳素水平增高，临床上非哺乳期患者出现泌乳现象。常用剂量为：10～20mg，3 次/天，饭前服用。

3）伊托比利：伊托比利是近年来研制的新型胃动力药，具有水溶性多巴胺 D_2 – 受体拮抗作用和乙酰胆碱酯酶活性。通过拮抗突触后胆碱能神经元上的多巴胺受体，刺激神经末梢释放内源性乙酰胆碱，进而促进胃肠道运动。临床上常用于缓解功能性消化不良。本品作用是多潘立酮的 10 倍左右。常用剂量为：50mg，每日 3 次，饭前服用。

4）莫沙比利：莫沙比利是近年来研制的新型胃动力药，具有对胆碱能神经的活化，使神经末梢释放内源性乙酰胆碱，进而促进胃肠运动。临床上常用于缓解功能性消化不良。本品作用是多潘立酮的 10~12 倍。常用剂量为：5mg，每日 3 次，饭前服用。

（2）西沙必利（普瑞博思）：西沙必利是甲苯酰胺的衍生物，为 5-羟色胺（5-HT）受体激动药，主要作用于消化道的胆碱能中间神经元及肌间神经丛运动神经元的 5-HT 受体，增加乙酰胆碱的释放，从而改善食管、胃、小肠和大肠的推动性运动，为全胃肠道动力药，不仅对食管清除的作用较强，而且还能加快胃排空，减少十二指肠内容物—胃反流，曾一度认为是临床上最好的胃肠道的促动力药物，受到医生和患者的青睐。常用剂量为：5~10mg，每日 3~4 次。联合应用 H_2RA 与促动力药物对反流性食管炎的治愈率高于单用 H_2RA。西沙必利还可用于 GERD 维持治疗，在维持治疗中，西沙必利和雷尼替丁合用效果优于单用雷尼替丁，但较奥美拉唑疗效差。不良反应有：腹痛、腹泻等，但一般症状较轻，停药后常消失。近年来，应用西沙必利后，有报道出现患者心电图异常，有大量文献陆续报道了患者因服用西沙必利而导致严重的心血管不良反应，如 Q 波延长、QT 间期延长、严重的心律失常，尤其是室性心律失常，包括尖端扭转型室速等，导致患者猝死。自 1993 年在美国上市以来，已经有 38 例患者死亡，FDA 已将本药品从美国市场上撤销。在欧洲等国也已禁用。同时西沙必利与抗心律失常、抗抑郁药（包括应用广泛的阿米替林）、抗精神病药、抗组胺药（阿司咪唑）、抗生素司氟沙星和尿失禁治疗药物特罗地林均有严重的相互作用。以上不良因素使西沙必利的临床需求量大幅度降低。目前，在中国本药尚可用于反流性食管炎治疗，但也做出了严格的限制，要求剂量在每日 15mg 左右，并定期复查心电图。对年龄较大，有冠心病、心血管疾病病史的患者慎用。

3. 黏膜保护剂

主要包括硫糖铝和枸橼酸铋钾，此类药能在受损黏膜表面形成保护膜以隔绝有害物质的侵蚀，从而有利于受损黏膜的愈合。硫糖铝的常用剂量为 1g，每日 4 次。饭前 1 小时和睡前服用；枸橼酸铋钾 240mg，每日 2 次，早饭和晚饭前 30 分钟服用。铝碳酸镁对黏膜也有保护作用，它能吸附胆酸等碱性物质，使黏膜免受损伤。

4. 拟胆碱能药

氯贝胆碱能增加 LES 的张力，促进食管收缩，加快食管内酸性食物的排空以改善症状。每次 25mg，每日 3~4 次。本品能刺激胃酸分泌，长期服用要慎重。

5. 联合用药

促进食管、胃排空药和制酸剂联合应用有协同作用，能促进食管炎的愈合。亦可用多巴胺拮抗剂（如甲氧氯普胺、多潘立酮）或西沙比利与组胺 H_2 受体拮抗剂或质子泵抑制剂联合应用。

（二）维持治疗

胃食管反流病具有慢性复发倾向，据西方国家报道，停药后半年复发率为 70%~80%。为减少症状复发，防止食管炎反复发作引起的并发症，需考虑给予维持治疗，停药后很快复发且症状持续者，往往需要长期维持治疗；有食管炎并发症如食管溃疡、食管狭窄、Barrett 食管者，肯定需要长期维持治疗。H_2RA、西沙必利、PPI 均可用于维持治疗，其中以 PPI 效果最好。维持治疗的剂量因患者而异，以调整至患者无症状之最低剂量为最适剂量。

（三）抗反流手术治疗

抗反流手术是不同术式的胃底折叠术，如同时合并食管裂孔疝，可进行裂孔修补及抗反流术。目的是阻止胃内容反流入食管。抗反流手术指征为：①严格内科治疗无效；②虽经内科治疗有效，但患者不能忍受长期服药；③经反复扩张治疗后仍反复发作的食管狭窄，特别是年轻人；④确证由反流引起的严重呼吸道疾病。除第4项为绝对指征外，近年来，由于PPI的使用，其余均已成为相对指征。

（四）新的治疗方法

GERD内镜下治疗在近年来获得较大进展，Stretta法和生物聚合物注入法是两种新的治疗方法。

1. Stretta法

该设备由美国Ceron公司生产。该设备由一根带有探针的导管、球篮和带有4根镍—钛合金电极的球囊组成。电极呈放射状均匀分布于球囊表面，球囊位于球篮中与导管相连，导管与体外带有温度和电阻监视器的射频发生器相连。当球囊充气时，电极将被插入食管黏膜，电极长度将使之仅定位于肌层，此时开通射频发生器，产生热能通过电极传入组织，当组织温度达到85℃时，在温度监视器作用下，射频发生器自动停止能量输入，同时通过导管注入消毒水（30mL/min）冷却组织，减轻组织损伤。治疗时电极插入部位位于胃食管交界线（Z线）近端2cm至远端2cm范围内，通过旋转球囊和纵向移动导管调节电极插入部位，通常可产生15～25个电极插入点。该方法的作用机制可能是由于能量刺激导致食管胶原分子缩短、巨噬细胞和成纤维细胞激活、胶原结构重建，最终导致胃食管交界处缩窄变紧。

Triadfilopoudos等完成的一项多中心非随机临床研究。对所有入选的116例具有内镜治疗适应证的GERD患者，行Stretta方法治疗后进行了12个月的跟踪观察。结果显示，该方法可显著改善GERD症状，减少酸反流并减少或停止PPI的使用。其并发症多发生于治疗后的6个月内，主要包括食管穿孔、出血、黏膜损伤、吸入性肺炎和胸膜渗液，并发症总发生率低于0.6%，认为该方法是一种安全有效的治疗手段。

2. 生物聚合物注入法

该方法是通过内镜将生物聚合物注入LES。根据注入的聚合物不同，该类方法可分为Enteryx法、Rolfs法和Endotonics法，分别通过胃镜分别将生物聚合物、脂质微球或硫化氢置入LES附近。Enteryx本身是黏度较低的液体，可通过23～25号针管注射，而当与组织接触时可迅速变成海绵状团块。近年来的资料表明，该聚合物无抗原性，在体内不会被生物降解，不通过血管或淋巴管移行，注射后形成的团块亦无皱缩现象，因此，逐渐开始应用于GERD治疗。该操作通常使用前视镜或侧视镜合并一根带有4mm长针头的导管完成，为保证能准确注射到食管肌层，整个操作最好在X线透视下进行。治疗时针头注射部位位于Z线近端1～3cm处，食管四壁各注射一点。当内镜到达注射部位后，经内镜活检孔插入导管，将聚合物注入食管肌层，同时通过内镜和X线透视观察注射深度是否正确。正常情况下，注射速度为1mL/min，总量为每点1～2mL，透视可见聚合物沉积于食管下端。如内镜下见注射部位形成黑色包块，则表明注射过浅，聚合物沉积于黏膜下层，此时需加大注射深度。如透视下未见聚合物在食管壁内沉积，则提示注射过深，需要重新插针。如注射过程中见聚合物漏入食管腔内，透视下可见环状不透光带，此时可于同一穿刺点内继续注射至 3～4mL。注射结束后，针头需留置于注射部位 30 秒，然后退针。Rolfs 法和 Endotonics 法与 Enteryx 法的操作基本相似，仅注入的物质不同。该类方法的作用机制尚不明确。

部分研究表明，Enteryx 法可能通过升高患者的 LES 压或使 LES 压力带增长，而导致酸反流时间和次数显著减少。

八、护理

（1）睡眠时抬高床头，这是简单而有效的方法，因食管体部在夜间很少有推进性蠕动，反流液易在食管内潴留，故主张抬高床头，一般抬高 15～20cm。

（2）饮食护理：注意进食的方法和选用的食品。

1）避免过冷、过热及刺激性食物，以免诱发胸骨后疼痛。睡前 2 小时停止进食，以减少夜间反流。

2）避免进食致胃酸增高的食物，如咖啡、浓茶、醋酸及酸性饮料等，胃酸增高不仅增加酸反流量，而且酸增高反馈抑制胃泌素的释放，从而降低 LES 的张力。

3）避免食用降低 LES 张力的食物，如巧克力、脂肪等；应戒酒，乙醇可降低 LES，减弱食管全部蠕动，影响食管对酸性反流物的清除能力。

此外，吸烟可降低 LES 张力，同时可使幽门括约肌松弛，致十二指肠胃反流，应戒除。

（3）告知患者避免应用降低 LES 张力的药物，包括抗胆碱能药、异丙肾上腺素，多巴胺，左旋多巴，酚妥拉明，钙离子通道阻滞剂，前列腺素 E_1、E_2、A_2，地西泮，氨茶碱，喘定，烟酸，吗啡，黄体酮，雌激素，生长抑素，胰高糖素等。

（4）避免增加腹压有关因素，如减肥、不穿紧身衣裤、不紧束腰带、尽量避免举重物、弯腰等增加腹压的动作和姿势。防治咳嗽、便秘、呕吐、腹胀、腹水等病症。

（5）告知患者积极治疗某些可促进胃食管反流的疾病，如食管裂孔疝、十二指肠球部溃疡、胆石症等。

九、预防与控制

1. 饮食调护

①饮食有节，避免暴饮暴食，少食多餐。②避免酸辣、烟酒和浓茶等有刺激性食物，甜食，咖啡、巧克力、高脂肪尽可能减少摄入。③慎用对食管不利的药物，如硝酸甘油、钙离子通道阻滞剂等。

2. 生活调护

改变不良生活习惯，避免导致食管下端括约肌功能减弱的有关因素。具体如下：①肥胖者应减轻体重。②减少增加腹内压的活动，如不穿太紧的内衣裤等。③睡眠时床头垫高 15～20cm，避免餐后立即卧床、睡前饮水或进食，晚餐与入睡的间隔应拉长，不得少于 3 小时，以减少反流。每餐后让患者处于直立位或餐后散步，借助重力促进食物排空，避免剧烈运动。④劳逸结合，加强体育锻炼。

3. 情志调护

胃食管反流患者往往存在一定程度的肝气郁结之象，所以保持心情舒畅尤为重要，疏导自我，修养身心很重要，保持积极乐观的心态，及时调节好心情，可以减少复发，缓解症状。

4. 防止复发

应用强力抑酸剂，只是短期控制症状快，对胃排空及胆囊动力有抑制作用，对于顽固的重度胃食管反流病患者，长期给予口服质子泵抑制剂不是好的康复治疗方法。目前最理想的治疗是通过中医辨证施治来改善胃食管的功能，中医针对气机升降失调，胃气上逆，采用疏肝解郁、健脾化痰、和胃降逆、清肝利胆等治法，具有优越性。

5. 专科随访

胃食管反流病的治疗一般需要治疗 8 周以上，在脾胃病专科医生指导下有助于应用中西医结合的最佳治疗方案，顺利的控制症状和进一步的康复。

（栗兰）

第二节 慢性胃炎

慢性胃炎是胃黏膜受到各种致病因子经常反复的侵袭，发生持续性非特异性慢性炎症或萎缩性病变。慢性胃炎是老年人的一种常见病，其发病率居各种胃病之首。一般分为慢性浅表性胃炎和慢性萎缩性胃炎，前者占慢性胃炎的 25.45% ~51.7%，后者占慢性胃炎的 10.07% ~32%。以病变部位结合血清壁细胞抗体检测结果为依据，慢性胃炎可分为 A 型胃炎（胃体炎，壁细胞抗体阳性）和 B 型胃炎（胃窦炎，壁细胞抗体阴性）。

一、病因和发病机制

本病多由于长期受到伤害性刺激、长期服用对胃黏膜有刺激的药物或食物（如阿司匹林、保泰松、吲哚美辛、泼尼松、咖啡、浓茶、酒、辛辣食物等）、反复摩擦损伤、饮食无规律、情绪不佳、长期吸烟、自身免疫因素、十二指肠液反流和幽门螺杆菌感染等原因引起。老年人随着年龄的增加，胃黏膜的血流量减少，胃腺细胞分泌功能减弱，使老年人 83.3% 呈不同程度萎缩性改变。因此，老年人易患萎缩性胃炎，有人统计，50 岁以上发病者在 50% 以上。

慢性胃炎分为浅表性胃炎和萎缩性胃炎，浅表性胃炎显示黏膜充血、水肿、黏液增多，部分出血或糜烂。组织学上可见黏膜表层细胞变性，但胃的腺体数目正常，固有腺体可以有水肿、淋巴细胞浸润。萎缩性胃炎表现黏膜失去正常橘红色，呈灰色、灰黄色，重度呈灰白色，色泽深浅不一，病变弥漫性或局限性，黏膜明显红白相间，白相为主，黏膜变薄，皱襞细小，平坦，血管显露；有时可见散在不规则颗粒或结节样增生；黏膜脆性增加，易出血或糜烂，呈局灶性分布，其周围黏膜常有浅表型胃炎改变，组织病理发现黏膜层炎及纤维化，腺体广泛破坏，黏膜层变薄；偶有嗜酸性粒细胞浸润、肠腺化生或假性幽门腺化生；有时黏膜萎缩后可因腺窝增生而致萎缩增生称为"萎缩性胃炎伴过形成"。

胃黏膜上皮的中、重度异型增生，它是萎缩性胃炎的伴随病变。中、重度异型增生中有 10% 可能变为癌。

慢性胃炎病程迁延。临床表现缺乏特异性症状。部分有消化不良的表现，包括上腹饱胀不适（特别在餐后）、无规律性上腹隐痛、嗳气、泛酸、呕吐等。A 型胃炎可出现明显厌食或体重减轻、可伴有贫血。有典型恶性贫血时，可出现舌萎缩和周围神经病变，如四肢感觉异常特别是在两足部。据临床表现、胃镜检查和胃黏膜活检可确诊。

二、临床表现

慢性胃炎，多数症状轻或无感觉，或表现不典型。主要表现为餐后腹胀、嗳气、食欲缺乏、恶心或钝痛。症状与胃炎部位有关系，胃体部胃炎症状较少，胃窦部胃炎症状似溃疡病变。少数女性患者可有缺铁性贫血。体检时上腹部轻度压痛。

三、实验室及其他检查

1. 胃镜检查

此术是较为可靠的诊断方法之一，通过胃镜在直视下观察到胃黏膜的炎症变化情况，结合活检可做详细分类及分型，排除或发现胃部的其他疾病。

2. X 线钡餐检查

显示胃黏膜皱襞细小或消失、张力减低。

3. 胃液分析

胃体萎缩性胃炎胃酸减少，胃窦萎缩性胃炎的胃酸可正常。

4. 血清抗体和胃泌素测定

胃体萎缩性胃炎患者 70% 血清壁细胞抗体阳性，血清胃泌素升高，胃窦萎缩性胃炎壁细胞抗体阴性，胃泌素降低或正常。

5. 幽门螺杆菌（HP）检测

（1）胃黏膜活检做 HP 培养：慢性胃炎阳性率高为 83% ~ 90%，而正常胃黏膜培养仅为 8%。

（2）胃黏膜尿素酶测定：阳性率高达 90%，可在 5 小时以内做出诊断。

（3）胃黏膜活检电镜下检测 HP：慢性萎缩性胃炎阳性率 70%。

根据病史及上述症状特点，结合实验室及特殊检查多可做出诊断。

四、鉴别诊断

需与以下疾病相鉴别：

（一）胃溃疡

胃痛具有节律性与周期性，X 线钡餐及胃镜检查可见溃疡的特征性病变。

（二）胆囊炎和胆石症

右上腹疼痛，常因食油腻食物等诱发或加重，胆囊区触痛明显，胆囊造影或胆囊 B 型超声波检查可发现胆囊特征性改变。

（三）胃神经症

上腹饱胀、食减、嗳气等类似慢性胃炎表现，但胃镜检查和活检无异常发现，常伴有神经衰弱症状。

（四）胃癌

早期症状不明显，中晚期胃痛无间歇期，不为食物或制酸药缓解，病情呈进行性恶化，消瘦明显，甚至是恶病质，如癌肿转移；可有相应脏器受累表现，X 线钡餐及胃镜检查结合刷取脱落细胞和钳取活组织检查可以确诊。

五、治疗

（一）防治致病因素

1. 饮食治疗

慢性胃炎患者最好戒酒或尽量减少饮酒，尤其是烈性酒。避免刺激性食物及粗糙不易消化的食物，如浓茶、咖啡、辛辣食物，味过重的调味品等。

纠正不良饮食习惯，尤其切忌暴饮暴食。进食时应细嚼慢咽，以使食物与唾液充分混合而利于消化。应尽量做到按时就餐，以防饥饱不等。

禁烟甚为重要。因尼古丁可直接刺激胃黏膜并引起胃酸分泌增加，并能致胃黏膜血管收缩，减少黏膜血流，降低胃黏膜的保护功能。尼古丁还可松弛幽门括约肌，致使胆汁反流。

2. 避免服用对胃黏膜有刺激的药物

如非甾体类抗感染药等。如果因其他病情需要服用此类药物，应与胃黏膜保护剂或抗酸药同时应用。

（二）药物治疗

1. 制酸解痉剂

部分浅表性胃炎和大多数疣状胃炎患者胃酸分泌增加，临床上可出现上腹不适、隐痛、反酸等症状，短期使用 H_2 受体拮抗剂（如西咪替丁、雷尼替丁）、氢氧化铝凝胶、复方氢氧化铝、溴丙胺太林等药物可收到缓解症状的疗效。胆汁反流性胃炎和某些慢性萎缩性胃炎也常常需要用制酸解痉药物。有报道，用不同药物治疗疣状胃炎，西咪替丁组疣状结节消失率为 95/98；呋喃唑酮为 14/26；中药组为 12/30。说明西咪替丁对此类胃炎的疗效最好。

2. 助消化药

缺乏胃酸而无胃黏膜明显充血水肿或糜烂者，可饭后口服 1% 稀盐酸 2~5mL，每日 3 次。胃蛋白酶合剂 10mL，口服，每日 3 次。近年有研究认为，这种治疗对胃内容物 pH 几乎无影响，也不能补充胃酸分泌量，故停止使用。苦味健胃药虽是老药，但因为可以反射性引起唾液、胃液的分泌，增加胃的运动，提高消化能力，增进食欲，故仍选用，如复方龙胆酊、酵母片、维酶素等也可酌情选用。

3. 抗菌治疗

慢性胃炎胃黏膜活检发现幽门螺杆菌者须加服抗菌药物，对该菌敏感的药物主要有胶态次枸橼酸铋、呋喃唑酮、庆大霉素和阿莫西林等。关于幽门螺杆菌相关性慢性胃炎应用胶态次枸橼酸铋治疗可取得明显疗效，不但大多数病例该菌可以转阴，而且多数胃窦炎好转、活动性炎症消失。据观察在服用铋剂后 40~100 分钟显示胃黏膜上皮表面幽门螺杆菌死亡；先是该菌周围有铋剂，随后菌体肿胀、溶解。或可能是铋剂使黏膜表面形成铋蛋白质络合物，这种微环境的改变可使该菌难以生存。如果胶态次枸橼酸铋与庆大霉素或羟氨苄西林合用则疗效更佳。

近年来很多学者建议用质子泵抑制剂为主的三联疗法，即一种质子泵抑制剂和下列三种药物中的任何两种组成：克拉霉素、硝基咪唑类药物（甲硝唑、替硝唑）、羟氨苄西林。其疗效高，不良反应小。例如，用奥美拉唑，每日 1 次，每次 20mg；甲硝唑，每日 2 次，每次 400mg；克拉霉素，每日 2 次，每次 250mg，组成三联方案 1 周疗法。

4. 保护胃黏膜或增强黏膜抵抗力药物

由于慢性浅表性胃炎在发病机制上与消化性溃疡有很多相似之处，如胆汁反流、幽门螺杆菌感染、胃黏膜屏障破坏、迷走神经反射亢进等，因此，保护胃黏膜、抗胆汁反流、杀灭幽门螺杆菌等治疗消化性溃疡的药物均可选择地应用于胃炎的治疗。甘珀酸第 1 周 100mg，每日 3 次，第 2 周起每日 50mg，每日 3 次，4~6 周为 1 个疗程，有醛固酮样不良反应。对镜下见黏膜损害轻者，有急性表现者，可考虑用胃膜素 2g，每日 3~4 次，温水冲服。硫糖铝不仅具有保护胃黏膜的作用，动物实验报告还可能有预防萎缩性胃炎癌变的功效。每日 1g，每日 3~4 次口服。甲氧氯普胺有促排空和抗胆汁反流作用，每次 10mg，每日 3 次，可有锥体外系不良反应。多潘立酮或西沙必利 10mg，每日 3 次，餐前 30 分钟服，无不良反应。考来烯胺可结合反流入胃内的胆汁酸，4.0g，每日 4 次（睡前一次）。

5. 其他药物

（1）赛庚啶：对食欲缺乏者，本品可刺激兴奋视丘下部的摄食中枢，也可促进食欲。每次 4mg，每日 1~3 次。

（2）维生素：文献报道，应用核黄素、维生素 A、维生素 C、维生素 B_1 等治疗萎缩性胃炎有一定疗效。

（3）考来烯胺：4g，每日 3~4 次口服。适于碱性反流性胃炎。

（4）谷维素：每日 300mg，给药 3~4 周，有较好疗效。

（5）猴头菌片：每日口服 10 片，3 个月后症状即可缓解。

（6）表皮生长因子：近年来报道，用表皮生长因子治疗萎缩性胃炎效果较好。

（7）抗贫血药：有恶性贫血者用叶酸及维生素 B_{12} 治疗。缺铁性贫血可用铁剂治疗，肌内注射右旋糖酐铁可减少铁剂对胃黏膜的刺激。

三九胃泰、五太胃泌素、康胃泰、贝那替秦、胃欢、云南白药、胃萎灵、香砂养胃丸等均可酌情选用。

（三）对症治疗

1. 反酸

H_2 受体拮抗剂如雷尼替丁 150mg，或法莫地丁 20mg，傍晚和清晨各 1 次，口服；丙谷胺 0.4g，每日 3 次，口服。

2. 腹胀

甲氧氯普胺 5～10mg，每日 3 次，饭前半小时口服；多潘立酮 10～20mg，每日 3 次，饭前半小时口服；西沙必利 10mg，每日 3 次，饭前半小时口服。

3. 腹痛

溴丙胺太林 15mg，每日 3 次，口服；山莨菪碱 10mg，每日 3 次，口服；阿托品 0.5mg，皮下注射。

4. 胆汁反流

甲氧氯普胺 10mg，每日 3 次，餐前半小时口服；考来烯胺 2g，每日 3 次，口服。

5. 贫血

有缺铁性贫血者，补充铁剂，可予右旋糖酐铁肌内注射；有恶性贫血者给予维生素 B_{12} 肌内注射。

6. 胃酸缺乏

10% 稀盐酸 0.5～1mL，每日 3 次，饭前服；米醋 1～2 匙，每日 3 次，饭前服；可同时给予胃蛋白酶合剂 10mL，每日 3 次，口服。

7. 食欲缺乏

多酶片 0.9～1.5g，每日 3 次，饭时服。

六、护理

1. 休息

平时生活要有规律，注意劳逸结合，避免过度疲劳，急性发作时应卧床休息。

2. 饮食指导

教育患者注意饮食卫生，养成良好饮食习惯，如定时进餐，少量多餐，进富营养易消化食物，不暴饮暴食，避免过硬、油煎和刺激性食物，勿食过冷、过热和容易发酵产气的食物，养成细嚼慢咽的习惯，使食物和唾液充分混合，以达到减轻胃黏膜刺激和易消化的目的。进食后应休息 20～30 分钟，对胃酸低或无胃酸患者，食物最好煮熟后食用，并可给刺激胃液分泌的饮食，如肉汤、鸡汤等。对胃酸高的患者避免进酸性、多脂肪和刺激性强的食物。

3. 心理护理

护士应安慰患者情绪，说明本病经过正规治疗后是可以逆转的，对中度以上的非典型增生，经严密随访，如有恶变及时手术也可获得满意的疗效。使其树立治疗信心，配合正规治疗，消除忧虑、恐癌心理。

七、预防与控制

（1）指导、加强对患者的饮食卫生和饮食管理，强调有规律饮食的重要性。

（2）消除一切刺激胃黏膜的因素，帮助患者掌握胃炎的自我护理。

（3）嘱患者定期到门诊复诊。

（王烁）

第三节　肝硬化

肝硬化是由一种或多种原因长期或反复作用于肝脏引起的慢性、进行性、弥散性损害，肝细胞广泛变性坏死，残存肝细胞形成再生结节，结缔组织增生及纤维化，导致正常肝脏结构破坏、假小叶形成，在此基础上出现以肝功能损害和门脉高压为主的临床表现。

一、分类

（一）病因分类　引起肝硬化的病因较多，常见的有：

1. 病毒性肝炎

肝硬化可由乙型肝炎病毒，其次是非甲非乙型肝炎病毒感染引起的慢性肝炎演变而成。其发病原理与肝炎病毒引起的免疫异常有关。我国以此项因素导致的肝硬化最多见。

2. 营养失调

通过动物实验证明，长期缺乏蛋白质、B族维生素、维生素E和抗脂肝因素（主要是胆碱）等能引起肝细胞坏死，演变成肝硬化。但目前有人认为，在人体营养不良，不是引起肝硬化的直接原因，而是由于营养不良降低了肝细胞对有毒和传染因素的抵抗力，使肝细胞易受损害，最后演变成肝硬化。

3. 乙醇中毒

长期大量饮酒（每日摄入乙醇80g达10年以上）时，乙醇及其中间代谢产物乙醛可损害肝细胞致乙醇性肝炎。同时由于长期饮酒，又可引起和加重营养不良，使肝脏受损，导致肝硬化。酗酒则可引起类似急性病毒性肝炎的演变过程。在国外，此类因素引起的肝硬化较多见。

4. 肠道感染或炎症

慢性特异性或非特异性肠炎，常引起消化、吸收和营养障碍，加以病原体在肠内所产生的毒素经吸收由门静脉到达肝脏，均可引起肝细胞变性、坏死而演变为肝硬化。

5. 隐源性肝硬化

系指发病病因难以肯定或原因不明的肝硬化，其中部分病例可能与隐匿性无黄疸型肝炎有关。

6. 化学中毒

长期服用某些药物，如双醋酚酊、辛可芬、α-甲基多巴等，或反复接触小剂量的化学毒物，如四氯化碳、磷、砷等，可引起中毒性肝炎，最后导致肝硬化。

7. 循环障碍

慢性心功能不全，特别是右心力衰竭时，肝脏长期瘀血缺氧，使肝细胞变性、坏死、增生，而演变成所谓的心源性肝硬化。

8. 血吸虫病

血吸虫卵主要在肝脏汇管区刺激引起结缔组织大量增生，导致肝纤维化和门脉高压，旧称血吸虫性肝硬化，目前则称血吸虫病性肝纤维化。

9. 胆汁淤积

肝内外因素导致胆汁淤积，使肝细胞变性、坏死，最后演变成胆汁性肝硬化。

10. 代谢紊乱

由于遗传缺陷，导致某些物质的代谢障碍，沉积于肝脏，引起肝细胞变性、坏死、结缔组织增生，形成肝硬化。如肝豆状核变性时铜沉积于肝脏，血色病时铁沉积于肝内等。

（二）病理分类

目前多采用国际肝脏研究会（IASL）的分类命名标准分为：小结节型、大结节型、小结节混合型及不全分隔型等四种类型。

二、临床表现

（一）病史

有病毒性肝炎、血吸虫病、营养失调、长期酗酒病史。

（二）症状和体征

1. 代偿期

此期病程呈隐匿性经过，症状多较轻微，常呈现一些非特异性的全身代谢障碍的表现，如乏力、易疲乏、体力减退、消瘦、贫血，易引起鼻出血、齿龈出血等现象；并伴有消化道的非特异性的症状，如食欲缺乏、恶心、厌油腻、腹胀、上腹部不适或隐痛及腹泻等表现。其中尤以乏力和食欲缺乏出现较早，且较突出。上述症状的表现可呈间歇性，常可因过劳或伴发病而诱发，经适当休息或治疗后而缓解。

体检时患者营养状况一般，肝脏轻度肿大，表面光滑，质地偏硬，无或仅有轻度压痛，脾脏可呈轻至中度肿大。肝功能检查结果多在正常范围或呈轻度异常。

2. 失代偿期

除上述症状加重外，有肝功能减退和门脉高压症两大类表现。

（1）肝功能减退：食欲减退、恶心、呕吐、腹胀、便秘、腹泻、消瘦、疲倦、乏力等。肝功能合成障碍可有：①出血（鼻、齿龈、上消化道出血、紫癜），女性月经过多。②下肢水肿或腹水。③嗜睡、兴奋、肝性昏迷。④低血糖等。此外尚有面色黝黑，面、眼周、皮肤皱褶处色素沉着症，蜘蛛痣，肝掌，男性乳房发育，睾丸萎缩，女性月经不调，皮肤、巩膜轻度黄染，贫血等。

（2）门脉高压症：肝硬化时门静脉和肝静脉小支闭塞、扭曲、改道、肝动静脉之间有短路形成导致门脉血流量增多及门脉压力增高。门脉高压症时，可表现脾大，胃肠瘀血，侧支循环形成，如腹壁浅静脉曲张、痔静脉曲张、食管下端或胃底静脉曲张

（破裂后可引起上消化道出血）、腹水。

（三）并发症

1. 上消化道出血

为最常见并发症。大部分由于食管胃底静脉曲张破裂所致，少部分可能是并发消化性溃疡及门脉高压性胃黏膜病变所致。

2. 感染

肝硬化患者因免疫功能减低及门体侧支循环的开放，全身抵抗力低下，胃肠道菌群失调，增加了细菌进入人体内的机会，故常易发生感染而引起支气管炎、肺炎、肺结核、胆管感染、尿路感染、蜂窝织炎、结核性腹膜炎，也可造成原发性腹膜炎及败血症、菌血症等。

3. 肝性脑病（即肝昏迷）

是晚期肝硬化最严重的并发症，也是肝硬化最常见的死亡原因之一。

4. 肝肾综合征

肝硬化大量腹水时，有效循环血量减少，肾血流量及肾小球滤过率下降，肾皮质血流明显减少，肝衰竭时出现的内毒素血症及水、电解质平衡紊乱，进一步加重肾衰竭。

5. 原发性肝癌

患者短期腹水增加、肝区疼痛、肝脏进行性肿大，表面有结节、高低不平、质硬，全身发热等。应怀疑并发原发性肝癌，宜进一步检查。

6. 电解质紊乱及酸碱失衡

由于长期利尿，放腹水，钠丢失过多以及抗利尿激素、醛固酮增加，水过多造成稀释性低血钠症；恶心、呕吐、腹泻、利尿等使钾和氯离子的丢失，导致低氯性碱中毒，易诱发肝昏迷。

7. 门静脉血栓形成

约有10%的肝硬化患者有此并发症。

三、实验室及其他检查

（一）血常规

在代偿期无异常。脾功能亢进时，白细胞及血小板减少。

（二）尿常规

代偿期无明显改变。肾小管中毒时可出现血尿、蛋白及管型尿等。黄疸患者尿中可出现胆红素、尿胆原增加。

（三）肝功能检查

失代偿期白蛋白与球蛋白的比例值降低或倒置。以 SGPT 活力升高较显著；肝细胞严重坏死时，则 SGOT 活力常高于 SGPT；单胺氧化酶的活力往往升高。

（四）免疫学检查

血清 IgG、IgA、IgM 均可增高，一般以 IgG 增高最为显著。HBsAg 可呈阳性。

（五）凝血酶原时间

代偿期正常，失代偿期则呈不同程度延长。

（六）甲胎蛋白（AFP）

肝硬化时血中 AFP 也可增高，在活动性肝硬化时增高尤为显著。

（七）腹水检查

呈淡黄色漏出液。

（八）B 超检查

呈显示脾静脉和门静脉增宽，有助于诊断，有腹水时可呈液性暗区。

（九）食管吞钡 X 线检查

食管静脉曲张时，X 线可见虫蚀样或蚯蚓样充盈缺损，纵行黏膜皱襞增宽。胃底静脉曲张时，可见菊花样充盈缺损。

（十）放射性核素检查

可见肝脏摄取核素减少及分布不规则，脾脏摄取增加。

（十一）内镜检查

可直接观察静脉曲张的部位和程度，有助于上消化道出血病因诊断并进行止血治疗。

（十二）肝穿刺活组织检查

若见假小叶形成，可确诊为肝硬化。

（十三）腹腔镜检查

可直接观察肝脏情况，有助于病因诊断且在腹腔镜直视下取活检作病理检查，诊断准确性高。

四、诊断

1. 门脉高压症状，腹壁静脉怒张，食管、胃底静脉曲张，脾大。

2. 肝功能不全表现：①有纳呆、乏力、腹胀、恶心、出血倾向、腹水或肝性昏迷等症状；②有黄疸、蜘蛛痣、肝掌、男性乳房增大、睾丸萎缩等体征；③肝功能损害，包括血清胆红素增高，人血白蛋白、胆固醇及胆碱酯酶减少，凝血酶原时间延长等；④肝闪烁扫描显示肝萎缩，分布稀疏不匀，右叶为甚，有时左叶增大；⑤CT 扫描或 MRI 显示由于再生结节所致肝表面不整。

3. 病理检查，肝脏显著纤维化，再生结节形成，出现假小叶。

判定：具备第 1～2 项，兼有第 2 项中之任何 3 条；或兼有第 3 项均可确诊。

五、治疗

本病无特效治疗，在早期主要针对病因或相关因素，并加强一般治疗，使病情缓解，失代偿期主要是综合治疗，防治各种并发症。

（一）一般治疗

代偿期应注意休息，失代偿期应强调卧床休息。饮食宜以高热量、高蛋白质及维生素丰富的食物为主，如有肝性脑病先兆，则应限制蛋白质摄入，重症患者应静脉补充能量和多种维生素，并给予支持治疗。

（二）药物治疗

1. 祛除病因

乙醇性肝硬化应严格戒酒。另外要注意避免损肝药物对肝脏的影响。对于病毒性肝炎肝硬化是否需抗病毒治疗，必须考虑患者的病情和药物的效益和（或）风险比，如药物效益比较低，又担心出现不良反应而加重病情，则不进行治疗。目前较有效果的抗病毒药有 α - 干扰素、核苷类似物拉米夫定及中药氧化苦参碱等。

2. 抗纤维化治疗

肝纤维化是肝硬化发生和发展的必经过程，抗纤维化的治疗有重要意义，并且在临床上有一定效果。

（1）秋水仙碱：用法：每日 1 ~ 2mg，每周用药 5 天，疗程 14.5 个月。机制是可提高腺苷环化酶和 Na^+K^+ - ATP 酶活性，促进胶原酶生成和细胞内前胶原降解。肝穿刺观察肝纤维化显著减少，肝功能改善，腹水、水肿消失，脾脏缩小，疗效达 26%。本药不良反应较少。

（2）泼尼松：用法：开始每日 60mg，用药 1 周；然后每日 40mg，用药 1 周；再每日 30mg，用药两周；最后每日 20mg 作为维持量，直至临床缓解，包括症状消失，转氨酶正常或低于正常 2 倍，组织学上表现为慢性迁延性肝炎（CPH），然后逐渐减量至停用。也可减半量与硫唑嘌呤每日 50mg 合用。本品可减少炎性递质释放，对防止肝纤维化进展有一定作用。在肝硬化前期（肝纤维化）时有效，肝硬化晚期则无效。本药不良反应较多，限制了其在临床的应用。

（3）D - 青霉胺：用法：开始剂量 100mg，每日 3 次用药 1 周，增至 200mg，每日 3 次，最后增至每日 900 ~ 1800mg，疗程 2 ~ 8 个月。据文献报道有一定疗效。本品可络合单胺氧化酶的铜离子，阻断胶原的共价交联，使胶原纤维的合成受阻，同时激活胶原酶，促进胶原的分解和吸收。但本药毒性较大，其不良反应有骨髓抑制、血细胞减少、肾损害、视神经炎等。

（4）其他：如脯氨酸类似物铃兰氨酸、山梨豆素、葫芦素 B（甜瓜蒂）和冬虫夏草、丹参等活血化瘀中药也具有抗纤维化的作用。

3. 保护肝细胞和促进肝细胞再生的药物

（1）水飞蓟宾片：有保护肝细胞膜和对抗多种肝脏毒物的作用，每次 2 片，每日 3 次。

（2）谷胱甘肽：为一种在细胞质内合成的三肽，由谷氨酸、胱氨酸和甘氨酸组成，有改善肝功能、恢复肝脏酶的活性、保护肝细胞膜及解毒作用，静脉注射或静脉滴注，剂量 300 ~ 1200mg/d，分 1 ~ 2 次，不良反应有药疹、胃痛、恶心、呕吐等。

（3）促肝细胞生长素：具有刺激肝细胞 DNA 合成，促进肝细胞再生，保护肝细胞，增强肝巨噬细胞功能，提高清除内源性及外源性内毒素能力，具有逆转重症肝炎的病理过程及抗肝纤维化作用。剂量：肝细胞生长素 80 ~ 120mg 加入 10% 葡萄糖溶液 250mL 中静脉滴注，每日 1 次，30 天为 1 个疗程，国内报道该药对肝硬化有较好疗效，不仅具有降酶、退黄作用而且能提高人血白蛋白和消除腹水。

（4）肌苷：为一种细胞激活药，在体内可提高三磷腺苷的水平，并可转变为多种核酸参与能量代谢和蛋白质的合成，100~200mg，每日1~2次口服。

4. 维生素类

B族维生素有防止脂肪肝和保护肝细胞的作用。常用者有干酵母、复合维生素B制剂等。维生素C有促进代谢和解毒作用，0.2/次，每日3次。慢性营养不良者，可适当补充维生素B_{12}和叶酸。有凝血障碍者可注射维生素K_1，10mg每日1次，可使部分患者的凝血酶原时间恢复正常。

5. 降低门静脉压药物

给肝硬化门脉高压病口服降低门脉压力药物可降低门脉压，长期用药可减少食管曲张静脉破裂出血的危险性，因此其在临床有一定意义，如普萘洛尔、硝酸甘油、酚妥拉明等。

（三）腹水的治疗

最根本的措施是改善肝功能，提高血浆白蛋白和降低门静脉压力。包括卧床休息、增加营养、加强支持治疗等。治疗腹水方法甚多，均应在此基础上进行。

1. 腹腔穿刺放液

反复放腹水可引起电解质紊乱、蛋白质丢失、继发感染和肝性脑病，放腹水后也可迅速地再生，故一般不主张用放液来治疗腹水。但如大量腹水致影响呼吸功能、腹胀难以忍受，或因腹内高压肾静脉受压迫使利尿剂不能奏效时，并发自发性腹膜炎须行腹腔冲洗时可穿刺放液。每次不宜超过3000mL。

2. 自身腹水直接回输疗法

①适应证：凡肝硬化伴有顽固性腹水且无腹膜感染者；如腹水伴发脐疝，且疝囊已有炎症或明显变薄，有破溃可能更应早日施行；对伴有少尿、无尿及氮质血症的患者，腹水直接回输是有效的抢救措施。②禁忌证：肝性昏迷是腹水回输的绝对禁忌证；有出血倾向者应视为相对禁忌。严重的心肾疾患均不宜进行腹水回输。方法：通过密闭的设备，进行腹水连续直接回输，一次回输腹水在10 000mL以上，亦有作者建议少量多次回输，每次回输量不超过2500mL，间隔2~6天，输入速度因人而异，平均每分钟40~60滴，以每小时不超过500mL为限，回输过程应密切观察腹水回输量及血压、尿量、脉搏、体温，定时给予利尿剂，酌情补钾。为了防止发生发热反应，可酌用苯海拉明及地塞米松，选用抗生素预防感染。

3. 腹水浓缩回输

是目前治疗肝硬化顽固性腹水的较好方法。优点是补充血浆白蛋白；维持胶体渗透压；改善肾血流量；纠正电解质紊乱；降低血氨、尿素氮。缺点有：发热、肺水肿、溶血、诱发上消化道出血等，并用呋塞米效果较为理想。

4. 腹腔静脉分流术

①腹腔-颈静脉引流：又称Le Veen引流术。采用一根装有单向阀门的硅管，一端留置于腹腔，另一端自腹壁皮下朝向头颈，插入颈内静脉，利用呼吸时腹-胸腔压力差，将腹水引向上腔静脉。腹水感染或疑为癌性腹水者，不能采用本法。并发症：有腹水漏、肺水肿、低钾血症、DIC、上腔静脉血栓和感染等。②胸导管-颈内静脉吻合术：使肝淋巴液经胸导管顺利流入颈内静脉，使肝淋巴液漏入腹腔减少。

（四）并发症的治疗

1. 上消化道大出血

急救措施包括禁食、加强护理、保持安静、补充血容量以及治疗出血性休克等，药物止血常规应用垂体后叶素以及 H_2 受体阻滞剂——西咪替丁等静脉滴注。局部出血有凝血酶口服。近年来各单位应用巴曲酶、奥曲肽静脉滴注均取得了较好的止血效果。通过食管纤维内镜激光束止血、药物喷洒以及将硬化剂直接注入曲张静脉的方法也可试用。经研究发现钙拮抗剂有肯定的抗纤维化作用，用粉防己碱等药物通过其抗感染、钙通道阻滞、消除自由基及抑制贮脂细胞增殖与转化而达到抑制纤维沉积作用，从而减少肝硬化的形成，防止上消化道出血的发生。

2. 自发性腹膜炎

自发性腹膜炎是肝硬化的严重并发症。治疗时要加强支持疗法，选择足量抗生素，用药时间常在 2~4 周，同时可腹腔注射抗生素等。

3. 肝性脑病的治疗

肝硬化患者凡出现性格改变等精神症状时，应及时采取抗昏迷的措施。

4. 功能性肾衰竭

避免使用损害肾功能药物如庆大霉素、卡那霉素等；严格控制输液量，及时纠正电解质紊乱和酸碱失衡；输注血浆、白蛋白以及腹水回输等提高血容量、改善肾血流，在扩容的基础上应用利尿剂。

（五）肝移植

不同病因的肝硬化终末期均可考虑行肝移植术。

六、护理措施

1. 合理安排休息，肝功能代偿期可适当参加轻工作，防止劳累；失代偿期或有并发症者，应卧床休息，有利减轻肝负担，改善肝血液循环，促进肝功能恢复，促进腹水消退，减轻腹痛症状。

2. 饮食宜选用高热量、高蛋白、富含维生素、适量脂肪和易消化食物。每日热量供给 8~13kJ，每日蛋白质 100g 左右，以促进肝细胞修复，但有肝性脑病时，应禁食蛋白质；多吃新鲜蔬菜、水果，忌食粗糙、油炸、辛辣等刺激性食物。

3. 保持床铺干燥平整，臀部、阴囊、下肢、足部水肿可用棉垫托起。由于肝硬化患者营养障碍，白细胞减少，机体抵抗力低，因此，需加强皮肤及口腔护理，以预防压疮及继发感染。当出现黄疸、皮肤瘙痒时，可用温水擦洗皮肤。

4. 加强心理护理，肝硬化是一慢性病，而症状不易改善，预后差，患者及家属易产生悲观情绪，护理人员应理解和同情患者和家属，给予关心，耐心解释，并介绍自我保护方法，通过护理措施以调节患者情绪。积极的情绪可以加强机体的应激能力，提高治疗效果。

5. 观察体温、脉搏、呼吸、血压等变化；随时注意呕吐物和粪便的颜色、性质和量，有无出血倾向，如鼻、牙龈、胃肠出血等；如发现患者嗜睡、表情淡漠、烦躁不安、幻觉、谵语、扑翼样震颤等表现，应及时通知医生，应用肾上腺皮质激素治疗时，需观察对缓解临床症状如发热、黄疸、出血倾向、胃肠道症状的效果。长期应用时还应注意患者有无血压升高、钠和水潴留、低血钾等不良反应。

6. 随时备好抢救物品，如双气囊三腔管、止血药、升压药、输血器等，遇有上消化道出血，协助医生进行抢救；腹腔镜直视行肝穿刺活组织检查或腹腔穿刺放液时术前做好物品准备，穿刺过程应严密观察患者脉搏、呼吸、血压的变化；并采取标本及时送检；应用利尿剂如螺内酯、氨苯蝶啶、氢氯噻嗪、呋塞米等；需观察利尿效果和不良反应。系排钾利尿剂需同时补充钾盐，如氯化钾等。

7. 注意观察腹水情况，按医嘱给予利尿剂，一般采用联合、间歇、交替使用的原则。利尿的效果最好是能使体重缓慢持久的下降，以每周体重下降不超过 2kg 为宜，因过快或过强的利尿，可使有效血容量和大量电解质丢失而诱发肾衰竭、电解质紊乱和肝性脑病，所以，在使用利尿剂时要记录尿量，量腹围，测体重，要严密观察水、电解质及酸碱平衡失调。必要时测定肾功能。若出现肝昏迷前期症状时，应及早停用利尿剂。有消化道出血、呕吐及腹泻等患者，均不宜使用利尿剂，以免加重水、电解质紊乱，诱发肝性脑病及功能性肾衰等。

8. 抽放腹水时，要注意观察腹水的量、颜色、性质，密切观察放腹水后的病情变化，一次放液量以不超过 5000mL 为宜，同时输注清蛋白 40g/d。以免因腹内压力突然下降，导致内脏血管扩张引起休克。

9. 腹水超滤和回输术前护士应协助做有关检测，记录 24 小时尿量、量腹围、测体重、血压等，术后每天量腹围测体重、记尿量，宜进低钠易消化、高热量饮食，卧床休息 24 小时以防会阴或阴囊水肿。腹部腹带包扎以升高腹内压，送检原腹水及浓缩腹水，必要时做腹水培养。回输腹水后 12 小时内严密观察有无并发症产生，如神志的改变、消化道出血、肺水肿、穿刺伤口腹水外漏等。

七、预防与控制

积极防治病毒性肝炎和血吸虫病，是预防肝硬化的重要途径。肝硬化患者应安心休养，消除顾虑，注意生活的调养，避免劳累及各种精神因素的刺激。饮食应多样化，经常吃营养丰富的高蛋白食物，多维生素及水果，少脂肪。如出现肝功能显著减退时或肝昏迷时要严格限制蛋白摄入量。有腹水时应无盐饮食。此外，禁止饮酒，禁用对肝脏有害药物，不要滥用药，尽量不吃粗糙有渣或硬性食物。病情有变化时要及时送往医院进行治疗，切不可在家随意对症治疗或乱投医试药，使病情恶化。

（王烁）

第四节　胆结石

胆结石，是指胆道系统包括胆囊或胆管内发生结石的疾病；胆道感染是属于常见的疾病。按发病部位分为胆囊结石和胆管结石。结石在胆囊内形成后，可刺激胆囊黏膜，不仅可引起胆囊的慢性炎症，而且当结石嵌顿在胆囊颈部或胆囊管后，还可以引起继发感染，导致胆囊的急性炎症。由于结石对胆囊黏膜的慢性刺激，还可能导致胆囊癌的发生，有报告此种胆囊癌的发生率可达 1%～2%。

一、病因和发病机制

本病病因和发病机理尚未完全明了，一般认为与胆汁郁积、细菌感染和代谢障碍有关。

（一）胆汁化学成分的改变

胆汁的重要化学成分是胆盐、磷脂和胆固醇，三者保持一定的比例，故能维持一种混合胶体溶液。当代谢紊乱、胆汁分泌失常而三者比例发生变化，特别是胆酸、磷脂的减少或胆固醇的增多，均可使胆固醇呈过饱和状态，而从胆汁中析出，形成结晶，沉淀而成胆结石的基础。但不同地区、不同患者的发展原理却不一定相同，所形成的胆石种类和发生部位也随之而异。

（二）胆汁郁积

长期静坐习惯、肥胖、妊娠、胆道梗阻或奥狄氏括约肌功能失调等情况，可使胆囊肌肉张力降低，排空延缓而致胆汁郁积。这是造成炎症和结石常见的重要原因。

（三）细菌感染

胆囊黏膜因浓缩的胆汁或反流的胰液的化学性刺激而产生炎变，极易招致继发性细菌感染。常见致病菌为大肠杆菌（占70%）、绿脓杆菌、变形杆菌和厌氧菌等，多为混合感染。细菌可使胆汁变为酸性，使胆固醇在胆汁中容易沉淀，感染时大肠杆菌可产生大量的 β 葡萄糖醛酸苷酶，使结合胆红素变为不溶于水的非结合胆红素，后者与钙结合成为难溶的胆红素钙而沉淀下来，是形成肝内外胆管结石的主要原因，其成分往往是以胆红素钙为主。

（四）胆道寄生虫感染

我国相当多见，尤其是胆蛔症，是我国胆石症的主要原因之一，蛔虫侵入胆道，将细菌及虫卵携至胆道，引起胆道炎症、阻塞和胆汁郁积。蛔虫的残体及虫卵也常有构成胆石的核心。

（五）其他因素

西方国家，尤其是美洲印第安人胆汁中胆固醇量呈超饱和状态，胆结石发生率高，肝硬化尤其是原发性胆汁肝硬化患者由于胆汁酸合成减少，胆石症的发生率也很高。此外，据最新报道，金属元素在胆石形成中有着重要作用，经测定发现：胆固醇结石患者胆汁中的游离钙浓度增高；胆色素结石患者胆汁中的游离钙、镁浓度增高。成为胆石形成的原因之一。

二、临床表现

（一）胆囊结石

1. 症状

胆囊结石开始形成时，常无明显症状，有时仅有轻微的消化道症状，如饭后饱胀，嗳气吞酸等。以后，视结石大小、部位，是否梗阻，有无感染而各异。在进油腻食物后消化道症状常加剧。大的单发性胆固醇结石，或充填式的胆囊结石，很少发生严重症状，甚至终生无症状，即所谓静止性胆囊结石。

胆绞痛是典型的症状，痛在右上腹，呈阵发性绞痛，向右肩背部放射，伴恶心、呕吐。多数患者在夜间或脂餐后发作。

2. 体征

检查时右上腹压痛，肌紧张，有时可触到肿大的胆囊，Murphy 征阳性（将左手拇指放在右腹直肌外缘与肋弓交界处，用力按压腹壁，再嘱患者深吸气，如因疼痛突然屏气，为阳性）。

较小的胆囊结石，可通过胆囊管排入胆总管，如再嵌顿于胆总管下端壶腹部，还会导致急性梗阻性化脓性胆管炎和全身感染。

（二）肝外胆管结石

1. 症状

肝外胆管结石常见的症状是胆管炎，典型表现为反复发作的腹痛、高热寒战和黄疸，称为查科三联征（Charcot triad）。

（1）腹痛：为胆绞痛，疼痛部位多局限在剑突下和右上腹部，呈阵发性刀割样，常向右肩背部放射，伴恶心、呕吐。这是由于结石下移嵌于胆总管下端壶腹部，引起括约肌痉挛和胆道高压所致。

（2）寒战高热：是胆结石阻塞胆管并合并感染时的表现。由于胆道梗阻，胆管内压升高，使胆道感染逆行扩散，致使细菌和毒素通过肝窦入肝静脉内，引起菌血症或毒血症。

（3）黄疸：胆管结石嵌于 Vater 壶腹部不缓解，1~2 日后即可出现黄疸，患者首先表现尿黄，接着出现巩膜黄染，然后出现皮肤黄染伴瘙痒。部分患者结石嵌顿不重，阻塞的胆管近侧扩张，胆石可漂浮上移，或者小结石通过壶腹部排入十二指肠，使上述症状缓解。这种间歇性黄疸，是肝外胆管结石的特点。如梗阻性黄疸长期未得到解决，将会导致严重的肝功能损害。

2. 体征

巩膜及皮肤黄染。剑突下或右上腹部有深压痛，感染重时可有局限性腹膜炎，肝区叩击痛。如胆总管下端梗阻可扪及肿大的胆囊。

（三）肝内胆管结石

肝内胆管结石在我国发病率较高，多数为胆色素结石。肝内胆石的表现很不典型。在间歇期仅表现为上腹轻度不适和背胀。急性期则有胀痛和发热。当一侧或一叶肝内胆管结石造成半肝或某一肝段的肝内胆管梗阻，并发感染时，可出现发热、畏寒，甚至精神症状和休克等急性重症胆管炎表现，但患者仍可无腹痛和黄疸，因此常易误诊为"肝炎"或"肝脓肿"。

三、实验室及其他检查

1. 血常规检查

白细胞计数及中性粒细胞数升高。

2. 胆囊造影

可见结石影。

3. B 型超声波检查

是胆道非侵入性检查方法，能很好地显示肝内和肝外胆管、胆囊有无扩张和有无结石，是近年来普遍应用的检查方法。

4. CT

能准确显示胆囊、胆管图像，观察胆囊大小、胆管粗细、梗阻部位及结石情况，必要时可静脉注射造影剂，使对比加强以帮助诊断。

5. 经皮肝穿刺胆管造影（PTC）

对结石的诊断、判断胆道梗阻部位及性质有很大的帮助，胆道扩张的患者成功率达 90%，胆管不扩张者成功率为 60%，并发症不超过 3%。主要并发症为出血及腹膜炎。

6. 十二指肠纤维镜逆行胰胆管造影（ERCP）

在国内已成为比较常用的诊断方法，具有成功率高，判断胆道占位性病变性质（结石、蛔石、肿瘤）和部位有重要诊断价值。

四、诊断和鉴别诊断

（一）诊断

胆石症的诊断，主要根据临床表现，特别是根据腹痛、寒战发热和黄疸三大症状表现的差异，同时配合实验室检查、B 型超声波检查、X 线胆道造影检查等，以判断病变的部位是在胆囊还是在胆管，病变的性质是结石还是感染。实际上，胆囊炎与胆囊结石、胆管炎和胆管结石往往并存，故在诊断时必须详细询问病史，进行系统的体格检查，全面考虑，综合分析。

（二）鉴别诊断

1. 急性胰腺炎

腹部疼痛多位于左上腹，疼痛呈持续性；发热及黄疸不明显，血、尿淀粉酶明显升高。

2. 病毒性肝炎

肝炎接触史或流行史，以右上腹肝区持续性隐痛为主，发热但无畏寒，黄疸发生快而消退慢，转氨酶升高并伴有其他肝功能异常。

3. 壶腹部周围肿瘤

无痛性黄疸进行性加深，一般无发热，胃肠道 X 线钡餐检查、B 型超声波检查、经皮肤穿刺胆道造影或经内窥镜逆行胰胆道造影，能明确诊断。

4. 胃十二指肠溃疡和急性高位阑尾炎

阑尾高位于肝下而发病时，因可引起右上腹痛及腹膜刺激体征，应注意与急性胆囊炎鉴别。在诊断慢性胆囊炎和胆囊结石时，必须注意先排除胃十二指肠溃疡。

五、治疗

近十几年来，胆结石的治疗方法有了飞跃的发展，体外震波碎石技术的应用，电视腹腔镜胆囊切除术，经皮胆囊镜取石术等微创手术的推广，中西医和排石仪的排石疗法，口服及灌注溶石药物的出现等，使胆结石治疗走向多样化。现临床常用的方法可概括为排石、溶石、碎石、取石4种方法。原则上胆囊的小结石、肝外胆管结石直径≤1cm，或泥沙样结石；无并发症的较大胆管结石；广泛的肝管或肝内胆管结石；胆总管切开取石后的残存结石，特别是已作内引流者，均可应用上述方法治疗。

（一）病因治疗

积极治疗肠道感染、肠寄生虫可降低胆结石的发病率。选用清淡、低胆固醇食品，亦有预防结石的形成，降低胆绞痛发作。

（二）非手术治疗

胆囊结石的非手术疗法包括口服药物溶石和体外震波碎石。口服鹅去氧胆酸（che – nodeoxycholic acid，CDCA）500mg，每天2~3次，或熊去氧胆酸（ursodeoxycholic acid，UDCA）150~300mg，每天2次，疗程6~24个月。每半年复查B超及胆囊造影，如结石已消失，继续用药3个月复查。停药后约50%的患者复发，故多要终生服药。不良反应为腹泻、一过性转氨酶升高，长期服用时少部分患者有肝损害。UDCA比CD-CA不良反应少，但价格昂贵。口服药物溶石对胆囊内胆固醇结石（一般为透过X线的阴性结石）、直径小于20mm且胆囊收缩功能良好者有效；由于需长期服药，且价格较贵，一般仅适于老年患者或因其他原因不能耐受手术者，或作为体外震波碎石后的辅助治疗。体外震波碎石（ESWL）对透过X线的阴性结石、直径小于25mm的单个或少于15mm的2~3个结石且胆囊收缩功能良好者有效，一般很安全，但妊娠者禁忌。其效果远不如该法对治疗肾结石的效果好，故尚未被普遍推广。应用时可配合UDCA或CDCA或其他中西医结合疗法，以加强疗效。如何提高非手术排石治疗的疗效，仍有待进一步研究。

急性胆绞痛发作时可选用阿托品0.5mg、哌替啶50mg或用654–2 10mg肌内注射，亦可用33%或50%硫酸镁20mL口服。

有寒战高热者，可配合应用抗生素，目前一般应用头孢唑啉钠静脉滴注，感染严重者可用头孢唑肟或头孢曲松静脉滴注，同时必须联合应用阿米卡星肌内注射及甲硝唑钠静脉滴注。

（三）手术治疗

适应证：①胆管结石伴有严重梗阻感染、中毒性休克或肝脏并发症。②较大的胆囊结石、症状发作频繁、结石嵌顿造成积水或积脓、急性化脓性及坏疽性胆囊炎、胆囊穿孔或弥漫性腹膜炎。③经内科积极治疗无效患者。

手术方法有：

1. 胆囊切除术

适用于较大的胆囊结石，非手术疗法治疗无效的急、慢性胆囊炎，以及胆囊积水、胆囊积脓等。

2. 胆囊造口术

仅用于少数病情危重或局部解剖关系不清时，作为一种临时性引流的抢救措施。

3. 胆总管探查及引流术

适用于取出胆管结石，引流胆管。

4. 胆总管口括约肌切开成形术、胆总管十二指肠吻合术、胆总管空肠 T 形吻合术

适用于胆总管下端或下段狭窄，肝胆管内大量泥沙样结石术中难以取尽者。

5. 肝叶切除术

只适用于病变局限于一叶的肝内结石，不能手术取出并有肝叶萎缩者。

（四）体外冲击波碎石

利用液电、压电或磁电产生冲击波碎石，一般用于胆囊内结石小于 20mm，数目不超过 2 个，且胆囊功能良好者。胆石击碎后可自行排出。但有严重心脏病，胃、十二指肠溃疡活动期，急性肝炎或肝功严重受损者，合并急性胆囊炎、胆管炎及胰腺炎，结石位于远端胆管有梗阻者，胆囊失去功能者，带心脏起搏器者等不适合做体外碎石。

（五）腹腔镜下胆囊切除或胆囊内取石

适用于单纯的胆囊内结石，且结石数量不多者。

此外，近年来经内镜做十二指肠乳头切开术取石也取得较好效果。尤其对不宜手术或不能耐受手术的患者，提供了新的治疗方法。

七、护理

1. 胆石症患者一般对手术治疗有所顾虑，容易产生恐惧、紧张、焦虑等情绪。因此，护理人员应向患者耐心介绍胆石症的相关常识，从而消除患者的顾虑，增强患者战胜疾病的信心，使患者更加积极地配合治疗。

2. 指导患者进食高热量、低脂、少渣、富含维生素、易消化的食物，对于肝功能较好者，可进食高蛋白饮食，少食多餐。如果患者进食过少或出现胆道感染、胆囊炎发作，可给予静脉营养支持。

3. 若患者体温过高，可根据情况进行物理降温或药物降温。

4. 有黄疸的患者，应进行凝血系统的化验检查，同时给予维生素 K1 静脉滴注或肌内注射，注意皮肤护理。

5. 术后当日禁食水，遵医嘱给予静脉营养支持，逐渐过渡到流食、半流食、普食，饮食宜清淡、易消化。

6. 评估患者术后疼痛的原因、程度、性质等，指导患者正确使用镇痛泵或遵医嘱给予镇痛药。

7. 密切观察患者的生命体征，注意有无心率和心律异常、有无发绀以及每小时尿量变化，必要时做心电图、血气分析和肾功能检查。

8. 防止术后 T 管脱出：T 管开放引流者，应保持引流通畅，防止受压、扭曲、折叠。每日应定时更换引流袋，更换引流袋时应注意无菌操作，观察并记录引流液的颜色、量和性状。注意引流管口有无渗血、渗液，保持引流口敷料清洁干燥，保护引流管口周围皮肤以防皮炎发生。

七、预防控制

1. 患者应养成良好的饮食习惯，少食多餐，进食低脂、易消化的食物。忌选的食物有：油炸食物、辛辣以及含脂肪多的食物、动物内脏、蟹黄等含胆固醇高的食物。

2. 尽量穿宽松的衣服，避免提举重物及过度活动。

3. 一般情况下，手术后 6 周返院行 T 管造影检查。遵医嘱定期复查。

4. 若出现腹痛、肝区不适、黄疸等异常症状时，应及时就诊。

5. 肠道寄生虫和细菌感染是我国胆石症的主要病因，因此预防这类疾病将会显著地降低胆石症的发病率。另外要注意饮食卫生，低脂肪低胆固醇饮食，不宜吃肥肉及油腻煎炸之食品，可多食豆类及豆制品，因大豆中含有不饱和脂肪酸，尤其是亚麻油酸最丰富，有降低胆固醇，防治胆固醇性结石作用。多吃绿叶及黄叶蔬菜，常吃些有疏肝利胆作用的食物如山楂、乌梅、玉米须、西瓜、玉米、梨汁等。还要保持精神愉快和大便通畅。

（于晶晶）

第五节　慢性胰腺炎

慢性胰腺炎（chronic pancreatitis，CP）是由于各种不同原因造成的胰腺组织和功能持续性损害，其特征为胰腺基本结构发生永久性改变，广泛纤维化，即使病因已去除仍常伴胰腺的功能性缺陷。临床表现为反复发作的腹痛，内、外分泌功能不全以及后期的胰石和假性囊肿的形成。

一、病因和发病机制

西方以及亚太大多数国家的慢性胰腺炎与嗜酒有关。而在我国以胆道疾病的长期存在为主要原因。

（一）胆道系统疾病

在我国，胆系疾病发病的病史在 CP 中占 46.5%。在各种胆道系统疾病中以胆囊结石最多见，其他依次为胆管结石、胆囊炎、胆管不明原因狭窄和胆道蛔虫。胆源性 CP 其机制可能与炎症感染或结石引起胆总管开口部或胰胆管交界处狭窄与梗阻，胰液流出受阻，胰管压力升高，导致胰腺腺泡、胰腺小导管破裂，损伤胰腺组织与胰管系统。因此，胆道疾病所致的 CP，病变部位主要在胰头部，胰头部增大，纤维化，引起胰腺钙化少见，但合并阻塞性黄疸的较多见。

（二）慢性乙醇中毒

乙醇是西方国家 70%～80% CP 的主要原因，（乙醇摄入量 40～80g/d，10 年以上）。因此乙醇的摄入量及时间与发病率密切相关。关于乙醇在 CP 的发病机制，大多数学者认同蛋白质分泌过多导致梗阻与坏死 - 纤维化的学说。乙醇及其代谢产物直接使胰液中脂质微粒体酶的分泌以及脂肪酶降解增加；并使脂质微粒体酶可以和胰液混合。

激活胰蛋白酶原为胰蛋白酶，导致组织损伤。乙醇间接通过刺激胰液的分泌，增加胰腺对缩胆囊炎（CCK）刺激的敏感性，胰液中胰酶和蛋白质含量增加，钙离子浓度增加，易形成胰管内蛋白沉淀，这些蛋白沉淀又与其他杂质（如脱落的上皮等）形成栓子阻塞小胰管，使胰管胰液流出受阻，胰管内压力增高，导致胰腺腺泡、胰腺小导管破裂，损伤胰腺组织及胰管系统。

（三）胰腺疾患

胰腺的结石、囊肿或肿瘤等导致胰管梗阻，胰管内压力增高引起胰小管破裂，胰酶流入间质并损害胰腺和邻近组织。

急性胰腺炎发作时可有间质坏死及小叶周围纤维化，反复发作的急性胰腺炎将损伤小叶内导管，导致小胰管梗阻和扩张，有利于蛋白质沉淀形成蛋白质栓子，并最终形成钙化，造成胰腺组织不可逆的损害，导致慢性胰腺炎的发生。

胰腺分裂症是常见的胰腺先天发育异常，由于胚胎发育过程中腹侧和背侧胰腺融合不良，分裂的背侧胰腺分泌的胰液通过副乳头排出，但常由于副乳头较狭小，易引起梗阻，造成炎症，从而诱发胰腺炎反复发作，最终发展为慢性胰腺炎。

（四）自身免疫

自身免疫性疾病，如系统性红斑狼疮、结节性多动脉炎、干燥综合征、原发性胆汁性肝硬化、克罗恩病等常伴发 CP，其原因与自身免疫性疾病常有的小血管内皮损害及血管内栓塞有关。

（五）营养因素

多见于热带地区，故又称为热带性胰腺炎（tropical pancreatitis）。病因尚未完全明了，可能与低脂肪、低蛋白饮食，硒、铜等微量元素缺乏，维生素 A、维生素 B。等不足有关。本型国内罕见。

（六）遗传因素

如阳离子胰蛋白酶原（PRSSl）基因、酒精代谢酶基因、胰蛋白酶抑制因子基因突变等与遗传性胰腺炎有关。本型 CP 国内少见。

（七）甲状旁腺功能亢进和高钙血症

5%～10% 甲状旁腺功能亢进患者并发本病，其理由是：①钙离子可以激活胰酶，破坏胰腺组织；②钙在碱性环境中易沉淀，一旦阻塞胰管，则使胰液引流不畅。

（八）高脂血症

家族性高脂血症易发生复发性胰腺炎。其原因尚不太清楚，可能由于脂肪微粒栓于胰毛细血管，由胰酶分解产生脂肪酸，对毛细血管有刺激作用，从而使胰腺血循环障碍，导致水肿甚至出血，可使炎症慢性化。

（九）其他因素

①上腹部手术后，可致肝胰壶腹部括约肌痉挛、狭窄、胰腺损伤或供血不良而引起胰腺炎；②尸检发现约 1/3 的肝硬化和血色病患者伴有胰腺纤维化和色素沉着；③胰供血动脉硬化和邻近脏器病变及胃十二指肠后壁穿透性溃疡等均可引起 CP。

（十）特发性

占 6%～31.5%，多见于年轻人（15～30 岁）和老年人（50～70 岁），发病率无明显性别差异。随着诊断手段的不断提高，特发性 CP 所占比例将逐渐下降。如肝胰壶腹括约肌压力测定的应用，发现一部分"特发性 CP"与肝胰壶腹括约肌功能异常有关。

二、病理

病变范围和程度不一。常见被膜增厚，胰表面苍白呈结节状，胰腺可略增大，后期则整个胰腺变小、质硬。胰腺的弥漫性纤维化，其分布不规则，胰管有不同程度梗阻伴灶性腺泡扩张、萎缩及慢性炎症。

三、临床表现

多有胆道疾病或慢性酒精中毒等病史。

腹痛与脂肪泻为主要表现。有的病员只有腹泻而无腹痛。慢性复发性者在急性发作时酷似急性胰腺炎。偶尔在发作时有致命性胰腺坏死、出血、急性假性囊肿及胰腺脓疡。

1. 腹痛

可为复发性或持续性，多位于上腹正中，并可放射至背部或左右上腹。疼痛程度不一，剧烈者可伴出汗、腹胀或腹泻。腹痛的发生机制为：①胰组织的神经被炎症产物如激肽类物质的刺激。②腹膜炎性反应。③邻近肌肉紧张性收缩致肌缺血。④胰管阻塞内压升高。

2. 胰腺分泌障碍

胰腺外分泌障碍表现为消化不良，食欲减退，厌食油腻，体重减轻和脂肪泻等吸收不良综合征；胰腺内分泌障碍表现为糖尿病，可见异常的糖耐量曲线，约 10% 的患者有明显糖尿病表现。

3. 其他

伴有假性囊肿者，约 1/3 的患者左上腹或脐部可扪及肿块，并伴压痛及腹肌紧张。腹痛发作时，常可伴黄疸（10%～40%）和发热。

四、实验室及其他检查

1. 胰泌素试验

本试验以每公斤体重 1U 胰泌素静脉注射，其后收集十二指肠的内容物，测定其胰液分泌量及碳酸氢盐的浓度，在慢性胰腺炎均见减少。

2. 血清淀粉酶及脂酶

常不增高，但在急性发作期血清淀粉酶可升高。

3. 血糖

升高，尿糖阳性，并见糖尿病的糖耐量曲线。

4. 胰功肽（BT-PABA）试验

此合成肽经口服后，由小便排泄 PABA，当胰腺外分泌功能减退时，糜蛋白酶分泌不足，可致 PABA 含量减少。

5. 影像学检查

（1）X 线检查：X 线腹部平片在部分病例可见位于第 1~3 腰椎邻近沿胰腺分布的钙化斑点或结石，是诊断慢性胰腺炎的重要依据。胃肠钡餐检查可发现肿大的胰腺头部或胰腺假性囊肿对胃十二指肠的压迫征象，如十二指肠曲扩大及胃移位等征象。

（2）逆行胰胆管造影（ERCP）：应用内镜逆行胰胆管造影检查（ERCP）以显示胰管情况，如见：①胰管及其分支不规则扩张、狭窄或扭曲变形且分布不均匀；②主胰管部分或完全阻塞，含有胰石或蛋白栓子，均有助于诊断。胰管内造影剂排空速度可提供胰液流出障碍存在的证据。ERCP 还能发现胰腺分裂症及胆管系统病变，因此 ERCP 结果不仅是确诊的主要依据，同时还能确定病变的程度，特别是胰管形态学改变。其在慢性胰腺炎诊断中的作用已越来越受到重视。

（3）B 超和 CT 检查：可见胰腺增大或缩小、边缘不清、密度异常、钙化斑或结石、囊肿等改变。

（4）磁共振胰胆管成像（MRCP）：是无创性、无须造影剂即可显示胰胆系统的检查手段，在显示主胰管病变方面，效果与 ERCP 相同。

（5）超声内镜（EUS）是无创性、无需造影剂即可显示胰胆系统检查手段，在显示主胰管病变方面，效果基本与 ERCP 相同；对于胰腺实质病变的判断优于 ERCP，但尚无诊断标准。

五、诊断和鉴别诊断

慢性胰腺炎的早期诊断困难，而出现胰腺钙化、胰腺假性囊肿、脂肪泻和糖尿病等改变后，结合胰腺外分泌功能测定和影像学检查异常可确诊。不同诊断方法有各自的优缺点，应用时需综合考虑其敏感性、特异性、侵入性和价格等。胰腺组织学检查具特征性改变对诊断有重要价值。

慢性胰腺炎鉴别诊断中特别要指出的是胰腺癌，两者在腹痛、消瘦、黄疸等临床表现上相似，甚至 B 超、CT 等影像学检查也难以区别，血清肿瘤标志物检测、ERCP 和超声内镜下胰腺组织细针穿刺（EUS－FNA）对诊断胰腺癌有帮助。消化性溃疡、胆系疾病等引起腹痛的其他原因鉴别诊断困难不大。慢性胰腺炎仅是脂肪泻的一种原因，应注意鉴别其他吸收不良的病因。

六、治疗

慢性胰腺炎的治疗应采用综合措施，包括去除病因、防止急性发作、缓解或减少疼痛、补充胰腺外分泌功能不足、营养支持和治疗并发症。

（一）内科治疗

1. 病因治疗

去除原发病因是治疗慢性胰腺炎的基础。积极治疗胆系疾病；长期嗜酒者须完全戒酒；治疗引起高血钙、高血脂的代谢障碍性疾病。

2. 胰腺替代疗法

胰酶片或多酶片每次 2 片，每日 3~4 次口服，效果不满意时，可用强化胰酶制剂，如 viokase 或 catazym，每日 4～12g，分次餐后服用。由于胰酶制剂在碱性环境中活性较好，而在胃酸中则可能被灭活。因此，宜与制酸药或 H$_2$ 受体阻断剂如甲氰咪胍同服。

3. 胰腺疼痛的治疗

慢性胰腺炎疼痛的原因很多，故一种疗法不可能对所有的患者均有效。在制定治疗方案前应先对患者的疼痛性质有清楚的认识，如持续性或间歇性、严重程度、慢性胰腺炎的病因等。

（1）一般治疗：嘱患者戒酒，这样可以使疼痛减轻或缓解，持续腹痛者可采取禁食、胃肠减压和静脉营养。

（2）药物治疗

1）镇痛药：首选非麻醉性镇痛药。如抗胆碱药物解痉和口服胰酶制剂等止痛，阿托品 0.5mg 肌内注射。疼痛严重者可用小剂量麻醉药，如用 0.5% 普鲁卡因静脉滴注常可取得较好的镇痛效果，但应尽量少用具有成瘾性的麻醉镇静药。

2）抑酸药：应用止痛药的同时，可配合使用 H$_2$ 受体拮抗药或质子泵抑制药以抑制胃酸，起到镇痛作用，尤其对合并消化性溃疡者疗效更佳。

3）麻醉药：对于顽固性剧烈疼痛者可选用腹腔神经丛麻醉、阻滞的方法。以 1% 普鲁卡因对交感神经胸$_{6～10}$进行封闭，或采取胰腺神经丛切除术及硬膜外麻醉的方法。

4）奥曲肽：生长抑素类似物奥曲肽（octreotide）似乎可以减少胰腺的分泌，可能是通过干扰缩胆囊素引起的分泌负反馈控制而起作用。个别报道提示，在一些患者可以缓解疼痛。美国多中心研究结果显示，缓解疼痛的最佳剂量为 200μg 皮下注射，3 次/天，可使 65% 的患者疼痛缓解。但仍有待进一步研究以确立这一药物的有效性。

5）缩胆囊素拮抗药：如奥曲肽一样，缩胆囊素拮抗药通过干扰分泌的反馈控制和减少胰腺“高刺激状态”来减少胰腺的分泌及减轻疼痛。早期的研究提示这一药物可以减少胰腺分泌，但是否同时缓解疼痛尚需进一步研究。

此外，采用胰管括约肌切开、括约肌狭窄扩张、内镜下排除蛋白栓子、支架置入等内镜下治疗，也能起到缓解胰性疼痛的效果。还可应用中西医结合疗法如清胰汤等治疗胰性疼痛，有时也可以取得一定的镇痛效果。

4. 内分泌不足的替代

主要是糖尿病的治疗。

5. 营养

营养不良者给予足够的热能。低脂饮食、少吃多餐加上胰酶制剂，必要时，加用中链脂肪酸以改善消化功能障碍；补充脂溶性维生素 A、维生素 D、维生素 K 及水溶性维生素 B$_{12}$、叶酸等。有条件者可应用要素饮食或全肠外营养。

（二）外科治疗

目的是减轻疼痛、改善引流、处理并发症。指征为：①止痛剂不能缓解的严重腹痛；②可能合并胰腺腺癌；③胰腺假性囊肿形成或出现脓肿；④胰腺肿大压迫胆总管发生阻塞性黄疸；⑤脾静脉血栓形成和门脉高压症引起出血。

七、预后

慢性胰腺炎经戒酒、坚持合理的饮食制度、胰酶替代疗法以及加强全身支持疗法等措施，可使症状缓解，但不易根治。晚期多因全身衰竭、糖尿病、并发化脓性胆道感染等而死亡。少数病例可有癌变。

八、预防与控制

（1）关心理解患者，及时了解其需要，尽可能满足患者日常生活需求，帮助患者树立战胜疾病的信心。

（2）说明合理饮食的重要性，指导患者严格戒酒、戒烟，限茶、咖啡、辛辣及过量饮食，保证热量，进食低脂饮食，如蔬菜、水果、粗粮等。伴糖尿病患者按糖尿病饮食进食。

（3）疼痛剧烈者，遵医嘱给予镇痛药物。但注意禁用吗啡和可卡因，以免引起 Oddi 括约肌收缩。

（4）术后护理及健康教育：参见胆道疾病患者的护理。

（仵芳）

第四章　泌尿系统疾病

第一节　慢性肾小球肾炎

慢性肾小球肾炎简称慢性肾炎，是由多种原因、多种病理类型组成原发于肾小球的一组疾病。以水肿、高血压、蛋白尿、血尿为基本临床表现，但主要临床特点可各不相同，疾病表现多样化，病情迁延，病变缓慢进展，可有不同程度的肾功能减退，最终发展为慢性肾衰竭。

一、病因和发病机制

仅少数患者是由急性肾炎发展而来，绝大多数患者起病即属慢性肾炎，与急性肾炎无关。

本病的病理类型不同，病因及发病机制也不尽相同。一般认为本病的起始因素为免疫介导性炎症，但随疾病的进展，也有非免疫非炎症性因素的参与，如肾小球内的高压、高灌注、高滤过等，可促进肾小球的硬化。另外，疾病过程中出现的高脂血症、蛋白尿等也会加重肾脏的损伤。

二、病理

由于免疫复合物分子量的大小和电荷不一，对各种肾组织的亲和力也不同，沉积部位各异，故慢性肾炎的病理变化可有以下几种类型。

（一）系膜增生性肾炎

系膜区有免疫复合物沉着，引起轻度至中度的系膜细胞增殖，临床症状较轻，可有肾病综合征及（或）血尿。在我国，这是成人中较为常见的一种类型。

（二）膜性肾炎

肾小球基膜及上皮细胞下有 IgG 及 C_3 呈颗粒状沉着，有钉突状突起，或呈球状包围沉着物，使基膜的通透性增高，久之增厚。在国外，膜性肾病是成人肾病综合征的主要类型，我国较少见。缓慢发展为肾衰竭。小儿患此类型者预后优于成人。

（三）系膜及基膜增生性肾炎

表现为系膜细胞增生，基膜增厚。临床上肾病与肾炎综合征同时存在的特点，较快发展为肾衰竭。

（四）局灶性节段性肾小球硬化性肾炎

部分肾小球或毛细血管襻受累。表现为局灶性系膜、内皮细胞增生或局灶性毛细血管襻硬化，玻璃样变，并与肾小球囊腔上皮细胞粘连。临床上以蛋白尿或肾病综合征伴血尿为主要表现。后期出现高血压及肾衰竭。

三、临床表现

慢性肾炎可发生于任何年龄，但以青中年为主，男性多见。多数起病缓慢、隐袭。临床表现呈多样性，蛋白尿、血尿、高血压、水肿为其基本临床表现，可有不同程度肾功能减退，病情时轻时重、迁延，渐进性发展为慢性肾衰竭。

（一）水肿

可有可无，可轻可重，慢性肾炎前几年水肿可持续存在，后期因肾功能显著减退，蛋白尿减少，水肿不如前期显著。

（二）高血压

一部分慢性肾炎患者会有高血压症状，血压可持续升高，也可间歇出现，以舒张压升高（高于 12kPa）为特点，后期并发小动脉硬化后，血压可持续升高。

（三）肾功能不全

肾小球滤过率下降，内生肌酐清除率在正常的 50% 以上，血肌酐与血尿素氮在正常范围或仅轻度升高，稍后即有肾小管功能不全的表现，如夜尿、尿比重降低及酚红排泄率下降等。遇有应激状态如感染、创伤及应用肾毒药物等，使处于代偿阶段的肾功能急骤恶化发展成为尿毒症。

（四）中枢神经系统症状

可有头痛、头晕、疲乏、失眠等表现。

（五）全身症状

常有食欲缺乏，劳动耐力差，轻、中度贫血。

（六）并发症

常伴有呼吸道、泌尿道及皮肤感染。

四、临床分型

根据临床表现可分以下几种亚型：

（一）普通型

少数患者起病可与急性肾炎相似，有明显的血尿、水肿、高血压等。以后病情暂时缓解或进行性恶化，几年后发展至尿毒症。大多数患者起病时可无症状，或在劳累感冒后有水肿、腰酸、乏力等，经尿检查才发现本病。病程进行很慢，经历多年或数十年后，逐渐进入肾功能衰竭期。患者有蛋白尿（蛋白 + ~ + + + 或 24 小时少于 3.5g），尿沉查红细胞数每高倍镜视野大于 10 个，有不同程度管型尿；轻度至中度水肿；血压升高（但非主要表现）；一定程度的肾功能障碍，如肌酐清除率下降、酚红排泌试验降低、尿浓缩功能下降（比重在 1.015 以下）、氮质血症等。普通型是慢性肾炎中较多见的一种类型。

（二）肾病型

又称原发性肾病综合征Ⅱ型。其特点为大量蛋白尿，血浆蛋白降低，血胆固醇增高，明显水肿，不同程度的血尿和高血压。

（三）高血压型

多以血压升高为主要症状，常持续在 21.3～24.0/12.0～14.7kPa。伴头痛，眩晕、视力障碍、贫血等。可因肾血管痉挛导致肾功能进一步恶化，多伴有眼底改变。

（四）混合型

临床上既有肾病型表现又有高血压型表现，同时多伴有不同程度肾功能减退征象。

（五）急性发作型

在病情相对稳定或持续进展过程中，由于细菌或病毒等感染或过劳等因素，经较短的潜伏期（多为1～5天），而出现类似急性肾炎的临床表现，经治疗和休息后可恢复原先稳定水平或病情恶化，逐渐发生尿毒症；或是反复发作多次后，肾功能急剧减退出现尿毒症一系列临床表现。

五、实验室及其他检查

（一）尿常规

尿蛋白±～＋＋＋，呈选择或非选择性蛋白尿。镜下血尿较为常见，可见颗粒管型和透明管型，晚期可有蜡样管型。一般尿蛋白多少对判断预后并无重要意义，尿中红细胞增多反映疾病处于活动期。

（二）肾功能检查

主要表现为肾小球滤过功能下降，内生肌酐清除率降低。疾病早期并不明显，但在后期内生肌酐清除率可降至正常的50%以下，血肌酐和尿素氮升高。肾小管功能也受到损害，出现夜尿增多，酚红排泄率下降，尿比重降低。晚期还出现电解质紊乱和代谢性酸中毒。

（三）血常规

肾功能受损后出现贫血，呈正常细胞正色素性贫血。

（四）X线及超声检查

可见双肾影对称性缩小。

（五）肾活体组织检查

可确定病理类型，对选择治疗方案、判断病情和预后有重要价值。

六、诊断和鉴别诊断

凡有慢性肾炎的临床表现如血尿、蛋白尿、水肿和高血压均应注意本病的可能。要确立本病的诊断，首先必须排除继发性肾小球疾病如系统性红斑狼疮、糖尿病肾病和高血压肾损害等。

本病主要应与下列疾病鉴别：

（一）慢性肾盂肾炎

多有反复发作的尿路感染病史，尿细菌学检查常阳性，B超检查或静脉肾盂造影示双侧肾脏不对称缩小则更有诊断价值。

（二）狼疮性肾炎

好发于女性，有多系统和器官损害的表现，肾脏活检可见免疫复合物广泛沉积于肾小球的各部位，免疫病理检查呈"满堂亮"表现。

（三）急进型高血压

恶性高血压在病变早期就有全身小动脉病损，故眼底变化明显，同时有心脏受累及心力衰竭。

（四）肾病综合征

由多种肾小球疾病引起，可分为原发性和继发性两大类。原发性病因不十分清楚，与T淋巴细胞功能异常有关，多见于小儿及青少年。继发性见于过敏性紫癜、红斑狼疮、药物中毒等。临床以肾小球基底膜通透性增高为主征，出现大量蛋白尿（>3.5g/d）、低蛋白血症（以白蛋白和γ球蛋白为主）、明显水肿及高脂血症。原发性肾病综合征根据其临床表现又可分为Ⅰ型即单纯性肾病综合征，及Ⅱ型即在一般症状的基础上伴不同程度的血尿、高血压、肾功能损害。

七、治疗

慢性肾炎的治疗应以防止或延缓肾功能进行性恶化、改善或缓解临床症状及防治严重并发症为主要目的，而不以消除尿蛋白及尿红细胞为目标。

（一）一般治疗

凡有水肿、高血压、肾功能减退或血尿、蛋白尿明显者应卧床休息；注意个人卫生，避免受寒和感冒，积极防治呼吸道和泌尿道感染，避免使用肾毒性药物；肾功能减退者，给予低蛋白 [0.5～0.8g/（kg·d）] 及优质蛋白饮食；水肿、高血压明显者应低盐饮食，每日食盐摄入量1～3g。

（二）对症治疗

1. 利尿

可选用氢氯噻嗪、呋塞米、氨苯蝶啶、螺内酯等。提高血浆胶体渗透压也可出现显著的利尿效果，常用的有：血浆（无钠血浆）、血浆白蛋白、血浆代用品等静脉滴入。合并心脏病者慎用，因血容量急增而引起左心力衰竭。

2. 降压

高血压的主要原因是钠、水潴留，大部分患者经休息、限盐和利尿剂的应用均可得到控制。如效果不满意可加用降压药，如钙离子拮抗剂硝苯地平5～15mg，口服每日3次，或盐酸肼肽嗪（肼苯达嗪）、甲基多巴等扩张小动脉的药物。对较顽固的高血压还可加用抑制肾素－血管紧张素系统活性的药物，如卡托普利（巯甲丙脯酸）12.5～50mg，口服每8小时1次，或盐酸普萘洛尔（心得安）10～30mg，口服每日3次。对慢性肾炎高血压患者，降压不宜过快、过低，以免影响肾血流量。一般降至收缩压20kPa，舒张压13.3kPa即可。

近年研究证实，血管紧张素转换酶（ACE）抑制剂具有降低血压、减少尿蛋白和延缓肾功能恶化的肾脏保护作用，后两种作用除通过对肾小球血流动力学的特殊调节作用（扩张入球小动脉和出球小动脉，但对出球小动脉扩张作用强于入球小动脉）降低肾小球内高压力、高灌注和高滤过外，并能通过其非血流动力学作用（抑制细胞因子、减少蛋白尿和细胞外基质的蓄积）达到减缓肾小球硬化的发展和肾脏保护作用。但肾功能不全患者应用 ACE 抑制剂要防治高血钾，血肌酐大于 $350\mu mol/L$ 的非透析治疗患者则不宜再应用。血管紧张素 II 受体拮抗剂的实验研究和已有的临床观察结果显示它具有与 ACE 抑制剂相似的肾脏保护作用。最近有报道认为，长效二氢吡啶类钙通道阻滞剂，如氨氯地平和非二氢吡啶类钙通道阻滞剂，如维拉帕米具有一定的延缓肾功能恶化的肾脏保护作用，值得进一步验证。

（三）激素和免疫抑制剂应用

目前国内外对是否应用激素和免疫抑制剂治疗慢性肾衰意见不一致，应用它并不能改变慢性肾衰的病变自然发展规律和过程，常因其不良反应使患者死亡率高。国外研究认为只可能改善临床表现，不能改变病理形态学的过程。国内认为可缓解临床症状，控制疾病发展，是否能应用，根据患者临床表现并结合病理类型制订相应的方案。

1. 糖皮质激素

泼尼松每日 1mg/kg（或 2mg/kg，隔日用），服用 2~3 个月，如有效，可逐渐减量，以后以小剂量（每日 10mg）维持半年至一年。若疗效不佳或停药后蛋白尿增多，可加用或改用免疫抑制剂或其他药物，但激素不可骤然停药，而应逐渐减量撤药，以免出现急性肾上腺皮质功能不全。

2. 免疫抑制剂

环磷酰胺每日 100~200mg，口服或静脉注射，疗程总量为 6~8g；硫唑嘌呤每日 150mg。但要注意骨髓抑制、出血性膀胱炎等不良反应，伴肾衰者不宜采用免疫抑制剂或激素治疗。

（四）抗凝

慢性肾炎的尿蛋白较多或顽固性水肿、低蛋白血症明显并经肾上腺皮质激素治疗无效的患者，临床医师常对抗凝抗栓治疗寄予希望，如患者有高凝状态表现，可选用肝素每日 50~100mg 加入 5% 葡萄糖 250mL 中静脉滴注，4 周为一个疗程。或尿激酶每日 2 万~4 万 U 加入 5% 葡萄糖 250mL 中静脉滴注，4 周为一个疗程。一般认为尿激酶疗效优于肝素。抗凝、抗栓治疗易带来出血不良反应，治疗中需做凝血酶原时间监测，女患者月经期停止用药。双嘧达莫能抑制血小板聚集，减少血栓形成机会，并有扩血管作用。75~100mg，每日 3 次，可长期服用。

（五）其他药物治疗

1. 异搏停

40mg，每日 3 次，口服。出现满意疗效后再用 1~2 周，然后减量维持 3~4 周。对慢性肾炎顽固性蛋白尿者有较好疗效。

2. 己酮可可碱

开始 2 周，每日 800mg（600mg 口服，200mg 静脉滴注），3~4 周剂量减至 900mg，以后每日口服 300mg，维持 1~2 年。文献报道可使原发性慢性肾炎患者肾功能改善。

3. 雷公藤

治疗慢性肾炎有较好疗效，可与小剂量泼尼松合用或单独服用。如雷公藤多糖苷片10～20mg，每日3次，或雷公藤饮片15g煎服，每日两次，疗程6个月。

4. 有感染者可使用青霉素、氨苄青霉素等抗生素，避免使用磺胺类药物。

八、护理措施

1. 恢复期适当休息，急性发作期或高血压、水肿严重时，应绝对卧床休息。

2. 给予高热量、高维生素、低盐易消化饮食。大量蛋白尿及肾功能正常者，给优质高蛋白饮食；明显水肿及高血压者应限制钠盐和水的摄入。

3. 以1:5000氯己定漱口，保持口腔清洁，防止细菌繁殖。

4. 防止感冒，避免受凉及交叉感染。

5. 因高血压致头痛时，头部可放冰袋，如视力模糊，应在生活上加强护理。

6. 保持皮肤清洁，严防因尿素氮刺激而抓破皮肤，发生感染及压疮。

7. 准确记录出入量，尿少、尿闭时及时通知医师处理。

8. 每日定时测血压2次并记录，防止高血压脑病的发生，注意患者安全。

9. 每周测体重2次并记录。

10. 做好精神护理，让患者对疾病有所认识，鼓励患者树立与疾病长期斗争以及战胜疾病的信心。

11. 认真观察病情变化，注意有无尿毒症早期征象，如头痛、嗜睡、食欲不振、恶心、呕吐、尿少和出血倾向等；定时测量血压，血压过高者注意有无高血压脑病征象。如发现异常及时通知医生。此外，应密切观察药物治疗的疗效及药物不良反应。如应用激素易引起继发感染；环磷酰胺等易出现胃肠道毒性反应。

12. 注意观察药物疗效及药物不良反应。按医嘱定时留尿送检。如并发高血压脑病、心力衰竭、肾衰竭，应协助医师抢救。

九、预防与控制

1. 如无明显水肿或高血压可坚持上班，但不能从事重体力劳动，避免劳累。

2. 进行提高呼吸道抵抗力的锻炼。因为呼吸道感染（特别是反复感染）常会加重病情。

3. 禁忌吸烟、饮酒。不宜盲目服用偏方秘方。

4. 一般认为持续肾功能减退或明显高血压者、新月体性肾炎、局灶/节段性肾小球硬化预后较差，局灶/节段性肾小球肾炎、系膜增生性肾炎预后相对较好。

（闫真真）

第二节 肾衰竭

急性肾衰竭

急性肾衰竭（acute renal failure，ARF）又称急性肾衰，是指由于各种病因引起肾功能在短期内（数小时或数日）急剧下降，出现少尿、氮质潴留及水电解质代谢紊乱的临床综合征，包括肾前性、肾后性、肾实质性急性肾衰。临床以急性肾小管坏死（acute tubular necrosis，ATN）多见。

一、病因和发病机制

（一）病因

导致急性肾衰的原发疾病涉及临床多种学科；肾毒物质亦有药物及毒物之分。为便于诊断、治疗，常将急性肾衰的病因分为 3 类：肾前性、肾实质性、肾后性（梗阻性）。

1. 肾前性

多种疾病引起的血容量不足或心脏排出量减少，导致肾血流量减少、灌注不足、肾小球滤过率下降，出现少尿。这方面的原发病有：胃肠道疾病（吐、泻）、大面积创伤（渗出液）、严重感染性休克（如败血病）、重症心脏病（如心肌梗死、心律失常、心力衰竭）等。

此型肾衰竭有可逆性，如能及时识别，经积极处理，肾缺血得到及时改善，肾脏功能恢复，则少尿症状随之消失。反之，可因病情恶化，演变成肾实质性肾衰竭。

2. 肾实质性

由肾脏本身的病变引起。常见病因分肾实质病变和肾外病理因素两种。肾实质病变多为肾小球肾炎、肾盂肾炎等；肾外病理因素包括药物类如庆大霉素、卡那霉素、新霉素、两性霉素、磺胺类、氯仿、甲醇、四氯化碳等；重金属类如汞、砷、铅、银、锑、铋等；生物毒素如蛇毒、蕈毒、斑蝥等；内生毒素如挤压伤、烧伤、误输异型血等。大量肌红蛋白、血红蛋白、肌酸及其他酸性代谢产物释出并进入血液循环，造成肾小管堵塞，引起上皮细胞坏死。

3. 肾后性

由肾以下的尿路梗阻性病变所致，如双侧输尿管同时被结石堵塞，手术误扎两侧输尿管，盆腔晚期肿瘤压迫输尿管等。肾后性急性肾衰竭如能及时发现并解除梗阻，肾功能即可恢复，不发生器质性损害。

上述各种病因中，以急性肾小管坏死为引起急性肾衰最常见的类型。本节将重点讨论。各种病因引起急性肾小管缺血性或肾毒性损伤，导致肾功能急骤减退，其中大多数为可逆性肾衰竭，治疗得当，可获临床痊愈。

（二）发病机制

急性肾小管坏死的发病机制尚未完全阐明，目前认为主要有以下几种学说：

1. 肾血流动力学异常

肾缺血和肾毒素的作用使血管活性物质释放，引起肾血流动力学变化，使肾血灌注量减少、肾小球滤过率下降而导致急性肾衰。

2. 肾小管上皮细胞代谢障碍

其主要原因为受体依赖性钙通道开放，钙离子向细胞内流，导致细胞内钙离子大量蓄积。肾小管上皮细胞的损伤及代谢障碍由轻变重，最终导致细胞骨架结构破坏和死亡。

3. 肾小管上皮脱落，形成管型

肾缺血或肾中毒引起小管损伤，使肾小管上皮细胞变性、坏死，肾小管基底膜断裂，因而肾小管内液反漏入间质造成肾间质水肿。变性、坏死的上皮细胞脱落入管腔内，与近端肾小管刷状缘脱落的纤毛形成囊泡状物，并与管腔液中的蛋白质共同形成管型，阻塞肾小管，使肾小球的有效滤过压降低而致少尿。

4. 其他

肾缺血后如肾血流再通时，有缺血再灌注性肾损伤。肾脏受损后表皮生长因子产生减少，上皮细胞的再生与修复能力下降。

二、临床表现

有感染、休克、外伤、失血、脱水、尿路梗阻或急性肾小球疾病、肾血管疾病等，以及药物过敏、药物中毒、食物中毒等病史。突然少尿（或逐渐减少），进入本病时期，临床经过可分为少尿期、多尿期和恢复期。

（一）少尿或无尿期

本期经历 12 天左右，也可以 6 ~ 62 天。每日尿量在 400mL 以下或每小时小于 17mL，儿童则少于 50mL 或无尿，每日尿量小于 50 ~ 100mL，完全无尿者少见。尿比重 <1.018，尿钠浓度 >40mmol/L，尿渗量 <350mOsm/kg 水，尿 Cr/血 Cr <20，尿渗透压/血渗透压 <1.1，FE – Na >20%，有蛋白尿、血尿、上皮细胞碎片及粗大的肾衰竭管型。血肌酐、尿素氮增高并直线上升。由于水盐、氮质代谢产物的潴留，可有下述表现。

1. 水中毒

因肾脏失去排水能力及补液过多导致软组织水肿、高血压、肺水肿、心力衰竭等。

2. 代谢性酸中毒

因肾小管排泄酸性代谢产物功能障碍及其产氨泌 H^+ 的功能丧失，故于少尿期 3 ~ 4 天发生代谢性酸中毒表现：库氏型或潮式呼吸、昏迷、血压降低、心律失常等。

3. 电解质紊乱

（1）高钾血症：肾衰时若伴有肌肉、软组织破坏，严重创伤、大血肿、重大手术、热量不足、感染、发热、溶血、酸中毒、软组织缺氧等，则血钾升高甚速，由于少尿，钾不能排出，故血钾升高。有时一日可升高 0.7mmol/L 以上，常为少尿期死亡原因之一。

高钾血症的表现是：肌无力，烦躁不安，神志恍惚，感觉异常，口唇及四肢麻木，心跳缓慢，心律失常，心搏骤停而突然死亡。心电图中出现电轴左倾，T 波高尖，Q－T 间期延长，S－T 段下移，P－R 间期延长等。若伴有低钙、低钠、酸中毒，则症状更为显著。

（2）低钠血症：血钠常降低至 130mmol/L 以下。除了呕吐、腹泻、大面积灼伤等丢钠产生真正的低钠之外，常由于以下因素引起钠的重新分布而致低钠血症：①钠进入细胞内；②钠与有机酸根结合；③饮食减少及肾小管功能不全，重吸收减少；④水分潴留致使钠稀释。因此，血钠虽低，但体内总钠量不少，只是钠的重新分布所致。

（3）高磷、低钙血症：正常情况下，60%～80% 的磷由肾脏排泄，急性肾衰竭时磷不能从肾脏排出，同时组织破坏亦产生过多的磷，血清无机磷升高。高血磷本身并不产生症状，但可影响血清中钙离子浓度。由于过多的磷转向肠道排泄，与钙结合成不溶解的磷酸钙，影响了钙的吸收，出现低钙血症。但在酸中毒时钙的游离度增加，故不发生临床症状。当酸中毒纠正时，血游离钙减低引起手足抽搐。低血钙还可加重高血钾对心脏的毒性作用。

（4）高镁血症：急性肾衰竭时，血镁与血钾常平行升高，当血镁升高至 3mmol/L 时即可产生症状，其症状及心电图改变与高钾血症相似。所以临床上遇有高钾血症症状而血钾并不高时，应考虑高镁血症。

（5）低氯血症：急性肾衰时，钠和氯以相同的比例丢失，所以低氯血症常伴有低钠血症。若患者有呕吐或持续胃管抽吸，造成大量胃液丢失，则氯与氢的丢失较多，可出现低氯血性碱中毒。

相应的症状还有厌食、恶心、呕吐、腹胀等，少数可有胃肠道出血。此外尚有头痛、嗜睡、肌肉抽搐、惊厥等神经系统并发症。高血压和心力衰竭、心律失常及心包炎等。并发感染，以呼吸道、泌尿道和伤口感染为多见，发生率为 30%～70%，也是 ARF 的主要死亡原因。

（二）多尿期

此期肾小管上皮细胞功能已有一定程度的好转，但由于近端肾小管的重吸收功能未完全恢复加之肾小球滤过功能有一定的改善，故此期出现进行性尿量增多，每日尿量可达 3000～5000mL，甚至更多。多尿期血尿素氮和血肌酐仍可上升，当 GFR 明显增加时，血氮质才逐渐下降。此外，此期仍易发生感染、心血管并发症和上消化道出血等，多尿期持续 1～3 周。

（三）恢复期

尿量逐渐恢复正常，肾小球滤过功能、肾小管功能恢复或基本恢复正常。部分病例肾小管浓缩功能不全可持续 1 年以上，若肾功能持久不恢复，提示肾脏遗留有永久性损害。

目前，根据急性肾衰竭临床表现和实验研究细胞损伤的结果提出新的分期：起始期（初期）、扩展期、维持期或确立期、恢复期。

1. 起始期

（1）自机体暴露于缺血性（中毒）损伤开始。

（2）肾功能开始降低，肾前性氮质血症。

（3）细胞内 ATP 大量丢失，破坏了肾小管上皮细胞纤维肌动蛋白的正常网络。

（4）细胞完整性仍保持，但维持正常肾功能的能力受损。

（5）生成氧自由基，活化炎症瀑布。

（6）启动肾内保护性机制，诱生小管细胞热休克蛋白。

2. 扩展期

（1）再灌注使血流返回至肾皮质，肾小管发生再灌注导致的细胞死亡。

（2）外层髓质，肾小管 S 段和髓袢升支厚壁段血流仍明显减少，细胞凋亡、坏死、脱落、阻塞管腔。

（3）血管内皮细胞受损，裸露的血管内膜强烈收缩，GFR 进一步降低。

（4）外层皮质血流量恢复正常，细胞开始修复。

国外学者 Molitoris 提出此期是缺血再灌注的后果，是进行早期诊断和干预的最好时机。

3. 维持期

（1）肾实质损伤已成定局，GFR 处于最低点。

（2）此期的严重程度与时间决定于细胞存活与死亡之间的平衡。

（3）上皮细胞与内皮细胞的修复是急性肾衰竭恢复的关键。

4. 恢复期

（1）GFR 开始恢复。

（2）细胞继续分化，上皮细胞的极性重新建立。

（3）内皮细胞如何修复所知甚少，但可能起关键作用。

（4）可遗留慢性损伤。

临床上急性肾衰竭恢复期有相当部分患者遗留持久的或进行性肾功能损害，动物实验表明肾微血管床减少，间质纤维化，肾小管细胞增多和萎缩，持续炎症。

三、实验室及其他检查

1. 尿的改变

尿中有蛋白 + ~ + +、红、白细胞及颗粒管型，偶可见到粗大的上皮细胞管型（肾衰管型），尿比重低，（1.010~1.015），尿钠浓度则升高（>30mmol/dL），尿渗透压降低接近血浆水平。

2. 血液检查

白细胞计数常增高，在 $10.0 \times 10^9 ~ 20.0 \times 10^9/L$ 左右。贫血，其程度视有无失血、溶血、氮质潴留及血液稀释程度等而定。血尿素氮、肌酐逐日增加，磷酸盐、血清钾等均增高，与疾病的严重程度成正比，血清钠、氯、钙、pH 及二氧化碳结合力均降低。

3. X 线检查

尿路平片：从肾影大小获知有无慢性肾疾患及输尿管结石梗阻。逆行肾盂造影：考虑有梗阻性病变的患者，应先做此检查。肾动脉造影：对肾动脉栓塞有诊断意义。

4. B 型超声检查

可测定肾脏大小以及观察肾盂或尿路系统的状况，有助于确定肾后性梗阻。

5. 同位素检查

早期肾图可显示肾前缺血、肾后梗阻及肾器质性病变、肾功能衰竭的不同曲线，对病情判断有一定意义。恢复期可通过肾图观察肾功能恢复情况。

四、诊断

在严重创伤或严重感染的患者，大手术后，特别是术中曾有低血压的患者，若出现尿量减少，尿比重低，血清肌酐值有上升者，应考虑有 ARF 的可能。此时应详细分析病史、体格检查、实验室检查，排除心排血量不足或血容量不足所致少尿及尿路梗阻后即可诊断。

五、鉴别诊断

急性肾衰竭应注意与肾前性少尿、急性尿路梗阻、急性肾小球肾炎、急进性肾小球肾炎、肾静脉血栓形成、肾动脉或腹主动脉栓塞或血栓形成、恶性高血压以及妊娠高血压综合征、急性肾髓质坏死、急性肾皮质坏死等相鉴别。

六、治疗

急性肾衰竭的治疗原则主要是纠正生理功能的紊乱，防止发生严重并发症，尽力维持患者生命，以待肾功能的恢复。其中，急性水中毒、高钾血症是严重威胁患者生命的重要原因，处理应特别重视。

（一）纠正可逆的病因，预防额外的损伤

急性肾衰竭首先要纠正可逆的病因。对于各种严重外伤、心力衰竭、急性失血等都应进行治疗，包括输血，等渗盐水扩容，处理血容量不足、休克和感染等。应停用影响肾灌注或肾毒性的药物。

应用小剂量多巴胺（每分钟 $0.5 \sim 2 \mu g/kg$）可扩张肾血管，增加肾血浆流量以增加尿量，但循证医学没有证据表明其在预防或治疗急性肾衰竭上有效。由于使用小剂量多巴胺也会增加包括心律失常、心肌缺血、肠缺血（伴增加革兰阴性菌菌血症）和抑制垂体激素分泌的危险，故临床上不应常规使用。

应用利尿药可能会增加尿量，从而有助于清除体内过多的液体，但循证医学尚未证实利尿药治疗能改变急性肾衰竭的临床病程或降低死亡率。其他药物治疗如心钠肽（ANP），IGF-1 等也均未证实对急性肾衰竭治疗有帮助。

（二）少尿期的治疗

少尿期常因急性肺水肿、高钾血症、上消化道出血和并发感染等导致死亡。故治疗重点为调节水、电解质和酸碱平衡，控制氮质潴留，供给适当营养，防治并发症和治疗原发病。

1. 卧床休息

所有 ATN 患者都应卧床休息。

2. 饮食

能进食者尽量利用胃肠道补充营养，给予清淡流质或半流质食物为主。酌情限制水分、钠盐和钾盐。早期应限制蛋白质（高生物效价蛋白质 0.5g/kg），重症 ATN 患者常有明显胃肠道症状，从胃肠道补充部分营养先让患者胃肠道适应，以不出现腹胀和腹泻为原则，然后循序渐进补充部分热量，以 2.2～4.4kJ/d（500～1000kcal）为度。过快、过多补充食物多不能吸收，导致腹泻。

3. 维护水平衡

少尿期患者应严格计算 24 小时出入水量。24 小时补液量为显性失液量及不显性失液量之和减去内生水量。显性失液量系指前一日 24 小时内的尿量、粪、呕吐、出汗、引流液及创面渗液等丢失液量的总和；不显性失液量系指每日从呼气失去水分（400～500mL）和从皮肤蒸发失去水分（300～400mL）。但不显性失液量估计常有困难，故亦可按每日 12mL/kg 计算，并考虑体温、气温和湿度等。一般认为体温每升高 1℃，每小时失水量增加 0.1mL/kg；室温超过 30℃，每升高 1℃，不显性失液量增加 13%；呼吸困难或气管切开均增加呼吸道水分丢失。内生水系指 24 小时内体内组织代谢、食物氧化和补液中葡萄糖氧化所生成的水总和。食物氧化生成水的计算为 1g 蛋白质产生 0.43mL 水，1g 脂肪产生 1.07mL 水和 1g 葡萄糖产生 0.55mL 水。由于内生水的计算常被忽略，不显性失水量计算常属估计量，致使少尿期补液的准确性受到影响。为此，过去多采用"量出为入，宁少勿多"的补液原则，以防止体液过多。但必须注意有无血容量不足因素，以免过分限制补液量，加重缺血性肾损害，延长少尿期。下列几点可作为观察补液量适中的指标：①皮下无脱水或水肿现象；②每日体重增加，若超过 0.5kg 或以上，提示体液过多；③血清钠浓度正常。若偏低，且无失盐基础，提示体液潴留可能；④中心静脉压在 6～10cm H_2O，若高于 12cmH_2O，提示体液过多；⑤胸部 X 线片血管影正常。若显示肺充血征象，提示体液潴留；⑥心率快、血压升高，呼吸频速，若无感染征象，应怀疑体液过多。

4. 高钾血症的处理

严格限制含钾药物和食物的摄入。当血钾 >6.5mmol/L，需紧急处理：①10% 葡萄糖酸钙 10～20mL，稀释后缓慢静脉注射，以对抗钾的心脏毒性；②5% 碳酸氢钠 100～200mL 静脉注射，以拮抗钾对心肌的抑制，并促使钾进入细胞内；③50% 葡萄糖液 50～100mL 加普通胰岛素 6～12U 静脉注射，使钾向细胞内转移；④透析疗法是治疗高钾血症最有效的方法。

5. 钠平衡失调的处理

稀释性低钠血症，应限制水的摄入，必要时予高渗盐水静脉注射或透析治疗。如有高钠血症，应适当放宽水的摄入。

6. 代谢性酸中毒的处理

非高分解代谢型肾小管坏死，一般代谢性酸中毒并不严重。高分解代谢型肾小管坏死，酸中毒发生早，程度重。当血二氧化碳结合力 <15mmol/L，可予 5% 碳酸氢钠治

疗。对严重的酸中毒，应立即行透析治疗。

7. 低钙血症、高磷血症的处理

对无症状性低钙血症，不需处理，有症状性低钙血症，可临时静脉补钙。中重度高磷血症可予氢氧化铝凝胶或碳酸钙口服。

8. 呋塞米（呋塞米）和甘露醇的应用

ATN 少尿病例在判断无血容量不足的因素后，可以试用呋塞米。呋塞米可扩张血管、降低肾小血管阻力，增加肾血流量和肾小球滤过率，并调节肾内血流分布，减轻肾小管和间质水肿。早期使用有预防 ARF 的作用。关于每日剂量，有学者主张 200mg 静脉注射为度，1~2 次/日，无效则停止继续给药。既往曾有报道每日超过 1g 剂量，如此大剂量呋塞米对肾实质可能有损害，目前，血液净化技术已普遍应用，对利尿无反应者有透析指征时应早期透析。过多依赖呋塞米拖延透析治疗，增加并发症发生，同时也增加呋塞米的耳源性毒性。甘露醇作为渗透性利尿药可应用于挤压伤病例强迫性利尿，但对已确诊为 ATN 的少尿（无尿）患者应停用甘露醇，以免血容量过多，诱发心力衰竭和肺水肿。

9. 心力衰竭的治疗

最主要原因是钠水潴留，致心脏前负荷增加。由于此时肾脏对利尿剂的反应很差，同时心脏泵功能损害不严重，故洋地黄制剂疗效常不佳，合并的电解质紊乱和肾脏排泄减少，则使洋地黄剂量调整困难，易于中毒，应用时应谨慎。内科保守治疗以扩血管为主，尤以扩张静脉、减轻前负荷的药物为佳。透析疗法在短时间内可通过超滤清除大量体液，疗效确实，应尽早施行。

10. 贫血和出血的处理

急性肾衰竭的贫血往往较慢性肾衰竭为轻，血红蛋白一般在 80~100g/L，可不予特殊处理。中重度贫血应注意引起肾衰竭原发病的诊断和肾衰竭合并出血的可能。治疗以输血为主。急性肾衰竭时消化道大量出血的治疗原则和一般消化道大量出血的处理原则相似，但通过肾脏排泄的抑制胃酸分泌药（如西咪替丁、雷尼替丁等）在较长期应用时，需减量使用。

11. 营养

补充营养以维持机体的营养状况和正常代谢，这有助于损伤细胞的修复和再生，提高存活率。急性肾衰竭患者每日所需能量应为每千克体重 147kg（35kcal）。主要由碳水化合物和脂肪供应；蛋白质的摄入量应限制为 0.8g/（kg·d），对于有高分解代谢或营养不良以及接受透析的患者的蛋白质摄入量可放宽。尽可能地减少钠、钾、氯的摄入量。不能口服的患者需静脉营养补充必需氨基酸及葡萄糖。

12. 感染的预防和治疗

开展早期预防性透析疗法以来，在少尿期死于急性肺水肿和高血钾症者显著减少。少尿期主要原因是感染，常见为血液、肺部、尿路、胆管等感染。应用抗生素时，由肾脏排泄的抗生素在体内的半衰期将延长数倍至数 10 倍，极易对肾脏引起毒性反应。因此，需根据细菌培养和药物敏感试验，合理选用对肾脏无毒性的抗菌药物治疗，如第二或第三代头孢菌素、各种青霉素制剂、大环内酯类、氟喹诺酮类等。原则上氨基糖苷类、某些第一代头孢菌素及肾功能减退易蓄积而对其他脏器造成毒性的抗生素，应慎用或不用。但近年来，耐甲氧西林金黄色葡萄球菌、肠球菌、假单胞菌属、不动杆菌属等耐药菌的医院内感染渐增多，故有时也需权衡利弊，选用万古霉素等抗生素，但需密切观察临床表现。有条件时，应监测血药浓度。许多药物可被透析清除，透析后应及时补充，以便维持有效血药浓度。

13. 血液透析或腹膜透析治疗

透析指征为：①急性肺水肿，高钾血症，血钾在 6.5mmol/L 以上；②高分解代谢状态；③无高分解代谢状态，但无尿在 2 日或少尿 4 日以上；④二氧化碳结合力在 13mmol/L 以下；⑤血尿素氮 21.4～28.6mmol/L（60～80mg/dL）或血肌酐 44.2mmol/L（5mg/dL）以上；⑥少尿 2 日以上并伴有体液过多，如眼结膜水肿、胸腔积液、心奔马律或中心静脉压高于正常，持续呕吐，烦躁或嗜睡，心电图疑有高钾图形等任何一种情况。

近年来，采用持续性动静脉血滤疗法（CAVH）对血流动力学影响小，脱水效果好，适用于有严重水肿所致高血压、心力衰竭、肺水肿或脑水肿者，还可补充静脉高营养。不需血管造瘘，准备时间短，操作简便，但需严密监测。血液灌流术配合血液透析是抢救急性药物或毒物中毒所致急性肾衰竭的有效措施。

14. 简易疗法

包括吸附法、导泻法及鼻胃管持续吸引。对降低血尿素氮、肌酐等体内蓄积的毒性物质有一定作用，可试用。尤其适用于不能开始透析疗法的医疗单位。

（三）多尿期治疗

多尿期开始，威胁生命的并发症依然存在。治疗重点仍为维持水、电解质和酸碱平衡，控制氮质血症，治疗原发病和防止各种并发症。部分 ATN 病例多尿期持续较长，每日尿量多在 4L 以上，补充液体量应逐渐减少（比出量少 500～1000mL），并尽可能经胃肠道补充，以缩短多尿期。对不能起床的患者，尤应防治肺部感染和尿路感染。

多尿期开始即使尿量超过 2500mL/d，BUN 仍可继续上升。故已施行透析治疗者，此时仍应继续透析，直至 Scr 降至 265μmol/L 以下并稳定在此水平。临床一般情况明显改善者可试暂停透析观察，病情稳定后停止透析。

（四）恢复期的治疗

注意补充营养，逐渐增加体力劳动，适当进行体育训练。尽量避免一切对肾脏有害的因素如妊娠、手术、外伤及对肾脏有害的药物。定期查肾功能及尿常规，以观察肾脏恢复情况。

七、护理

1. 少尿期应卧床休息

可采取卧位或半卧位，伴下肢水肿者，适当抬高下肢；病情危重者注意预防压疮的发生。恢复期可适量进行活动，以不感觉劳累为原则。

2. 疾病监测

①常规监测：监测生命体征、意识，必要时给予 24 小时持续心电监护。准确记录

每小时尿量及 24 小时出入液量。密切观察肾功能、电解质检测和动脉血气分析的结果。②密切观察有无心血管系统、消化系统、神经系统和感染的临床表现。③潜在并发症的监测：如果出现尿量急剧减少甚至无尿、血压增高、BUN 和 Scr 进行性增高、pH 降低、血钾增高等提示病情加重；当出现急性心衰，心室颤动或心脏骤停，$PaO_2 \leqslant 60mmHg$，血钾高于 6.0mmol/L，或 pH < 2.5 时，警惕高钾血症、代谢性酸中毒的发生，应立即进行处理。

（三）症状护理

1. 手足抽搐

肾衰竭时，磷酸盐排泄障碍，形成高磷酸症，此时因主要由肠道排泄而加速钙的消耗，妨碍消化道对钙的吸收，造成低钙血症。可引起手足抽搐，应按医嘱及时补充钙剂。

2. 心律不齐及心率缓慢

患者由于肾功能衰竭而钾的排泄减少，引起钾的潴留，可发生高钾血症。同时，由于患者低钙，增强了高钾对心脏的毒性。患者表现为心动过缓、心律不齐、心室颤动、心脏停搏等。护士应密切观察心率、心律及病情变化。高血钾症时应及时检查心电图，同时测定血钾。钾高于 5.5mmol/L 即为高血钾，应严格控制患者摄含钾盐和保钾利尿剂等。输血治疗时，不要输库存过久的血液。输液时不用含钾的溶液，如林格液等。

3. 低钠血症

常因呕吐、腹泻等丢失盐或输入过多不含钠的液体等致低钠血症，临床表现头晕倦怠、眼球下陷、神志淡漠、肌肉痉挛等。严重低钠血症可有抽搐或癫痫样发作或导致昏迷。护理人员应密切观察患者的临床表现，发现以上症状时，应及时补充钠盐。

4. 高血压

肾衰竭时，肾缺血及肾素产生过多而发生高血压。应每日测量并做好记录，观察高血压症状，并对症处理。如血压逐渐下降并恢复正常，说明病情有所好转。

5. 水中毒

必须严格控制入水量，尤其输液量和控制点滴速度。如有血压明显上升、水肿、气促、心悸或其他原因不能解释的左心衰竭症候，常提示有水中毒发生，应及时处理。

（四）饮食护理

补充营养以维持机体的营养状况和正常代谢，有助于损伤细胞的修复与再生，提高存活率。①饮食以高热量、适量蛋白质、高维生素的流质或半流质饮食为主。少尿期营养的供给非常重要，尽可能通过胃肠道补充营养，病情严重者可通过静脉补充。热量供给按 30～35kcal/（kg·d）计算。少尿早期开始酌情限制蛋白质的摄入，按 0.8g/（kg·d）计算，对于高分解代谢或营养不良以及接受透析的患者蛋白质摄入量可放宽。②血钾增高者限制香蕉、橘子、坚果、蘑菇、香菇、豆制品等含钾丰富的食物。

八、预防控制

1. 疾病预防指导

慎用氨基糖苷类等肾毒性抗生素。尽量避免需用大剂量造影剂的影像学检查，尤其是老年人及肾血流灌注不良者（如脱水、失血、休克）。加强劳动防护，避免接触重金属、工业毒物等。误服或误食毒物时，应立即进行洗胃或导泻，并采用有效解毒剂。

2. 疾病知识指导

恢复期患者应加强营养，增强体质，适当锻炼；注意个人清洁卫生，注意保暖，防止受凉；避免妊娠、手术、外伤。叮嘱患者定期随访，强调监测肾功能、尿量的重要性，并教会其测量和记录尿量的方法。

慢性肾衰竭

慢性肾衰竭尿毒症是系指各种终末期肾脏疾病，病程逐渐发展，肾单位大量毁损，引起体内氮质和其他代谢产物潴留，水、电解质和酸碱平衡失调以及某些内分泌活性物质生成和灭活障碍等出现一系列严重的临床综合征。在治疗上，早期病例采用保守疗法，及时解除可纠正因素，可能延缓病程进展，晚期则以透析疗法和肾移植为主。慢性肾衰竭在临床上较为多见，病死率甚高，故早期诊治颇为重要。

一、病因和发病机制

慢性肾衰竭的常见病因有：①原发性肾脏疾病，如肾小球肾炎、慢性肾盂肾炎、小管间质性肾炎、遗传性肾炎、多囊肾等；②继发性肾脏病变，如系统性红斑狼疮性肾病、糖尿病肾病、高血压肾小动脉硬化症，各种药物及重金属所致的肾脏病；③尿路梗阻性肾病，如尿路结石、神经性膀胱、前列腺肥大等。

本病的发病机制未完全明了，主要有以下学说：

（一）"健存"肾单位学说

部分肾单位（包括肾小球及肾小管）损毁，丧失功能；而"健存"的肾单位往往发生代偿性肥大，如肾小球增大并增多滤过率，肾小管扩张并增加流经肾小管的原尿量，以便进行选择性再吸收。当"健存"肾单位尚有足够的数量，则肾功能得到代偿，患者可不出现临床症状。随着病情的发展，"健存"肾单位逐渐减少，肾功能不全的症状就会表现出来，最终发展成尿毒症。

（二）"矫枉失衡"学说

肾功能不全导致机体代谢失衡，可通过机体神经－体液调节，可使不平衡部分重新达到平衡，但这种调节本身却又可引起新的失衡。如当肾小球滤过率下降时，钠潴留使机体增加利钠激素的分泌，可使尿钠排出增加。但利钠激素却影响细胞膜的 Na^+，K^+ －ATP 酶，使钠、钾交换障碍，影响细胞特别是中枢神经细胞的正常功能。这个学说，不仅补充、完整了尿毒症的发病机制，并且是指导防治尿毒症的重要理论根据。

二、临床表现

慢性肾衰竭的早期，除氮质血症外，往往无临床症状，而仅表现为基础疾病的症状，到了病情发展到残余单位不能调节适应机体最低要求时，尿毒症症状才会逐渐表现出来。

（一）水、电解质和酸碱平衡失调

1. 脱水与水肿

患者对水的适应和调节能力差，既可出现脱水，也可出现水潴留甚至水中毒。如患者感染发热、呕吐腹泻或水摄入不足时，易发生脱水和血容量不足；肾衰竭晚期 GFR <10mL/min，出现少尿或无尿，若液体入量过多，不仅水肿加重，还会导致高血容量性急性左心力衰竭。

2. 低钠与高钠血症

在较长的病程中多能保持血清钠正常水平。低钠多见于肾小管间质疾病、镇痛剂肾病和多囊肾等导致的 CRF，恶心呕吐，钠摄入减少，腹泻及使用渗透性或排钠性利尿剂也可引起，低钠主要表现为头晕乏力、表情淡漠，重者血压降低甚至休克、昏迷。突然增加钠负荷，肾不能很快排出，钠在细胞外液增加，出现水钠潴留，引起水肿、高血压和心力衰竭等。

3. 低钾血症及高钾血症

较急性肾功能不全时少见。一般血钾偏低多见，除与厌食、腹泻、排钾利尿、限制钾摄入有关外，还有酸中毒促使细胞钾外逸和细胞膜 $Na^+ - K^+ - ATP$ 酶活性降低使细胞内钾量减少有关。主要表现肌力减退、肢体瘫痪、胃肠道麻痹、尿潴留、反射减退、心律失常、严重时心搏骤停等。高钾血症主要发生在创伤、手术、麻醉、输血、酸中毒加重或一次摄入钾过多时，因患者对高钾血症较正常人耐受性高，故多无症状。少数人可有肌肉软弱或感觉异常，严重者出现心搏骤停。

4. 高磷血症、低钙血症及高镁血症

因排磷减少，导致血磷升高。磷从肠道代谢性排出时与钙结合，影响了钙的吸收；加之患者营养不良使血浆蛋白降低，进而蛋白结合钙量减少；再者因肾组织破坏，使 1，25 二羟胆固化醇合成减少等，均可造成低钙血症。但由于常伴有酸中毒使游离钙降低不多，故一般不出现低钙性搐搦，而多发生在纠正酸中毒的补碱过程中。尿毒症时，由于排镁能力降低，且酸中毒使镁从细胞内转至细胞外可造成高镁血症，抑制心脏。一般与高钾血症同时发生。

5. 代谢性酸中毒

酸中毒是慢性肾衰竭进展中的一种常见症状，轻者血浆二氧化碳结合力在15.71～22.45mmol/L（35～50Vol/dL），重者可降至 4.49mmol/L（10Vol/dL）以下，伴疲乏、软弱、恶心、胸闷、Kussmaul 呼吸等。严重酸中毒是本症重要死亡原因之一。

（二）各系统症状

1. 心血管系统症状

（1）高血压：既可以是原有高血压的持续进展，也可在肾衰竭过程中出现。主要原因为水钠潴留，还可与下列因素有关：肾素活性增高、血管张力增强、尿毒症毒素、前列腺素分泌减少。收缩压和舒张压均上升，程度轻重不等。

（2）纤维素性心包炎：发生率超过 50%，但有明显症状者不多。患者可有胸痛，卧位及深呼吸时加重，心前区可闻及粗糙的心包摩擦音或扪及摩擦感，也可有不同程度的心包积液体征。其发生机制未完全阐明，主要的形成因素是代谢异常、废物或尿素积聚、尿酸沉积、容量负荷过度、感染、抗体形成、甲状旁腺素水平增高等。

（3）心力衰竭：容量性负荷过度是最主要的因素，同时与高血压、心肌病、心律失常、严重贫血有关。

2. 胃肠道症状

此为患者最早出现和最突出的症状，且随肾衰竭进展而加剧，主要因尿素在胃肠道被细菌分解为氨和碳酸铵刺激黏膜所引起，表现为口中有氨味、畏食、恶心呕吐、腹胀、呃逆，重症患者可有口腔黏膜溃烂、假性肠梗阻和消化道大量出血等。

3. 精神、神经系统症状

早期表现为头昏、疲乏、记忆力减、注意力不集中、失眠、健忘等，渐渐出现情绪及性格改变，如表情淡漠无欲、沉默寡言、精神萎靡；晚期出现嗜睡、幻觉、谵语、大小便失禁直至昏迷。周围神经病变以感觉异常为多见，患者感肢体麻木、皮肤烧灼感，部分患者下肢酸痛难忍，被迫不停地活动下肢。上述症状的发生机制是尿毒症毒素，水、电解质酸碱平衡紊乱等综合性因素所致。

4. 呼吸系统症状

因机体免疫功能低下，易合并肺部感染；间质性肺炎也较为常见；尿毒症肺是一种独特形式的肺部充血、水肿，X线特征性表现是肺门区呈中心性肺水肿，周围肺区正常，呈蝴蝶翼状分布；15%～20%的患者发生脑膜炎，单侧或双侧胸腔积液均可发生。转移性肺钙化也时有发生正引起临床重视。

5. 皮肤表现

患者面色萎黄，色素沉着，皮肤干燥脱屑无光泽、弹性差，尿素随汗液排出沉积于皮肤；或因继发性甲状腺功能亢进钙沉积于皮肤，引起顽固性瘙痒。

6. 造血系统症状

贫血是尿毒症患者必有的症状。贫血的原因：①肾脏产生红细胞生成因子不足；②潴留的代谢产物（如甲基胍、胍基琥珀酸等）抑制了红细胞的生长成熟；③血中存在毒性物质如红细胞生成素抑制因子；④食欲减退致缺铁、缺叶酸和蛋白质（特别是缺转铁蛋白）；⑤从尿中丢失蛋白质；⑥各种原因所致的失血（鼻出血、消化道出血等）。由于贫血是由多种原因造成的，故对各种抗贫血的治疗反应差。除贫血外尚有血小板功能障碍、集聚力低、容易破坏，加上尿毒症时多种凝血因子的活性增高，而且在酸中毒环境下，毛细血管的脆性增高，故患者有容易出血的倾向。

7. 骨骼系统

由于钙磷代谢障碍，继发性甲状旁腺功能亢进，引起肾性骨病。可发生严重的全身骨痛或病理性骨折或畸形。临床表现为骨软化症、纤维性骨炎、骨硬化症。

8. 内分泌系统表现

男性可表现为性功能减退，男性乳房女性化，女性可表现为月经不调，少数患者可有甲状腺功能低下症状。

9. 继发感染

尿毒症患者因体液免疫和细胞免疫功能低下，极易继发感染。常见部位为肺、泌尿系及腹膜腔等，常可引起死亡。

10. 代谢失调及其他

（1）体温过低：本病基础代谢率常下降，患者体温常低于正常人约1℃，故在估计患者的发热程度时，这点要估计在内。体温与氮质血症程度呈负相关，透析后体温可恢复正常。

（2）糖类代谢异常：空腹血糖正常或轻度升高。许多患者糖耐量减低，通常不需处理，可能是由于尿毒症毒素使外周组织对胰岛素的应答受损，因而糖利用率下降。慢肾衰竭时原有的糖尿病需胰岛素量会减少，因为胰岛素平时在远端小管降解，慢性肾衰竭时降解减少。

（3）高尿酸血症：尿酸主要由肾清除。当GRF<20mL/min时，则有持续性高尿酸血症。发生痛风性关节炎者少见。

（4）脂代谢异常：尿毒症患者常有高三酰甘油血症，高密度脂蛋白血浆水平降低，极低及低密度脂蛋白升高，而胆固醇水平正常。其原因仍未明，可能与尿毒症毒素、胰岛素的代谢异常等因素有关，透析不能纠正脂代谢异常，慢性透析患者过早地发生动脉硬化。

三、实验室及其他检查

（一）血液检查

1. 常有明显的贫血，血红蛋白常在80g/L以下，多数40~60g/L，为正常红细胞贫血，感染时白细胞升高，血小板常减少。

2. 血浆白蛋白下降，多低于30g/L。

3. 血尿素氮、血肌酐升高。

4. 酸中毒时，二氧化碳结合力下降。

5. 血钙低、血磷高、血钾、血钠依病情而异。

（二）尿液检查

尿蛋白量为+~+++（随原发病和尿量多少而定），晚期因肾小球大部分已损坏，尿蛋白反而减少。尿沉渣检查，可有为数不等的红细胞、白细胞、上皮细胞和颗粒管型；如能发现粗而短，均质性、边缘有裂口的蜡样管型有诊断意义。尿渗透压降低，晨尿在450mmol/L（450mOsm/kg）以下，尿相对密度降低为等张尿（固定在1.010左右）。

（三）肾功能检查

血尿素氮、肌酐早期可不高，晚期明显升高。内生肌酐清除率、尿浓缩稀释试验均明显减退。诊断时应按肾功能损害的程度进行临床分期：

1. 肾功能不全代偿期

内生肌酐清除率降低至每分钟70~50mL，血尿素氮大于7.1mmol/L、小于8.9mmol/L。血肌酐大于132.6μmol/L、小于176.0μmol/L，可无肾功能损害的临床症状。

2. 肾功能不全失代偿期

内生肌酐清除率小于每分钟50mL、大于每分钟25mL，血尿素氮大于8.9mmol/L，血肌酐大于 176.0μmol/L, 可有轻度乏力、食欲减退和不同程度贫血症状。

3. 尿毒症期

内生肌酐清除率降至每分钟 25mL 以下, 血尿素氮大于 21.4mmol/L, 血肌酐大于 440μmol/L, 已有较明显的尿毒症临床症状。依内生肌酐清除率可分为: 尿毒症早期: 每分钟 10~20mL; 尿毒症晚期: 每分钟 5~10mL; 尿毒症末期: 每分钟 ≤5mL。

（四）血生化检查

血浆蛋白降低, 总蛋白 <60g/L, 白蛋白降低更显著, 常可在 30g/L 以下。血钙偏低, 而血磷高, 血钾、血钠则随病情而定, 可高、可低或正常。

（五）血液气体分析

提示代谢性酸中毒。

（六）其他检查

尿路 X 线片和造影、同位素肾图、肾扫描、肾穿刺活组织检查等, 对病因诊断常有重要意义。

四、诊断和鉴别诊断

（一）诊断

原有慢性肾脏病史, 出现厌食、恶心、呕吐、腹泻、头痛、意识障碍等, 应考虑肾衰竭。对临床出现原因不明的贫血、消化道出血、高血压、意识障碍等, 乃至不明原因的腹痛、腹泻、酸中毒, 在诊断时应警惕本病的可能性。因有的慢性肾脏病进展缓慢, 症状隐匿, 常在应激状态下病情迅速恶化时才出现肾衰竭尿毒症表现。

（二）鉴别诊断

鉴于慢性肾衰竭的临床表现与全身各系统器官的关系密切, 故对于病史不明确, 临床表现不典型者, 应与下列疾病鉴别: 如胃肠炎、溃疡病、贫血、出血性疾病、高血压、心脏病、糖尿病昏迷、癫痫等。在详细了解病史的同时, 进行血生化、尿液及肾功能检查, 常有助于确诊。

五、治疗

（一）治疗原则

慢性肾功能不全的治疗原则是: 去除诱发尿毒症加重的诱因, 纠正水、电解质和酸碱平衡失调, 维持氮平衡, 减轻尿毒症症状。早期的治疗主要是延缓病程的进展, 晚期主要依靠替代疗法或进行肾移植。

（二）治疗方案

1. 一般治疗

肾功能不全代偿期可从事较轻工作, 避免过劳、受寒; 失代偿期应减轻工作, 已出现尿毒症症状者应休息治疗。积极治疗原发病, 防止发展为尿毒症, 如肾盂肾炎的抗感染治疗, 狼疮性肾炎的激素及免疫抑制剂治疗, 梗阻性肾病及时解除梗阻等。尽力去除肾功能不全加重的诱因, 如血容量不足、电解质紊乱、感染、出血、进行性高血压及肾毒性药物的使用等。

2. 营养疗法

（1）低蛋白饮食，提供必需氨基酸，又可减轻肾脏负荷，以动物优质蛋白为主（牛奶、瘦肉、鸡蛋、鱼类）。GFR 不低于 30mL/min 时，蛋白可不过分限制，以 50g/d 为宜。肾功能不全进一步加重时，一般主张蛋白给予 30g/d [0.5g/（kg·d）]。亦有主张 0.8g/（kg·d）者。尽量不食植物蛋白。若以低蛋白饮食 + 必需氨基酸口服，尿素可被利用合成非必需氨基酸，有减缓肾功能恶化的作用。高蛋白饮食加重肾功能损害。

（2）维生素与热量：饮食应富含维生素，热量在 35~40kCal（kg·d）。

3. 纠正水、电解质紊乱

（1）水平衡：一般尿量在 1000mL 以上而无水肿者不宜限水。每日补液量 = 显性失水量（前 1 天尿量、吐泻、失血、失汗等）+ 不显性失水 500mL。水潴留者应限水；水肿明显、尿量明显少者，可用呋塞米治疗，尿量 < 1mL/min 时开始用，首次 100mg，无效每日增加 1 倍。但需警惕过度利尿以及暂时性听力障碍。注意测 K^+、Na^+、Cl^- 1 次。

（2）高血钠和低血钠症：高钠血症大部分因脱水所致，因此应主要补给水分；低钠血症可用 3%~5% 氯化钠液纠正，服用钠盐每日以 3~6g 为度，合并酸中毒者以选碳酸氢钠为宜。

（3）低钾血症：去除诱因，并根据体内缺钾程度静脉滴注或口服氯化钾溶液，避免碱剂过量。

（4）高钾血症：是一危急情况，除治疗诱因如代谢性酸中毒、感染等外，应根据高钾血症严重程度和对体液耐受情况，静脉注射克分子乳酸钠（11.2%）60~200mL 或静脉滴注 5% 碳酸氢钠 250mL 及或静脉注射 10% 葡萄糖酸钙 10~20mL，或加用高渗葡萄糖和胰岛素等；严重病例应同时行血液透析。

（5）高血磷、低钙血症：禁食高磷食物，口服氢氧化铝凝胶 20mL，每日 3~4 次。此外，可口服乳酸钙 1~2g，每日 3 次，并肌内注射大剂量维生素 D。低血钙时可用葡萄糖酸钙或碳酸钙 1g，每日 3 次，口服。低钙抽搐者可用 10% 葡萄糖酸钙 10~20mL 缓慢静脉注射。

4. 纠正代谢性酸中毒

轻度酸中毒，二氧化碳结合力仍在 13.2mmol/L（30 容积%）以上者，可口服碳酸氢钠 1~2g，每日 3~4 次；如二氧化碳结合力在 13.2mmol/L 以下，尤其伴有昏迷或大呼吸时，应静脉补碱，迅速纠正酸中毒。一般可先给予 5% 碳酸氢钠 200~400mL 或 11.2% 乳酸钠 100~200mL 加入 5%~10% 葡萄糖液 500~1000mL 内，静脉滴注，但对严重酸中毒患者，或需限制入液量者，亦可静脉滴注高浓度碱性药物，临床上常根据二氧化碳结合力测定结果计算碱性液体的用量。

5. 氮质血症的处理

（1）静脉滴注葡萄糖：尿毒症患者因厌食、呕吐及其他多种因素，使体内蛋白质分解增加，不仅增加了尿素的生成，而且释放出相当数量的钾离子及酸性代谢产物，所以对不能进食的病员如每日补给葡萄糖 100~200g，不仅可提高热量，减少自体蛋白质分解、减轻氮质血症，而且可减少硫酸盐、磷酸盐的形成，促使细胞外钾进入细胞内，从而防止酸中毒及高血钾起一定作用。

（2）蛋白合成激素疗法：丙酸睾丸酮 25～50mg 或苯丙酸诺龙 25mg，肌内注射，每周 2 次，以促进蛋白质合成。

（3）氧化淀粉治疗：氧化淀粉或覆醛氧化淀粉 5～10mg，每日 2～3 次，口服，能吸附尿素氮，起到口服透析作用。覆醛氧化淀粉疗效较好，腹痛、呕吐等不良反应较氧化淀粉为轻。

（4）严重氮质血症，尤其伴水肿，难以纠正的酸中毒、高血钾等宜及时行透析治疗。

6. 对症治疗

（1）恶心、呕吐：除纠正酸中毒外，可肌内注射甲氧氯普胺 10mg，也可常规口服多潘立酮 10mg，每日 3 次，重者可肌内注射地西泮或氯丙嗪止呕；有上消化道出血，可用西咪替丁 0.4～0.6g 溶于葡萄糖液中静脉滴注，同时应用止血剂。

（2）高血压：降压可按阶梯方案进行，以免使血压骤降，影响肾血流量，加快肾功能不全，β 受体阻滞剂可使肾血管收缩，肾血流减少，GFR 下降，故应避免应用。可顺序使用下述药物：①利尿剂：常用呋塞米 40～80mg/d，分 2～3 次，口服；②钙离子拮抗剂：硝苯地平 15～60mg/d，分 3 次口服，也可选用尼莫地平等同类药；③血管扩张剂：哌唑嗪 0.5～1mg，每日 3 次，口服，或甲基多巴 0.25～0.5g，每日 2～3 次，口服；④血管紧张素转换酶抑制剂：如卡普托利 12.5～25mg，每日 2～3 次，口服，或依那普利 2.5～10mg，每日 2 次口服。

（3）预防和控制感染：肾衰竭时机体免疫功能低下，极易发生感染，控制感染应尽量避免应用肾毒性抗菌药物。如病情需要可采用减少每次药量或延长给药时间，可用正常量的 1/2～2/3。

（4）贫血与出血：抗贫血药可用氯化钴 20mg，每日 3 次，口服，并使用丙酸睾酮 25mg，肌内注射，隔日 1 次。严重贫血者可少量多次输入鲜血。出血严重者除输新鲜血和血小板外，可加用卡巴克洛、氨甲苯酸等进行治疗。

（5）心力衰竭或心律失常：心力衰竭可选用毛花苷 C0.1～0.2mg 静脉注射，每日 1～2 次，用此药要注意防止蓄积中毒，可同时配用利尿剂。心律失常多因电解质紊乱所致，故在纠正酸中毒同时注意纠正电解质，同时加用抗心律失常的药物。

（6）尿毒症性心包炎：可用腹透或血透，如有心包填塞症状，需作心包穿刺抽液。

（7）神经精神症状：烦躁不安或四肢抽搐者应视病情轻重给予口服阿普唑仑 0.8mg，或地西泮 10～20mg，肌内注射或静脉注射。

（8）皮肤症状：瘙痒尚无特效疗法，严重病例甲状旁腺切除后可获改善。轻症患者可用少量去羟嗪等抗组织胺药，使用阿司匹林及吲哚美辛有时有效。局部应用醋酸稀释溶液或炉甘石洗剂也可减轻症状。

7. 血液净化疗法

血液净化的概念是：用人工方法清除血液中的代谢废物以代替肾脏功能，从而达到用血液净化治疗和缓解疾病的目的。净化疗法包括血液透析、腹膜透析、结肠透析、血液滤过、序贯超滤透析和血液灌流、血浆置换等方式。

8. 肾移植

将同种异体健康肾脏移植给尿毒症患者，是一种理想的治疗方法。肾脏的来源包括亲属供给和取自尸体。我国自 20 世纪 50 年代以来，肾移植工作取得很大进展，特别是 70 年代以后临床广泛应用环孢霉素 A 以及组织配型技术的发展，使肾移植存活率显著提高，从 50 年代初期的 14%～52%上升到 80 年代的 90%（亲属供肾）和 70%（尸体肾），移植人数在逐年增加。由于肾脏来源受到限制，组织配型很难完全接近，抗排异药物带来的不良反应等尚未完全解决，肾移植患者 10 年以上的存活率还比较低。今后随着免疫、抗排异技术的不断进展，肾移植必将逐渐完善，成为一种有效的治疗措施而得到广泛应用。

9. 尿毒症期药物的选择和应用

尿毒症患者因病情危重，症状复杂，加上容易感染，故经常需用药物治疗，但不少药物都对肾脏有毒性，而且肾功能减退后，经肾排出的药物半衰期明显延长，容易造成蓄积中毒。因此，用药时必须充分了解各药物在体内代谢排泄途径及其毒性，并根据肾功能损害程度选择药物和调节其剂量。对氨基甙类抗生素如链霉素、卡那霉素、庆大霉素、多黏菌素等对肾脏有毒性抗生素应特别慎重或尽量避免使用。在肌酐清除率小于 20mL/min 时，不宜使用磺胺类和呋喃咀啶等抗菌药物，以及氢氯噻嗪、甘露醇、汞利尿剂和水杨酸类药物。

六、护理

（一）一般护理

1. 由于慢性肾衰竭患者的病情反复，久治不愈，症状复杂多变、日趋加重，患者住院时间长或长期待在家中，抑郁与恐惧心理与日俱增，心情烦躁，情绪低落给予理解和同情，关心体贴患者，针对患者思想与实际问题，用通俗易懂的语言向家属和患者耐心讲解疾病有关知识，尽可能解决所存在的问题，使他们正确对待疾病，积极参与治疗护理，争取使病情得到缓解。肾功能不全代偿期可起床活动，但应避免劳累和受凉；失代偿期患者应卧床休息，尽可能减轻患者思想苦闷和躯体不适，加强床旁护理和人际沟通，提高患者治疗信心，防止意外发生。

2. 慢性肾衰竭患者由于大量蛋白质随尿丢失，同时消化功能不好，所以，慢性肾衰的饮食管理应越早越好。①限制蛋白质饮食：减少饮食中蛋白质含量可使尿素氮下降，尿毒症症状减轻；控制蛋白质摄入量还有利于降低血磷和减轻酸中毒。但如饮食中蛋白质太少，则会发生营养不良。要求 60% 以上的蛋白质是优质蛋白，如鸡蛋、瘦肉和牛奶等。尽可能少食含植物蛋白的物质，如花生、黄豆及其制品。②摄入高热量：为摄入足够热量，可多食用人造黄油、植物油和食糖。热量每日约需 125.5KJ/kg，多食富含 B 族维生素、维生素 C 和叶酸的食物。③其他：水肿、高血压和少尿的患者要避免摄入高钠食品，如咸肉、泡菜、酱油等。以钠含量中等食物如蛋类、牛乳、番茄汁及钠含量低的食物如水果、鸡、肝、新鲜蔬菜可适量饮食。尿量每日超过 1000mL，一般不需限制饮食中的钾；在氮质血症期，即应采用低磷饮食，每日不超过 600mg；对尿少、水肿、心力衰竭者应严格控制进液量。但对尿量 >1000mL 而又无水肿者，则不宜限制水的摄入。④饮食治疗可使尿毒症症状改善，对已开始透析治疗者，应立即改为透析时的饮食疗法。⑤鼓励与他人共餐，提供令人愉快的、舒畅的进餐气氛。⑥避免过甜、过油或油煎食物。

3. 注意口腔及皮肤的护理。对于代谢产物堆积过多时，由于呼吸道及皮肤排泄，呼吸有臭味，皮肤瘙痒，影响患者食欲和休息，皮肤易抓破，每日应用多贝尔液在饭前、饭后、晨起、睡前漱口。皮肤应保持清洁，每日用热水擦洗，不用肥皂或乙醇。剪短指甲，预防压疮等。

4. 每日应准确记录液体出入量，特别是尿量，对于少尿、无尿者水分的食入量每日应控制在1000mL左右，已有明显水肿，应用强烈利尿剂，使每日尿量达到2000mL以上。多尿时要防止大量利尿而引起脱水和低血钾症，对每日排尿量在3000mL以上者，应注意水分的补充。

5. 做好血、尿标本的采集工作，并注意血钾检验报告、心电图情况，及时报告医生。

（二）病情观察与监护

1. 观察体温、脉搏、呼吸、血压的变化。每日应定时测量血压并记录之，在血压高的情况下须密切注意是否有剧烈头痛、呕吐、烦躁、抽搐或昏迷等高血压脑病征象，一经发现就要立即报告医生并按医嘱给予相应的处理。

2. 观察有无意识改变，如嗜睡、谵妄、昏迷。这是由于代谢产物潴留、电解质平衡失调、代谢性酸中毒，共同对中枢神经作用的结果，是病情恶化的征象。一经发现就应报告医生，按医嘱执行治疗措施。

3. 观察呼吸情况，注意观察患者有无深大呼吸及呼出的气中有无尿臭味。这是由于大量代谢产物潴留所致。一经发现就应报告医生，按医嘱立即采血查尿素氮、pH或二氧化碳结合力，并应及时联系检验结果通知医生，按医嘱纠正代谢性酸中毒。

4. 注意观察患者恶心、呕吐、腹泻的次数，粪便的性质和数量，必要时应留取标本送检。若发现患者晨间起床时有严重呕吐，则是由于患者夜间喝水少，血液浓缩，致使血尿素氮、肌酐浓度相对增高所引起，应嘱患者夜间睡前喝适量的水。若发现患者呕血、黑粪，应立即通知医生，并按上消化道出血进行护理。

5. 注意患者是否有乏力、表情淡漠、厌食、恶心呕吐等。这是由于尿毒症患者对钠的调节功能差而产生的低钠血症，应按医嘱在严格观察监护下给予高钠饮食。如果患者呈高度水肿，则可能是稀释性低钠血症。相反，若发现水肿、血压升高，应考虑为高钠血症，应按医嘱采血查血钠协助确诊。

6. 若发现患者四肢软弱无力，活动困难，腹胀，心律失常，嗜睡，应考虑为利尿、厌食、腹泻等引起的低钠血症。应根据医嘱采血查血钾确诊。相反，尿毒症患者可因感染、酸中毒、长期应用保钾利尿剂或晚期无尿，可引起高钾血症。应特别注意的是，高钾血症与低钾血症临床表现相似，都可出现四肢软弱无力，活动困难，心律失常等。要注意辨别，正确诊治。

7. 慢性肾衰患者需每月检测尿素氮、肌酐、电解质，用以了解肾功能动态变化，及时调整治疗方案。

8. 注意观察药物治疗的疗效及不良反应。如使用利尿剂引起的脱水和循环衰竭；使用降压药引起的直立性低血压或脑缺血发作等。若发现异常，及时报告医生并协同处理。

9. 行透析疗法者，应做好透析前后的护理。

（三）预防与控制

慢性肾衰竭病程拖延可长达数年，一般为不可逆病变，故要加强健康教育。如饮食教育，瘘管护理，定期复查血肌酐、尿素氮值及血常规、电解质，嘱患者注意适当锻炼身体，多饮水，勤排尿，保持外阴清洁，增加自我保健意识，预防感染，避免各种应激因素。要建立病情观察监测表，记录每日血压、体重、尿量，每月肾功能检查数值，透析次数及反应，来院就诊时供医师参考。

（谷琦）

第三节　肾病综合征

肾病综合征是因多种肾脏病理损害所致的大量蛋白尿（尿蛋白≥3.5g/d），并常伴有相应的低蛋白血症（血浆白蛋白≤30g/L）、水肿、高脂血症等一组临床表现。本征是一种常见病、多发病，据国外统计其发病率约为万分之二。

肾病综合征不是疾病的最后诊断。因由多种病因引起，故其机制、临床表现、转归和防治各有特点。本章主要阐述原发于肾小球疾病所表现的肾病综合征。

一、病因和发病机制

根据病因分为原发性和继发性肾病综合征，前者之诊断主要依靠排除继发性肾病综合征。糖尿病、系统性红斑狼疮、过敏性紫癜、淀粉样变、肿瘤、药物及感染等皆可引发后者。

肾病综合征的发生机制如下：

（1）大量蛋白尿：肾小球滤过膜通透性增大为其主要原因。由于免疫或其他因素损伤，滤过膜滤孔增大导致其分子屏障破坏；同时基底膜上带负电的基团消失而又失去电荷屏障，使大量血浆蛋白，尤其是白蛋白通过滤过膜进入肾小囊，超过肾小管的重吸收能力而出现蛋白尿。

（2）低白蛋白血症：主要原因是尿中丢失大量白蛋白，此外，还可能和患者蛋白质分解代谢增加及胃肠吸收功能差有关。

（3）水肿：低白蛋白血症，血浆胶体渗透压降低，使组织液回流减少为肾病性水肿的基本原因。另外有效循环血容量减少，继发醛固酮增加，引起水、钠潴留及抗利尿激素的分泌使尿量减少等，亦可加重水肿。

（4）高脂血症：包括高胆固醇和高甘油三酯血症、血清低密度与极低密度脂蛋白浓度升高。其发生和肝脏合成脂蛋白增加及脂蛋白分解减少有关。

二、临床表现

常于感染（如咽炎、扁桃体炎等）后或受凉、劳累后起病，起病过程可急可缓。

（一）浮肿

明显凹陷性浮肿，初见眼睑，继遍及全身，膝关节、胸腹腔均可积液。但也有不少患者在病程的某一阶段可无水肿，甚至少数患者在全部病程中从未出现过水肿。一般认为，水肿的出现及其严重程度与低蛋白血症的程度呈正相关，然而也有例外的情况。机体自身具有抗水肿形成能力，其调节机制为：①当血浆白蛋白浓度降低，血浆胶体渗透压下降的同时，组织液从淋巴回流大大增加，从而带走组织液内的蛋白质，使组织液的胶体渗透压同时下降，两者的梯度差值仍保持正常范围。②组织液水分增多，则其静水压上升，可使毛细血管前的小血管收缩，从而使血流灌注下降，减少了毛细血管床的面积，使毛细血管内静水压下降，从而抑制体液从血管内向组织间逸出。③水分逸出血管外，使组织液蛋白浓度下降，而血浆内蛋白浓度上升。鉴于淋巴管引流组织液蛋白质的能力有限，上述体液分布自身平衡能力有一定的限度，当血浆胶体渗透压进一步下降时，组织液的胶体渗透压无法调节至相应的水平，两者间的梯度差值不能维持正常水平，才产生水肿。大多数肾病综合征水肿患者血容量正常，甚至增多，并不一定都减少，血浆肾素正常或处于低水平，提示肾病综合征的钠潴留，是由于肾脏调节钠平衡的障碍，而与低血容量激活肾素－血管紧张素－醛固酮系统无关。肾病综合征水肿的发生不能仅以一个机制来解释。血容量的变化，仅在某些患者身上可能是造成水钠潴留、加重水肿的因素，可能尚与肾内某些调节机制的障碍有关。

（二）全身症状

头晕，面色苍白，乏力，食欲不振，指（趾）甲可见横形白色条纹，可有下肢沉重，麻木及腹泻，易并发细菌感染，出现相应症状与体征。

（三）尿异常

大量蛋白尿是诊断肾病综合征的最主要条件。24 小时尿蛋白常 ≥3.5g，重者可至 20~30g，使尿液胶黏，尿液上面出现大量泡沫。在正常生理情况下，肾小球滤过膜具有分子屏障及电荷屏障作用，当这些屏障作用、特别是电荷屏障受损时，肾小球滤过膜对血浆蛋白（多以白蛋白为主）的通透性增加，致使原尿中蛋白含量增多，当远超过近曲小管回吸收量时，形成大量蛋白尿。在此基础上，凡增加肾小球内压力及导致高灌注、高滤过的因素（如高血压、高蛋白饮食或大量输注血浆蛋白）均可加重尿蛋白的排出。

（四）低蛋白血症

血浆清蛋白降低主要是大量蛋白尿导致的结果，蛋白分解增加、摄入减少，肠道排泄过多及肝代偿性合成清蛋白不足也为低蛋白血症的原因。除清蛋白降低外，免疫球蛋白、转运重金属（铁、铜、锌）离子蛋白以及与主要内分泌素结合的蛋白均下降，导致患者易感染、微量元素缺乏和内分泌紊乱。

（五）高血压

一般认为高血压并非肾病综合征的重要临床表现，但有水、钠潴留，血容量过高时，血压升高多难避免，肾病Ⅰ型多非持续性，而肾病Ⅱ型多伴高血压且多为持续性。

（六）高脂血症

大部分患者血中总胆固醇、磷脂及甘油三酯升高，尤以甘油三酯升高为明显，血浆可呈乳白色。部分患者出现高胆固醇血症，胆固醇在 7.74mmol/L 以上。高脂血症可使发生动脉硬化的危险性增大，甚至出现血栓形成或发生梗死。高脂血症的严重程度与患者的年龄、营养状态、肥胖程度、有无吸烟史和糖尿病等因素有关。高脂血症对心血管疾病发生率的影响，主要取决于高脂血症出现时间的长短、LDU/HDL 的比例、高血压史及吸烟等因素的影响。长期的高脂血症，尤其是 LDL 上升而 HDL 下降，可加速冠状动脉粥样硬化的发生，增加患者发生急性心肌梗死的危险性。脂质引起肾小球硬化的作用已在内源性高脂血症等的研究中得到证实。脂代谢紊乱所致肾小球损伤的发生机制及影响因素较为复杂，可能与下述因素有关：肾小球内脂蛋白沉积、肾小管间质脂蛋白沉积、LDL 氧化、单核细胞浸润、脂蛋白导致的细胞毒性致内皮细胞损伤、脂类介质的作用和脂质增加基质合成。

三、并发症

（一）感染

是肾病综合征患者常见的并发症，与蛋白质营养不良、免疫功能紊乱及应用糖皮质激素治疗有关。常见感染部位的顺序为呼吸道、泌尿道、皮肤。由于应用糖皮质激素，其感染的临床征象常不明显，尽管目前已有多种抗生素可供选择，但若治疗不及时或不彻底，感染仍是导致肾病综合征复发和疗效不佳的主要原因之一。

（二）血栓及栓塞

多数肾病综合征患者血液呈高凝状态，常可自发形成血栓，多见肾静脉、下肢静脉，其他静脉及动脉较少见。肾静脉血栓形成可使肾病综合征加重。

（三）动脉粥样硬化

常见冠心病，与长期高脂血症有关，常见心绞痛、心肌梗死。

（四）肾功能不全

肾病综合征并发的肾功能不全有两种类型：①少尿型急性肾衰。②慢性肾衰。这些是肾病综合征导致肾损伤的最终后果。

四、实验室及其他检查

（一）尿液检查

尿蛋白定性一般为 ＋＋＋ ~ ＋＋＋＋，尿中可有红细胞、管型等。24 小时尿蛋白定量超过 3.5g。

（二）血液检查

血浆清蛋白低于 30g/L，血中胆固醇、甘油三酯、低及极低密度脂蛋白增高。血IgG 可降低。

（三）肾功能检查

肾衰竭时血尿素氮、血肌酐升高。

（四）肾活组织病理检查

可明确肾小球的病变类型，对指导治疗及明确预后具有重要意义。

（五）肾 B 超检查

双肾正常或缩小。

五、诊断和鉴别诊断

（一）诊断

1. 尿蛋白大于 3.5g/d；血浆白蛋白低于 30g/L；可同时伴有水肿和高脂血症。

2. 确认病因，除外继发性肾病综合征，最好能进行肾活检，做出病理诊断。

3. 判定有无并发症。

（二）鉴别诊断

主要与继发性肾病综合征鉴别：

1. 过敏性紫癜肾炎

好发于青少年，具有皮疹、关节痛与腹痛表现，伴有血尿及蛋白尿。肾外症状轻微或紫癜过后较长时间出现的肾病综合征，尤应注意询问病史及细致查体加以鉴别。

2. 狼疮性肾炎

多见于育龄期妇女，20%～50% 呈肾病综合征表现，患者多有发热、皮疹、多关节痛，典型患者血中可找到狼疮细胞，抗核抗体及抗双链 DNA 抗体滴度升高、高 γ 球蛋白血症等可助诊断。

3. 糖尿病肾病

糖尿病病程较长者可发生肾病综合征，尤多见于胰岛素依赖型血糖未得到满意控制者，患肾病综合征后较快发生肾功能不全。病史、血糖测定及眼底检查出现微动脉瘤等利于诊断。

4. 遗传性肾炎

多见于青少年，呈家族性发病，肾病综合征伴神经性耳聋以及眼晶状体、眼球血管膜、视网膜病变和进行性肾功能衰竭为特征。

5. 肾淀粉样变性

好发于中年，肾淀粉样变性是全身多器官受累的一部分。原发性淀粉样变性主要累及心、肾、消化道（包括舌）、皮肤和神经；继发性淀粉样变性常继发于慢性感染性疾病如骨髓炎、结核病和慢性炎症性疾病如类风湿性关节炎等，主要累及肾、肝和脾等器官。肾淀粉样变性常需肾活检确诊。

6. 骨髓瘤性肾病

好发于中年，男性多见，患者可有多发性骨髓瘤的特征性临床表现，如骨痛、血清单株免疫球蛋白增高、蛋白电泳有 M 蛋白及尿本－周蛋白阳性，骨髓象显示浆细胞异常增生（占有核细胞的 15% 以上），并伴有质的改变。多发性骨髓瘤累及肾脏时可出现肾病综合征。

7. 其他

严重右心衰竭以及缩窄性心包炎及肾静脉血栓形成等均可引起肾病综合征。

六、治疗

（一）一般治疗

凡有严重水肿、低白蛋白血症者需卧床休息，避免到公共场所和预防感染。水肿消失、一般情况好转后，可起床活动，以防止静脉血栓形成。

肾功能正常者不必限制蛋白质的摄入，但由于高蛋白饮食增加肾小球高滤过，可加重蛋白尿并促进肾脏病变进展，故目前一般不主张摄入高蛋白饮食。

水肿时应低盐（<3g/d）饮食。为减轻高脂血症，应少进富含饱和脂肪酸（动物油脂）的饮食，而多吃富含多聚不饱和脂肪酸（如植物油，鱼油）及富含可溶性纤维（如燕麦、米糠及豆类）的饮食。

（二）对症治疗

1. 利尿消肿

（1）噻嗪类利尿剂：主要作用于髓襻升支厚壁段和远曲小管前段，通过抑制钠和氯的重吸收，增加钾的排泄而利尿。常用氢氯噻嗪 25mg，每日 3 次口服。长期服用应防止低钾、低钠血症。

（2）潴钾利尿剂：主要作用于远曲小管后段，排钠、排氯，但潴钾，适用于有低钾血症的患者。单独使用时利尿作用不显著，可与噻嗪类利尿剂合用。常用氨苯蝶啶 50mg，每日 3 次，或醛固酮拮抗剂螺内酯 20mg，每日 3 次。长期服用需防止高钾血症，对肾功能不全患者应慎用。

（3）管襻利尿剂：呋噻米和布美他尼，它进入人体后与血浆蛋白结合，随血液循环到达肾小管周围，通过肾小管上皮细胞转运到管腔，作用于亨利氏襻的升支，抑制氯、钠重吸收发挥利尿作用。呋噻米 20～120mg/d，布美他尼 1～5mg/d。肾病综合征患者使用呋噻米时其剂量应大于常规剂量，多主张静脉给药优于口服或肌内注射，其原因是血浆蛋白显著降低，与蛋白结合比例的速度下降，影响利尿效果，而大量血浆蛋白通过滤过膜进入鲍曼囊，进入小管管腔的白蛋白与呋噻米结合并迅速被清除，也不能发挥利尿作用。有学者主张严重少尿、无尿时可用大剂量呋噻米冲击治疗。应用呋噻米应注意其不良反应。

（4）渗透性利尿剂：可升高血浆渗透压及肾小管腔液的渗透压而产生利尿作用。常用低分子右旋糖酐、甘露醇等。

（5）血浆和无盐白蛋白的应用：输入人血白蛋白，仅仅适应于下列情况：肾病综合征患者有严重的全身水肿，而静脉注射呋噻米不能达到利尿消肿之效；使用呋噻米后，患者出现利尿，但存在有血浆容量不足的临床表现。用法：白蛋白每次 0.5～1.0 g/kg，或血浆每次 5～10mL/kg，1 小时后静脉注射呋噻米，往往可加强利尿效果。必须注意合并心脏病的患者应慎用，以免因血容量急性扩张引起左心衰竭。近年研究表明，应用血浆蛋白者，对皮质激素的治疗反应明显地慢于未用血浆蛋白质，且用血浆制品越多，则蛋白尿的缓解越慢。这一研究提醒临床医生应慎用血浆制品。对顽固性肾性水肿，用多巴胺 20mg、酚妥拉明 20mg、呋噻米 40～60mg，加入 10% 葡萄糖 500mL 中静脉滴注，每日 1 次，共 2～7 次；低分子右旋糖酐 500mL，呋噻米 40～60mg，每日 1

次，共 2~5 次，常可获得良好效果。

（6）其他：对严重顽固性水肿患者，上述治疗无效者可试用短期血液超滤脱水，严重腹水患者还可考虑在严格无菌操作条件下放腹水，体外浓缩后自身静脉回输。

对肾病综合征患者利尿治疗的原则是不宜过快过猛，以免造成血容量不足、加重血液高黏倾向，诱发血栓、栓塞并发症。

2. 减少尿蛋白

持续性大量蛋白尿本身可导致肾小球高滤过、加重肾小管-间质损伤、促进肾小球硬化，是影响肾小球病预后的重要因素。已证实减少尿蛋白可以有效延缓肾功能的恶化。

血管紧张素转换酶（ACE）抑制剂及其他降压药物，ACE 抑制剂（如贝那普利 5~20mg，每日 1 次，或卡托普利每次 6.25mg 开始，渐增至每次 25mg，每日 3 次）、血管紧张素 Ⅱ 受体拮抗剂（如氯沙坦 50~100mg，每日 1 次）、长效二氢吡啶类钙通道阻滞剂（如氨氯地平 5mg，每日 1 次）或利尿剂等，均可通过其有效的控制高血压作用而显示不同程度地减少尿蛋白。

（三）抑制免疫和炎症反应

1. 糖皮质激素

（1）作用机制：此类药物对单核巨噬细胞及 T 细胞的抑制效应强于 B 细胞。可抑制巨噬细胞对抗原的吞噬和处理，抑制其产生 IL-1 及表达 Fc 和 C_3 受体，抑制激活的 T 细胞产生 IL-2、IFN-γ、IL-6 等。较大剂量时可抑制 B 细胞产生抗体，并促进抗体的分解，从而抑制体液免疫反应。较小剂量时即可抑制磷脂酶的活性，从而减轻炎症反应。

（2）适应证：①微小病变性肾病综合征有较好疗效，小儿患者对糖皮质激素治疗反应好（有效率>90%）而快（2 周左右）；但成年患者则较慢（6~20 周），有效率在80% 左右。②局灶节段性肾小球硬化患者大多无治疗反应。青少年患者在无禁忌证时可用一疗程糖皮质激素或伴细胞毒类药物，如无效则应改用对症治疗。但近年有人认为如糖皮质激素类药物 2~3 个月无效，则加大剂量、延长用药时间后可能取得疗效。③膜性肾病因其呈慢性进展过程，又常自然缓解，病情进展、预后均不一，因此有关本病的糖皮质激素治疗，尚有待大量对照研究结果。④系膜毛细血管性肾炎对糖皮质激素无效，故不适应。

（3）用药方法：常用药物为泼尼松，应用原则和具体方法是：①开始用量要足：1mg/（kg·d），顿服；②用药时间要充分，一般 12 周左右，经 6~12 周治疗无效者，应及时进行肾穿刺活检，如明确为微小病变型肾病，可继续使用原剂量至 16 周；③减药速度宜慢，每 2~3 周减原来用量的 1/10 左右，减至每日用量 20mg 左右时易复发，故应更放慢减量速度，防止出现反跳；④维持剂量因人而异，一般 5~10mg/d，或隔日10~20mg，服用半年至 1 年。严重肝功能不良或泼尼松治疗效果不佳者，可换用等剂量的泼尼松龙口服或静脉滴注。

（4）治疗效果：根据患者对糖皮质激素治疗的反应情况，临床分为"激素敏感型""激素依赖型"和"激素无效型"三种类型。激素敏感型者常于用药后 2~12 周尿蛋白减少或消失，水肿减轻或消退，全身情况改善。激素依赖型者常在激素减量或停药时病情反复（反跳），故对此类型减量应慢，如有反跳，应加量，停药要慎重。激素无效型者在用药后 4~6 周，尿蛋白无明显减少，水肿不减轻，继续用药则出现不良反应。有条件者，最好行肾活检，对诊断、治疗均有指导意义。

2. 细胞毒药物

这类药物可用于"激素依赖型"或激素无效型，患者协同激素治疗，一般不作为首选或单独治疗用药。

（1）环磷酰胺（CTX）：这是当前国内、外应用较广的一种免疫抑制剂。其所含羟基在体内被肝微粒体羟化，产生有烷化作用的代谢产物而起治疗作用。每日 100~200mg（2.5mg/kg）分次口服，或 200mg 每日或隔日静脉注射，总量 6~8g。不良反应有骨髓抑制及中毒性肝损害，抑制性腺功能，脱发和出血性膀胱炎。

（2）苯丁酸氮芥：作用机制与 CTX 同，临床适应证亦相同，疗效颇接近，其近期毒性较 CTX 少。为避免严重不良反应，Lewis 建议本药用量每日 0.2mg/kg 分 2 次服用，累积剂量 <10mg/kg，这样用法则近期和远期的毒性均不大，值得推荐。

（3）氮芥（NH_2）：开始每日 1~2mg，静脉注射，每次增加 1mg，至每次 3~5mg（逐渐增加剂量可减轻胃肠道反应），以维持每次 3~5mg，总量可达 1.5~2mg/kg。

（4）其他：根据临床情况也可选用噻替哌、硫唑嘌呤等治疗。

3. 环孢素

能选择性抑制 T 辅助细胞及 T 细胞毒效应细胞，已作为二线药物用于治疗激素及细胞毒药物无效的难治性肾病综合征。常用量为每日每千克体重 5mg，分两次口服，服药期间需监测并维持其血浓度谷值为 100~200ng/mL。服药 2~3 个月后缓慢减量，共服半年左右。主要不良反应为肝肾毒性，并可致高血压、高尿酸血症、多毛及牙龈增生等。该药价格昂贵，有上述较多不良反应及停药后易复发，使其广泛应用受到限制。

应用激素及细胞毒药物治疗肾病综合征可有多种方案，原则上应以增强疗效的同时最大限度地减少不良反应为宜。最近，国外学者根据对以往临床研究的总结，认为应用激素治疗与否、应用的时间与疗程等应结合患者的年龄、肾小球病病理类型、蛋白尿以及肾功能损害等情况而有所区别，并已提出了一些新的推荐治疗方案。我国还需结合自己的经验进一步实践并总结。

（四）抗凝治疗

原发型肾病综合征发病除有免疫机制外，尚有凝血机制参与，常存有高凝状态（发生率 60%）和纤溶功能低下，且激素治疗加剧高凝状态。抗凝治疗主价不一，多数学者认为抗凝剂对于预防和抑制与肾病发生发展有关的血管内凝血，抑制高凝状态，防止并发症的发生是有意义的。

1. 肝素

为抗凝治疗的主要药物，常用制剂有肝素，50mg，肌内注射，每日 2 次或 75~100mg 加入低分子右旋糖酐或 5% 葡萄糖液 500mL 中缓慢静脉滴注，每日 1 次，用凝血时间（试管法）监护，使之不超过治疗前的 3 倍，疗程一般为 4 周。目前使用低分子肝素相对较为安全。

2. 华法林

首次口服 5~10mg，以后以每日 2~8mg 维持，用凝血酶原时间做监护，使之不超过治疗前的 2 倍，4 周为一疗程。

3. 藻酸双酯钠（PSS）

PSS 具有升高血浆蛋白及白蛋白作用，也具有消除尿蛋白作用。文献报道用本品治疗 13 例用激素疗效不佳的原发性肾病综合征，总有效率 92%，取得满意疗效。方法为：用 0.1~0.2g 溶于葡萄糖 500mL 中静脉滴注，每日 1 次，2~3 周为一疗程，间隔 1 周重复治疗，间歇期口服 PSS0.1g，每日 3 次。治疗期间停用激素，可酌用利尿剂。

4. 潘生丁

具有抑制血小板凝聚作用，也能抑制血小板对胶原、肾上腺素及凝血酶的释放反应。剂量每日 5~10mg/kg，分次口服，疗程可达 1 年以上，无明显不良反应。

5. 其他

也可使用蝮蛇抗栓酶、尿激酶、链激酶等药。

（五）联合疗法

对难治性肾病主张采用联合疗法。即肾上腺皮质激素、环磷酰胺、肝素、潘生丁四联疗法；也可试用环孢霉素 A，剂量 3~6mg/kg，疗程 2 个月，对消除尿蛋白有较好效果。

（六）其他可降尿蛋白的治疗措施

1. 雷公藤总苷

具有非特异性抗炎及免疫抑制作用，既可抑制 T 淋巴细胞功能，也可抑制 B 淋巴细胞功能。可改变肾小球基膜的电荷状态，从而阻止蛋白滤出。用于治疗微小病变性肾病综合征有较好疗效，对其他类型肾病综合征需与激素合用。一般剂量 10~20mg，每日 3 次，或每日 1~1.5mg/kg。不良反应有骨髓抑制、胃肠道反应、性腺抑制等，多用于停药后恢复。

2. 左旋咪唑

是 T 细胞刺激剂，它促进 T 细胞功能的调节，加强免疫调节，临床上与糖皮质激素合用，治疗儿童肾病综合征可防止激素减药时复发。一般用量 2.5mg/kg，每日 1 次或每周 2 次。

3. 静脉免疫球蛋白

有报道治疗膜性肾病有明显效果。机理可能是免疫球蛋白与肾小球的免疫复合物相结合，改变其晶格状态，从而促其溶解，或封闭了巨噬细胞和 B 细胞的 Fc 受体，从而抑制了 B 淋巴细胞合成抗体。

4. 血管紧张素转换酶抑制剂

近年报道治疗非糖尿病性肾病综合征，可降尿蛋白，且可保护肾功能，不影响肾脏的血流动力学改变。卡托普利 25~150mg/d，依那普利 5~10mg/d，贝那普利 10mg/d。

目前，国内外对不同肾小球病病理类型引起的肾病综合征常采取以下治疗方法。

1. 微小病变型肾病及轻度系膜增生性肾小球肾炎

常对激素治疗敏感，初治者可单用激素治疗。因感染、劳累而短期复发者可再使用激素，疗效差或反复发作者应并用细胞毒经物。应力争达到完全缓解。

2. 膜性肾病

早期膜性肾病约60%患者经治疗可缓解，故应该给予激素及细胞毒药物积极治疗，有研究认为单纯激素疗效不佳。钉突形成后的膜性肾病治疗较困难，是否仍用激素及细胞毒药物正规治疗看法不一。若治疗，则疗程完成后，无论尿蛋白是否减少也应果断减撤药，因为这类患者多属中老年，一味盲目延长用药，易发生严重不良反应，甚至导致患者死亡。另外，膜性肾病易发生血栓、栓塞并发症，应予积极防治。

3. 系膜毛细血管性肾小球肾炎、局灶节段性肾小球硬化和重度系膜增生性肾小球肾炎常较快地发生肾功能不全，预后差。通常对已发生肾功能不全者，不再给予激素及细胞毒药物治疗，而按慢性肾功能不全处理。肾功能正常者，可参考应用下列治疗方案：先给足量激素及细胞毒药物（或可同时加用抗凝药及抗血小板药）积极治疗；疗程完成后无论疗效如何均及时减撤药，以避免严重不良反应；随后保持维持量激素及抗血小板药长期服用。如此治疗后，少数病例可能缓解，多数患者肾病综合征虽未缓解，但仍有可能延缓肾功能减退。

（七）并发症防治

1. 感染

在激素治疗时如出现感染，应及时选用强效敏感的抗生素；如无感染发生，不必合用抗生素。

2. 血栓或栓塞

当血液处于高凝状态时，可给予抗凝药（如肝素等）及阿司匹林治疗。如发生血栓、栓塞则给予尿激酶或链激酶溶栓治疗，并合用抗凝药。

3. 急性肾功能衰竭

一旦发生肾功能衰竭需进行血液透析，并给予襻利尿剂及口服碳酸氢钠，同时积极治疗原发病。

4. 蛋白质或脂肪代谢紊乱

如并发脂肪代谢紊乱，除饮食治疗外，针对高脂血症可给予降脂药（如洛伐他、辛伐他汀等），对于低蛋白血症可用血管紧张素转换酸抑制剂减少尿蛋白的排出，并可长期服用中药黄芪，促进肝脏合成白蛋白。

此外，中药治疗肾病综合征有一定疗效，一般主张和激素、细胞毒药物联合应用。雷公藤总苷每日 30～60mg 分服，通常配合激素应用。研究显示该药可抑制免疫、抑制肾小球系膜增生，并能改善肾小球滤过率，主要不良反应为白细胞减少和停经。

七、护理措施

（一）一般护理

1. 全身水肿明显，出现呼吸困难者应绝对卧床休息，给予半卧位，症状缓解可逐渐增加活动量。加强心理护理，消除不良情绪的影响。

2. 宜给予高热量、低脂肪、富含维生素的饮食，多食新鲜蔬菜和水果，适量补充蛋白质。

3. 注意口腔清洁，保持皮肤清洁、干燥，避免破溃，并保持会阴部清洁，避免感染。

（二）病情观察与护理

1. 密切观察体温、脉搏、血压、呼吸变化，注意观察水肿的部位、程度、皮肤状态以及浮肿的伴随症状，如患者出现头痛、倦怠、神志恍惚、恶心、呕吐、食欲减退、尿量减少等尿毒症早期表现，应及时通知医生并做好对症护理。

2. 使用大剂量利尿剂时应注意观察有无口干、恶心、腹胀、直立性眩晕、精神不振、心悸等，并应监测电解质情况，防止低钾、低钠血症出现。

3. 注意心肾功能不全症状的发生，如心悸、呼吸困难、尿量减少、血尿素氮增高等。

4. 准确记录每日液体出入量。

5. 应用大剂量激素冲击治疗时，对患者施行保护性隔离，防止发生各种感染。

6. 静脉应用细胞毒药物，注意防止药液外渗，并注意观察药物不良反应。

7. 应用糖皮质激素类药物治疗期间加强指导。应向患者介绍药物的作用、不良反应及注意事项，注意观察患者尿量、血压及血钾变化。准确记录出入液量，定期测量体重，按医嘱留取尿标本送验。

8. 患者常有骨质疏松，注意安全，防止病理性骨折，出现手足抽搐者及时补充钙剂。

八、预后

NS 的个体差异很大。决定预后的主要因素包括：①病理类型：一般情况下，微小病变型肾病和轻度系膜增生性肾小球肾炎的预后好，膜性肾病次之，系膜毛细血管性肾小球肾炎、局灶性节段性肾小球硬化及中度系膜增生性肾小球肾炎预后差，易进入慢性肾功能衰竭。②临床因素：大量蛋白尿、高血压和高血脂均可促进肾小球硬化，成为预后不良的重要因素。③并发症：如反复感染、血栓栓塞等常影响预后。

九、预防与控制

NS 患者有明显水肿和高血压时需卧床休息，水肿基本消退血压平稳后，可这适当地活动。病情基本缓解后，可适当增加活动量，这增强体质及抵抗力。但要避免过度劳累，以免加重病情或使病情反复。饮食以清淡易消化为宜，合理采用补益精血的食物。肿甚时应限制盐和水的进入。

（赵金凤）

第四节　肾结石

肾结石指发生于肾盏、肾盂及肾盂与输尿管连接部的结石。主要临床表现为发热、腰部疼痛、血尿和肾积水等。

　　肾结石虽然是一种良性疾病，但有时候可能堵塞尿路，阻碍尿液排出，造成疼痛、肾积水，严重的可能造成尿毒症甚至发生肿瘤。肾结石的特点是：病因复杂、成分多样、症状不特异、治疗方法多且具有很强的专业性。尤其是治疗时要根据结石的不同情况制订不同的策略，选择最佳的方法。因此，得了肾结石后，需要到正规的医院进行诊治。已知的肾结石成分有数十种。

　　临床上通常把结石分为四大类：含钙结石、感染性结石、尿酸结石和胱氨酸结石。80％左右的肾结石为含钙结石，其中主要为草酸钙、磷酸钙。感染性结石约占10％，主要成分为磷酸镁铵。尿酸结石约占10％，近年来尿酸结石的发生率有逐步升高趋势。胱氨酸结石只占全部结石的1％左右。此外还有一部分药物性结石、基质结石等。临床上，大部分结石含有不止一种成分。

　　本病属中医"淋证""石淋""砂淋""腰痛""血淋"等范畴。中医认为淋证是指小便频数滞涩，滴沥刺痛，欲出不尽，小腹拘急，或痛引腰腹的病证。《金匮要略·消渴小便不利淋病脉证并治》中："淋之为病，小便如粟状，小腹弦急，痛引脐中"的描述类似于石淋。《诸病源候论·诸淋病候》说："石淋者，淋而出石也，肾主水，水结则化为石，故肾客砂石。肾虚为热所乘，热则成淋。其病之状，小便则茎里痛，尿不能卒出，痛引少腹，膀胱里急，砂石从小便道出，甚者塞痛，令闷绝。"

一、流行病学

（一）流行趋势

　　肾结石的发病率与种族有关，有色人种比白色人种患肾结石的少；山区、沙漠、热带和亚热带地域肾结石发病率较高，这主要与饮食习惯、温度、湿度等环境因素有关。在我国南方，以肾结石为最常见的疾病，而在北方只占10％～15％；职业与肾结石的发病相关，如高温作业的人、飞行员、海员、外科医生、办公室工作人员等发病率较高，空军中飞行员肾结石的患病率是地勤人员的3.5～9.4倍。本病青壮年是高发人群，发病的高峰年龄是20～50岁，也就是好发于正值壮年的劳动力人群，其中男性是女性的2～3倍，儿童的肾结石发病率很低。

（二）高危人群

1. 盲目补钙的人群

　　补钙不当引起的各类结石日渐增多，这主要与人们盲目补钙有关。在临床中发现不少补钙的人患有结石病，而这些自述有缺钙症状的人检查后却意外发现，他们血钙比正常人要高得多。原因是这些人因肝、肾、胆等脏器的代谢功能失调或性激素水平下降导致的"假缺钙"。结果越补钙，结石病症状就越重。

2. 不爱喝水的人群

　　尿路结石的形成与饮食、饮水的质与量有关。当地水质偏硬，而喝水又特"吝啬"的人，易患肾结石。喝水少的人容易造成体内尿液浓缩，各种无机盐易沉淀形成结石；喝水少同时也会造成体内垃圾物质堆存，易引发肾结石。

3. 喜甜食，饮食偏荤的人群

　　高蛋白饮食会使肾脏和尿中的钙、草酸、尿酸的成分普遍增高；高嘌呤和脂肪类食物在体内的最终代谢产物——尿酸，可促使尿液中草酸盐沉淀；高糖饮食会增加尿液中草酸盐和钙的浓度，为结石的形成创造了条件。

4. 不爱运动的人群

现在多数上班族都是一坐就一整天，上下班基本也都是坐车。专家提示，这种久坐不动、车来车去的生活方式也是肾结石高发的原因之一。缺少运动会加速人体钙质的流失，另一方面缺少运动使结石比较难于排出体外，这两个方面都会促进肾结石的形成。

5. 多汗的人群

进入夏天，肾结石患者开始增多。这是由于出汗过多造成的。人体汗液蒸发过多使尿液浓度增高，尿垢沉积后就容易形成结石。肾结石患者一般会出现腰腹剧痛、呕吐、恶心等症状，预防办法很简单，就是要多喝水。

6. 久卧病床的老人

老人骨折后久卧病床，容易使血钙增高，进一步造成尿钙增多而形成肾结石。建议卧床老人经常坐立、翻身，并注意进食低盐、低钙、低草酸的食品，多饮水。

7. 高血压患者

研究表明，高血压患者患肾结石的危险性比正常血压者高出 1 倍。高血压患者 24 小时的尿钙排出量较血压正常者明显增多，而尿钙增加是发生肾结石的原因之一。因此，建议高血压患者每年检查 1～2 次泌尿系统，以便对肾结石做到早发现、早防治。

8. 孕妇

妊娠时子宫被撑大，压迫输尿管易造成输尿管蠕动减慢、淤滞或不畅通，可能诱发肾结石。另外，一些孕妇在妊娠期因内分泌变化，也较容易产生结石。

二、病因

（一）尿液中晶体物质的排泄量增高

1. 高钙尿

正常人每天摄入 25mmol 钙和 100mmol 钠时，每天尿钙排泄量 <7.5mmol；每天摄入 10mmol 时，尿钙排泄量 <5mmol。持续高钙尿是肾结石患者最常见的独立异常因素，所引起的结石多为草酸钙结石，纠正高钙尿能有效防止肾结石复发。因此，高钙尿在肾结石发病中起非常重要的作用。

2. 高草酸尿

正常人每天尿草酸排泄量为 15～60mg。草酸是除钙以外肾结石的第二重要组成成分，但大多数草酸钙肾结石患者并没有草酸代谢异常。高草酸尿多见于肠道草酸吸收异常，或称肠源性高草酸尿，占肾结石患者的 2%。正常人肠腔内钙与草酸结合可阻止草酸吸收，回肠切除、空肠回肠旁路术后、感染性小肠疾病、慢性胰腺和胆道疾病时由于脂肪吸收减少，肠腔内脂肪与钙结合，因而没有足够的钙与草酸结合，导致结肠吸收草酸增多；而未吸收的脂肪酸和胆盐本身还可损害结肠黏膜，导致结肠吸收草酸增多。另外，在吸收性高钙尿时，由于肠吸收钙增多，也可引起草酸吸收增多。高草酸尿偶见于草酸摄入过多、维生素 B 缺乏、维生素 C 摄入过多和原发性高草酸尿。后者分 Ⅰ 型和 Ⅱ 型，Ⅰ 型是由于肝脏内的丙氨酸乙醛酸转氨酶（AGT）有缺陷引起的；Ⅱ 型则是肝脏 D－甘油酸脱氢酶和乙醛酸还原酶不足导致尿草酸和甘油酸排泄增多。任何原因引起的高草酸尿均可致肾小管及间质损害，导致肾结石。

3. 高尿酸尿

正常人一般每天尿酸排泄量为 4.5mmol。高尿酸尿是 10%～20% 草酸钙结石患者的唯一生化异常，有人称之为高尿酸性草酸钙结石，并作为一个独立的肾结石类型。另外，40% 高尿酸尿患者同时存在高钙尿症和低枸橼酸尿症。高尿酸尿症的病因有原发性及骨髓增生性疾病、恶性肿瘤（尤其是化疗后）、糖原累积症和莱施—奈恩（Lesch－Nyhan）综合征。慢性腹泻如溃疡性结肠炎、局灶性肠炎和空回肠旁路术后等因素，一方面肠道碱丢失引起尿 pH 下降，另一方面使尿量减少，从而促使尿酸结石形成。

4. 高胱氨酸尿

高胱氨酸尿系近端小管和空肠对胱氨酸、赖氨酸等转运障碍所致的遗传性疾病。由于肾小管转运障碍，大量胱氨酸从尿中排泄。尿中胱氨酸饱和度与 pH 有关，当尿 pH 为 5 时，饱和度为 300mg/L；尿 pH7.5 时，饱和度为 500mg/L。

5. 黄嘌呤尿

黄嘌呤尿是一种罕见的代谢性疾病，因缺乏黄嘌呤氧化酶，次黄嘌呤向黄嘌呤及黄嘌呤向尿酸的转化受阻，导致尿黄嘌呤升高（＞13mmol/24 h），而尿中尿酸减少。在应用别嘌醇治疗时，因黄嘌呤氧化酶活性受抑制而尿中黄嘌呤增高，但在没有机体原有黄嘌呤代谢障碍基础的情况下，一般不致发生黄嘌呤结石。

（二）尿液中其他成分对结石形成的影响

1. 尿 pH

尿 pH 改变对肾结石的形成有重要影响。尿 pH 降低有利于尿酸结石和胱氨酸结石形成；而 pH 升高有利于磷酸钙结石和磷酸镁铵结石形成。

2. 尿量

尿量过少则尿中晶体物质浓度升高，有利于形成过饱和状态。约见于 26% 肾结石患者，且有 10% 患者除每日尿量少于 1 L 外无任何其他异常。

3. 镁离子

镁离子能抑制肠道草酸的吸收以及抑制草酸钙和磷酸钙在尿中形成结晶。

4. 枸橼酸

能显著增加草酸钙的溶解度。枸橼酸与 Ca^{2+} 结合而降低尿中钙盐的饱和度，抑制钙盐发生结晶。尿中枸橼酸减少，有利于含钙结石尤其是草酸钙结石形成。低枸橼酸尿见于任何酸化状态，如肾小管酸中毒、慢性腹泻、胃切除术后，噻嗪类利尿剂引起低钾血症（细胞内酸中毒）、摄入过多动物蛋白以及尿路感染（细菌分解枸橼酸）。另有一些低枸橼酸尿病因不清楚。低枸橼酸尿可作为肾结石患者的唯一生化异常（10%）或与其他异常同时存在（50%）。

（三）尿路感染

持续或反复尿路感染可引起感染性结石。含尿素分解酶的细菌如变形杆菌、某些克雷伯菌、沙雷菌、产气肠杆菌和大肠杆菌能分解尿中尿素生成氨，使尿 pH 升高，促使磷酸镁铵和碳酸磷石处于过饱和状态。另外，感染时的脓块和坏死组织等也促使结晶聚集在其表面形成结石。在一些肾脏结构异常的疾病，如异位肾、多囊肾、马蹄肾等，可由于反复感染及尿流不畅而发生肾结石。感染尚可作为其他类型肾结石的并发症，而且互为因果。

（四）饮食与药物

饮用硬化水，营养不良、缺乏维生素 A 可造成尿路上皮脱落，形成结石核心；某些药物，如氨苯蝶啶和乙酰唑胺也可造成结石。另外，约 5% 肾结石患者不存在任何生化异常，其结石成因不清楚。

中医认为，淋证的病因，《金匮要略·五脏风寒积聚病脉证并治》认为是"热在下焦"。《丹溪心法·淋》篇亦指出："淋有五，皆属乎热。"《诸病源候论·诸淋病候》进一步提出："诸淋者，由肾虚而膀胱热故也。"

膀胱湿热，多食辛热肥甘之口，或嗜酒太过，酿成湿热，下注膀胱；或下阴不洁，秽浊之邪侵入膀胱，酿成湿热，发而为淋。若小便灼热刺痛者为热淋。若湿热蕴法，尿液受其煎熬，日积月累，尿中杂质结为砂石，则为石淋。若热盛伤络，迫血妄行，或砂石形成刺伤血络，均可出现小便涩痛有血，则为血淋。

脾肾亏虚：年老体弱，久病体虚，以及劳累过度，房事不节，均可导致脾肾亏虚。脾虚则中气下陷。肾虚则下元不固，因而水津不布，反结为石而成石淋。

肝气郁滞：恼怒伤肝，气滞不宣，气郁化火，煎熬水湿为石而成石淋。

三、发病机制

本病的发病机制有以下几种：

（一）肾钙斑学说

有学者曾多次报道在肾乳头发现钙化斑块，在 1 154 个受检肾脏中占 19.6%，65 例结石在钙化斑上生长，因此推测钙化斑是结石发生的基础，从目前认识看，肾内钙化和微结石的成因可以是异位钙化，也可以是肾组织受各种因素作用导致坏死而钙化的原因，不论异位钙化还是肾损害，都与结石形成密切相关，但有这种病理损害者不一定都形成结石，而结石形成也并非必须以钙化灶为基础。

（二）尿过饱和结晶学说

该学说认为，结石是在尿液析出结晶成分基础上形成的，有人单用过饱和溶液进行试验，其中不附加任何基质类物质，或用纤维薄膜除去尿中大分子物质也能形成人造结石，说明过饱和溶液可能为结石形成的机制之一。

（三）抑制因素缺乏学说

尿中抑制因素的概念最早来源于胶体化学，目前学者们对草酸钙、磷酸钙两种体系以及对同质成核、异质成核、生长、聚集各环节起抑制作用的低分子和大分子物质都做了比较系统的研究，尿抑制物活性测定的可重复性和可比性均明显提高，在此基础上有人还研究了人工合成抑制结石形成的药物。

（四）游离颗粒和固定颗粒学说

游离颗粒学说的看法之一是尿中结石成分饱和度提高，析出晶体后继续长大成为结石，游离颗粒在流经肾小管时不可能长大到足以阻塞集合管的程度，因此，必须有固定的颗粒才能长大成石，晶体在一定条件下可以大量聚集生长，也可以迅速聚集变为大的团块，借助黏蛋白黏附在细胞壁上，此外，肾小管损害也有利于晶体附着，颗粒在尿路中滞留是结石长大的重要因素。

（五）取向附生学说

大部分结石为混合性的，草酸钙结石常含羟基磷灰石（或以此为核心），草酸钙结石以尿酸为核心的也不少见，另外在临床上不少草酸钙结石的患者尿中尿酸也升高，用别嘌醇治疗可减少结石复发，取向附生学说认为，结石的各种晶体面的晶格排列相互间常有明显相似之处，两种晶体面如有较高的吻合性即可取向附生，取向附生的结果是在体外比较简单的液体实验中取得的，在复杂的尿液中，这种机制的重要性尚待证实。

（六）免疫抑制学说

该学说认为，结石的形成存在免疫和免疫抑制问题，感染或环境因素的作用可缩短或延长结石形成的潜伏期，一旦免疫系统受到激惹，淋巴细胞即产生抗体，由 α 球蛋白转运并侵犯肾脏上皮细胞引起肾结石，这种学说亦有待证实。

（七）多因素学说

尿中存在各种分子和离子，它们相互吸引或相互排斥，由于尿液中的理化环境极为复杂，企图用一种学说或一种简单现象来说明结石的形成原理是困难的，至今，许多基础和临床的研究结果都更支持多因素学说，目前对结石形成的综合性研究已日趋深入，有人提出，结石形成的 6 个危险因素是：①尿 pH 降低或升高均可能导致结石形成；②尿草酸增高；③尿钙增高；④尿中尿酸增加；⑤尿中促进结石形成的物质增加，包括尿结晶增多、TH 蛋白、细胞分解产物、磷脂、细胞及其碎片等；⑥尿中抑制结石形成物质减少，包括焦磷酸盐、枸橼酸、镁离子、二磷酸盐等，最近，巨噬细胞和细胞生长因子在结石形成中的作用也受到关注。

四、临床表现

肾结石的临床表现多样。

（一）无症状

多为肾盏结石，体格检查行 B 超检查时发现，尿液检查阴性或有少量红、白细胞。

（二）腰部钝痛

多为肾盂较大结石，如铸形结石，剧烈运动后可有血尿。

（三）肾绞痛

常为较小结石，有镜下或肉眼血尿，肾区叩痛明显，疼痛发作时患者面色苍白、全身冷汗、脉搏快速微弱甚至血压下降，常伴有恶心、呕吐及腹胀等胃肠道症状。

（四）排石史

在疼痛和血尿发作时，可有沙粒或小结石随尿排出，结石通过尿道时有尿流堵塞并感尿道内刺痛，结石排出后尿流立即恢复通畅，患者顿感轻松舒适。

（五）感染症状

并发感染时可出现脓尿，急性发作时可有畏寒、发热、腰痛、尿频、尿急、尿痛症状。

（六）肾功能不全

一侧肾结石引起梗阻，可引起该侧肾积水和进行性肾功能减退；双侧肾结石或孤立肾结石引起梗阻，可发展为尿毒症。

（七）尿闭

双侧肾结石引起两侧尿路梗阻，孤立肾或唯一有功能的肾出现结石梗阻可发生尿闭，一侧肾结石梗阻，对侧可发生反射性尿闭。

（八）腰部包块

结石梗阻引起严重肾积水时，可在腰部或上腹部扪及包块。

五、分型

（一）根据结石成分的不同分

根据结石成分的不同分肾结石可分草酸钙结石、磷酸钙结石、尿酸（尿酸盐）结石、磷酸镁铵结石、胱氨酸结石及嘌呤结石6类。

（二）依据结石的部位分

依据结石的部位分上尿路结石、下尿路结石。

六、并发症

（一）泌尿系梗阻

肾结石致泌尿系管腔内堵塞可造成梗阻部位以上的积水，结石性梗阻常为不完全性梗阻，有的结石表面有小沟，尿液可沿小沟通过；有时结石虽较大，甚至呈铸型结石，但尿仍能沿结石周围流出，也可能在长时间内不引起积水，肾盂壁纤维组织增生变厚时，扩张表现不明显。

肾结石发生梗阻由于发病缓急不同，其临床表现有很大差异，尽管最终均可引起肾盂积水，但临床不一定以肾盂积水为主要表现，肾盂积水有时无任何临床症状，部分病例直到肾盂积水达严重程度，腹部出现肿物和肾功能不全，甚至无尿时才被发现。

（二）局部损伤

小而活动度大的结石，对局部组织的损伤很轻，大而固定的鹿角状结石可使肾盏、肾盂上皮细胞脱落，出现溃疡、纤维组织增生、中性粒细胞和淋巴细胞浸润，以致纤维化，移行上皮细胞长期受结石刺激后，可发生鳞状上皮细胞化生，甚至可引起鳞状上皮细胞癌，因此应做尿脱落细胞学检查，尽管尿脱落细胞异常不一定能确诊，但从中可获得尿路上皮细胞发生异常改变的提示，对于长期存在的肾盂或膀胱结石都要想到上皮细胞癌变的可能，手术时应取活体组织送快速冰冻切片检查。

（三）感染

有无感染对肾结石的治疗和防治有重要意义，尿路感染患者临床表现为发热、腰痛、尿中出现脓细胞，尿培养有细菌时，应同时做药敏试验。

结石合并感染时，可加速结石增长和肾实质损害，在结石排出或取出前，这种感染很难治愈，可发生肾盂肾炎、肾积脓、肾周围炎，严重者甚至可发展为肾周围脓肿，与腹膜粘连后，可穿破入肠管，显微镜下可见肾间质炎症、细胞浸润和纤维化，肾小管内有中性粒细胞和上皮细胞，后期出现肾小管萎缩和肾小球硬化。

（四）肾功能不全

肾结石在合并尿路梗阻时，尤其是双侧尿路梗阻或在此基础上并发严重感染，患者可出现肾功能不全，当梗阻解除和（或）感染得到有效控制，部分患者肾功能可好转或恢复正常。判断肾功能的方法除检测血清尿素氮、肌酐和内生肌酐清除率外，还可采用静脉肾盂造影术，并根据造影剂排出的时间、浓度加以判断。B超虽可了解尿路扩张情况和肾实质的厚度，但判断肾功能较为困难，静态或动态核素扫描或摄像可提供有价值的线索，因为梗阻和肾损害随结石移动部位的变化以及治疗的不同阶段而发生变化，所以肾结石患者需要随诊监测，尤其是动态扫描了解肾实质的情况，当结石排出后，或在引流后，这种检查可对预后或进一步处理提供依据。

（五）肾钙质沉积症

钙质在肾组织内沉积，多发生于有高血钙患者，原发性甲状旁腺功能亢进、肾小管酸中毒和慢性肾盂肾炎患者、可有肾钙质沉积，钙质主要沉积在髓质内，病变严重时，全部肾实质都可有钙沉积，导致间质纤维化、肾小球硬化和肾小管萎缩。

（六）肾组织为脂肪组织代替

肾结石肾盂肾炎的肾组织萎缩后可为脂肪组织所代替，肾脏维持其原形但普遍缩小，肾包膜与肾的表面紧密粘连，肾组织萎缩而硬化，严重病例所剩肾组织极少，甚至完全消失，肾实质与肾盂肾盏间为灰黄色的脂肪组织所填充。

（七）其他

其他如胃肠道症状，贫血等。

七、辅助检查

（一）生化检查

1. 尿液化验

（1）一般检查

主要为尿常规，包括 pH、相对密度（比重）、红细胞、脓细胞、蛋白、糖、晶体等。尿石患者的尿中可以发现血尿、晶体尿和脓细胞等，尿 pH 的高低常提示某种类型的结石：磷酸钙、碳酸磷灰石结石患者的尿 pH 常高于 7.0；而尿酸、胱氨酸和草酸钙结石患者的尿 pH 常小于 5.5，可见镜下血尿或肉眼血尿，但 15% 的患者没有血尿，非感染性结石患者可有轻度的脓尿。

（2）特殊检查

1）尿结晶检查：应留取新鲜尿液，如看见苯样胱氨酸结晶提示可能有胱氨酸结石；如尿中发现尿酸结晶，常提示尿酸结石可能；发现信封样的晶体就可能是二水草酸钙结石；棺材盖样晶体则为磷酸镁铵结石；在疑有磺胺类药物结石的患者的尿中会发现磺胺结晶。

2）尿细菌培养：菌落 $> 10^5$ CFU/mL 者为阳性，药敏试验则可了解最有效的抗生素，尿培养如为产尿素的细菌，则有感染性结石存在的可能。

3）24 小时尿的化验：需正确收集 24 小时的尿液，尿液计量要准确，化验的内容包括 24 小时尿钙、磷、镁、枸橼酸、尿酸、草酸、胱氨酸等。

2. 血生化检查

（1）正常成人血清钙为 2.13～2.60mmol/L，无机磷为 0.87～1.45mmol/L，原发性甲状旁腺功能亢进的患者血清钙高于正常值，常在 2.75mmol/L 以上，且同时伴有血清无机磷降低。

（2）正常成人男性血清尿酸不超过 416.36 μmol/L，女性则不超过 386.62 μmoL/L，当超过此值时为高尿酸血症，痛风的患者血尿酸增高。

（3）肾结石伴有肾功能障碍时常有酸中毒，此时血清电解质改变，血清钠和二氧化碳结合力降低，血钾不同程度的升高，肾小管酸中毒时可出现低钾和高氯性酸中毒。

（4）尿素氮和肌酐的测定可了解患者的肾功能，当肾功能受到损害时血中的尿素氮、肌酐可有不同程度的增高。

（二）X 线检查

1. X 线检查

X 线检查是诊断尿路结石最重要的方法，包括腹部平片、排泄性尿路造影、逆行肾盂造影或经皮肾穿刺造影等。

2. CT 检查

并非所有的尿石患者均需做 CT 检查，CT 检查可显示肾脏大小、轮廓、肾结石、肾积水、肾实质病变及肾实质剩余情况，还能鉴别肾囊肿或肾积水；可以辨认尿路以外引起尿路梗阻的病变，如腹膜后肿瘤、盆腔肿瘤等；增强造影可了解肾脏的功能；对因结石引起的急性肾衰竭，CT 检查能有助于诊断的确立，因此，只有对 X 线不显影的阴性结石以及一些通过常规检查无法确定诊断进而影响手术方法选择的尿路结石患者，才需要进行 CT 检查，非增强的螺旋 CT（NCHCT）由于资料可以储存、重建而得到应用，检查时间快、费用低，没有造影剂的不良反应，放射的剂量小，还可与腹部其他与肾绞痛容易混淆的疾病（如阑尾炎、卵巢囊肿等）相鉴别，其诊断肾、输尿管结石的敏感性在 96%～100%，特异性在 92%～97%。

3. MRI 检查

MRI 检查对诊断尿路扩张很有效，对 96% 的尿路梗阻诊断有效，尤其是对肾功能损害、造影剂过敏、禁忌 X 线检查者，也适合于孕妇及儿童。结石在磁共振上均显示低信号，但需根据病史及其他影像学资料与血凝块相鉴别。

（三）其他检查

1. 肾图

肾图是诊断尿路梗阻的一种安全可靠、简便无痛苦的方法，可了解分肾功能和各侧上尿路通畅的情况，作为了解病情发展及观察疗效的指标，其灵敏度远较排泄性尿路造影为高，利尿肾图可以对功能性梗阻及机械性梗阻进行鉴别，急性肾绞痛时如尿常规有红细胞但腹部平片未见结石的阴影而不能明确诊断时，可急诊行肾图检查，如出现患侧梗阻性肾图，则可确定是患侧上尿路有梗阻，而与其他急腹症相鉴别。

2. 超声检查

B 超检查可对肾内有无结石及有无其他合并病变做出诊断，确定肾脏有无积水，尤其能发现可透 X 线的尿路结石，还能对结石造成的肾损害和某些结石的病因提供一定的证据，但 B 超检查也有一定的局限性，它不能鉴别肾脏的钙化与结石，不能直观地了解结石与肾之间的关系，也不能看出结石对肾的具体影响，更重要的是 B 超检查不能对如何治疗结石提供足够的证据，1/4 以上 B 超检查正常的患者在静脉尿路造影（IVU）检查时诊断为输尿管结石，因此，B 超对尿路结石的诊断只能作为一种辅助或筛选检查，在 B 超检查发现有结石后，应做进一步检查，如排泄性尿路造影等。

八、诊断与鉴别诊断

（一）诊断

1. 病史

由于尿路结石是多因素疾病，故应详细询问病史，应尽量详细地了解职业、饮食饮水习惯、服药史、既往有无排石的情况及有无痛风、原发性甲状旁腺功能亢进等病史，具体包括：

1）饮食和液体摄入：肉类，奶制品的摄入等。

2）药物：主要了解服用可引起高钙尿、高草酸尿、高尿酸尿等代谢异常的药物。

3）感染：尿路感染，特别是产生尿素酶的细菌的感染可导致磷酸镁铵结石的形成。

4）活动情况：活动过度可导致骨质脱钙和高钙尿。

5）全身疾病：原发性甲状旁腺功能亢进、肾小管酸中毒（RTA）、痛风、肉样瘤病等都可以引起尿路结石。

6）遗传：肾小管酸中毒、胱氨酸尿、吸收性高钙尿等都有家族史。

7）解剖：先天性（肾盂输尿管交界处梗阻、马蹄肾）和后天性（前列腺增生症、尿道狭窄）的尿路梗阻都可以引起尿路结石，髓质海绵肾是含钙结石患者中最常见的肾结构畸形。

8）既往的手术史：肠管的切除手术可引起腹泻并引起高草酸尿和低枸橼酸尿。

2. 体征

一般情况下，肾结石患者没有明确的阳性体征，或仅有轻度的肾区叩击痛，肾绞痛发作时，患者躯体屈曲，腹肌紧张，脊肋角有压痛或叩痛，肾绞痛缓解后，也可有患侧脊肋角叩击痛，肾积水明显者在腹肌放松时可触及增大的肾脏。

（二）鉴别诊断

肾结石须与下列疾病进行鉴别。

1. 胆结石

胆结石可致胆绞痛，易与右侧肾绞痛相混淆，胆结石合并胆囊炎时，可出现右上腹持续性疼痛，阵发性加剧，墨菲征阳性，右肋缘下有时可有触痛并随呼吸移动的肿大胆囊，或边界不清，活动度不大而有触痛的被大网膜包裹的包块，胆结石患者尿常规检查一般正常，B 超检查可以确定诊断。

2. 肾结核

肾结石合并有梗阻和感染时应与肾结核相鉴别，肾结核往往有慢性顽固的膀胱刺激症状，经一般抗生素治疗无明显效果；尿中有脓细胞，而普通尿培养无细菌生长；有时伴有肺结核或肾脏的小结核病灶；膀胱镜检查可见充血水肿、结核性结节、结核性溃疡、结核性肉芽肿和瘢痕形成等病变，在膀胱三角区和输尿管开口附近病变尤为明显，输尿管口常呈洞穴状，有时见混浊尿液排出；钙化型肾结核在 X 线平片可见全肾广泛钙化，局灶性者在肾内可见斑点钙化阴影，肾结核造影的早期 X 线表现为肾盏边缘不整齐，有虫蛀样改变，严重者可见肾盏闭塞，空洞形成，肾盏肾盂不规则扩大或模糊变形。

3. 海绵肾

海绵肾的发病率为 1/5 000，患者的肾髓质集合管呈囊状扩张，大体外观如海绵状，70% 病例存在双侧肾病变，每个肾脏有 1 个至数个乳头受累，本病出生时即存在，但无症状，通常到 40 ~ 50 岁因发生结石或感染并发症时才被发现，集合管扩张造成长期的尿液滞留，加上经常合并的高尿钙，是发生结石和感染的原因。肾小管浓缩和酸化功能常受损，腹部平片可见肾脏大小正常或轻度增大，肾区内可见成簇的多发性结石（在乳头区呈放射状排列），静脉肾盂造影见到的髓质集合管呈扇状、囊状扩张为诊断本病的依据。

4. 肾盂肿瘤

肾盂肿瘤多为乳头状瘤，良性与恶性之间常无明显界限，转移途径与肾癌相同；由于肾盂壁薄，周围淋巴组织丰富，所以常有早期淋巴转移，该病多在 40 岁以后发生，男性多于女性，早期表现为无痛性血尿，但无明显肿块；晚期因肿瘤增大，造成梗阻时可出现肿块，尿沉渣检查有时可见肿瘤细胞，血尿时膀胱镜检查可见患侧输尿管口喷血，在造影片上有充盈缺损，需与透 X 线结石鉴别，CT 检查和 B 超检查可协助鉴别。

5. 胆道蛔虫病

肾结石患者出现肾绞痛时，应与胆道蛔虫病进行鉴别，胆道蛔虫病主要表现为剑突下阵发性钻顶样剧烈绞痛，其特点为发作突然，缓解亦较迅速，疾病发作时，患者常辗转不安、全身出汗，甚至脸色苍白、四肢发冷，并常伴有恶心、呕吐，呕吐物可含胆汁甚或蛔虫，发作间歇期疼痛可完全消失，有时疼痛可放射至右肩部或背部，B 超检查可明确诊断。

6. 急性阑尾炎

右侧肾结石患者出现肾绞痛时，应注意与急性阑尾炎进行鉴别，转移性右下腹痛是急性阑尾炎的特点，70% ~ 80% 的患者在发病开始时即感上腹痛，数小时至十几小时转移至右下腹部，上腹痛一般认为是内脏神经反射引起，而右下腹痛则为炎症刺激右下腹所致，急性阑尾炎的腹部体征表现为右下腹有局限、固定而明显的压痛点，当腹痛尚未转移至右下腹前，压痛已固定在右下腹，这在诊断上具有重要意义，若症状不典型或阑尾位置异常，应参考其他症状、体征进行鉴别，如一时难以确诊，应严密观察，全面分析，以减少误诊。

7. 急性胰腺炎

腹痛是急性胰腺炎的主要症状，腹痛常开始于上腹，但亦可局限于右上腹或左上腹，视病变侵犯的部位而定，如胰头部病变且合并胆道疾患，除右上腹痛外，可向右肩或右腰部放射；炎症主要侵犯胰尾时，上腹疼痛可向左肩背部放射，疼痛的性质和强度大多与病变的程度一致，水肿性胰腺炎多为持久性疼痛，可伴有阵发性加重，多可忍受；出血或坏死性胰腺炎则多为刀割样剧痛，不易为一般镇痛药所缓解，严重者可发生休克，根据病史、体征及血、尿淀粉酶的测定，一般多数急性胰腺炎的诊断可以确立。

8. 卵巢囊肿蒂扭转

肾结石女性患者出现肾绞痛时应注意与卵巢囊肿蒂扭转相鉴别，卵巢囊肿蒂扭转的典型症状为突然发生剧烈腹痛，甚至发生休克，妇科检查发现有压痛显著，张力较大的肿块有局限性肌紧张，如果扭转发生缓慢，则疼痛较轻，有时扭转能自行复位，疼痛也随之缓解。

9. 淋巴结钙化

淋巴结钙化若位于肾区内，可误诊为肾结石，淋巴结钙化为圆形颗粒状致密影，内部不均匀，且多发，散在，静脉尿路造影片加侧位片有助于与肾结石区别。

10. 其他

肾结石还应与其他引起腰背痛、腹痛的有关疾病进行鉴别，如宫外孕破裂、胃炎、胃溃疡等疾病。

九、治疗

（一）一般治疗

解痉、止痛、补液、抗感染治疗。

（二）药物治疗

尿路结石的治疗方法很多，应根据患者的全身情况、结石部位、结石大小、结石成分，有无梗阻、感染、积水，肾实质损害程度及结石复发趋势等来制订治疗方案。在结石比较小、没有肾积水及其他并发症，估计结石可以自行排出的情况下，常先进行中西医结合治疗。大部分患者经中西医结合治疗后，结石会自行排出。对经过一段时间治疗，结石仍未排出的患者，应采取其他治疗［如体外冲击波碎石（ESWL）］或及时进行手术治疗，以保护肾功能。对各种原因引起的代谢性结石应当根据具体情况选择相应的药物治疗（如用药物降低血、尿中的钙、磷、尿酸、草酸、胱氨酸等）。

1. 治疗原则

（1）对双侧肾结石，先处理肾功能较好一侧的结石；如两侧肾功能相似，则先处理容易手术一侧的肾结石。

（2）当同时有肾结石和输尿管结石时（同侧或双侧），一般先处理输尿管结石，然后再处理肾结石。

（3）上尿路和下尿路结石同时存在时，如下尿路结石并未造成梗阻，则先处理上尿路结石；如上尿路结石还没有影响肾功能，则可先处理下尿路结石。

（4）总攻疗法：是指在短时间里采用一系列的中西医结合手段，增加尿流量、扩张输尿管、增强输尿管蠕动，促使肾、输尿管结石排出的方法。适用于直径 <4mm 的肾结石或输尿管结石。虽然总攻疗法一般费时较长，患者需耐受排石的痛苦，排石的效果并不肯定，近年来已极少有单位用此方法治疗尿路结石了，但在许多基层医疗单位仍

不失为一种可行的治疗手段。

2. 高钙尿的治疗

（1）多饮水：以增加尿量，降低形成结石成分的尿饱和度。

（2）调整饮食结构：主要是减少奶及奶制品、动物蛋白的摄入，多摄入含植物纤维素多的食物。

（3）噻嗪类利尿剂：噻嗪类利尿剂直接刺激远曲小管对钙的重吸收，促进钠的排泄，可使结石的形成降低90%，被广泛地用于复发性草酸钙结石患者。30%～35%的患者中有不良反应，其中大部分患者会因此而终止治疗。长期的噻嗪类利尿剂治疗可导致体液减少、细胞外容量减少、近曲小管对钠和钙的重吸收。噻嗪类利尿剂也促进PTH对钙的重吸收。噻嗪类利尿剂对肠道钙的吸收没有影响，而在肾性高钙尿患者中则减少。

（4）磷酸纤维素钠：口服后能在肠道内与钙结合而降低肠钙的吸收。对于吸收性高尿钙，可联合应用磷酸纤维素钠、补充镁及限制饮食中的草酸等方法，以减少尿钙、减少钙盐的结晶，又能保持骨密度及临床的疗效。

（5）枸橼酸盐：尿枸橼酸盐升高可使草酸钙饱和度下降，减少钙盐结晶和结石的形成。

（6）正磷酸盐：正磷酸盐能在肠道内与钙结合并减少其吸收。正磷酸盐能减少 $1, 25 - (OH)_2D_3$ 的产生而不影响甲状旁腺的功能。在用正磷酸盐治疗的复发性结石患者中，缓解率为75%～91%。在用中性或碱性磷酸盐治疗时，尿磷的排泄明显增加，增加尿中抑制作用。它禁用于磷酸镁铵结石患者。正磷酸盐还可引起胃肠道功能失调和腹泻。米糠能与肠道的钙结合并增加尿中的正磷酸盐，减少结石的复发。饭后口服麸糠，可用于预防结石的发生。

3. 草酸钙结石的治疗

除多饮水、低草酸、低脂肪饮食等外，还可选择以下药物治疗。

（1）枸橼酸盐：枸橼酸盐是预防复发性草酸钙结石的一种新的、有希望的方法，能显著增加尿枸橼酸盐的排泄，从而降低复发性结石的发生率。它主要有两种制剂：枸橼酸钠钾和枸橼酸钾。近年的研究发现，枸橼酸钾能有效地治疗合并有低枸橼酸尿的含钙结石，其作用明显优于枸橼酸合剂，并在临床中取代了枸橼酸合剂。

（2）镁制剂：适用于低镁尿性草酸钙肾结石，对缺镁的结石患者补充氧化镁或枸橼酸镁可以增加尿镁和枸橼酸盐的排泄，达到理想的镁钙比例，降低尿草酸钙的超饱和状态，降低复发性结石的发生率。也可与磷酸纤维素钠合用治疗I型吸收性高钙尿。口服氧化镁及维生素 B_6 可以完全阻止结石的形成。其他制剂有氢氧化镁，其主要不良反应是胃肠道不适。

（3）磷酸盐：口服磷酸盐可增加尿磷酸盐的排出，通过降低维生素D而抑制肠道对钙的吸收，从而降低尿钙排出，并且增加草酸钙结晶抑制剂焦磷酸盐的排出，治疗含钙结石和高尿钙。

（4）磷酸纤维素钠：磷酸纤维素钠是一种离子交换剂。在大约85%的吸收性高钙尿和复发性肾结石患者中磷酸纤维素钠能降低钙在胃肠道内的吸收。磷酸纤维素钠在一些患者中可引起恶心和腹泻，也会减少镁的吸收。通过限制肠道内草酸钙的形成增加草酸盐的吸收，这也增加了尿草酸的排泄。在肠道钙吸收正常的患者中，可引起钙的负平衡并刺激甲状旁腺。

（5）乙酰半胱氨酸：乙酰半胱氨酸能抑制 TH 黏蛋白的聚合、减少草酸钙晶体含量，预防肾结石的形成。口服乙酰半胱氨酸能使尿中的大晶体团块明显减少，降低尿石形成的危险。乙酰半胱氨酸的不良反应很小。其他药物还有考来烯胺、牛磺酸、胆绿醇、葡萄糖酸镁等。对饮食草酸盐及其前体过量的患者，需避免摄入富含草酸及其前体的食物和药物。维生素 B_6 缺乏时，人体内的乙醛酸不能转变为甘氨酸，而经氧化转变成草酸。对由此引起的高草酸尿，可给予小剂量维生素 B_6。

4. 尿酸结石的治疗

尿酸结石占所有肾结石的 50%～60%。75%～80% 的尿酸结石是纯结石；其余的结石含草酸钙。男女发病率相等。治疗的目的是降低尿中尿酸的浓度。主要的措施有：

（1）增加液体摄入：大量饮水以增加尿量，保证 24 小时尿量超过 1 500mL。

（2）控制饮食：限制饮食中的嘌呤。主要限制红色肉类、动物内脏、海产品、禽类和鱼的摄入。

（3）碱化尿液：服用碱性药物以碱化尿液致尿 pH 在 6.5～7.0，可增加尿酸的溶解度。首选枸橼酸钾，其次是碳酸氢钠。也可用 5% 碳酸氢钠或 1.9% 乳酸钠溶液静脉滴注，后者应用较多，效果满意。碳酸氢钠的不良反应有胃肠胀气。

（4）别嘌醇：别嘌醇能抑制黄嘌呤氧化酶，阻止次黄嘌呤和黄嘌呤转化为尿酸。如果患者有高尿酸血症或尿尿酸排泄大于 1 200mg/d，可给予别嘌醇。别嘌醇的不良反应有皮疹、药物热或肝功能异常。经过碳酸氢钠或别嘌醇治疗可使尿酸结石部分或完全溶解。

5. 感染性结石的治疗

感染性结石占所有结石的 2%～20%。它可分为两种：一种是由尿路感染而形成的结石；一种是因其他成分的结石继发感染而形成的结石。前者是真正的感染性结石，其成分主要是磷酸镁铵及尿酸铵，也可混合有碳酸钙；后者核心的成分多为尿酸及草酸钙，结石的外层则为磷酸镁铵及尿酸铵。

感染性结石的治疗原则是彻底清除结石和根治尿路感染。对感染性结石的药物治疗主要包括以下几个方面：

（1）治疗感染：首先应根据细菌培养及药敏试验，选择合适的抗生素。由于停留在晶体表面或晶体之间的细菌在停用抗菌药物后还有可能再感染。因感染性结石而行手术治疗的患者，40% 以上术后存在持续尿路感染，故应长期用药。应用抗菌药物治疗后，尿中细菌的菌落如从 10^7 降至 10^5 CFU/mL，可使尿素酶的活性降低 99%。

（2）使用尿素酶的抑制剂：应用尿素酶的抑制剂可以阻止尿素的分解，从根本上防止感染性结石的形成。乙酰氧肟酸是尿素酶的有力的、不可逆的竞争性抑制剂，能预防磷酸镁铵和碳酸磷灰石结晶的形成。口服后能很快被胃肠道吸收，1 小时后达到最高浓度。不良反应为深静脉血栓、震颤、头痛、心悸、水肿、恶心、呕吐、味觉丢失、幻觉、皮疹、脱发、腹痛和贫血。乙酰氧肟酸妊娠妇女禁用。对感染性结石而禁忌手术的患者，有人推荐同时应用乙酰氧肟酸与抗生素。尿素酶的其他抑制剂包括：羟基缬氨酸、丙异羟肟酸等。

（3）溶石治疗：溶石治疗是通过各种管道（如输尿管导管、经皮肾造瘘管、术后留置的肾造瘘管等）向肾盂、输尿管内注入溶石药物来达到溶石的目的。进行溶石治疗前应尽可能彻底清除结石碎片，以减少溶石的困难。

进行溶石治疗必须具备以下条件：

1）尿液应是无菌的，必须在尿路感染得到完全控制后才能应用灌洗溶液，以免在溶石过程中大量细菌释放出来而引起尿路感染。

2）溶石液体的流进及流出应当通畅。

3）肾盂内压力维持在 $30cmH_2O$。

4）没有液体外渗，如有液体漏出，则应停止灌洗。

5）要监测血清中镁的水平，避免发生高镁血症。等渗的枸橼酸液在 pH4.0 时能溶解磷酸钙和磷酸镁铵，形成可溶性的枸橼酸钙复合物。可应用溶肾石酸素，但毒性大，甚至可引起死亡。

肾盂灌洗首先用无菌生理盐水以 120mL/h 的速度灌洗，灌洗 24 小时后，如无异常，才可开始进行溶石治疗。溶石期间，患者如出现发热、腰痛，血肌酐、血镁、血磷升高等情况，即应停止灌洗。

（4）酸化尿液：酸化尿液可以增加磷酸镁铵和碳酸磷灰石的溶解度，从而使磷酸镁铵结石部分或完全溶解。同时还能增加抗生素的作用。主要的药物有维生素 C 和氯化铵。对巨大的感染性结石，可行开放手术治疗。也可采用经皮肾取石术治疗铸型结石以取代开放手术。对有漏斗部狭窄或肾内解剖畸形的患者可行防萎缩的肾切开取石术。ESWL 比经皮肾取石术损伤小。据统计，对大的铸型结石，结合应用经皮肾取石和ESWL是最有效的方法。在随访 10 年以上的患者中，50% 以上有复发。如用开放手术加药物溶石，平均随访 7 年，仅个别患者复发。

6. 胱氨酸结石的治疗

治疗的目的是使尿中胱氨酸的浓度低于 200mg/L。对胱氨酸结石的治疗可以采取下列措施：

（1）减少含胱氨酸食物的摄入：胱氨酸是由必需氨基酸甲硫氨酸代谢而来的，应限制富含甲硫氨酸的食物（如肉、家禽、鱼、奶制品），以减少胱氨酸的排泄。由于胱氨酸是一种必需氨基酸，对生长期的儿童不宜过于限制，以免对大脑以及生长造成一定的影响。严格限制钠的摄入也有利于降低胱氨酸在尿中的浓度。

（2）增加液体的摄入：1 L 尿大约能溶解 250mg 胱氨酸，应均匀地饮水以达到整天均匀地排尿（尤其夜间要有足够量的尿），并使 24 小时尿达到 3 L。

（3）口服碱性药物：碱化尿液使尿 pH > 8.4 是一个非常重要的措施。同时增加液体摄入，可以增加胱氨酸在尿中的溶解度，不仅能预防新的结石形成，而且能使已经形成的结石溶解。碳酸氢钠和枸橼酸钾最常用于碱化尿液。乙酰唑胺能通过抑制碳酸酐酶而增加碳酸氢盐的排泄。

（4）口服降低胱氨酸排泄的药物：如青霉胺（每增加青霉胺剂量 250mg/d，可降低尿胱氨酸浓度 75～100mg/d）、N－乙酰－D－L－青霉胺、乙酰半胱氨酸、α－巯丙酰甘氨酸等。这些药物能与胱氨酸中的巯基结合而增加其溶解度。也可口服谷酰胺降低胱氨酸的浓度。α－巯丙酰甘氨酸能与胱氨酸结合形成可溶性复合物，使尿胱氨酸浓度低于 200mg/L。但它的毒性比青霉胺低。卡托普利通过形成卡托普利—胱氨酸的二硫键复合物使溶解度增加 200 倍。应当指出的是，这些药物都有一定的不良反应，服用时如出现不良反应，应及时停药并做相应处理。

（5）大剂量维生素 C：其作用是使胱氨酸转变为溶解度较大的半胱氨酸。其不良反应会增加草酸的形成而出现高草酸尿。

由于胱氨酸结石是一种遗传性疾病，必须坚持长期治疗。如上述措施无效且结石引起肾功能损害，应及时进行手术治疗。必要时可在手术的同时放置肾造瘘管以供今后溶石治疗时用。可用于溶石的药物有碳酸氢钠、N－乙酰半胱氨酸、氨丁三醇、青霉胺。

对胱氨酸结石用超声碎石和 ESWL 治疗的效果不佳。这是因为胱氨酸是有机物质，晶体间结合牢固，对超声和体外冲击波都不敏感的缘故。另一方面，胱氨酸结石一般体积比较大，常为多发结石和铸型结石，勉强碎石不仅费事，排石也费时。碎石不彻底或排石不完全都有可能在肾脏内遗留结石碎片，并成为复发性结石的核心。因此，对胱氨酸结石应采用多种方法综合治疗。

（三）手术治疗

由于药物治疗、ESWL 等方法的应用，绝大多数肾结石患者已不需要进行手术治疗了。随着微创技术的不断普及，开放手术的机会也大大减少。

1. 肾结石手术治疗的适应证

（1）较大的肾盂、肾盏结石（如直径大于 3cm 的结石或鹿角状结石）可采用腔内泌尿外科手术的方法和 ESWL 的方法治疗。

（2）肾盂、肾盏内的多发结石：手术对一次性取尽结石比较有把握。

（3）已有梗阻并造成肾功能损害的肾结石（如肾盏颈部有狭窄的肾盏结石、肾盂输尿管交界处有狭窄的肾盂结石、有高位输尿管插入畸形的肾盂结石等）。对结石梗阻所致的无尿，应及时手术解除梗阻，挽救肾功能。

（4）直径 >2cm 或表面粗糙的肾结石以及在某一部位停留时间过长，估计已经形成粘连、嵌顿的结石。

（5）对肾脏有严重并发症、全身情况不佳的患者应选择手术治疗，以缩短治疗周期。

（6）一些多次 ESWL 治疗未获成功或采用其他取石方法失败的患者。

2. 主要的开放手术方法

对有适应证的患者，应根据结石所在的部位及结石的大小、形态、数量；肾脏、输尿管的局部条件来决定手术治疗的方法。

（1）肾盂切开取石术：适用于较大的肾盂结石或肾盂内的多发结石。

（2）肾实质切开取石术：适用于鹿角状肾盂肾盏结石或肾盏内的多发结石、经肾盂无法取出或不易取净的结石。为了减少出血，一般选择在肾实质最薄的部位或离结石最近的部位切开肾实质。必要时还要采取暂时阻断肾脏血流、局部降温的方法来减少出血。

（3）肾部分切除术：对于局限于肾上盏或肾下盏的多发结石，特别是肾盏颈部有狭窄时，采用肾切开取石或肾盂切开取石都不能顺利取出结石时，可行肾部分切除术，将肾上极或肾下极连同结石一并切除。

（4）肾切除术：对一侧肾或输尿管结石梗阻引起的严重肾积水、肾皮质菲薄及并发感染并导致肾积脓、肾功能完全丧失者，如果对侧肾功能正常，可施行肾切除手术。

（5）甲状旁腺切除术：对原发性甲状旁腺功能亢进引起的结石，如是由腺瘤或腺癌引起的，就应行手术完整地切除；如果是由甲状旁腺增生引起的，就应切除4个甲状旁腺中的3个或3.5个腺体。

（四）碎石疗法

1. 经皮肾镜碎石术

经皮肾镜碎石术适用于体积较大的肾结石、铸型结石、肾下盏结石、有远段尿路梗阻的结石以及其他治疗方法（特别是ESWL）失败后的结石。最适合经皮肾镜碎石的是身体健康、较瘦、直径大于2cm的单发结石，位于轻度积水的肾盂中或扩张的肾盂内的结石。对大的铸型结石采用经皮肾镜取石和ESWL联合治疗，效果也很满意。

经皮肾镜碎石术的禁忌证：全身出血性倾向、缺血性心脏疾病、呼吸功能严重不全的患者，过度肥胖、腰肾距离超过20cm，不便建立经皮肾通道者，高位肾脏伴有脾大或肝大者，肾结核、未纠正的糖尿病或高血压、肾内或肾周急性感染者，严重脊柱后凸畸形者等均不能行经皮肾镜取石，孤立肾患者不宜进行经皮肾镜碎石。

（1）超声碎石：是利用超声换能器的压电效应将电能转换成声能，再沿着硬性探条传导至顶端，当探条顶端接触到结石时，超声波的高频震动能把结石碾磨成粉末状小碎片或将结石震裂。

（2）液电碎石：是通过放置在水中的电极将储存在电容器中的高压电能在瞬间释放出来，使电能转变为力能，直接将结石击碎。液电的冲击力很强，碎石效果好。

（3）气压弹道碎石：是模仿气锤的作用原理，利用压缩气体产生的能量推动手柄内的子弹体，在弹道内将能量传递到探杆，探杆尖端与结石反复撞击，将结石击碎。

（4）近年来用于泌尿系统碎石的激光器为最新研制的钬激光。钬激光是稀有元素钬产生的脉冲式激光，波长2 140 nm，恰好位于水的吸收范围，峰值功率瞬间可达上千瓦。钬激光可通过直径为320～550 μm低水含量的石英光导纤维发射激光。通过内镜直抵达结石将其粉碎，为多数泌尿系结石首选的体内碎石方法。与气压弹道碎石等体内碎石机相比较，钬激光碎石术的有效率及安全性明显提高，与传统激光相比，钬激光有明显优势。钬激光除可用于碎石外，还具有切割汽化软组织、凝固止血功效。对于时间长、炎症反应重、已经形成包裹的结石，可以先汽化包裹的软组织，再粉碎结石。钬激光可以粉碎包括胱氨酸结石、一水草酸钙结石在内的各种成分结石。

（5）电子动能碎石，电子动能碎石机由主机、手柄和脚踏开关3部分组成。其工作原理与气压弹道碎石机极其相似，它通过引发小金属探针类似的撞击运动来击碎结石。不同之处是电子动能碎石是通过手柄中的磁芯按照电磁原理产生的能量形成高速短距离直线运动，来回反弹直接撞击金属探针，产生陡峭的动能冲击波，并通过探头传递到结石，将结石击碎。经皮肾镜碎石成功率高，治疗肾结石可达98.3%，并有痛苦小、创伤小、适应范围广、患者恢复快等优点。它的主要并发症有术中及术后出血、肾盂穿孔、临近脏器损伤、感染、肾周积尿等。

2. 化学溶石疗法

它包括两个方面，一是通过口服药物的方法来溶解结石；二是通过各种途径将导管放到结石近段的尿路（主要是肾盂和膀胱），经过导管注入溶解结石的药物，使药物与结石直接接触来达到溶石的目的。

临床上口服药物主要用于治疗尿酸结石和胱氨酸结石。经过导管注入溶解结石的药物主要有来那度胺、溶肾石酸素、碳酸氢钠、依地酸等。应根据不同结石的理化性质来选择相应的药物，如来那度胺是酸性溶液（pH3.9）可与结石中的钙结合形成枸橼酸钙复合物，主要用于治疗感染性结石；碳酸氢钠和乙二胺四乙酸（EDTA）均为碱性药物，用于治疗尿酸结石和胱氨酸结石。

（五）中医治疗

1. 辨证论治

（1）下焦湿热，蓄积成石

症见腰腹绞痛，连及小腹，或向阴部放射。尿频、尿急、尿痛、尿涩而余沥不尽，排尿时突然中断，尿中带血或尿中夹有结石。舌红，苔黄或厚腻，脉弦数或滑数。

治法：清热利湿，通淋排石。

方药：排石汤加减。

（2）结石久停，气滞血瘀

症见腰酸痛而胀，小腹胀满隐痛，尿涩痛，滴沥不尽，血尿或见血块。舌质暗红或有瘀点，苔薄，脉弦滑。

治法：理气导滞，化瘀通络。

方药：小蓟饮子加减。

2. 中成药

（1）结石通：主要用治尿路结石、血尿和尿路感染。亦用于钙性尿石复发的预防。每次5片，每日3次，口服。

（2）石淋通：每次10片，每日3次，口服。有清热利湿，通淋排石之功效。

（3）金钱草冲剂：每次1包，每日2次，口服。有清热利湿，通淋排石之功效。

（4）补中益气丸：每次6g，每日2次，口服。

（5）参苓白术丸：每次6g，每日服2次。治结石久停，脾肾两虚。

（6）分清五淋丸：每次9g，每日2~3次，口服。

（7）尿塞通：每次4~6片，每日3次，口服。孕妇忌服。

（8）清淋冲剂：每次1袋，每日2次，口服。体虚者，孕妇忌用。

3. 单方验方

（1）滑石60g，海金沙、威灵仙各30g。煎水频服，效验显著。

（2）黄芪、滑石、鸡内金各20g，芒硝、大黄各10g，金钱草50g，泽泻、车前子、牛膝、山楂各15g，威灵仙25g，生薏苡仁30g。每日1剂，水煎服。同时肌内注射黄体酮 20 mg，每日 2 次。多饮水，做适当的活动。让患者取半卧位或健侧卧位，叩打肾区，每日 2 ~ 3 次，每次 2 ~ 3 分钟，疗效较好。

（3）金钱草、玉米须各 50g。水煎服，每日 1 剂。

（4）鹅不食草 200g，捣烂取汁加白糖、白酒少许，1 次服完。每日 1 剂，连用 5 ~ 7 日。

（5）金钱草 15g，捣烂后用布包好，敷足底涌泉穴，每日 1 次，夜敷昼取。

4. 食疗验方

（1）薏苡仁 60g，鸡内金粉 9g，红糖 2 匙。煮粥食之。

（2）核桃仁、冰糖各 120g。以香油炸酥核桃，共研为细末。每次用 30 ~ 60g，每日服 3 ~ 4 次，以温开水送下。

（3）芥菜 1 kg，荸荠 0.5 kg，水煮汤常饮。或芥菜 1 kg，冬瓜皮 60g，水煮汤饮。

（4）木耳 30g，黄花菜 120g，白糖 100g。水煎服，每日分 2 次服，每日 1 剂。可治尿路结石。

（5）鲜葫芦 500g，蜂蜜适量。将葫芦捣烂绞取汁，调以蜂蜜，每服半杯或 1 杯，每日 2 次。可治肾结石。

5. 针灸治疗

尿路结石伴肾绞痛时可用针刺双肾俞、三阴交、足三里、关元、腰俞、膀胱俞、京门及阿是等穴，1 次选 2 ~ 4 穴，留针 15 ~ 20 分钟，每日 1 次，10 ~ 15 次为 1 个疗程，亦可于上穴加电刺激。

6. 输尿管结石的总攻疗法

清晨服中药排石汤（金钱草 60g，海金砂、冬葵子各 30g，石苇 12g，车前子、泽泻、厚朴、枳壳、王不留行各 9g，牛膝 18g，滑石 15g）300 mL，顿服。稍停片刻，口服氢氯噻嗪 25 ~ 50 mg，饮水 1 500 mL，1 小时后再饮水 1 500 mL，少顷，皮下注射吗啡 10 mg。2 小时后针灸三阴交、肾俞、膀胱俞、曲骨、中级、关元或阿是穴，捻针至有针感，皮下注射新斯的明 0.5 mg。再半小时后皮下注射阿托品 0.5 mg。还可适当活动，热水浴或肥皂水灌肠，最后用力 1 次排尿。总攻疗法对输尿管结石有较好疗效，每周总攻 2 ~ 3 次，每 2 周为 1 个疗程，直到结石排出。但年老体弱、心功能不全、青光眼患者，以及肾功能减退、严重结石梗阻的肾结石和过大的结石患者忌用总攻疗法。

十、护理

（一）一般护理

（1）认真倾听患者主诉，观察疼痛性质、部位、持续时间，有何特征和伴随症状。

（2）绞痛发作时遵医嘱给予解痉镇痛药，如阿托品、硝苯地平、黄体酮、哌替啶等，随时观察镇痛效果。

（3）绞痛持续时间长时，遵医嘱静脉补液，保持水、电解质平衡。

（4）疼痛缓解时，嘱患者多饮水（每天不少于 2 500 mL），以利血尿排出和预防感染。

（5）嘱患者适当休息，避免大幅度运动。

（6）磷酸盐结石患者宜用低磷、低钙饮食，并口服氯化铵使尿液酸化。尿酸盐结石患者应少吃含嘌呤的食物，如动物内脏、肉类及豆类，口服碳酸氢钠使尿液碱化，亦利于尿酸盐结石的溶解。

（二）饮食护理

（1）适当调节饮食，含钙结石患者应少喝牛奶及少食含钙高的饮食，草酸盐结石患者应少吃菠菜、马铃薯、豆类和浓茶等。

（2）多饮水是常见的肾结石的护理保健措施，至少每天饮水 2 000mL，除白天大量饮水外，睡前也需饮水 500mL，睡眠中起床排尿后再饮水 200 mL。一天最好能排出约 1.14 L 的尿液。

（3）对于肾结石初期患者，可以坚持每天吃 1 次黑木耳，一般疼痛、呕吐、恶心等症状可在 2～4 天缓解，结石可在 10 天左右消失，这也是肾结石的护理方法。

（4）控制钙的摄取量，避免摄入过多的钙质，但并非禁止。

（5）勿吃过多富含草酸盐的食物，包括豆类、甜菜、芹菜、巧克力、葡萄、青椒、香菜、菠菜、草莓及茶。

（6）服用镁及维生素 B_6，可减少结石复发率。

（7）吃富含维生素 A 的食物，可维持尿道内膜健康，也有助于避免结石复发，这类食物包括胡萝卜、绿花椰菜、洋香瓜、番瓜、牛肝，但高剂量的维生素 A 有毒，服用前最好请教医生。

（8）减少盐分的摄取，少吃各种高盐分的食物。

（9）限制维生素 C 的用量，特别是草酸钙结石患者。勿服用过多维生素 D。

十一、预防与控制

1. 多运动

运动是指上下的运动，通过重力的因素，使结石下移或排出。

2. 多吃蔬菜、水果

因为蔬菜、水果使尿液呈碱性，碱性的尿液可以使在酸性环境中容易生成的结石如尿酸结石被抑制住，不易沉淀形成结石，已形成的结石容易被溶解。

3. 多吃鱼油

鱼油里有一种特殊的不饱和脂肪酸，有预防结石、保护肾功能的作用。

4. 少喝啤酒

啤酒中有啤酒花，里面含嘌呤、草酸特别多，可以生成结石的主要成分。

5. 动物内脏要少吃

猪的肾、肺、肠，含嘌呤是非常高的，吃了以后尿酸可能会增高。

6. 少吃盐

盐可以增加尿中钙的排泄，钙排泄多是形成结石的主要因素。

7. 少吃糖

糖里面含有草酸、尿酸，吃多了后也会形成结石。

8. 少食菠菜

有些绿叶菜，如菠菜、莴笋等含草酸多，草酸多了就特别容易形成结石。

9. 晚餐要早吃

饭后人体会吸收钙、排出钙。钙的排出要在饭后 3～4 小时这个时间段。吃饭晚了，钙排泄的时候正好是睡觉的时候，睡觉后活动少了，尿液就浓缩滞留了，这时候钙再大量排出，就容易在输尿管中沉淀，就很容易形成结石。

10. 睡前别喝牛奶

因为牛奶中含钙较多，喝了牛奶再休息，钙 2～3 小时排出，在尿里面沉淀，就易形成结石。

（赵金凤）

第五节　肾结核

肾结核是一种好发于成年人的疾病，多见于 20～40 岁的青壮年，男性多于女性。早期多无任何症状，典型者以经久不愈的尿频、尿急、尿痛、终末血尿为临床特点。

一、病因和病理

引起肾结核的病菌绝大部分为人型结核杆菌，牛型仅极少数。致病菌首先侵入肺部（骨关节、淋巴结、消化道），引起结核病，然后结核菌从患病器官通过血流到达肾脏，在肾皮质部形成结核小结节，这些病灶绝大部分会被纤维包裹，钙化而愈合，临床上不出现症状，称为病理肾结核，病变均为双侧性。当机体抵抗力低下或过敏反应强烈时，病灶会扩大，发生坏死和干酪化，形成小脓肿，并下行到达肾髓质和乳头部，引起组织坏死和形成小空洞，这时会出现腰部酸痛、尿路刺激症状明显，有脓尿和血尿，称为临床肾结核，病变多数为一侧性。只有并发膀胱炎后，细菌从输尿管口上行，才会累及对侧肾脏。从病理肾结核到临床肾结核的过程缓慢，一般需经过 5 年左右的时间，这时原发的肺结核病灶多数已愈合或纤维化。若原发结核病灶在盆腔器官，则结核菌多从膀胱上行，首先引起结核性肾盂肾炎，然后才侵犯肾脏实质。

结核菌从肾脏随尿流下行，会引起输尿管和膀胱结核，并产生相应的症状。还可感染前列腺、输精管、附睾和盆腔器官，引起相应的结核病。

二、临床表现

1. 膀胱刺激症状

尿频、尿急、尿痛，特别是夜尿增多。这是肾结核的最重要也是最早出现的症状。当膀胱结核病情加重时，尿频也越显著，继而可出现尿急及尿痛。早期尿频是由于结核菌和脓尿刺激膀胱黏膜或黏膜溃疡所致；晚期则因膀胱容量缩小，以致排尿次数增多，乃至出现急迫性尿失禁。

2. 血尿

血尿是肾结核的第二个重要症状，发生率为 70%～80%。一般与尿频、尿急、尿痛等症状同时出现。血尿的程度不等，多为轻度的肉眼血尿或镜下血尿，仅 3% 的病例为明显的肉眼血尿，并且是唯一的首发症状。多数为终末血尿，乃是膀胱的结核性炎症和溃疡在排尿时膀胱收缩所致出血。若出血来自肾脏，则可为全程血尿。

3. 脓尿

其发生率 20% 左右。尿液中可出现大量脓细胞，同时在尿液内亦可混有干酪样物质，使尿液混浊不清，严重者呈米汤样脓尿。

4. 全身症状

肾结核为全身性消耗性疾病，加上严重的膀胱刺激症状，患者得不到充分休息和睡眠，造成精神憔悴和身体虚弱，出现食欲减退、消瘦、乏力、低热、盗汗等。

5. 并发症

在男性最常见的并发症是生殖系结核，占肾结核的 50%～70%，其中以附睾结核最为明显。部分肾结核患者可合并高血压，后者可能与结核病变引起肾动脉狭窄及肾素分泌增多有关。1940 年 Mesbit 和 Ratliff 报道首例肾结核合并高血压，经肾切除术后治愈。国内熊汝成等（1965）报道 30 例肾结核合并高血压，经肾切除术后 23 例获治愈。综合国内外资料表明，在单侧广泛肾结核合并高血压的病例中，约 2/3 患者经肾切除术后，血压均明显下降。然而近年来的资料表明，除了结核导致肾组织广泛破坏外，肾结核合并高血压已比较少见，而肾切除术仍是治疗此种并发症的首选方法。

部分晚期肾结核患者尚可合并对侧肾积水、膀胱挛缩、膀胱阴道瘘或膀胱直肠瘘等并发症。

三、实验室及其他检查

1. 实验室检查

血常规检查常有贫血、白细胞计数增高、血沉增快；新鲜尿呈酸性反应；尿常规检查出现蛋白、红细胞、白细胞；24 小时尿浓缩法涂片找耐酸杆菌约 50%～70% 阳性；尿培养结核杆菌 80%～90% 阳性。

2. B 超检查

在肾结核诊断方面，B 超作为一种简单、快速和无创伤性的检查方法，可用于肾结核治疗过程中的疗效监测，例如可以检测结核性空洞在治疗过程中的大小变化，以避免重复的 X 线检查；也可用于测量挛缩膀胱的容量，以协助确定是否需要行膀胱扩容手术。

3. X 线检查

包括胸部 X 线片、泌尿系 X 线片、静脉尿路造影、逆行尿路造影、肾穿刺造影和膀胱造影等，通过这些检查可以明确病变的部位、范围、程度及对侧肾脏情况。

泌尿系 X 线片对肾结核诊断有意义的表现为肾脏输尿管钙化影。全肾广泛钙化可诊断为肾结核，局限的钙化灶应与结石和肿瘤钙化相鉴别。肾结核钙化多呈斑点状，干酪空洞型结核常有围绕空洞的圆形钙化，也偶见到类似结石的钙化，但肾结核的钙化位于肾实质，密度不均，与结石有差别。肾结核在泌尿系X线片上也可见到肾蒂钙化、淋巴结钙化和腹腔内钙化淋巴结的阴影。

静脉尿路造影及逆行泌尿系造影对肾结核诊断有重要意义。其典型表现为肾盏破坏、边缘不整如虫蚀状，或由于肾盏颈部狭窄，肾盏消失变形，严重者形成空洞，肾盏完全不显影。局限的结核性脓肿也可压迫肾盂肾盏使其变形。如果肾脏遭到严重的破坏，则常表现为不显影称为无功能肾，故静脉尿路造影不仅可发现肾结核的形态病理改变，也可作为双侧肾脏的分肾功能检查，静脉尿路造影不显影的肾脏，只能说明肾脏功能损害严重，并未见到客观的结核破坏，应密切联系患者的临床表现，全面分析，如果尿中找到结核杆菌，对诊断肾结核有一定的帮助。

大剂量造影剂静脉尿路造影是研究肾脏疾病的一重要进展，使逆行泌尿系造影大为减少，行静脉尿路造影时，可采用断层技术，使诊断更为确切，此外尚可于电视下，动态观察输尿管，了解输尿管蠕动情况及狭窄的部位与长度，观察输尿管膀胱交界处及肾盂输尿管交界处有无梗阻。

4. 膀胱镜检查

如果静脉尿路造影不能确定诊断，可考虑行膀胱镜检查、逆行泌尿系造影。在肾结核的早期，膀胱镜检可见到浅黄色的粟粒样结核结节，多散在位于输尿管口附近及三角区，较重的病例则可见到黏膜水肿、充血、溃疡。溃疡处的肉芽组织可误诊为肿瘤，应取活组织检查进一步明确诊断。膀胱镜检时，可经输尿管口插入输尿管导管至肾盂，收集肾盂尿进行尿常规、细菌培养及结核菌检查，并可测定PSP排出时间以了解左右肾功能情况。注入造影剂行逆行肾盂输尿管造影可获得清晰的肾盂、输尿管影像。但由于静脉尿路造影的改进，膀胱镜检逆行泌尿系造影已有所减少，现多用于了解输尿管下段梗阻及梗阻以上的扩张，通过输尿管口置入带橄榄头的导管，进行肾盂全长输尿管造影，对输尿管病变及梗阻情况了解得更为确切。

5. CT检查

对肾结核早期诊断价值不大，但对晚期病变的观察则优于静脉尿路造影。晚期破坏严重的无功能肾脏，静脉尿路造影多显示不显影，无法看到结构破坏的直接形态影像改变，而CT则能显示扩张的肾盂、肾盏和输尿管，清楚地显示肾脏实质内多发性囊性变、肾实质破坏、钙化及空洞形成、肾盂及输尿管管壁增厚或同时伴发的肾肿瘤。此外，还能显示精囊的病变。

四、诊断

凡有尿频、尿急、尿痛等膀胱刺激症状，都应考虑肾结核的可能性。肾结核是慢性膀胱炎的常见原因，尤其是经抗感染治疗未见好转者，如合并终末血尿更应以肾结核为初步诊断而进一步检查。膀胱炎尿培养无细菌生长，则肾结核的可能性很大，但培养有细菌时，不能排除结核合并非特异性感染。

五、鉴别诊断

肾结核易于与下列疾病混淆。

1. 慢性尿路感染

将肾结核误诊为"慢性膀胱炎""慢性肾盂肾炎"并不少见。女性慢性膀胱炎作为一个独立的疾病并不多见；女性急性膀胱炎常有一定的诱因，如处女膜异常、尿道外口与阴道间距离小于1cm者，在婚后可能发生急性膀胱炎。未婚女性或男性原发性急性膀胱炎者极少见，慢性膀胱炎更少。慢性肾盂肾炎引起的尿频、尿急、尿痛反复发作，时轻时重，极少有肉眼血尿。结核性膀胱炎的尿频呈持续性、进行性加重；如有终末血尿，更应考虑为肾结核，结核性膀胱炎不单独存在，由肾结核引起。尿培养阴性不能除外肾结核，因为60%的肾结核存在混合感染。

2. 男性生殖系结核遗漏肾结核的诊断

其中1/3的病例在诊断附睾结核时，尚未出现肾结核的临床症状。对男性生殖系结核，应检查3次晨间尿，如酸性尿中有红细胞和白细胞，应对肾脏做进一步检查。

3. 尿路结石

显微镜血尿患者，如在腹部平片上见不透X线的阴影而诊断为尿路结石，对尿频等症状用"结石"引起的感染解释，可能延误肾结核的诊断。尿路结石常与疼痛相联系。不透X线的阴影多由尿路结石引起，但在其他情况下也可出现，如有肠内容物或淋巴结钙化、肾结核及肾肿瘤等。在与尿频、血尿相联系时，更应警惕肾结核，需行进一步检查。

六、治疗

临床肾结核为进行性疾病，不经治疗不能自愈，死亡率很高。在有效的抗结核药物问世以前，肾切除术为治疗肾结核的主要方法。1944年随着链霉素的发现及其后对氨基水杨酸、异烟肼和利福平的相继问世，开创了结核治疗史上的新纪元。近年来，由于抗结核药物的不断发展，肾结核的治疗方法有了很大的改进，有效的短程化疗逐渐取代以往的长期化疗，取得了良好的疗效，并更容易被患者所接受。作为肾结核治疗的主要手段，药物治疗不仅使一些早期的肾结核病变获得痊愈，而且可使许多患者免于手术治疗或缩小了手术范围。

然而，药物治疗不能替代手术，对于一些有手术指征的病例，手术前后的药物治疗作为整个治疗过程中的必不可少的组成部分，仍需值得强调。此外，肾结核作为全身结核的一部分，在治疗过程中仍需注意有充分的营养和休息，避免劳累。

（一）抗结核药物治疗

对于确诊为肾结核的患者，无论其病变程度如何，无论是否需行外科手术，抗结核药物必须按一定方案进行服用。早期肾结核，肾盂造影显示病变较轻，或范围较局限，在正确使用抗结核药物后多能治愈。只有在肾破坏严重或泌尿系有严重并发症（如输尿管狭窄、膀胱挛缩）时，才宜施行手术治疗。

常用的抗结核药物有：异烟肼300mg，口服，每日1次。利福平600mg，口服，每日1次。吡嗪酰胺1.0g，口服，每日1次。乙胺丁醇750mg，口服，每日1次。在治疗过程中，不单独用某一种药物，可将2~3种药物有计划地交替轮换和联合使用。一般将异烟肼、利福平和吡嗪酰胺联合使用，配合维生素C，口服，每日1~2次，使尿液酸化；2 个月后改为利福平和异烟肼，继续治疗 4 个月。因吡嗪酰胺可引起严重肝损害，也有将乙胺丁醇代替吡嗪酰胺，与利福平、异烟肼联合使用。若以上抗结核药物在治疗中出现严重副反应或耐药性时，可选用链霉素、对氨基水杨酸钠等。

抗结核药物的应用是治疗泌尿系结核最重要的措施，在具体使用时应注意杜绝以下情况：①无任何诊断依据，随意进行抗结核试验性治疗，滥用抗结核药物。②对确诊为肾结核的患者，不严格按治疗方案用药，由于疗程过短或使用单一药物而达不到治疗效果，使结核杆菌产生耐药性，给进一步治疗带来困难。③没有定期复查肝肾功能并予以纠正和防治，使肝肾功能严重受损。

（二）手术治疗

手术治疗的患者在手术前后均需以抗结核药物配合治疗。肾切除术应行药物治疗 2～3 周，保留肾脏的手术如肾病灶清除术、肾部分切除术、肾盂输尿管整形术以及膀胱扩大术等则术前用药至少 4 周。在新的短程抗结核药物治疗下，外科手术必要时可以提前，但如果患者同时存在其他器官结核时，手术治疗前应有更充分的药物治疗。

常用的手术方法是肾切除、部分肾切除和肾病灶清除术。

1. 肾切除术

适应证：①单侧肾结核病灶破坏范围超过 50%。②全肾结核性破坏；肾功能已丧失。③结核性脓肾。④双侧肾结核，一侧破坏严重，而另一侧为极轻度结核，需切除严重侧，轻度病变侧采用药物治疗。⑤自截钙化灰泥肾。

2. 部分肾切除术

①局限在肾一极的 1～2 个肾小盏的破坏性病变，经长期的抗结核药物治疗而未奏效。②肾结核的纤维化狭窄发生于肾盏或漏斗部有引流不畅者。

3. 肾病灶清除术

适应证：适用于个别范围不大的闭合性肾结核空洞长期不愈者。

七、护理

（1）有肺结核或其他结核患者，应进行尿检，以早期发现肾结核，早期治疗，注意休息和情志的调适。

（2）肾结核患者要补充高热量及高质量蛋白质，且需乳类，需大量补充维生素 A、B 族维生素、维生素 C、维生素 D，多食新鲜蔬菜、水果及各种清淡富含水分食品，以保持大小便通畅，加强利尿作用。久病体虚宜进食滋补品，忌温热、香燥的饮食，忌烟酒。

（3）早期诊断，正确治疗，均可治愈。若发现过晚，可能需手术治疗，预后较差。

（闫真真）

第六节 肾盂肾炎

尿路感染（UTI）是指肾盂、肾盏、输尿管、膀胱、尿道的感染性炎症。分为上、下尿路感染，上尿路感染为肾盂、肾盏、肾小管及输尿管的感染，主要为肾盂肾炎；下尿路感染为膀胱、尿道的感染，主要为膀胱炎。上尿路感染常伴有下尿路感染。下尿路感染可单独存在。在我国发病率为 91‰，多见于女性，女∶男为10∶1，好发于已婚妇女、育龄妇女、老年人及女婴，妊娠期患病率最高，其中又以农村妇女多见。本节主要叙述急性肾盂肾炎。

一、病因和发病机制

（一）致病菌

革兰阴性杆菌为尿路感染的常见致病菌，约占所有尿路感染的95%，其中以大肠杆菌最多，占60%~80%，其次为副大肠杆菌、变形杆菌、葡萄球菌、粪链球菌和产碱杆菌。少数为铜绿假单胞菌，偶尔可由真菌、病毒和寄生虫等感染致病。通常致病菌为一种，但两种或多种细菌混合感染也并非少见。

（二）传染途径

1. 上行感染

约95%尿路感染其致病菌从尿道口上行进入膀胱或肾脏引起感染。由于女性尿道远较男性为短而宽，女婴的尿道口常被粪便污染，故本病好发于女性。

2. 血行感染

不足3%的尿路感染致病菌从身体内的病灶经血流播散至肾脏，首先侵犯皮质，然后沿肾小管向下扩散至肾盂。其病变常为双侧性，致病菌以金黄色葡萄球菌最多见。

3. 淋巴道感染

升结肠与右肾之间淋巴管以及下腹和盆腔器官的淋巴管与肾周围的淋巴管，均有多数的交通支相通，因此盆腔部位有炎症或肠道感染时，致病菌可经淋巴道侵犯肾脏。

4. 直接感染

少数情况下，肾周围组织器官的感染可直接蔓延到肾脏。

近年来发现急性肾盂肾炎感染后在肾瘢痕中可残留细菌抗原，并可刺激机体产生抗体，从而引起免疫性肾损害，这一发现使肾盂肾炎的发病机制增加了一条途径，值得重视。

（三）机体抗病能力

虽然细菌常可进入膀胱，但并不都引起尿路感染。这主要是人体对细菌入侵尿路有自卫能力：①在尿路通畅时，尿液可冲走绝大部分细菌。②男性在排尿终末时，前列腺收缩，排泄前列腺液于后尿道，有杀菌作用。③尿路黏膜有杀菌能力，可分泌有机酸和IgG、IgA及通过吞噬细胞的作用来杀菌。④尿液 pH 值低，内含高浓度尿素及有机酸，尿液 pH 值过低或高，均不利于细菌生长。

（四）易感因素

1. 女性

由于女性尿道较男性短而宽，尿道口易污染。女性在经期、妊娠期、绝经期因内分泌激素改变及性生活易致细菌感染等。

2. 尿路梗阻或泌尿道畸形

尿路梗阻或泌尿道畸形导致尿流不畅，有利于细菌生长、繁殖，其尿路感染率比无梗阻者高 10 倍之多。

3. 全身抵抗力下降

全身抵抗力下降多见于糖尿病、重症肝病、慢性肾病、肿瘤晚期等。

4. 医源性感染

医源性感染常见于导尿、泌尿道器械检查，操作会损伤尿道黏膜，还可将尿道口的细菌直接带入膀胱。

5. 炎症

尿道口周围或盆腔有炎症等。

（五）细菌的致病力

细菌进入膀胱后，能否引起尿路感染与它的致病力有很大关系。以大肠杆菌为例，并不是其所有菌株均能引起症状性尿路感染，能引起者仅为其中的少数菌株，如 O、K 和 H 血清型菌株，它们具有特殊的致病力。细菌对尿路上皮细胞的吸附能力，是引起尿路感染的重要致病力。细菌表面有菌毛，是由蛋白质组成的头发样物，能与尿路上皮细胞的特殊受体吸附。例如能引起急性非复杂性尿路感染的大肠杆菌的某些菌株，都具有特殊的菌毛（P 菌毛），它可吸附于尿路上皮细胞含糖基团脂类的受体上。此外，这些菌株能产生溶血素等毒素，以及对人类血清的杀菌能力有抵抗性。目前认为，只有少数致病力强的细菌才能引起急性非复杂性尿路感染，相反，急性复杂性尿路感染，则不一定都由致病力强的细菌引起。

二、病理

急性肾盂肾炎的病理形态资料多来自动物模型。肉眼见肾体积肿大，剖开肾脏时可见肾盂、肾盏黏膜充血、肿胀，表面有脓性分泌物。镜检见黏膜下和肾间质中有白细胞浸润，还可有小脓肿形成。炎症常侵犯多个肾乳头部，在肾髓质部形成楔形病灶，尖顶指向肾乳头，基底伸入肾髓质，在炎症区域内的肾小管上皮肿胀、脱落，管腔中有脓性分泌物。炎症剧烈时，可发生肾实质大片出血，这样的病灶，恢复后会留下瘢痕。

三、诊断

（一）身体状况

尤以育龄妇女发病多见。起病急骤，以炎症轻重程度不同，临床表现有较大差异，主要表现为：

1. 全身症状

高热、寒战，体温多在 39℃ 以上，热型不定，以弛张热较多见。伴头痛、全身酸痛、乏力、食欲下降、恶心、呕吐等。

2. 泌尿系统症状

绝大多数患者有腰痛或肾区不适，多为钝痛或酸痛，程度不一。少数患者可有腹部绞痛，沿输尿管向膀胱方向放散。体格检查时有上输尿管点（腹直肌外缘平脐处）或腰肋点（腰大肌外缘与第 12 肋骨交叉处）有压痛，肾区叩痛阳性。患者常有膀胱刺激症状，尤其在上行感染时，可出现在全身症状之前。

3. 儿童表现特点

泌尿系统症状多不明显。起病时除高热等全身症状外，常有惊厥和抽搐。多见厌食、呕吐、消化不良、腹泻等非特征性症状。少数出现无症状性菌尿和体重增长缓慢，或可出现尿失禁、遗尿、腹痛、腰痛等。

急性肾盂肾炎经及时治疗，1~3 日症状可消失。有些可在数日后症状自行缓解，但菌尿持续阳性，以后易复发；少数患者可因机体抵抗力差、不利因素存在、致病菌毒性强或为耐药菌株等，使病情进展或迁延不愈。

（二）实验室及其他检查

1. 血常规检查

血白细胞计数轻度或中度增高，中性粒细胞可有核左移现象。血沉可轻度加快。

2. 尿常规检查

脓尿（每高倍视野≥5 个白细胞）为其特征性改变；若平均高倍视野中有 0~3 个白细胞，而个别视野中可见成堆白细胞，仍有诊断意义。尿中白细胞也可间歇性出现。红细胞数目多少不一，少数患者甚至有肉眼血尿。白蛋白一般不多（<1 g/24 h 尿），如出现大量蛋白尿，应考虑并发其他肾脏病的可能。如发现白细胞管型，尤有诊断意义。

3. 尿细菌检查

（1）尿沉渣涂片染色检查：当尿中含有大量细菌时，用尿沉渣涂片做革兰染色镜检，约 90% 可找到细菌。此法简单，阳性率高。

（2）细菌定量培养：清洁中段尿培养，细菌、菌落数 <10^4/ml 为阴性；10^4~10^5/ml 为可疑；>10^5/ml 为阳性。

（3）尿细胞计数：白细胞计数每小时大于 30 万个属于正常范围；每小时小于 20 万个为阳性；每小时小于 3 万个为阴性。

4. 血清抗体滴度测定

用直接细菌凝集法测定血清抗革兰阳性细菌的"O"抗原的抗体，若为阳性者，均可提示肾盂肾炎。

5. 抗体包裹细菌试验

肾盂肾炎时肾实质能产生抗体将细菌包裹，通过免疫荧光技术处理，荧光显微镜检可见绿色的荧光包裹细菌，有助于肾盂肾炎的诊断。

6. 肾功能检查

在急性期多无改变，在慢性期随着病情的发展，可出现夜尿增多，尿浓缩功能减退，晚期可有血尿素氮升高甚至发展为尿毒症。

7. 影像学检查

急性期不宜做 IVP，如有需要，可做 B 超检查，确定是否有梗阻、结石。女性 IVP 的适应证为：①再发的尿路感染。②疑为复杂性尿路感染。③有肾盂肾炎的临床证据。④少见细菌，如变形杆菌等感染。⑤妊娠期曾有无症状细菌尿或尿路感染者。⑥感染持续存在，对治疗反应差。男性首次尿路感染亦应做 IVP。IVP 的目的是找寻是否有能用外科手术纠正的易感因素。有反复发作史者，还应做排尿期膀胱—输尿管反流检查。个别尿路感染患者在很有必要时，还需做逆行肾盂造影。

根据感染中毒症状、膀胱刺激症状、尿液改变及尿液细菌学检查诊断并不难。急、慢性肾盂肾炎的诊断标准：

（1）有尿路感染的证据。

（2）有感染累及肾脏的证据。

1）腰痛，肾区或肋脊角叩压痛及上输尿管点压痛。

2）细菌白细胞管型。白细胞管型且能除外急性肾炎。

3）尿液抗体包囊细菌。

4）膀胱冲洗灭菌后尿培养阴性。

5）有下列症状之一有利于慢性肾盂肾炎的诊断：①血清铜蓝蛋白及唾液酸增高。②尿碱性磷酸酶、天冬氨酸转氨酶、丙氨基转氨酶明显增加。③慢性肾功能损害。

6）四唑氮蓝试验（TTC 试验）阳性。

7）尿蛋白十二烷基磺酸钠—聚丙烯酰胺凝胶电泳（SDS – PAGE）出现异常条带。

8）泌尿道 X 线证实有结构异常。

判定：凡具有（1）加（2）中2）或3），（1）加（2）中的任何 4 项均可确诊。

四、治疗

1. 一般处理

症状明显者需卧床休息。鼓励患者多饮水，以增加尿量，促使细菌和炎性渗出物排出。口服碳酸氢钠 1 g，每日 3 次，可碱化尿液，以减轻尿路刺激症状。对反复发作或慢性患者，应积极寻找和去除易感因素，尤其是解除尿流不畅、尿路梗阻、矫正尿路畸形，提高机体免疫力。

2. 抗菌治疗

抗菌治疗为最重要的治疗，在留取尿标本做尿常规及细菌检查后应立即选择对革兰阴性菌有效的杀菌药物。常用药物有：①喹诺酮类如诺氟沙星 0.2 g，每日 3 次；环丙沙星 0.25 g，每日 2 次；氧氟沙星 0.2 g，每日 2 次。②青霉素类，如青霉素 160 万～320 万 U，每日 2 次静脉滴注；氨苄西林 4～6 g，每日 1 次静脉滴注。③磺胺类，如复方磺胺甲噁唑 2 片，每日 2 次口服。④氨基糖苷类，如庆大霉素 0.08～0.12 g，每日 2 次肌内注射或静脉滴注。⑤头孢类，如头孢唑啉 0.5 g，每 8 小时肌内注射 1 次；头孢噻肟 2 g，每 8 小时肌内注射 1 次；头孢他啶 1 g，每日 2 次肌内注射或静脉滴注。若药物选择得当，则用药 24 小时后症状即可好转，如 48 小时仍无改善，应考虑换药或联合用药，此时，最好根据药敏试验选药。抗菌药物疗程通常为 10～14 日，或用药至症状完全消失、尿检阴性后再继续用药 3 ~ 5 日，停药后应每周复查尿常规和尿培养 1 次，共 2 ~ 3 周，第 6 周再复查 1 次，若尿培养均为阴性可认为临床治愈。若随访中有复发者，应再用抗菌药物 1 个疗程。

五、护理

（一）一般护理

（1）进食清淡并富有营养的食物，补充多种维生素，多饮水，一般每日饮水量要超过 2 000 ml，以增加尿量冲洗尿道的细菌和炎症物质，减少炎症物质对膀胱和尿道的刺激，并且可降低肾脏内的高渗环境，使其不利于细菌的繁殖。急性肾盂肾炎、慢性肾盂肾炎急性发作第 1 周可以卧床休息，但不需要绝对卧床。慢性肾盂肾炎非发作期一般不宜从事重体力活动。

（2）发热是机体对细菌感染的反应，有利于机体杀灭细菌。39℃ 以下，无特殊情况，可以等到抗菌药物起效后，体温自行下降，但要做好患者及家属的思想工作。体温过高（＞39℃）时，可影响到心、脑等重要器官的功能，宜进行物理降温，如乙醇擦浴、冰袋降温、温水擦浴等措施，必要时给予药物降温。

（3）肾区疼痛为肾脏炎症所致，如肾周炎症时疼痛更明显。减轻疼痛的方法为卧床休息，采用屈曲位，尽量不要站立或坐立，因为肾脏下移受到牵拉会加重疼痛。炎症控制后疼痛消失。

（4）多饮水是减轻尿路刺激征最重要的措施之一。分散患者的注意力（如听音乐、看报纸杂志、与人谈话等）以及嘱患者避免紧张情绪，可以明显缓解排尿次数。

（二）病情护理

（1）注意观察体温的变化，尿的性质、量、次数，腰痛的部位、性质，慢性患者后期有无肾功能损害的表现。若体温逐渐下降，表示感染已被控制，病情好转。若体温持续升高，表示病情加重。若体温超过 39℃，应给予物理降温，同时报告医生，按医嘱给予药物降温或其他治疗措施。

（2）注意观察尿急、尿频、尿痛的变化，若不见减轻，说明病情未被控制，护士应报告医生并按医嘱采取措施；同时鼓励患者多饮水或其他饮料，借以冲洗尿路。症状严重的患者，可加服碳酸氢钠使尿液碱化，以减轻症状。

（3）应用抗生素时注意观察疗效及不良反应。按医嘱留取中段尿或导尿做培养加药敏试验。腰痛剧烈者可局部热敷。尿痛明显者给予解痉剂。

六、预防控制

（1）增加营养，锻炼身体。多饮水，勤排尿，避免劳累和便秘。

（2）女患者急性期治愈后一年内应避孕。

（3）保持外阴清洁，女患者禁止盆浴，注意月经期、妊娠期、产褥期卫生，女婴应勤换尿布，以免粪便污染尿道。

（4）避免不必要的导尿或泌尿道器械检查。

（赵金凤）

第七节　血液净化

血液净化是指将患者的血液在体外通过净化装置，除去血液中某些致病物质，从而净化血液的技术总称。目前的血液净化方式有：血液透析（hemodialysis，HD）、高通量透析（high-flux dialysis，HFD）、血液滤过（hemofiltration，HF）、血液透析滤过（hemodiafiltration，HDF）、连续性血液净化（continuous blood purification，CBP）、血浆置换（plasma exchange，PE）、血液灌流（hemoperfusion，HP）等。

一、血液透析

（一）水和溶质清除作用原理

1. 水的清除

水的清除统称为超滤。有以下两种清除方式：半透膜两侧溶液中水可由渗透压低侧向渗透压高侧移动，称为渗透；另一种是人为地加大膜一侧液面压力，使膜两侧有流动差（跨膜压），加速分子跨膜移动（从加压侧向不加压侧），称为对流。渗透作用的水清除量与半透膜两侧溶液渗透压差有关；而对流作用的水清除量则与半透膜两侧静水压差有关。

2. 容质的清除

（1）弥散：是指各种物质的分子或颗粒都呈无规律的热运动，又称布朗运动。这些物质可由高浓度向低浓度方向移动，逐渐达到两处浓度相等。

（2）对流：是指溶质随着溶剂（水）的跨膜移动而移动，它的移动速度比扩散快得多。

（3）吸附：通过正、负电荷的相互作用或范德华力的作用，溶质与固定吸附剂（临床常用树脂和活性炭）结合而被清除称为吸附。当吸附剂上固定某种溶质的抗体，溶质作为抗原与吸附剂上抗体结合而被清除，称为免疫吸附。另外，一些特殊半透膜或吸附剂，能特异性地与需清除物质分子表面的一些化学基团结合，从而特异性地清除致病物质。

（4）分离：利用孔径较大的半透膜或离心的方法，将血浆与血细胞分离，弃除血浆（带有致病物质），再把细胞成分和与弃去血浆等量的置换液一起回输体内，称为分离。

（二）血液透析装置

血液透析是根据膜平衡原理将患者血液与含一定化学成分的透析液同时引入透析器内，在透析膜两侧流过，分子透过半透膜作跨膜移动，达到动态平衡。患者体内积累的小分子有害物质得到清除，人体所需的某些物质也可由透析液得到补充，所以血透能部分地代替正常肾脏功能，延长患者生命。

血液透析俗称"人工肾"，即将血液与透析液分置于一人工合成的半透膜两侧，利用各自不同的浓度和渗透压互相进行扩散和渗透的治疗方法。血液透析可将患者内多余水及代谢废物排出体外，并从透析液中吸收机体缺乏的电解质及碱基，以达到纠正水、电解质及酸碱平衡的目的。

1. 透析机

（1）基本构造：由于透析机的基本功能是把血液从体内引出来，通过体外循环在透析器内与透析液进行物质交换，然后将血液输入体内，故其基本结构就分为两大部分，体外循环系统和透析液系统。为了保证透析过程中患者的安全，两个系统均附加多种精密的监控装置，致使透析机变得复杂及专业化。

1）体外循环系统：包括血泵、肝素泵、血流量表、动脉压表、静脉压表和空气探测器。主要配件是透析器和动、静脉血液管道。

2）透析液系统：包括比例泵、透析液流量计、加温装置、漏血探测器、负压泵和电导度计。

（2）体外监护报警装置：即动脉压报警、静脉压报警、漏血报警、空气报警、透析液温度报警和负压报警等7个报警装置组成了透析机的监护系统。这7种监护装置预先定好上限和下限，超过限度即自动发生报警，产生视觉和听觉信号，报警未排除，机器会自动不再继续进行透析。

（3）体外循环系统：血透的体外循环从动脉（实际是扩张的静脉远心端）穿刺针开始，通过血液管道与透析器相连，再从透析器通过血液管道回到静脉穿刺针。透析器前的部分称动脉血路；透析器后的部分称静脉血路。动脉血路上的第一个侧管通动脉压测量器；接着是血泵。第二个侧管通肝素泵。动脉血路进透析器之前有一个除泡器；透析器后的静脉血路上还有一个大的除泡器，可以收集空气；并引出三个侧支，其作用：①测量静脉压；②注射或输液通道；③调节液面。静脉除泡器之后，有空气探测器和钳夹装置，最后在静脉穿刺针处结束体外循环。

1）血泵：普通内瘘动、静脉压差很小，因此，需要血泵为动力，以达到有效透析所必需的血流量 200～300mL/min（范围 0～400mL/min）。

2）血流量测定：小分子物质的清除率与血流量有关，因此其测量有重要意义。

3）体外循环的压力：体外循环的压力在血泵前是负的；血泵后是正的。

①动脉压：动脉压在血泵前测量，故为负压，它取决于血泵速度，动脉血流量，动脉针在血管内的位置、长度和内径。负压尽可能小，以避免将血管壁抽进穿刺针管腔内，并且避免空气进入管道系统。

②静脉压：静脉压在血泵后测量，故为正压，它取决于血泵速度及回流血液在透析器、静脉针和血管内的阻力。血液通过透析器时压力下降，但使用平板型和空心纤维透析器，压力仅轻度下降。静脉压如缓慢升高则是由于肝素化不足，除泡器滤网被纤维素阻塞；突然升高是静脉血路受压扭曲。静脉压缓慢下降见于血压下降；突然下降见于动脉血流减少或阻断。

4）空气探测器：空气栓塞的发生率为0.05%，原因为泵前输液或透析时关闭空气报警。以超声空气探测器为灵敏而少误差。

（4）透析液系统

1）透析液供给装置：现代化机器均采用自动混合装置，分为中央式透析液供给系统或单机透析液混合装置，前者通过管道把混合好的透析液供给每架机器，但透析液成分不能个体化，还易污染；后者可根据患者需要改变透析液成分，一旦失灵，只影响一位患者，可用备用机器随时替换。由活塞式比例泵或电导度控制混合系统将净化水与浓缩透析液按比例混合制成透析液。由电导度监护装置控制，防止不合比例的透析液进入透析器。

2）电导度：溶液电导度是由它的总离子浓度和温度决定的。电导度的校准是用 Na^+ 和 Cl^- 的含量（mmol/L），且必需严格，如超过规定值的 ±5% 则报警。

3）流量控制器：由一个阈门构成，预先调好流量是 500mL/min。

4）加温器：透析液应维持在 37℃，温度显示器的精确度要求 ±1℃，报警界限不要超过 35～41℃。热消毒水温约 90℃。

5）除气装置：利用加温和负压除去透析液中的溶解气体，以免其透过半透膜进入血液侧，形成泡沫或堵塞部分透析器。

6）漏血探测器：利用光度计持续监视透析器流出的透析液，如透析膜破裂，血液进入透析液，则光密度增加，发生报警。

7）透析液负压：为增加超滤以清除水分，可在透析液流出侧安装一个负压泵，使透析液侧产生负压，以调节负压来调节超滤。现代化机器尚可仅产生负压，而不让透析液进入透析器，以进行单纯超滤。

2. 影响透析效能的因素

（1）透析器性能：包括膜面积、膜材料、膜厚度、溶质清除率、超滤系数等。

（2）血液和透析液的流量：在一定范围内血流量和透析液流量越高，清除率也越高。当常规血液透析时血流量 200～300mL/min，透析液流量为 500mL/min，此时溶质清除率已接近最大，如进一步增加血流量和透析液流量，溶质清除量增加较少。如采用高效透析器和高通量透析器，则血流量和透析液流量可分别增加到 300～400mL/min 和 600～800mL/min。

（3）透析时间：在一定范围内透析时间越长，溶质清除量也越大，但随着透析的进行，溶质血浓度逐渐降低，且透析膜表面也不断有纤维蛋白等黏着而影响透析膜清除效率，故一般常规血液透析的时间为每次 4～6 小时。由于常规血液透析对中、高分子溶质清除效率不如小分子溶质，故透析时间的延长对中、高分子溶质清除量增加较为明显。

（4）跨膜压：跨膜压（TMP）越大，则水清除越多，经对流作用清除的溶质也越多。一般最高 TMP 不超过 550mmHg，以防止透析膜破裂。由于透析过程中小分子溶质主要靠弥散清除，而中、大分子溶质清除更多依赖于对流作用。故超滤量的增加主要提高中、大分子溶质清除量。如不伴超滤时，尿素和维生素 B_{12} 的清除率分别为 150mL/min 和 20mL/mim，伴超滤时，两者的清除率分别为 152.5mL/min 和 29mL/min，尿素清除率仅升高 1.67%，而维生素 B_{12} 清除率则升高了 45%。

（5）溶质分子量：在弥散过程中溶质清除量与溶质分子量有关，溶质分子量越小则清除率越高。因为扩散是溶质布朗运动的结果，分子量越小，运动速度越快，与半透膜撞击次数越多，清除量也越大。而在对流过程中溶质清除量与分子量无关，在膜截留分子量以下溶质的清除取决于溶液转运速率。一般分子量 35000D 以上溶质不能被清除。

（三）血管通路的建立

血管通路指体外循环血液引出和回流的通路。对血管通路方式的选择主要依据肾衰竭的类型（即估计透析时间的长短）、透析的紧急性、患者自身血管条件等因素。理想的血管通路要求有充足的血流量，一般在 250～400mL/min。不同血液净化技术对血流量的要求不同。

1. 动 - 静脉内瘘

适用于慢性肾衰竭维持性血液透析患者。由动脉与邻近静脉吻合而成，最常选用桡动脉和头静脉，因为该部位易于反复穿刺及维护。动静脉内瘘吻合术后数周，静脉管壁由于压力的作用而增厚，可耐受反复穿刺。一般内瘘成熟需 6～8 周。当邻近血管条件差时，可进行自身血管移植或选用人造血管。动静脉内瘘引起动静脉短路，使心脏负荷增加 1/100～1/5 应尽可能在透析前择期做动静脉内瘘，时机选择在 Ccr 低于 25mL/L，预计 1 年内将作血液透析治疗者。

2. 中心静脉插管

适用于急性肾衰竭等需紧急透析、慢性肾衰竭动静脉内瘘术前或内瘘堵塞等引起内瘘失功能时。常选择股静脉、颈内静脉和锁骨下静脉作中心静脉插管。操作简便，不易出血，不加重心脏负荷，对血流动力学影响小。一般保留 2～3 周。常见的并发症为血栓形成、血流量不足和感染。

由于血管条件所限，又需作长期透析者，也可选择颈内静脉或锁骨下静脉穿刺，体外段导管理置于皮下隧道。这种方法的感染并发症显著低于一般的中心静脉插管，可留置数月至数年。

（四）适应证

1. 急性肾功能衰竭

凡有下列指标之一者，即可进行透析：

（1）无尿或少尿 2 天以上。

（2）BU. >35.7mmol/L（100mg/dL）或每日上升 >8.92mmol/L（25mg/dL）的高分解代谢者或 Scr88μmol/L（10mg/L）。

（3）血 K^+ >6.0mmol/L（6.0mEq/L）。

（4）CO_2CP >13.4mmol/L（30vol%），或碱储备 <15mmol/L。

（5）有严重水肿、肺水肿、脑水肿。

（6）输血或其他原因所致溶血、游离血红蛋白 >12.4mmol/L（80mg/dL）。

（7）临床出现明显尿毒症症状者。

2. 慢性肾功能衰竭

临床出现恶心、呕吐、肾性贫血、重症高血压、体液潴留、心功能不全及神经系统症状者，如有下述指标之一者即可进行透析：

（1）内生肌酐消除率 <10mL/min。

（2）BUN >28.6mmol/L（80mg/dL）。

（3）Scr > 707.2μmol/L（8mg/dL）。

3. 急性药物或毒物中毒

1）应用血液透析治疗急性中毒的主要条件是：

（1）毒物能够通过透析膜而被透出，即毒物是小分子量，不与蛋白结合，在体内分布比较均匀，而未固定局限某一部位。

（2）毒性作用时间不能太快，否则来不及准备透析。

（3）透析时间应争取在服毒后 8 ~ 16 小时以内。

2）透析有效的中毒药物：

（1）镇痛剂：水杨酸盐、对乙酰氨基酚。

（2）酒精：乙醇、甲醇。

（3）镇静剂：巴比妥盐、格鲁米特、安宁、丙咪嗪。

（4）抗生素、青霉素、半合成青霉素、磺胺药、氯霉素、四环素、异烟肼。

（5）其他：地高辛、环磷酰胺、氨甲蝶呤。

以上是可由透析去除的药物，但并不是说这些药物中毒时非得用透析治疗。上述任一种药物透析时因药进入透析液达不到有效的治疗浓度。

4. 其他

（1）顽固性、全身性水肿。

（2）高血钾及其他电解质紊乱。

（3）急性左心衰 、肺水肿。

（4）银屑病。

（5）精神分裂症。

（6）肝性脑病。

（五）禁忌证

1. 严重的心功能不全及严重心律失常

有时可用腹膜透析过度。

2. 高热

体温在 39℃ 以上需降温后方可进行透析。

3. 休克

需纠正休克后方可进行透析。

4. 严重的出血倾向

可用腹膜透析过度，如病情需要也可用体外肝素化来进行血液透析。

5. 其他

尿毒症终末期已出现不可逆性并发症。年龄大于 70 岁者，应慎重。

（六）操作技术

1. 透析器的选择

多数选用空心纤维透析器及多层平板透析器。

2. 透析液选择

急性肾功能衰竭病例，选用碳酸氢盐进行常规透析较好。优点为从代谢观点看是比较符合生理的治疗，对心血管功能稳定性较好，血压控制较好，减少透析中及两次透析间的症状；缺点为透析液制备比较麻烦，需要新的附加设备，花费较大。碳酸氢盐透析适用于透析前有严重代谢性酸中毒，老年或心血管不稳定者，肝功能不全，存在与肺功能不全有关的缺氧症时。

3. 肝素化方法

通常有全身肝素化及局部肝素化两种方法。

（1）全身肝素化：本法较简单，为常用的肝素化法，透析前按每公斤体重 1～1.5mg 计算，静脉内 1 次注入。透析器预充液内加肝素 10mg，透析开始后每小时加入肝素 10mg。这种方法适用于没有出血倾向和手术创面的患者。根据病情可略加大或减少肝素用量。如在透析中静脉压增高，气泡驱除器中气泡增加，提示肝素用量不足，即将出现凝血现象，此时，应立即在透析器中加肝素 10mg，透析结束前 1 小时停止使用肝素。

（2）体外肝素化：在透析开始即从透析器的动脉端连续注入肝素，使透析器内凝血时间维持在 40～60 分钟；与此同时，在透析器的静脉端注入鱼精蛋白，以中和肝素，使体内凝血时间维持在 15 分钟以内。这样，即可防止透析器中凝血，又可防止肝素过多进入人体内引起出凝血障碍。体外肝素化发生透析器内凝血或透析后肝素反跳等并发症的机会较全身肝素化法高。

（3）小剂量肝素化法：对于有出血倾向和曾经有过出血病史的患者，是一种安全、有效的肝素化方法。在透析开始时首次注入小剂量肝素 5～10mg，后每小时注入 5～10mg，使体内凝血时间维持在 20～30 分钟。

由于在透析过程中，有众多的因素影响着凝血过程，因此，肝素的应用必须考虑到以下两个方面：

（1）每个患者对于肝素的敏感性以及肝素在每个患者体内的代谢速率都不尽相同，因此，无论是负荷量肝素还是维持剂量的肝素都应做到个体化。

（2）除了患者的个体因素外，在透析过程中，透析器及其管道的血相容性程度以及血流量大小对于凝血过程也有相当大的影响。譬如说：同样的肝素用量，在血流量为 200mL/min 的情况下有满意的抗凝效果而当血流量降低到 100mL/min 时则可能出现透析器内凝血。反之，如果透析器的血相容性相当好而血流量又能达到 300mL/min 以上的话，甚至可以不用肝素而完成 3～4 小时的血液透析。

（七）疗效

1. 急性肾衰竭

对于急性肾衰竭患者，血液透析可有效维持水、电解质和酸碱平衡，纠正高钾血症、水钠潴留和代谢性酸中毒，并为抗生素、营养疗法的实施和原发病的治疗创造条件。目前，在透析患者，急性肾衰竭的死亡原因主要为严重的原发病和并发症，而死于急性肾衰竭直接相关并发症如水钠潴留引起的急性左心衰竭、高钾血症和代谢性酸中毒者很少。

2. 慢性肾衰竭

影响血液透析治疗慢性肾衰竭疗效的因素较多。剩余肾功能较好、无明显其他脏器病变、营养状态较好者，预后较好。与透析本身的因素主要是透析剂量和实施方法。目前已有部分患者依赖血液透析存活 20 年以上。

（八）透析充分性

血液透析充分性是指在摄入一定量的蛋白质的情况下，使血中毒素清除适量，并在透析间期使之保持在一定的低水平值，充分纠正酸碱和电解质失衡状态，透后患者感到舒服和满意。

1. 对小分子毒素清除作用的评价

1）KT/V 值：KT/V 值即尿素清除指数，指在一定透析时间内透析器对尿素的清除量。Gotch 和 Sargent 将 KT/V 作为判断充分性的指数。K 为透析器尿素氮（BUN）清除率（mL/min），T 为每次透析时间（min），V 为尿素的分布容积（L）等于体重（kg）乘以 0.58。K/DOQI（dialysis outcomes quality initiative，美国肾脏病基金会透析指导纲要）推荐：

$$KT/V = -In（R - 0.008 \times T）+（4 - 3.5 \times R）\times UF/W$$

In 为自然对数，R 为透后 BUN/透前 BUN，T 为透析时间（h），UF 为超滤量（L），W 为透后体重（kg）。

（1）影响 KT/V 的主要因素：①透析器对 BUN 的清除率（K）和面积系数。②每周透析时间（T）。③尿素体内分布容积（V）。④蛋白质摄入量，尿素净生成率（G），标准化 - 蛋白分解率（nPCR）。⑤每次透后与透前 BUN 的比值（R）。⑥体重（W）。⑦每次透析的超滤量（UF）。⑧残余肾功能。⑨血流量及通路再循环和心肺再循环。

（2）对 KT/V 评价：①KT/V 随着透析频度、残余肾功能和 nPCR 变化而变化，三者有密切关系，必须结合 PCR 综合判断透析是否充分。②KT/V 只适用于评价一次透析效率。

2）尿素下降率（urea reduction ratio，URR）：URR = 100 ×（1 - R）透析充分最低标准要使 URR 达到 65%。URR 值高及 R 值低都说明 BUN 清除多，透析效果好。

3）蛋白分解代谢率（PCR）：以 BUN 的清除效果判断透析是否充分。首先要保证患者摄入足够的蛋白质。病情稳定的慢性血透患者蛋白质摄入量可由 PCR 反映出，如蛋白质摄入不足，PCR 低，反之则高。一般要求慢性血透患者每天蛋白质摄入量应 > 1.1g/ +（kg·d），即 nPCR > 1.1g/（kg·d）；如 nPCR < 0.8g/（kg·d），提示营养不良，透析不充分概率甚高。

4）尿素的时间平均浓度（time average concentration of urea，TA Curea）：TACurea 即单位时间（每次透析开始到下一次透析前这段时间）血浆尿素浓度。TACure 作为透析效果的指标，不依赖于患者的体重、透析方案、残余肾功能、房室模型的容积变化及其可变因素。可反应透析尿素清除量与患者蛋白质代谢的综合情况。

2. 干体重

干体重是指患者无水肿、无组织间隙和血管内水分潴留状态下液体平衡时的重量。目前，评估干体重的方法包括：

（1）放射学评估：透析后肺门血管宽度、心脏横径缩小，心胸比 < 50%。

（2）超声波评估：测定下腔静脉（IVC）直径，反应中心静脉压，计算 IVC/体表面积，即 VCD。如 VCD > 11.5mm/m^2 为水负荷多，VCD < 8mm/m^2 为水负荷低。

（3）总体水的检测：生物电阻抗（BIA）需要特殊仪器，使用不同频率测定人体电阻率，计算出总体水（TBV）和细胞外液，方法简单。

（九）透析剂量及处方

透析处方指为达到设定的溶质和水清除目标所制订的各项透析方案。包括透析器的选择、血流量和透析液流量、脱水量和速度、抗凝剂应用、透析频率和每次透析时间。一般每周透析 3 次，每次 4~6 小时，每周透析时间为 12~15 小时。体重高、食欲好、残余肾功能差时，应选用较大透析膜面积的透析器，并提高血流量和透析液流量。透析脱水量和速度的设定主要根据透析间期体重的增长、心功能和血压等。一般单次透析脱水量为干体重的 3%，不超过 5%。

（十）透析故障及处理

1. 血流量

血流量 ≤100mL 为流量不足，其原因为：①动静脉管道不通畅；②血容量不足而致低血压；③肝素量不足；④透析器或透析液温度过低。可作相应处理诸如监察管道、补充血容量、增加肝素用量和调节温度等。

2. 透析液流量不足

常见原因为负压泵功率小，流量计阻塞和透析液管道或平板阻塞等。查出原因后作相应处理。

3. 负压升高

透析时负压升高，常见于透析液管道折叠、阻塞、流量下降，以至破膜，应及时处理。

4. 静脉压异常

静脉压力过高系指超过 8.00kPa，如 ≥13.3kPa 则有凝血危险。常见原因为患者心功能不佳、肝素不足或血液高凝状态、透析管道内纤维蛋白析出阻塞滤网，应定时检查及时排除故障。静脉压力降低而血流不畅，常因患者血压下降、动静脉瘘不畅所致。

5. 机器性故障

常见原因：①电源断电：停电时需停止透析，将手摇曲柄置于血泵轴上，用手转动，使血液返回体内。②透析器破膜：负压过大或静脉端阻塞，跨膜压力超过 66.5kPa（500mmHg）即可引起透析膜破裂。此时透析液呈血色，可见血液自空心纤维喷出，透析液出现泡沫。所有现代化机器均有高度敏感的漏血探测器，通过光电管监测，发出警报，自动停止透析。更换透析器后再行透析。③加温异常：温度过低可致凝血（≤35℃），过高可致溶血（≥43℃），前者常由于控制热敏电阻损坏、加热器失灵或加热棒表面有沉淀物所致，应即时处理，后者应立即停止加温。④透析液浓度异常：透析液浓度由电导度计控制，偏离 ≤3% 不报警，≥10% 可引起致死性高钠血症和严重的低钠血症。随着备有电导度监护装置的现代化透析机问世，这种并发症已极少出现。

（十一）并发症

1. 透析膜破裂

需换用新的透析器。

2. 透析液温度过高

立即停止透析，透析器内血液不能输回体内，病重者则需要输新鲜红细胞。

3. 硬水综合征

此征的发生主要是血压不稳定，皮肤刺激征及有明显的胃肠道症状，由于对人体内环境的稳定干扰很大，一旦发生须立即中断治疗，以防造成不良后果。

4. 失衡综合征

失衡综合征是在透析中或透析结束后数小时出现的暂时性中枢神经系统及骨骼系统的急性医源性症状的总称。其原因目前普遍认为主要是由于血液中溶质浓度（主要是尿素）急速降低，使血液和脑组织间产生渗透压差，低钠透析液造成的钠平衡失调和透析液碱化剂的组成，血液 pH 的变化和 HCO_3^- 在血液与脑脊液间的浓度差也是不可忽视的原因。高效能透析器的使用，超滤量过大、过快等需要继续治疗者应适当输血以及平时加强营养，特别注意高效价动物蛋白的摄入量。静点高张葡萄糖液，提高透析中葡萄糖含量，对患者的呕吐物及时处理，防止污染透析室。

5. 出血

动脉外瘘管脱落，连续血路及穿刺针松脱，都可产生出血。

6. 凝血与溶血

此与肝素量、透析液温度及透析时间有关。故在透析过程中，要严密观察血流情况与温度的控制。

7. 心血管方面意外

在血液透析过程中患者发生血压下降、虚脱、休克其主要原因是动静脉瘘管增加了心脏负担，循环血量的改变以及输血所致的热原反应，透析液成分误差，血容量突然增加等原因造成。故要严密观察患者的体温、脉搏、呼吸及面色等情况的变化，并及时纠正出入血量的平衡，立即采取急救措施。

（十二）治疗

1. 失血

透析的过程也是一种体外循环的过程。由于透析器以及管道系统接头众多，加之血流量较大，所以一旦任何部位发生滑脱都可以造成大出血而使患者在数分钟内迅速死亡。在透析过程中一旦发现有上述危急情况出现时应迅速用血管钳阻断血流。随之关闭血泵，只要处理及时，患者可望脱险。

2. 空气栓塞

在透析过程中由于输液时操作不慎，或结束回血时操作不慎，可致空气逸入静脉内而造成栓塞。如发现有空气逸入静脉，应立即用血管钳阻断静脉管道。如大量空气逸入，患者可迅即死亡。如逸入量不多患者可出现呼吸困难、胸闷、烦躁、心动过速等症。此时，可立即将患者置于头低足高位，左侧卧位。以防脑栓塞。并按急性心力衰竭处理。

3. 溶血

常由以下原因造成：①透析液配制失误，浓度低于正常。甚至有误用纯水透析的。②透析液温度过高，甚至超过 50℃。在透析过程中，如果发现静脉管道中的血流变成半透明状，或者成为红葡萄酒样。则应高度怀疑溶血。此时应立即阻断血液，停止透析。患者可望得救。如证实为溶血，除立即去除直接因素外，还应输新鲜血并给予 5%碳酸氢钠静脉滴注。

4. 心搏骤停

在透析过程中，如出现心力衰竭、严重心律失常、休克等情况时可发生心脏停搏。一旦出现心脏停搏这一危急情况，应立即按复苏术进行抢救，其次才是停止透析、回血。

（十三）血透患者的护理

血液透析患者的监护是在透析全过程中对患者进行连续的全面观察，其中对临床表现、生命体征和血液体外循环进行严密监测最为重要。及早发现病情和不良反应，及时处理，保证透析安全，减少透析并发症，使患者逐渐康复，提高生活质量。

1. 血透前的准备

（1）首先要做好患者及家属的心理护理：尿毒症患者在血透前精神负担很大，对自己以后的生命、预后、事业、经济等忧心忡忡，要耐心做好思想工作，树立治疗疾病的信心。

（2）建立动静脉内瘘管：常用的动静脉内瘘配对血管：①桡动脉-头静脉；②桡动脉-肘前静脉；③胫后动脉-大隐静脉；④肱动脉-肘前静脉。血管选择的顺序是先上肢、后下肢、先左后右，最好选择质地柔软、通畅、管径较大无炎症的静脉。

（3）其他：准备好动、静脉瘘局部皮肤，对患者讲明目的要求取得合作。了解患者的一般情况，准确测量体重、体温、脉搏、呼吸、血压，根据患者的病情，决定透析方式、脱水量、肝素用法及用量，配好预冲液及透析液。透析室内空气、地面严格消毒，备齐抢救药品及器械等。连续好透析器。

2. 透析过程中的监护

（1）熟练掌握透析机各监护系统的性能，操作程序，以及故障的排除。

（2）血管的固定与连接必须良好，随时检查，防止由于肢体活动后接管滑脱。

（3）根据肝素化的方法控制肝素量，体外凝血时间维持在 30 分钟以上。

（4）密切注意进出血量是否平衡，回流管路的阻力是否增加（除泡器压力与膨胀度）。

（5）核对肝素剂量是否足够，空气除泡器内的泡沫是否增加，有无纤维析出。并严密观察滤网血流的宽度，以及回流管内的血液有否分层。

（6）每 15～30 分钟测量脉搏、呼吸、血压 1 次；每 30 分钟测量体温 1 次，每 1 小时记录透析液的温度、浓度、流量、负压、静脉压、血流量及透析液 pH1 次。血生化 1～2 小时检查 1 次，出凝血时间 1 小时检查 1 次。

（7）要密切观察血漏报警的发生如血漏报警不能排除应停止透析，防止造成严重后果。

3. 透析后及透析间期的护理

患者在透析后及透析间期，应密切观察并发症的发生。

（1）透析结束后要立即测血压和体重，嘱患者卧床休息，以防发生直立性低血压。

（2）透析后要注意保持内瘘管通畅，穿刺点的压迫力量要适当，防止发生血肿的栓塞。护士及患者均应知道不在造瘘侧肢体测血压和采集血标本，禁止在插管处近端结扎肢体，以保证血液正常流动。指导患者预防血栓形成，如睡眠时不要压迫术侧肢体，术侧肢体不穿过紧衣服；不用术侧上肢背包、扛行李及提取重物。术侧上肢不过度活动、运动；保持术侧肢体体位舒适。透析术后早期教会患者锻炼术侧肢体，促进内瘘愈合。教会患者如何在瘘部位触脉搏和震颤，以检查动-静脉血流是否通畅，如果脉搏和震颤消失可能是通路堵塞，需要立即就医。

（3）血透常规使用肝素，要特别注意观察穿刺部位的出血情况。一般内瘘压迫止血10～20分钟即可，桡动脉、足背动脉穿刺应加压止血30分钟以上，并用纱袋或绷带等压迫止血数小时，如有出血倾向，可用鱼精蛋白中和。

（4）注意水分控制，为减少透析并发症的发生，患者在两次透析之间的体重增长（即水分摄入）应控制在体重的4%以内。

（5）透析过程中常丢失一定量的蛋白质、各种氨基酸和维生素等，因此，对慢性维持性透析的患者应注意营养补充。每周透析2～3次的患者，每日每公斤体重蛋白质摄入量为1.0g和1.5g。用含必需氨基酸的高生物价蛋白如蛋、牛奶、瘦肉、鱼补充。有高血压、水钠潴留或心功能减退者要限制钠盐。高钾血症是造成心脏骤停的原因，应尽量少进含钾高的蔬菜、水果、坚果类、蘑菇、茶、可可、巧克力、速溶咖啡等。高磷血症可造成骨质变软，故应控制磷的摄入量，一般每日<900mg，含磷高的食物有奶制品、蛋白、心脏、肝脏、虾仁、肉松、豆制品、坚果类、花生、芝麻等。应适当补充水溶性维生素和微量元素。

（6）做好心理护理。慢性维持性透析的患者，常因代谢性或器质性脑病而出现神经精神症状，也可因环境及心理影响而出现悲观、抑郁等症状。心理护理是其治疗过程中必不可少的重要环节。所以医护人员要了解患者的内心世界，同情理解患者，与患者交朋友，取得患者的信任。利用血透治疗与患者接触的机会进行交谈，注意倾听患者的叙述，帮助患者解除心中的苦闷、忧伤等情绪。同时，正确地宣教有关透析和肾移植治疗的知识，使患者看到未来，看到希望，树立信心，争取合作。

二、血液滤过

血液滤过是模拟肾小球的滤过功能而设计的，即将患者的动脉血引入具有良好通透性并与肾小球滤过膜面积相当的半透膜滤器中，使血液中的水分、氮质、中分子物质等被滤出，从而达到消除体内过多水分，排除氮质、中分子物质和酸性产物的目的。由于流经滤器的血流量仅为200～300mL/min（为正常肾血流量的1/6～1/4），故在动脉端用血泵加压，并在半透膜对侧造成负压，从而扩大跨膜压（≤66.5kPa），使流过滤器的35%～45%的血浆液体（无蛋白质）被滤出，滤过率为60～90mL/min（为正常肾小球滤过率的1/2～3/4）。滤过率的大小取决于血流量、跨膜压、滤过膜面积和筛过系数。HF1 次的滤液总量约为 20L，为了保持机体内环境的平衡，在滤器前（后）补回置换液约 18L。现已研究模拟肾小管重吸收功能，超滤液经过处理（除去有害物质等）后重新输回体内，以免丢失蛋白质、氨基酸和生物活性物质。

（一）血滤机

主要由血泵、负压泵、输液泵组成，用以保持和调整超滤液和置换液的平衡。其他诸如肝素泵、空气探测器、漏血探测器和各种压力监护器、加温装置与血透机相同。

（二）滤器

基本结构与透析器相同，分空心纤维型和小型积层平板型。滤过膜是用高分子聚合材料制成的非对称膜（即微孔基础结构所支持的超薄膜），中、小分子的清除率相差不多，具备如下特点：①制备材料无毒、无致热源、与血液生物相容性好；②截留分子量明确，使小、中分子顺利通过，而大分子物质（如蛋白质等）不丢失；③高通透性和高滤过率；④蛋白质不易黏着其上，避免形成覆盖膜，影响滤过率；⑤物理性能高度稳定，能耐受一定压力。常用材料诸如赛璐珞醋酸纤维（A）、聚丙烯腈（PAN）、聚酰胺（PA）、聚甲基丙烯酸甲酯（PMMA）、聚砜（PS）和聚碳酸酯（PC）等。

（三）置换液（平衡液）

基本配方为钠 140～150mmol/L，钾 0～2mmol/L，氯 104～118mmol/L，钙 1.875～2.125mmol/L，镁 0.5～1mmol/L，乳酸钠 40～45mmol/L。（或醋酸钠 35～40mmol/L），葡萄糖液 0～11.1mmol/L。

由于 HF 清除小分子物质（如尿素氮、肌酐）比血透差，故需要滤出相当超滤液才能达到治疗目的。但究竟需要滤出多少为宜，可采用下述方法确定。

1. 标准固定量

每次 20L，每周 3 次。

2. 尿素动力学计算法

$$每周交换量（L） = \frac{每日蛋白质摄入量（g）\times 0.12 \times 7}{0.7（g/L）}$$

0.12 为每克蛋白质产生尿素氮克数；7 为每周天数；0.7 为超滤液中平均尿素氮浓度。

每周交换量除以 3 即为每次交换量。

3. 体重计算法

$V/2 = 0.47 \times BW - 3.03$

V/2 为血尿素氮降低 50% 时，每次治疗的超滤量；BW 为体重（kg）。

4. 残余肾功能计算法

IF 的目的是使患者的清除率最少维持在 5mL/min 以上。每日的超滤液应为 7.2L（5mL×60×24），否则不能达到上述要求（指患者残余肾功能为零者）。每周的超滤量为 50.4L，即 60L 左右。置换液与超滤液的比例为 1:1，故置换液的最少用量为 60L，可按每周 3 次，每次 20L。

（四）方式

1. 前稀释法

将置换液在滤器前入。虽由于血液进入滤器前经置换液稀释，致血流阻力小，滤过量稳定，不易在滤过膜上形成蛋白覆盖层，但由于血液稀释后清除率低，要输入大量的骨换液（每次 50～70L），目前已少用或不用。

2. 后稀释法

将置换液在滤器后输入。减少了置换液用量（每次 20～35L），提高了清除率，目前采用此法为多。

3. 连续动静脉血液滤过（CAVH）

不用血泵和血滤机，将滤器直接与患者动静脉接通，利用动静脉血流压力差和重力作用进行持续超滤，超滤量和清除率不高，但由于长时间连续进行，可达到一定的疗效，血管稳定性好、病情重者最为适合。

（五）适应证

基本上与血透相同，但对下列情况优于血透。

1. 高血容量所致的心力衰竭

由于 HF 能迅速等渗地清除体内过多的水分，故其既能有效减轻心脏的前负荷，又能维持血压稳定，对强心、利尿剂反应不佳的上述患者疗效甚佳。

2. 顽固性高血压

可能和有效地清除体内过多水分、加压物质有关，至少由于 HF 进行时能保持心血管系统和细胞外液容量的相对稳定，从而避免了对肾素—血管紧张素系统的激惹。

3. 低血压和严重水钠潴留

HF 与血透过程中低血压的发生率分别为 5% 与25%～50%，其原因：①能保持细胞外液的钠略高于细胞内，使细胞内水分向细胞外转移，故清除水分的同时仍维持细胞外液容量的稳定；②减少过高的血容量韵同时去甲肾上腺素浓度升高，周围血管阻力增加，保持血压稳定；③低氧血症轻于 HD；④避免醋酸盐的副作用；⑤血浆渗透压稳定；⑥返回体内的血液温度低，可刺激加压反射；⑦滤器的滤过膜较透析哭的滤过膜的生物相容性好。

4. 尿毒症性心包炎

由于对中分子物质及水分的清除较血透为佳，故治疗心包炎的疗效较血透为佳。HF 治疗中并发心包炎者未见报告。

5. 周围神经病变

由于中分子物质的排除，左下肢腓总神经传导速度，可经 HF 治疗明显改善。且HF 治疗中周围神经病变发病率低。

6. 高脂血症

其增高幅较血透为低，可能是中分子量的脂蛋白酶抑制因子能被 HF 清除之故。

7. 急性肾衰

CAVH 除了具备 HF 的优点外，且由于在床边进行，故对心血管功能不稳定、多脏器功能衰竭和病情危重的老年患者有独特的优点。

（六）并发症

均由于输入大量置换液和产生大量超滤液所致。如置换液污染而致的热源反应和败血症；置换液中含铝等微量元素及钙浓度低等引起的铝中毒和透析骨病；超滤液中虽仅含微量蛋白，但长期大量的丢失，其量也甚可观，加之氨基酸和激素的丢失也应引起注意。

三、腹膜透析

腹膜透析自 1923 年应用于临床后，曾因感染难以控制而一度被废用。后来由于抗生素的发现，加之操作技术上的逐步提高，腹膜透析又广泛用于治疗尿毒症。近年来，发现腹膜对中分子尿毒素的清除率比人工膜为佳，纠正水、电平衡安全有效，且可辅助血液透析的不足。

（一）腹膜透析的原理

腹膜是一具有半渗透性的生物膜，不仅有扩散和渗透作用，而且有分泌和吸收功能。腹膜透析即利用腹膜作为透析膜。将配制的透析液灌注入腹膜腔，根据膜两侧溶质渗透浓度的不同，可使溶质从浓度高的一侧向浓度低的一侧移动（弥散作用）。而水分则从渗透浓度低的一侧流向高的一侧（渗透作用），达到动态平衡，使体内代谢的废物和过多电解质及水分进入透析液排出体外。如此，间歇不断地更换透析液即可达到清除体内聚积的代谢物质和纠正水、电解质及酸碱平衡的目的。

（二）适应证

腹膜透析指征与血液透析相同，但腹膜透析尚可用于不宜做血液透析者。尤其适用于老年及儿童肾衰竭、心血管功能不稳定及有出血倾向者。此外，对水中毒、高钾血症、氮质血症、代谢必酸中毒也为本疗法的适应证。重症药物或毒物中毒者为迅速排除毒物亦可作腹膜透析。

（三）禁忌证

腹膜透析无绝对禁忌证，但在下列情况下不宜进行：①广泛腹膜粘连。②腹腔内脏外伤。③近期内腹部大手术。④结肠造瘘或粪瘘。⑤膈疝。⑥腹膜广泛感染。⑦腹腔内弥漫性恶性肿瘤。⑧严重肺部病变伴肺功能不全。⑨妊娠。

（四）透析前准备

1. 准备腹膜透析管

近来均采用小孔硅胶管，分成两大类：①临时性腹透管，长约 30～35cm，管外径 4.9mm，末端 7～9cm 处的侧壁上有 4 行直径 0.9mm 的小孔，孔间距 5mm。此类腹透管用于急性短时间的腹透；②永久性腹透管：以 Tenkhoff 管为代表，在管上增加 1 个或 2 个涤纶套，一个套置于皮下，另一个位于腹膜外，结缔组织长入涤纶套内，从而使腹透管固定牢固，并可阻止细菌进入腹腔。腹膜透析管使用前要消毒，并消毒 Y 形接管、地瓶、穿刺套管针等。

2. 准备透析液

目前，有袋装的商品透析液，其中每升含（mmol）Na^+ 131.8，Cl^- 99.1，Ca^{2+} 2，Mg^{2+} 0.75，醋酸盐 36.7，葡萄糖液 20g，总渗透压 374.3Osmmol/L。当无现成的商品透

析液而又急需透析时，可以用输液制剂临时配制：5%葡萄糖盐水500mL，5%葡萄糖溶液250mL，等渗盐水250mL，5%氯化钙5mL，10%氯化钠3mL，4%碳酸氢钠60mL，其中含 Na^+ 144mmol/L，K^+ 4mmol/L，Cl^- 122.9mmol/L，Ca^{2+} 1.7mmol/L，HCO_3^- 28.5mmol/L，葡萄糖液37.5g/L。

3. 患者准备

嘱患者排空膀胱，灌肠，准备腹部皮肤。

（五）操作方法

1. 置管法

在手术室植入或在床边用套管针穿刺置入。

（1）穿刺法：局麻下用特殊的套针进行。穿刺前应先将1000～2000mL腹透液注入腹腔，可以减少穿刺时损伤腹腔脏器的机会。如原有腹水者可不注入。穿刺点以腹直肌外缘处穿刺较好。操作步骤为：在脐下3cm处局麻，用尖刀做0.5cm皮肤切口，然后用套针向腹腔内垂直刺入，并令患者鼓起腹部，经两次落空感（第1次为白线筋膜，第2次为腹膜）后进入腹腔，拔出针芯即可见透析液（或腹水）流出。随即将装有导丝的腹透管放入套针并送向Douglas腔，待腹透管末端进入该腔，患者常诉有排尿或排便感，此时抽出导丝，在腹壁打一皮下隧道，将腹透管皮外段从隧道内穿出，缝合原切口，即可开始透析。此方法可在床旁进行。

（2）切开法：切口选择在正中线或正中旁线脐下3cm处，长2～4cm；也可选择右下腹麦氏点或左下腹相应位置。在局麻下切开皮肤，钝性分离皮下组织。剪开腹直肌前鞘，用直角钩牵开腹肌，剪开腹直肌后鞘，将腹膜做一小切口，以仅能通过透析管为度，并在其周围做荷包缝线，暂不结扎。

导管植入前，以少量肝素溶液冲洗管腔、向腹腔内灌入透析液500～1000mL（有腹水者例外）用金属管芯插入导管管腔内，以助Tenckonff透析管从手术口向膀胱直肠窝（女性为子宫直肠窝）徐徐放入。插入腹腔内的长度，约相当于脐至耻骨联合距离。如导管位置恰当，则患者感便意而无痛苦，且回抽通畅。此时便可以收紧腹膜的荷包缝线，结扎腹膜切口，然后缝合腹直肌鞘，固定涤纶套于腹直肌鞘前。在皮下脂肪层作一隧道，至原皮肤切口的外上方（隧道长5～7cm），在此处做第二切口（0.5cm），将导管皮外段从此口拉出。第2个涤纶环放在距皮肤出口2cm处，然后缝合皮肤。此法比较安全，尤其适用于肠麻痹患者。但操作较复杂，对患者损伤亦较大，应在手术室进行。

（3）腹腔镜法：自1981年此法应用于临床以来，和其他两种插管方法比较，腹腔镜法早期透析效率最高，插管并发症发生最少，尤其在发出流出道梗阻和漏液方面，优于穿刺法和外科手术法。

2. 腹膜透析液的配制

腹膜透析液有市售的袋装透析液，也可自制。分别为等渗、高渗、含钾、无钾、乳酸盐及醋酸盐等多种类型。

（1）透析液的处方原则

1）电解质的组成和浓度与正常血浆相近。

2）渗透压稍高于血浆。

3）根据病情适当地加入药物，如抗生素、肝素等。

4）高压消毒，无内毒素，无致热原。

（2）透析液的基本配方

标准腹透液（表4－1）。

表4－1　腹透液成分

葡萄糖	1.5～4.25g/L
钠	132～141mmol/L
氯化物	95～102mmol/L
镁	0.25～0.75mmol/L
钙	1.25～2.5mmol/L
醋酸或乳酸根或碳酸氢根	35～40mmol/L
渗透压	340～390mOsm/L
pH	5.0～7.0

醋酸透析液有扩血管作用，抑制心肌收缩，且对腹膜刺激较大，可引起纤维性腹膜炎，降低超滤率。乳酸盐对腹膜刺激小，没有醋酸盐的副作用，但有肝损害者不宜用。碳酸氢钠需临时加入，以防止发生碳酸钙结晶而堵管或引起化学性腹膜炎，适用于肝损伤者。

在紧急情况下，若无现成透析液，可用静脉注射液配制（表4－2）。

表4－2　静脉注射液配制腹膜液配方

透析液	用量（mL）
5%葡萄糖盐水	500
5%葡萄糖	250
0.9%氯化钠	250
4%碳酸氢钠	60
10%氯化钾	3
5%氯化钙	5
	1068

3. 腹膜透析方法

目前，使用的腹透方式有4种，一种为急性腹膜透析，三种为慢性腹膜透析。

（1）急性腹膜透析（APD）：每30分钟到2小时，腹透液被灌入和排出腹腔，通常治疗时间为48～72小时。

（2）持续性不卧床腹膜透析（CAPD）：每次灌入透析液2000mL，白天每次在腹腔保留4～6小时，交换3次，夜间保留一夜，24小时共交换4次。透析总量为8000mL。

CAPD的标准治疗方案是，每天交换透析液4次，每次2L（8L/d）。交换时间，上午 8 点，中午 12 点，下午 5 点，就寝时（晚 10 点）。透析液选择，白天 3 次用含糖 1.5%，晚间 1 次用 4.25% 的透析液。也可以按患者的具体情况选用。

CAPD 不论在医院、家庭或外出旅行时均可进，是当今慢性肾衰患者首选的腹膜透析方法。其优点具有简单、方便、价格低、不依赖机器等优点，是慢性腹膜透析最常用的方法。其缺点是腹膜炎的发生率稍高于间歇性腹膜透析和持续循环式腹膜透析。现代的 CAPD 连接器，其他连接辅助装置和较好的技术，已减少了 CAPD 的缺点。

具体方法：使用袋装透析液。如用直接管，可先将透析液挂在支架上，透析液借重力流入腹腔。然后将空袋折叠起来放在患者身上的口袋中。在透析液停留期间可完全不卧床，从事日常活动。一定时间以后，可展开塑料袋，放在地板上，透析液借重力引流到袋中。然后，将透析液袋与连接管卸除，弃掉，换上新的透析液，开始新的透析周期。每一循环入液时间为 10 分钟，停留时间白天 4 小时，晚间 8 小时，引流时间 20 分钟。采用美国 Baxterz 公司生产 Y 形管的透析方法，由于新型的复用性 Y 形管，每次换液后可从透析管上拆下来，使患者在停留期不需携带液袋和连接管。卸下来的 Y 形管充满消毒液，将两端连接在一起，形成 O 形，下次换液后将消毒液冲洗到空袋中，再放进腹腔引流液。然后输入新鲜腹透液。每次换液均如此进行，从而达到复用的目的。一根 Y 形管经多次复用可连续使用数月之久。

（3）持续循环式腹膜透析（CCPD）：是一种借助于机器进行腹膜透析的方法。患者白天腹腔保留透析液，睡前与透析机连接，进行 4~5 次透析。翌晨，把最后一袋透析液留在腹腔中，然后脱离透析机自由从事日常活动。

CCPD 标准方案，每天交换透析液 5 次，每次 2L（共 10L）。交换时间，晚 10 点开始，翌晨 8 点关机，夜间每 2.5 小时交换 1 次，共 4 次，进液 10 分钟，留置 2 小时，放液 20 分钟，白天保留 14 小时。透析液选择，夜间各次均用含糖 1.5% 的，白天用 4.25% 的透析液。

CCPD 优点是夜间进行治疗，不影响白天活动，连续次数较少，减少了腹腔感染的机会。在透析前将透析处方的参数输入机器中，不需额外操作，保证患者夜间睡眠不受干扰。另外，CCPD 治疗腹疝和导管周围漏液的发生率低于 CAPD，可能与白天交换液量少、腹腔压力低有关。

CCPD 的缺点是治疗费用高于 CAPD。

（4）间歇性腹膜透析（IPD）：每次灌入透析液 1000~2000mL，在腹腔保留 45~60 分钟，然后将液体放出，丢弃，再放入透析液，一天共透析 8~12L。夜间不做。

IPD 的优点是减少透析日数（每周 3~4 透析日），只需每日 36~45 小时，患者不易感到疲劳。腹膜炎的发生率相对较低。疝气和漏液的发生率也较低。

IPD 的缺点是溶质的清除受限，在透析最初的数月至数年，透析不充分的现象可不明显。当最终肾功能完全丧失时，患者就会表现出透析不充分的症状、体征。此外，IPD 如用腹透机价格昂贵，也需要大量一次性循环管道。IPD 适用于卧床不起的行动不便或需家庭护理的患者。

4. 透析过程管理

（1）各种管道连接需严格遵守无菌操作。

（2）透析室每日用紫外线照射及来苏水拖地 2 次。

（3）透析液加温到 38℃ 左右。

（4）输液皮条、地瓶、管道每日更换消毒。

（5）记录透析液进出量。

（6）每日第一次腹腔流出液作常规、细胞计数、涂片及细菌培养。

（7）每日查血尿素氮、肌酐、血电解质、血糖、血渗透压。

（8）每次观察血压、体重、体温、患者症状。

（六）透析并发症

1. 腹痛

发生原因有灌注或排出液体过快，透析液温度过低；腹腔感染；应用高渗性透析液；腹腔灌注量过多等。处理方法是去除病因，可在透析液中加入 2% 利多卡因 3 ~ 5mL/L。无效时酌情减少透析次数。

2. 腹膜炎

发生原因有透析管道内及管道周围操作时污染，细菌由导管内及管道周围进入腹腔；透析液污染；远处感染灶经血液播散至腹腔；阴道内细菌上升性感染等。腹膜炎诊断标准为：①透析液混浊；②腹部疼痛及压痛；③透析液细菌培养阳性具有以上两条即可诊断。处理方法是进行腹腔冲洗，腹腔内快速注入含 1.5% 葡萄糖的透析液，快速引流出，每次 1 ~ 2L，加肝素 1000U，腹水转清后可加入抗生素，保留 1 ~ 3 小时，然后，恢复正常透析。

3. 水、电解质紊乱

可发生水潴留及肺水肿、高张性脱水、低血钾和高血钾、高氯性酸中毒、代谢性碱中毒等。应注意电解质测定，调节透析液中各种电解质及葡萄糖的含量。

4. 肥胖、高甘油三酯血症

是由于腹透液中葡萄糖吸收造成。应用乳酸盐透析液代替醋酸盐透析液可减少肥胖和高脂血症的发生。

5. 其他并发症

有透析性骨病、心血管并发症、肺部并发症、腰背部痛等。

（七）腹透的护理

1. 腹透患者较血透患者丢失更多的蛋白质、氨基酸及水溶性维生素，故应指导患者用高热量、高生物效价、优质蛋白、高维生素、低钠低钾饮食。

2. 反复示教腹膜透析管道的护理方法、操作方法及注意事项，使患者出院后能顺利进行自我透析。如保持室内环境清洁，正确的洗手技术，操作时戴口罩，检查透析液有效期、葡萄糖含量、有无渗漏和杂质。按正确步骤进行腹透，夹闭管道或打开透析液时要执行无菌操作技术。目前，我国对患者进行家庭透视的训练还不够充分，满足于在医院的透析治疗效果，而忽视家庭透析的质量。

3. 根据病情适当限制液体入量：尽量集中静脉给药，以减少液体摄入量。抬高水肿肢体，增加静脉回流、减轻水肿。建议患者穿宽松的衣服，避免穿紧身衣裤，防止静脉淤血。经常变换体位以利引流，抬高床头并协助患者翻身，引流不完全可引起膈肌上升导致肺部并发症。长期透析者应定期查血尿素氮、肌酐和电解质水平、肝功能、血常规等，如出现低血钾应中断透析报告医生。

4. 当患者出现体液不足症状时提醒医生注意透析液浓度，输入低渗透析液，以免患者出现严重脱水；如患者体重增加 1kg 以上，明显浮肿，出现肺水肿或脑水肿症状，提示水分过多，需增加透析液渗透压。

5. 腹透全过程需严格无菌操作，腹透室要严格消毒。保持引流袋低于腹部，以防引流液倒流。透析液在腹腔内停留期间。要夹闭透析管道。腹透管的出口部位和相关切口应当被作为外科手术伤口护理。保持透析管皮肤出口处清洁干燥，用无菌纱布覆盖，并注意消毒。向患者讲解感染的诱发因素及其症状体征。告诉患者出现感染症状时及时就医。怀疑有腹腔感染时，遵医嘱应用敏感抗生素加肝素作腹膜腔灌洗；如果应用氨基甙类抗生素，应监测血浓度，注意其肾毒性及耳毒性。

6. 对腹痛患者，在床旁透析时，注意排净空气，以免空气进入腹膜腔，引起不适；保持透析液适当的温度，凉的透析液易引起痉挛性疼痛。

7. 重视家庭腹透患者的指导和随访。CAPD 的主要优点之一在于它能适应家庭透析的需要。目前，我国在这方面还不够重视，对患者进行家庭透析的训练不够充分，满足于在医院的透析治疗效果，而忽视家庭透析的质量。随着 CAPD 的进一步发展，家庭透析将成为 CAPD 的主流。

四、其他血液净化方法

（一）单纯超滤

单纯超滤是模拟肾小球的滤过功能而设计的，即将血液引入透析器后，不用透析液，单纯依赖负压，扩大跨膜压，以超滤方式达到清除体内水分的目的。其优点是在短期内可脱去大量水分而不发生低血压现象，故其既能有效减轻心脏的前负荷，又能维持血压稳定，对强心、利尿剂反应不佳的上述患者疗效甚佳。其缺点是对尿毒症毒物清除很少，不能调节电解质及酸碱平衡；主要用于治疗体内水过多的各种情况。

（二）序贯透析

在单纯超滤前或后进行血液透析。它具有清除了过多水分，又清除尿毒症毒物的双重优点。

（三）连续动静脉血液滤过

这是一种简单的血液滤过方法。其特点是不用机器，利用动静脉压力差使血液通过高通透性的小型滤器，除去体内过多水分；同时，以对流方式清除溶质。按需要补充部分置换液；是治疗水潴留和急性肾功能衰竭的一个简易方法。

（四）血液透析滤过

这是血液透析和血液滤过的结合，也就是弥散和对流同时进行。故在单位时间内对中、小分子的清除优于弥散血透和血液滤过，具治疗时间短、效果好及耐受性良好的优点。换句话说，血液透析滤过除兼有血液透析和血液滤过两者的优点，并由于血液透析滤过的总清除率比单独的血液透析和血液滤过均高，而属短时、高效透析的一种形式。但它需要高流量特殊滤器、大量置换液及有电脑控制的容量超滤及液体平衡装置；且价格昂贵。

（五）血液灌流

借助体外循环，通过具有广谱解毒效应的吸附装置，清除血液中外源性或内源性毒物，达到血液净化的一种治疗方法。血液灌流对抢救药物等的中毒患者有良好的效果。由于能吸附某些中分子物质及尿酸、肌酐等，因此对尿毒症心包炎具独特的治疗作用。但不能排出水分，不能调节电解质平衡，清除尿毒症的作用亦小，如与血液透析合并使用有提高疗效、缩短治疗时间、延长透析间隔的作用。有时血液灌流器还可以与血流滤过串联使用。最新发展之一是吸附剂具免疫吸附作用，从而可以应用于治疗某些免疫性疾病。

（六）血浆置换术

该术是 1975 年以后进入临床使用的血液净化技术。其原理是让血液通过血浆分离滤器或离心器，将血细胞与血浆分离，弃去有毒血浆，将有形成分与新鲜血浆或冰冻血浆、清蛋白等置换液一起输回人体。

1. 适应证

①抗－基膜抗体介导的肾炎；②非抗－基底膜介导的新月体性肾炎；③其他类型的肾小球肾炎，诸如 IgA 肾病、Ⅱ型膜增殖型肾炎；④狼疮性肾炎；⑤韦格内肉芽肿；⑥多动脉炎；⑦溶血尿毒症综合征；⑧血栓性血小板减少性紫癜；⑨多发性骨髓瘤性肾病；⑩肾移植，移植前可用以清除多种 HLA 抗原的淋巴毒抗体，移植后用以治疗急性和慢性排异和移植肾复发性肾炎；⑪重症肌无力；⑫银屑病等。

2. 血浆置换量

每一次循环，最大体外血循环量应控制在全身血容量的 15% 以内。若一次量过多，可影响有效循环血容量甚至发生休克。每次治疗，循环次数以 6~10 次为宜，最终换出血浆量 1.5~2L。目前对血浆置换血浆换出量的多少尚无一致意见。Berkman 认为，一般病例一次换出一个血浆容量约 40mL/kg，这样可降低血浆成分的 65% 左右。国内学者认为置换一个血浆容量的血浆后，可使血液所含的异常物质浓度降到原浓度的 30%。第二次置换一个血浆容量的血浆，则可降到原浓度的 10%，由此可见，第一个血浆容量去除的异常物质最高。

患者的基础疾病不同，耐受情况各异，所以在决定置换量时应注意个体差异。

3. 置换液的选择

置换液的种类很多，常见的有以下几种：

（1）晶体液、生理盐水、平衡液：可以在短时间内维持一定的血容量，价格较便宜。但晶体液缺乏胶体渗透压，对有效循环血容量的维持不持久。故只适用于做少量置换时选用。在做血浆置换时，晶体液的总量应小于置换总量的 30%。

（2）血浆增容剂：6% 羟乙基淀粉、右旋糖酐。有暂时性维持胶体渗透压的作用，价格适中。但多量使用可以影响凝血机制。

（3）清蛋白：可以维持胶渗压，具有不传播疾病，无过敏反应的优点，是较为理想的置换液。清蛋白溶液不含凝血因子，其价格昂贵，不宜大量使用。

（4）新鲜冰冻血浆：含有凝血因子及清蛋白，是最理想的胶体液。但在输注中，易发生过敏反应。所以应尽可能地输注同型血浆，以减少过敏反应的发生。如置换中输入大量的血浆，因其中富含枸橼酸钠，可引起代谢性碱中毒、低钙抽搐。并有传播肝炎的危险。

各种置换液都有优缺点。所以可将晶体、胶体液结合使用。根据国内学者的实践，建议将胶体液血浆及白蛋白的量控制在总补充液的 40% ~ 50%，既可达到维持胶体压的目的，同时也减少了输注胶体压的不良反应，降低了成本。

4. 并发症

①低血压；②过敏反应；③血管舒张反应；④肝素不良反应；⑤感染；⑥凝血因子异常；⑦血浆胆碱酯酶下降。

（谷琦）

第五章 血液系统疾病

第一节 缺铁性贫血

缺铁性贫血（iron deficient anemia，IDA）由于体内用来制造血红蛋白的贮存铁缺乏，使红细胞生成减少而引起的一种小细胞低色素性贫血。它是贫血中最常见的一种。据 WHO 报告，成年女性发病率为 20%，孕妇为 40%、儿童为 50%，成年男性为 10%，缺铁性贫血也是一组症候群，并非一种疾病。

一、病因和发病机制

（一）慢性失血

慢性失血等于失铁，是引起缺铁性贫血的主要原因。常见于消化道出血如溃疡病、癌、钩虫病、痔出血等。女性月经过多是缺铁最多见的原因。此外，阵发性睡眠性血红蛋白尿、人工心脏瓣膜引起的机械性溶血等，均可因长期尿内失铁而致贫血。

（二）需铁量增加而摄入量不足

儿童在生长期和婴儿哺乳期需铁量增加，尤其是早产儿、孪生儿或母亲原有贫血者。婴儿如果仅以含铁较少的人乳或牛乳喂养，不及时补给蛋类、青菜、肉类和肝等含铁较多的食品，即可导致缺铁性贫血。妊娠和哺乳期妇女需铁量增加，加之妊娠期胃肠功能紊乱，胃酸缺乏，影响铁的吸收，很容易引起缺铁性贫血。青少年因生长迅速，需铁量增加，尤以青年女性，由于月经失血，若长期食物含铁不足，也可发生缺铁。

（三）铁的吸收不良

胃大部切除术后、胃空肠吻合术后、吸收不良综合征等，食物迅速通过胃至空肠，影响了铁的正常吸收。萎缩性胃炎因胃酸缺乏，不能将食物中的三价铁还原成二价铁，亦不利铁的吸收。小肠黏膜病变、脂肪泻或肠道功能紊乱，亦可使铁吸收不良。

缺铁不仅引起血红蛋白合成减少，而且由于红细胞内含铁酶活性降低，影响电子传递系统以及氧化还原等生物化学过程，导致红细胞异常，在脾内易于被破坏而缩短其生命期。缺铁所引起的临床表现除贫血及组织缺氧外，还与组织变化，体内含铁酶缺乏引起的细胞代谢功能紊乱相关。

二、临床表现

临床表现与贫血程度和起病缓急有关。患者除有一般贫血症状外，尚有与组织缺铁和含铁酶活性降低有关的症状。如患者可出现行为异常、烦躁、易激动、注意力不集中等，儿童尤其多见。部分患者（多为儿童）可有嗜食泥土、石屑、生米等异食癖。严重缺铁性贫血可致黏膜组织变化和外胚叶营养障碍，出现口炎、舌炎、萎缩性胃炎、皮肤干燥、毛发干枯脱落、指甲扁平、脆薄易裂和反甲，甚至出现吞咽困难等。

三、实验室及其他检查

（一）血常规

典型血常规为小细胞低色素性贫血。红细胞体积较正常小，形态不一，并大小不等，中心淡染区扩大。MCV、MCHC、MCH 值均降低，血红蛋白降低，网织红细胞正常或略升高。严重患者可出现三系细胞减少。

（二）骨髓象

红细胞系增生活跃，以中晚幼红细胞为主，体积变小、胞质少。粒细胞和巨核细胞无明显变化。

（三）血清铁

血清铁常低于 $10.7\mu mol/L$。总铁结合力增高，多数高于 $62.7\mu mol/L$。血清铁饱和度 $<15\%$。

（四）红细胞游离原卟啉（FEP）

FEP 升高，缺铁时一般大于 $2.7\mu mol/L$ 全血。

（五）血清铁蛋白

血清铁蛋白的浓度能准确反映体内铁贮存量的多少，是诊断缺铁性贫血最敏感、可靠的方法。一般认为血清铁蛋白低于 $20\mu g/L$ 表示贮铁减少，低于 $12\mu g/L$ 为贮铁耗尽。

四、诊断

缺铁性贫血是长期负铁平衡的最终结果，在其渐进的发病过程中，根据缺铁的程度可分为三个阶段。早期隐性缺铁期或称铁耗减期，此期特点为血清铁水平正常，血清铁蛋白降低，骨髓铁储备减少。隐性缺铁期亦称缺铁性红细胞生成期，此期铁储备耗竭，运铁蛋白饱和度降低，红细胞游离原卟啉升高，但血红蛋白仍保持在正常范围。如缺铁继续加重，血红蛋白低于正常则进入缺铁性贫血期。

根据病史，体检和实验室检查缺铁性贫血的诊断并不困难，需强调的是在确立诊断后，应进一步查找病因或原发病。

五、治疗

治疗缺铁性贫血的原则：首先是尽可能去除缺铁性贫血的病因，其次是补充铁剂至血红蛋白恢复正常后，再补足体内正常的铁贮存量。

（一）病因治疗

病因治疗相当重要，慢性失血的原因不纠正，只顾补铁治疗，不能使贫血彻底纠正，亦难防止复发。故对基本疾病的治疗不可忽略。

（二）补充铁剂

铁剂治疗的目的，一是使血红蛋白恢复正常，二是补足体内正常的铁贮存量。为达此目的，必须注意用药剂量和治疗时间。

1. 口服铁剂

口服铁剂是治疗缺铁性贫血的有效药物。无机铁盐有多种制剂，如硫酸亚铁、枸橼酸铁铵、富马酸亚铁、碳酸亚铁等，其中疗效高、价格廉、药源广的制剂仍推硫酸亚铁。

常用口服铁剂及其剂量：

（1）硫酸亚铁：为最常用铁剂，每次 0.3 ~ 0.6g，每日 2 ~ 3 次。

为促进铁吸收及减轻其胃肠刺激作用，近有一些改进剂型：①福乃得。为硫酸亚铁与维生素 C 及 B 族维生素复合物控释片，每次 1 片，每日 1 次。②健脾生血颗粒。为硫酸亚铁与数种中药的混合制剂，可明显减少硫酸亚铁之不良反应，每次 3 ~ 4g，每日 2 ~ 3 次。

（2）10% 枸橼酸铁铵：10 ~ 20mL，每日 2 ~ 3 次。

（3）葡萄酸亚铁：每次 0.3 ~ 0.6g，每日 2 ~ 3 次。

（4）富马酸亚铁：每次 0.2 ~ 0.4g，每日 2 ~ 3 次。

（5）琥珀酸亚铁（速力菲）：每次 0.1 ~ 0.2g，每日 1 ~ 2 次。此外还有一种蛋白琥珀酸铁 0.5g，每日 1 ~ 2 次。

（6）多糖铁复合物：为一种多糖铁复合物，每次 0.15g，每日 1 ~ 2 次。

以上各种铁剂，可根据患者具体情况选用，一般认为，有机铁较无机铁吸收率较高，胃肠不良反应较轻。

以上药物服后常有胃部疼痛不适、腹痛腹泻、恶心、呕吐等不良反应，应饭后服用，从小剂量开始，无不良反应可渐加量，反应严重者，可暂停几天，症状消失后重新开始服药。服药期间禁饮茶水及鞣酸制剂，以免影响铁的吸收。

铁剂治疗有效的最早表现是患者自觉症状好转，最早的血常规改变是网织红细胞计数上升，一般治疗开始 4 ~ 5 天后，即可见到网织红细胞上升，7 ~ 12 天达高峰，以后逐渐下降。血红蛋白常于治疗开始 2 周后明显上升，一般于第 3 周末血红蛋白可比治疗前增加 20 ~ 30g/L，血红蛋白完全恢复正常，一般需 4 ~ 10 周。即使血红蛋白已恢复正常，小剂量铁剂治疗也仍需继续应用 3 ~ 6 个月，以补足体内应有的铁贮存量。随着血红蛋白的不断升高，患者食欲好转，体力增加，各种有关贫血的症状、体征逐渐消失。

如口服铁剂治疗 3 周不能使贫血减轻，未见血红蛋白增加，此时应考虑下列可能：①诊断错误，所患贫血不是缺铁性的。②患者未遵医嘱服药。③出血未得到纠正。④有腹泻或肠蠕动过速，影响了铁的吸收。⑤有炎症、感染、恶性肿瘤等干扰了骨髓造血功能。⑥所用药物太陈旧。

2. 注射铁剂

适应于口服铁剂有严重消化道刺激症状；有消化道疾患；口服不能奏效，需迅速纠正贫血者。用右旋糖酐铁（含铁 50mg/mL），首剂 50mg，如能忍受，以后每次 100mg，每日 1 次或隔日 1 次，臀部深位注射。注射铁剂时，铁的总剂量应计算准确，不应超量，以免引起急性铁中毒。计算公式：

铁的总剂量（mg）＝30×（150 – 患者的血红蛋白 g/L）＋500

六、护理

1. 按病情决定患者的休息与活动。重度贫血及贫血发生快的中度贫血患者应卧床休息。

2. 饮食上要有规律，忌偏食，平时应食含铁丰富的食物，如猪血、猪肝、瘦肉、蛋类、豆类、小麦、绿叶蔬菜等，忌食辛辣、生冷、不易消化的食物。

3. 防止交叉感染和受凉，在流行病期间应限制探视。

4. 注意皮肤护理。患者皮肤干燥，指甲易脆裂，应经常温水洗澡或擦澡，保持皮肤清洁，并涂油滋润皮肤。指甲不易留长，以免断裂。

5. 患者易发生舌炎、口腔炎，应注意口腔清洁，饭前、饭后、早、晚用 1∶5000 氯己定漱口，有溃疡时可在饭后、睡前涂抹锡类散、喉症散等。

6. 观察患者贫血程度，有无心慌、气促；重度贫血患者，可表现有口腔炎、口角炎、舌乳头萎缩等征象；如患者出现吞咽困难、肢端麻木刺痛等症状，应及时通知医师处理。

7. 观察药物疗效及不良反应，铁制剂应在饭后服，以免引起胃肠道刺激症状。嘱患者忌饮浓茶，防止茶叶内鞣酸与铁结合成不溶性的铁，影响铁的吸收。口服铁剂与稀盐酸时，应用玻璃管吸入咽下，切勿与牙齿接触而发生硫化铁沉着及破坏牙釉质。服铁剂后，大便可能呈黑色，应与消化道出血鉴别。肌内注射右旋糖酐铁时，宜做深部注射，以减轻疼痛。用药时应密切观察药物的不良反应。

七、预防与控制

1. 护士应帮助患者及其家属掌握本病的有关知识和自我护理方法，介绍缺铁性贫血的常见原因，说明消除病因和坚持药物治疗的重要性，以及适当休息与活动、提供含丰富营养饮食的意义，使其主动配合治疗。给患者及其家属讲明缺铁性贫血可能出现的一些神经精神系统方面的症状，说明这些症状是暂时的，只要坚持治疗，根治病因，这些症状会很快消失，消除其思想顾虑。

2. 轻度贫血者可照常工作，注意休息和营养。中度以上贫血活动量应以不加重疲劳感或其他症状为度，待病情好转逐渐增加活动量。切实遵循饮食治疗原则和计划，安排好营养食谱。

3. 根据医嘱处方按时、按量服用。服药时避免同时食用影响铁剂吸收的物质。

4. 注意保暖和个人卫生，预防感染。

（张籍元）

第二节　巨幼细胞贫血

巨幼细胞贫血是由叶酸和（或）维生素 B_{12} 缺乏引起的贫血。叶酸和维生素 B_{12} 参与细胞核 DNA 的合成，缺乏时造成细胞核发育障碍，故是一种全身性疾病。骨髓中红细胞和髓细胞系出现"巨幼变"是本病的重要特点。除贫血外，皮肤黏膜等增生较快的细胞亦可受累。维生素 B_{12} 缺乏可影响神经系统。国内巨幼细胞贫血以营养性为多见，其中又以叶酸缺乏者为主。欧美国家常见的恶性贫血在我国罕见。

一、叶酸与维生素 B_{12} 的代谢

1. 叶酸的代谢

叶酸是一种水溶性 B 族维生素，化学名蝶酰谷氨酸，叶酸在新鲜绿叶蔬菜中含量最多，肝、肾、酵母和蘑菇中也较多。食物烹调、腌制及储存过久等均可被破坏，尤其是加水煮沸，损失量尤大。

食物中的叶酸以蝶酰多聚谷氨酸的形式存在，在小肠内被分解为蝶酰单谷氨酸始能被吸收，其吸收的部位主要在近端空肠，吸收后以 N^5 – 甲基四氢叶酸的形式存在于血中，在维生素 B_{12} 的作用下去甲基成为四氢叶酸，并再结合成多谷氨酸盐贮存在于肝及血红蛋白内。成年人每日需叶酸 $50 \sim 200\mu g$，儿童、妊娠、哺乳期、感染、发热、溶血等情况下需要量增加。全身叶酸贮存量仅为 $5 \sim 10mg$，又易被破坏。因此，在营养缺乏时，叶酸缺乏所致巨幼细胞贫血较易出现。

2. 维生素 B_{12} 的代谢

维生素 B_{12} 也称氰钴素，属水溶性 B 族维生素。主要存在于动物内脏，肝及肾中，牛肉中较多，蔬菜中含量较少。

食物中的维生素 B_{12} 在胃中先与 R – 结合蛋白结合。到十二指肠后，在胰蛋白酶参与下，与胃体壁细胞所分泌的内因子结合成维生素 B_{12} – 内因子复合体，在 pH 7.0 左右和钙离子、镁离子存在的条件下，于回肠末端被吸收。正常情况下，食物中约70%的维生素 B_{12} 能被吸收，内因子缺乏时其吸收量不到2%。已吸收的维生素 B_{12} 随血循环被输送至肝、骨髓及其他正在增殖的细胞。部分维生素 B_{12} 可由胆汁排泄，其中 2/3 在内因子作用下，由回肠再吸收，成年人每天仅需维生素 B_{12} $2 \sim 5\mu g$，人体内维生素 B_{12} 总量为 $4 \sim 5mg$，可供 $3 \sim 5$ 年之用。

二、病因和病理

（一）叶酸缺乏

1. 摄入量不足、需要量增加

饮食中摄入不足，如烹调中破坏；婴幼儿、妊娠妇女、慢性疾病患者等需要量增加，未能及时补充。

2. 肠道吸收不良

例如原发性或继发性小肠吸收不良综合征；长期服用某些药物，如抗癫痫药、口服避孕药等，均可抑制小肠的吸收能力。

3. 叶酸利用障碍

例如，叶酸对抗物氨甲蝶呤，具有影响细胞摄取叶酸和抑制还原酶的作用。此外，乙胺嘧啶、甲氧苄啶等，也可抑制还原酶，影响叶酸的利用。

4. 叶酸丢失过多

例如进行血液透析时可使叶酸大量丢失。

（二）维生素 B_{12} 缺乏

1. 摄入量不足，需要量增加

长期严格素食；婴幼儿、妊娠、某些疾病，如肿瘤、感染等，需要量增加未及时补充。

2. 胃肠吸收障碍

内因子缺乏如恶性贫血、萎缩性胃炎、胃切除，或有抗内因子抗体存在；小肠疾患及某些药物，如对氨基水杨酸钠、新霉素、苯妥英钠的作用等，均可影响小肠内维生素 B_{12} 的吸收。

3. 维生素 B_{12} 利用障碍

当运钴胺蛋白缺乏、异常结合蛋白存在时，可导致维生素 B_{12} 吸收转运障碍，进而影响其利用。

维生素 B_{12} 及叶酸是核酸代谢不可缺少的辅酶，缺乏时 DNA 的合成减少，细胞分裂周期延长，但胞质内 RNA 及蛋白质的合成则不受影响，故细胞由于分裂慢而体积逐渐增大，以及核质发育的不平衡而形成巨幼细胞。这些异常的巨幼细胞在骨髓及血液中寿命缩短，过早死亡，而产生贫血。其他组织细胞，如胃肠黏膜细胞、阴道上皮细胞也可累及，但表现不如血细胞显著。

三、临床表现

（一）血液系统表现

患者发病缓慢，特别是维生素 B_{12} 缺乏所致者。就诊时多呈中度至重度贫血，并伴有贫血的一般表现，如头晕、乏力、活动后心悸气促等。部分患者出现轻度黄疸。少数患者可有脾大。

（二）非血液系统表现

①消化系统：常见症状有食欲缺乏、腹胀、腹泻或便秘。部分患者可发生舌炎，表现为舌痛和舌质绛红（牛肉舌），可伴有舌乳头萎缩，多见于恶性贫血。②神经系统：见于维生素 B_{12} 缺乏，特别是恶性贫血，病变主要累及脊髓后侧束的白质和脑皮质，周围神经亦可受累，出现周围神经病和亚急性脊髓联合变性的表现，如四肢远端麻木、深感觉障碍、共济失调和锥体束征阳性。轻度脑功能障碍以抑郁和记忆障碍为常见，严重者偶可出现妄想、幻觉及躁狂等精神异常症状。③其他表现：部分患者可有体重降低和低热。

四、实验室检查

1. 血常规

属大细胞性贫血，MCV > 100fl。可呈现全血细胞减少。血涂片中红细胞大小不等和大卵圆形红细胞为主。中性粒细胞分叶过多，可有 6 叶或更多的分叶。网织红细胞数正常或轻度增多。

2. 骨髓象

骨髓增生活跃，以红细胞系最为显著。各系细胞均可见到"巨幼变"，细胞体积增大，核发育明显落后于胞质。巨核细胞减少，也可见体积增大及分叶过多。骨髓铁染色增多。

3. 胃液分析

胃液分泌量减少。游离盐酸大多缺乏或显著减少。

4. 叶酸和维生素 B_{12} 测定

是诊断本病的主要标志。用微生物法测定血清维生素 B_{12} 正常浓度为 104 ~ 664pmol/L，低于 73.78pmol/L 即为诊断。血清叶酸浓度为 13.6 ~ 47.9nmol/L，低于 6.8 ~ 9.1nmol/L 可诊断叶酸缺乏症。

5. 其他检查

如临床疑为巨幼细胞贫血，而血清维生素 B_{12} 和红细胞内叶酸水平正常时，可进行亚胺甲基谷氨酸排泄试验和（或）脱氧尿嘧啶核菌抑制试验以助诊断。

五、诊断和鉴别诊断

1. 诊断

根据病史及临床表现，血常规呈现大细胞性贫血，嗜中性粒细胞分叶过多（5 叶者占 5% 以上或有 6 叶者）就考虑有巨幼细胞贫血的可能，骨髓细胞呈现典型的"巨幼变"就可肯定诊断。

2. 鉴别诊断

本病需与下列疾病相鉴别：①全血细胞减少需与再生障碍性贫血相鉴别；②轻度黄疸需与溶血性贫血相鉴别；③骨髓中巨幼红细胞增多需与红血病、红白血病相鉴别，这些疾病常伴有胸骨压痛，肝、脾大，骨髓及血常规有白血病改变。

六、治疗

巨幼红细胞贫血的治疗原则是去除引起叶酸或维生素 B_{12} 缺乏的原因，积极治疗原发病和补充所缺乏的维生素——叶酸或维生素 B_{12}。

（一）治疗基础疾病

去除病因，调理膳食。进食富含叶酸、维生素 B_{12} 的食品，如新鲜绿色蔬菜、肉类、蛋类等。

（二）补充叶酸及维生素 B_{12}

1. 叶酸缺乏

给予叶酸 5mg 口服，每日 1～2 次。一般于服药后第 4 天起网织红细胞计数明显上升，以后即逐渐降低，至 1～2 个月时血常规和骨髓象完全恢复正常。治疗时间的长短可根据致病因素而决定，如果病因不易去除或纠正，治疗时间可长些。在用叶酸治疗前必须排除维生素 B_{12} 缺乏的可能。叶酸对纠正维生素 B_{12} 缺乏的血常规亦能奏效，特别是用大剂量治疗时，但不能减轻神经系统症状，甚至可使其加重，造成严重后果。

2. 维生素 B_{12} 治疗

对维生素 B_{12} 缺乏的患者应给予维生素 B_{12} 肌内注射治疗。开始每日给药 100μg，2 周后改为每周 2 次，连续给药 4 周或待血常规恢复正常后每月注射 1 次，作为维持治疗。恶性贫血及胃切除后的患者需长期维持治疗。

叶酸缺乏伴有维生素 B_{12} 缺乏者，以及不能确定是维生素 B_{12} 缺乏还是叶酸缺乏者，应同时并用维生素 B_{12} 和叶酸，维生素 B_{12} 缺乏者在单独应用叶酸治疗时，在血常规方面取得改善的同时，消耗了更多的维生素 B_{12}，促使神经系统症状出现或加重。

（三）辅助治疗

上述治疗后如贫血改善不满意，要注意是否合并缺铁，重症患者因大量红细胞新生，也可出现相对性缺铁，都要及时补充铁剂。严重患者补充治疗后，血钾可突然降低，要及时补钾，尤对老年患者及心血管病者。营养性巨幼细胞贫血可同时补充维生素 C、维生素 B_1 和维生素 B_6。

（四）防治感染

感染是导致本病治疗失败的并发症之一，尤其是肠道感染，大量细菌可夺走大量维生素 B_{12}，并引起肠黏膜损害，影响维生素 B_{12} 的吸收，故应及时并用有效的抗生素治疗。

（五）其他治疗

慢性胰腺病者，内因子可能不起作用，给予胰酶或胰蛋白酶，能使维生素 B_{12} 从其 R 蛋白上游离，并与内因子结合。如治疗无效，需考虑是否误诊，合并感染或同时合并铁剂缺乏。严重的巨幼细胞贫血患者用药治疗后，血钾大量进入细胞内，血清钾可突然下降，加上心肌因缺氧变性，可突然死亡，故应注意钾盐补充。输血治疗仅能暂时改善贫血，不能治疗叶酸和维生素 B_{12} 缺乏造成的损害，故仅用于重症贫血患者。

七、护理

1. 末梢神经炎、四肢麻木无力的患者，应注意肢体保暖，避免受伤，协助其生活护理；出现共济失调者行走要有人陪伴。

2. ①舌炎、口腔溃疡者，进温凉软食，注意口腔卫生，饭前、饭后可用生理盐水或朵贝液漱口，口腔溃疡面可涂溃疡散或云南白药等。②便秘或腹泻者保持肛周清洁。③有神经系统症状者，加强防护，避免坠床等意外发生。

3. ①肌内注射维生素 B_{12} 偶有过敏反应，如皮疹、药物疹等，重者出现过敏性休克，应注意观察，及时处理。②观察患者用药后的自觉症状、外周血常规的变化，了解药物的治疗效果。一般情况下，有效治疗后 1~2 天，患者食欲好转；2~4 天网织红细胞增加，7 天左右网织红细胞达高峰，血红蛋白逐渐上升；10~14 天白细胞、血小板恢复正常；1~2 个月血常规、骨髓象恢复正常；半年到 1 年后患者的神经症状得到改善。③治疗过程中，由于大量血细胞生成，血钾进入新生成的细胞中，从而导致血钾突然下降，应加强对老年人、心血管疾患、进食量少的患者的观察，遵医嘱预防性补钾。

八、预防与控制

1. ①进食富含叶酸和维生素 B_{12} 的食品，如绿叶蔬菜、水果、谷类和动物肉类、海产品等。②向患者及其家属说明营养均衡的重要性，改变患者偏食、挑食、酗酒和长期素食的饮食习惯。③食欲降低、腹胀等消化道症状明显或吸收不良的患者，建议少食多餐、细嚼慢咽，进温凉饮食。

2. ①纠正不良饮食习惯，烹饪时不宜温度过高或时间过久。②婴幼儿、青少年及妊娠期妇女对叶酸的需要量增加，应及时补充，多进食富含叶酸和维生素 B_{12} 的食品。③服用干扰核苷酸合成药物的患者，应该同时补充叶酸和维生素 B_{12}。

3. ①让患者学会自我监测病情，如贫血的临床症状、皮肤黏膜情况及神经精神症状等。②贫血症状明显时应卧床休息，避免加重心脏负担而诱发心力衰竭。③贫血症状纠正后，可逐渐增加活动量。注意口腔和皮肤的清洁，勤洗澡更衣，预防感染。

（仵芳）

第三节　再生障碍性贫血

再生障碍性贫血（aplastic anemia，AA，简称再障）是由多种病因引起的骨髓造血功能衰竭。临床表现为骨髓造血功能低下，外周血全血细胞减少。以进行性贫血、出血及感染为特点。

中国发病率为 0.74/10 万。再生障碍性贫血可发生于任何年龄段。老年发病率高，无性别差别。

一、病因和发病机制

可分为原发性和继发性两大类。

（一）原发性（或特发性）再障

原因不明，占再障的半数以上，其中有的是先天性的（如 Fanconi 贫血），但多数无明显病因可查到。

（二）继发性再障

是由于物理、化学、生物等因素所引起，或继发于其他疾病。

1. 化学因素

在化学物质及药物中，一类只要剂量较大，就会引起再障，如苯、三硝基甲苯、无机砷，各种化疗药物，如氮芥类、蒽环类（柔红霉素、阿霉素等）及抗代谢药（阿糖胞苷、6 - 巯基嘌呤、氨甲蝶呤等）；另一类在治疗剂量下，对有些人可引起再障，较常见的有氯霉素、磺胺类药、砷剂、吲哚美辛、保泰松、苯妥英钠、硫氧嘧啶、甲巯咪唑、氯丙嗪、氯氮、金盐。有机磷农药、染发剂等在少数情况下，也可成为再障的原因。苯和氯霉素是引起再障最常见的两种化学物质及药物。氯霉素引起的再障据国内有的报告，可占再障病因中的 20% ~80%。

2. 物理因素

主要是各种电离辐射，如放射性核素、X 射线、γ 射线可穿过或进入细胞直接损害造血干细胞和骨髓微环境，阻止 DNA 复制。长期超允许量放射线照射如放射源事故、放疗等可致再障。不同种属细胞，对电离辐射的敏感性不同，骨髓细胞的敏感性强弱依次为：红细胞系 > 粒细胞系 > 巨核细胞系，对淋巴细胞有溶解作用，而非造血细胞（浆细胞、网状细胞等）较耐照射。

3. 生物因素

与再障发病关系密切的是病毒感染，其中以肝炎病毒最为常见。病毒性肝炎患者再障发病率显著高于一般人群，可能是肝炎病毒对造血干细胞有直接抑制作用，还可致染色体畸变，或通过免疫机制所致。再障发生于病毒性肝炎之后，且病情较重，称为病毒性肝炎相关性再障（HAAA），是病毒性肝炎最严重的并发症之一，发生率不到 1.0%，占再障患者的 3.2%。甲、乙、丙型病毒性肝炎均可导致再障，其中约 80% 由丙型病毒性肝炎引起。肝炎相关性再障临床上有两种类型：①急性型多见，起病急，再障病情较重，生存期短，发病年龄轻，大多数在丙型病毒性肝炎基础上发病。②慢性型少数，大多在慢性乙型病毒性肝炎基础上发病，病情轻，生存期长。部分再障患者起病前有病毒性呼吸道感染病史，如腮腺炎、麻疹、流行性感冒、风疹、传染性单核细胞增多症等。

4. 感染因素

严重的细菌感染，如粟粒性结核、肺炎、伤寒、白喉等，因细菌毒素抑制骨髓造血；病毒感染，其中以肝炎（主要为病毒性肝炎）后再障最为严重，可能为肝炎病毒直接抑制骨髓、损伤干细胞或通过自身免疫产生抗干细胞自身抗体等所致；严重的寄生虫病，如黑热病、晚期血吸虫病等。

5. 其他疾病

如阵发性睡眠性血红蛋白尿症（PNH）后期。

本病的病理机制尚不确切。一般认为与骨髓干细胞受损、骨髓微环境缺陷及自身免疫机制有关。在有害的化学、物理、生物等因素的影响下，骨髓造血干细胞受到损伤，自身复制率低下。干细胞的减少，最终引起全血细胞减少。骨髓微环境（包括微循环和基质）是骨髓造血功能的基础（土壤），在微环境遭受破坏后，即影响到干细胞的生长发育，以致造血功能低下。同时在自身抗干细胞抗体和淋巴细胞的细胞毒的作用下，可引起干细胞的免疫损伤，而致造血功能低下。

二、临床表现

（一）症状

主要临床表现为进行性贫血、出血及感染。按病程经过可分为急性与慢性两型。

1. 急性再障

起病急，进展迅速，常以出血、感染和发热为主要首发表现。发病初期贫血常不明显，但进行性加重。几乎每例都有出血倾向，皮肤黏膜出血广泛而严重，皮肤瘀血、瘀斑、鼻出血、牙龈出血、消化道出血、血尿、妇女月经过多均常见，颅内出血发生率高，可致死亡。感染发热多为高热，常见皮肤、肺部和口腔感染等，可因败血症而死亡。此型再障病程短促，患者常在数月至 1 年内死亡。

2. 慢性再障

起病进展较缓慢。贫血往往是首发和主要表现。出血较轻，以皮肤、黏膜为主。除女性易有子宫出血外，很少有内脏出血。感染以呼吸道多见，合并严重感染者少。

（二）体征

面色苍白，常见皮肤、黏膜瘀点、瘀斑等不同程度的出血。

三、实验室及其他检查

（一）血液检查

全血细胞减少。贫血多属正常细胞、正常色素型；白细胞减少以粒细胞和单核细胞为主；血小板减少，其中小型者约占 50%，且有形态异常；网织红细胞绝对值显著减少。但全血细胞减少情况较急性再障为轻。

（二）骨髓检查

急性再障骨髓象多部位增生低下，粒细胞、幼红细胞及巨核细胞三系列均明显减少，淋巴细胞相对增多，骨髓小粒非造血细胞增多。慢性再障骨髓至少一个部位增生不良，骨髓小粒脂肪细胞增加。若要明确诊断需多次、多部位穿刺，有条件时应做骨髓活检。

（三）骨髓活检

造血组织减少，脂肪组织增加，其比值常在 2∶3 以下。巨核细胞减少，非造血细胞增加，间质水肿及出血。

四、诊断要点和分类

（一）诊断要点

病史询问中应注意可疑化学和物理因素接触史。外周血全血细胞减少，骨髓增生不良，再障的诊断不难确立，但应排除其他表现为外周血全血细胞减少的疾病。体征中如有淋巴结或脾大，再障的诊断宜慎重。

（二）分类

再障是一组异质性疾病，不同类型的治疗原则及预后各异，故诊断确立后应进行分型。

五、治疗

治疗原则：寻找并尽可能去除有关致病因素；急性再障应尽早进行骨髓移植或抗淋巴细胞球蛋白（ALG）等免疫抑制剂治疗；慢性再障则以雄激素为主，辅以中药治疗、支持治疗，包括防治感染和出血及输血等。

（一）急性再障的治疗

1. 控制感染

对于再障患者的感染，应做细菌培养和药敏试验，及早应用有效抗生素治疗。

2. 控制出血

出血者一般可用止血药，如酚磺乙胺等，非胃肠道出血者可适当用糖皮质激素；血小板 $< 20 \times 10^9/L$，或有严重出血尤其内脏出血者，或同时有高热感染者，宜输注浓缩血小板，采用 HLA 配型相合的血小板可提高疗效，这是控制出血的最有效办法。

3. 输血

严重贫血血红蛋白 $< 60g/L$ 的患者，可输注浓缩红细胞，尽量少用全血，避免滥用或多次输血。输血的并发症有传染性肝炎、继发性血色病等。

4. 骨髓移植

国外资料表明，同基因骨髓移植成功率很高，异基因移植前未输过血者，移植后长期无病存活率达 83%；移植前输过血，移植后补充输注白细胞层者为 73%，未补充白细胞层者为 43%。因此，凡年龄在 40 岁以下，未经输血，在病程早期移植者疗效较好。凡移植成功则可望治愈。

5. 胎肝细胞输注

胚胎发育过程中，肝脏为造血器官，含有大量造血干细胞和造血物质，因而胎肝细胞输注可以治疗再障。方法是取水囊引产的 3 ~ 5 月胎龄儿的肝脏，在无菌条件下，制成胎肝细胞悬液。一般在短期内输入 3 ~ 5 次为一个疗程，间歇 1 ~ 3 个月可重复输注。

6. 免疫球蛋白

odenstein 等应用大剂量免疫球蛋白治疗 4 例重型再障。方法：IgG 0.4g/kg 静脉滴注 1 ~ 4 天，每隔 3 周治疗 1 次。这种治疗可避免使用标准 ATG 疗法的毒性。结果例 1 于第 1 个疗程取得 CR 持续 4 个月；例 2 取得 PR 超过 18 个月，血小板 $50 \times 10^9/L$ 以上，Hb 100g/L 以上，WBC $3.5 \times 10^9/L$ 以上，但需要用 IgG 反复维持；例 3 的血细胞计数稳定，已 4 个月不需输血小板与红细胞，治疗期发生上呼吸道感染；例 4 对大剂量免疫球蛋白无效。在加用 CSA 后例 3 取得 PR 超过 7 个月，例 4 取得 PR 超过 9 个月，但例 2 的血细胞计数无改善。检查 3 例的 BM 细胞明显增加。作者认为大剂量免疫球蛋白是除 ATG 外治疗严重再障的另一有效途径。其作用机制尚不十分清楚，但认为它可能阻止抗体的产生。

7. 免疫抑制剂

可选用环磷酰胺、长春新碱、硫唑嘌呤或左旋咪唑 25mg，每日 3 次。抗淋巴细胞球蛋白（ALG）和抗胸腺细胞球蛋白（ATG）：用法 ALG 或 ATG 15 ~ 20mg/kg 加氢化可的松 100mg，溶于生理盐水或 5% 葡萄糖液 500mL 静脉滴注，滴速每分钟 5 ~ 10 滴，观察 15 分钟，如无反应可增加滴速，每日 1 次，连用 5 天，间歇 2 ~ 3 周，可再重复 1 次，用药前须作皮试；禁忌证：严重病毒感染、妊娠、免疫功能严重低下者。环孢菌素：近年来各国陆续有使用本品治疗重型再障的报道，Shiobara 等对使用甲泼尼松无效的患者给环孢菌素每日 5mg/kg，连续 25 天，30 天后血红蛋白、血小板再度上升，停药

1个月后再次减少，又给予环孢菌素10mg/kg，血红蛋白、血小板再度回升。

（二）慢性再障治疗

1. 雄激素

为治疗慢性再障的首选药物，可促进骨髓造血功能。常用制剂有丙酸睾酮50～100mg，肌内注射，每日或隔日1次；司坦唑每次2～4mg，每日3次，口服；达那唑每次2.5～5mg，每日3次，口服，疗程至少3个月以上。如治疗半年无网织红细胞及血红蛋白上升趋势，才可认为无效。药物不良反应有：男性化，以丙酸睾酮最明显；肝脏毒性反应，以司坦唑较为明显，用药过程中应定期检查肝功能。药物不良反应于停药后短期内可以消失。

2. 改善骨髓微环境药物

一叶萩碱与山莨菪碱用于治疗慢性再障，通常与雄激素合用，可提高疗效。

3. 肾上腺皮质激素

能减轻和停止出血，抑制免疫机制，暂时改善症状；并能改善造血微环境，有利于干细胞的生长和发育。常用泼尼松，每日20～40mg，分3次口服，可连续应用5～6个月。或用氢化可的松每日100～200mg静脉滴注。

4. 硝酸士的宁

用于治疗慢性再障。常用为5天疗法，即第1天肌内注射硝酸士的宁1mg，第2天2mg，第3、第4天各肌内注射3mg，第5天4mg，疗程完后休息2天，以后按上述方法重复治疗，一般要3个月以上才显效，有效率约77.8%，不良反应较少，仅少数人可有痤疮及失眠。

5. 氯化钴

每日剂量90～120mg，分3次服，用药4～6个月。不良反应较小，适用于儿童患者。

6. 碳酸锂

临床应用证明锂对骨髓有刺激作用，可促进红细胞、白细胞、血小板的增殖，适用于慢性再障。用法：0.4～0.9g，每日2～3次口服，4～6周为1个疗程，休息1周，反复用3个月。心肾疾患、电解质紊乱、糖尿病禁用。

7. 普萘洛尔

10mg，每日3次，可逐渐加量到50mg，每日3次，至缓解。本品可使造血干细胞表面的β肾上腺能受体的密度增加，易于受内源性肾上腺素能物质的作用，而促进GO期多能造血干细胞进入细胞周期，而增加造血作用。

8. 植物血凝素（PHA）

40～50mg溶于5%葡萄糖液500mL内静脉滴注，每日1次，10次为1个疗程，休息7～10天，反复应用，直至缓解，也可取20mg加生理盐水1mL由髂骨前后嵴和胸骨5个部位交替注入，每周1次，连续应用，直至缓解。

9. 脾切除

脾切除适用于红细胞破坏过多成为贫血主要因素的慢性或亚急性患者。脾切除并不能改善骨髓造血功能，但常可使贫血减轻。

再障的预后依其分型而有不同。慢性再障病情进展缓慢，经治疗可使大部分患者缓解，有效率为 70%～80%，预后较好。急性重型再障病情进展快，预后不良，死亡率高，但如造血干细胞移植成功则可望痊愈。主要死亡原因为严重感染和颅内出血。

六、护理

1. 轻度贫血可以下床活动，重者须严格卧床休息，一级护理。

2. 给予富含高蛋白、高维生素、易消化的食物，对带刺、骨的食物要小心用餐，以免引起出血和感染，并主动向患者说明饮食治疗的重要性，取得患者的配合。

3. 患者抵抗力较低，治疗中有合用皮质激素者，易发生呼吸道、皮肤、会阴、肛门周围感染，故应保持室内空气新鲜，注意保暖，防止受凉；保持大便通畅，便后清洗会阴部。对粒细胞显著下降的患者，应采取保护性隔离，每日用 0.1% 有效氯洗涤液擦拭床、床头柜、窗台，地面用 0.1% 有效氯洗涤液拖擦，冬季每月用 0.2% 过氧乙酸空气喷雾消毒 2 次。

4. 有的患者皮肤干燥，应以温水擦浴、涂油，以保持皮肤清洁润滑，防止出血感染。对受压部位经常按摩，促进血液循环。对卧床患者每日冲洗会阴一次。

5. 对高热患者应及时采取物理降温，并观察体温变化，出汗时用干毛巾擦汗更衣，防止受凉，保持皮肤清洁。

6. 患者易发生口腔炎及口腔溃疡，应经常保持口腔清洁，嘱其晨起、饭前、饭后、睡前用 1∶5000 呋喃西林溶液漱口。口腔溃疡时，做完口腔护理后溃疡处涂以 1% 碘甘油。

7. 患者血小板减少易并发鼻出血，尤其在冬季室内空气干燥时更易发生，故每日鼻腔内滴入氯己定鱼肝油 3～4 次，以预防鼻出血。

8. 肌内注射或静脉穿刺应严格执行无菌技术操作，注射毕进针处延长压迫时间，以防出血和注射部位感染。

9. 急性再障，死亡率高，症状重，出血感染并发症多，患者思想负担重，往往随着症状不断加重而增加焦虑和不安。医护人员在生活中应多关心体贴患者，经常与其交谈，了解患者的焦虑和不安，帮助其正确对待疾病，增加治疗信心。在日常生活中精神上要乐观，适当参加一些力所能及的工作，以促进其早日康复。

10. 急性再障患者症状重，预后差，应特别注意有无感染和出血倾向，尤其是消化道和颅内出血。注意观察患者的口腔黏膜、牙龈、鼻黏膜及皮肤等处有无出血情况。女性患者应详细询问月经量有否增多。如发生消化道或颅内出血，应立即通知医师，并做好各种抢救准备。

11. 注意观察药物的不良反应，长期用雄激素可出现痤疮、浮肿、体重增加、毛发增多，应向患者解释，消除顾虑。

七、预防与控制

1. 保持良好的生活、卫生、饮食习惯和精神上的乐观。劳逸结合，适当营养，增强身体素质。

2. 严格掌握用药适应证，防止滥用对造血系统有损害的药物。

3. 防止受凉感冒，传染病流行季节勿到公共场所，以免感染。

（于晶晶）

第六章　内分泌和代谢疾病

第一节　糖尿病

糖尿病是系血中胰岛素相对或绝对不足，或伴靶组织细胞对胰岛素敏感性降低，导致血糖过高，出现糖尿，进而引起脂肪和蛋白质代谢紊乱。临床上可出现多尿、烦渴、多饮、多食、消瘦、乏力等表现，重症者容易发生酮症酸中毒等急性并发症或血管、神经等慢性并发症，严重影响患者的健康和生命质量。

目前世界各国糖尿病患病率均有增加。各国、各地区有明显差异。2型糖尿病患病率变化在2%～10%，少数地区在10%以上。目前全世界范围内约有1.35亿糖尿病患者。

一、病因和发病机制

糖尿病的病因和发病机制至今尚不完全清楚，一般认为遗传因素和环境因素之间的复杂相互作用是糖尿病发病的主要因素。1型糖尿病和2型糖尿病在发病机制上又有很大区别。在1型糖尿病中胰岛素绝对不足是主要环节，而2型糖尿病中，靶细胞对胰岛素的敏感性下降，胰岛素分泌延迟则很重要，为胰岛素相对不足。

1. 1型糖尿病

（1）遗传因素：1型糖尿病的发病与遗传有一定关系，据对单卵双生子的研究，糖尿病的共显性接近50%。近年来研究发现，此型糖尿病与某些特殊的HLA型别有关。目前发现此型糖尿病患者群中HLA – DW_3、DW_4、B_8、B_{15}、DR_3等抗原的发生频率显著高于正常人群，相反，HLA – DW_2、DW_7等的存在则可能对糖尿病的发病有一定保护性。

（2）病毒感染：1型糖尿病与病毒感染关系密切。如柯萨奇病毒、腮腺炎病毒、脑炎及心肌炎病毒感染，可直接或激发自身免疫反应损害胰岛β细胞，使胰岛素分泌减少。已成功地制造出了病毒感染导致1型糖尿病的动物模型。

（3）自身免疫：90%新发的1型糖尿病患者血浆中存在胰岛细胞抗体（ICA），胰腺病理检查常发现酷似自身免疫性疾病病理改变的胰岛炎，以上改变均支持自身免疫反应在此型糖尿病的发病机制上起重要作用。

2. 2型糖尿病

2 型糖尿病的病因和发病机制尚未完全阐明，现扼要叙述如下：

（1）遗传因素：2 型糖尿病在不同种族中患病率差别很大，有明显的家族史，同一家族中有两人以上发生糖尿病并不少见。有报道同胞中 38% 发生糖尿病或糖耐量异常，而子女中有 1/3 发生糖尿病或糖耐量异常，同卵孪生成长后一个患糖尿病，另一个亦在 5 年内发生糖尿病的概率几乎为 95%，说明遗传因素决定疾病的易感性和共显性，但是糖尿病的遗传方式多样化，有显性遗传，隐性遗传，X 染色体伴性遗传，还有多基因遗传，形成遗传异质性。

（2）环境因素：包括肥胖、摄食过多、体力劳动强度减低、城市现代化生活方式等均可使易感人群的糖尿病患病率显著增加。

2 型糖尿病发病机制显然与胰岛素抵抗和胰岛素相对缺乏有关，两者使肝脏葡萄糖产生增加和周围组织对葡萄糖利用减少，造成高血糖，而高血糖又加重胰岛素抵抗和胰岛素分泌不足、循环往复、使高血糖持久存在。胰岛 β 细胞功能在糖耐量正常和减低时往往随血糖增高而胰岛素分泌增加，而到显性糖尿病时 β 细胞不再因血糖升高而分泌增加，血糖曲线与胰岛素曲线显著分离。2 型糖尿病是一渐进性过程，始发因素有胰岛素抵抗基因、胰岛素分泌基因、β 细胞贮备基因和肥胖基因；而进展因素有肥胖、β 细胞因素、饮食和环境因素、年龄和活动程度等；两者共同作用，由于各种因素作用强度差异，在疾病进展中有不同表现。

二、病理

1. 组织学改变

（1）胰岛病变：胰岛肥大增生，有淀粉样变。1 型糖尿病 β 细胞减少，可仅为正常的 10%，炎症明显，胰岛与周围组织有淋巴细胞和单核细胞浸润。2 型组织学改变较轻。

（2）血管病变：特征性的基本病变是小血管和微血管有糖原染色（PAS）阳性的物质沉积于皮下，使血管基膜增厚，管腔狭窄，称糖尿病微血管病变。中小动脉硬化及大动脉粥样硬化也是最易发生。

（3）神经病变：主要为末梢神经轴突变性和脱髓鞘改变，脊髓病变以后索为主并有胶质增生和前角细胞脱失。

此外，肝脏可有脂肪沉积和变性。

2. 代谢紊乱

（1）糖代谢紊乱：胰岛素不足时，组织对葡萄糖的利用减少，糖原合成降低、分解增加，糖原异生增加，因而血糖升高，超过肾糖阈值，引起尿糖。

（2）蛋白质代谢异常：胰岛素不足时，蛋白质合成减少、分解代谢增加，导致负氮平衡。肌肉摄取氨基酸合成蛋白质的能力大大减弱，导致成人消瘦、乏力，组织修复能力和抵抗力降低，儿童则有发育障碍。

3. 脂肪代谢紊乱

胰岛素不足，使脂肪合成减少、分解增加，血中游离脂肪酸和甘油三酯增多，肝脏摄取脂肪酸后，产生大量中间代谢产物乙酰辅酶 A，之后产生乙酰乙酸，由乙酰乙酸可

转化为丙酮和 β - 羟丁酸，此三者称为酮体，产生酮血症。当酮体生成超过组织利用和排泄的能力，大量酮体堆积，则形成酮症酸中毒（因乙酰乙酸和 β - 羟丁酸是强酸）。另外，脂肪代谢紊乱可形成高脂血症，此为糖尿病患者易患动脉粥样硬化的基础。

三、临床表现

糖尿病患者由于胰岛素绝对或相对不足及或胰岛素抵抗，摄入的葡萄糖机体不能充分利用，出现以高血糖为主的一系列代谢紊乱。典型临床表现为多尿、多饮、多食、体重下降，称"三多一少"症状。此"三多一少"症状在 1 型糖尿病初发时较为明显，而相当一部分 2 型糖尿病患者并无明显"三多一少"症状，常于出现各种并发症或并发症时才确诊为糖尿病。因此，掌握糖尿病急性、慢性并发症和并发症对诊治糖尿病相当重要。另有一部分仅于健康检查时发现高血糖。

1. 多尿

因血糖过高，肾小球滤出而不能完全被肾小管再吸收，形成渗透性利尿。排糖越多，尿量越多。每日总量可达 5～10L 以上，与血糖、酮尿成正比。当酮症酸中毒时，钾、钠离子回吸收困难，多尿更严重。

2. 多饮

由于多尿，水分丢失过多，发生细胞内脱水，刺激口渴中枢，口腔干燥，舌红而痛，排尿越多，饮水越多。

3. 多食

机体丢失大量葡萄糖，因此处于半饥饿状态，能量缺乏，引起食欲亢进。

4. 乏力

由于血糖不能完全氧化，即机体不能正常利用葡萄糖和有效地释放出能量，同时组织失水、电解质失调，因而感到全身乏力，精神萎靡。

5. 消瘦

机体不能充分利用葡萄糖，使脂肪和蛋白质分解增加，消耗过多，呈负氮平衡，机体逐渐消瘦，体重减轻。

6. 皮肤瘙痒

多见于女性外阴部，由于尿糖刺激局部所致。有时并发白念珠菌等真菌性阴道炎，瘙痒更严重，常伴以白带等分泌。失水后皮肤干燥亦可发生全身瘙痒，但较少见。

7. 其他症状

有四肢酸痛、麻木、腰痛、性欲减退、阳痿不育、月经失调、便秘、视力障碍等。有时有顽固性腹泻，每日大便 2～3 次至 5～6 次不等，呈稀糊状，一般属非炎症性而为功能性腹泻，可能与自主神经功能紊乱有关。有时有直立性低血压、大汗淋漓、大小便失禁等亦属严重神经系表现，许多症状由于并发症与兼有病所致。

体征：早期轻症，大多无体征。久病者常可发现因失水、营养障碍、继发感染、心血管、神经、肾脏、眼部、肌肉、关节等并发症而出现各种体征。肝脏可肿大，尤多见于 1 型病者，适当治疗后可恢复。国内病例中呈皮肤黄色瘤及胡萝卜素血症者罕见。

四、实验室及其他检查

1. 尿糖测定

尿糖阳性是诊断糖尿病的重要线索，但不能作为诊断依据，尿糖阴性也不能排除糖尿病的可能。班氏测定法特异性差，已被淘汰。含己糖酶和葡萄糖氧化酶的尿糖试条可作半定量测定，但仍受肾糖阈值的影响。糖尿病肾疾患时肾糖阈升高，血糖虽已轻度或中度升高，尿糖仍阴性；妊娠时肾糖阈降低，血糖正常时尿糖可呈阳性。在多数情况下24 小时尿糖总量与糖代谢紊乱程度一致，可作为判定血糖控制的参考指标。

2. 尿酮体测定

尿酮体阳性，对新发病者提示为 1 型糖尿病，对 2 型糖尿病或正在治疗中的患者，提示疗效不满意或出现重要的并发症。采用硝基氢氰酸盐试验法，只有乙酰乙酸和丙酮可使本试验呈阳性反应，当酸中毒明显时，酮体组成中以 β－羟丁酸为主，故尿酮体阴性不能排除酮症。

3. 血浆葡萄糖（血糖）测定

血糖升高是诊断糖尿病的主要依据，也是评价疗效的主要指标，目前多用葡萄糖氧化酶法测定。静脉全血、血浆和血清葡萄糖测定在医院进行，毛细血管全血葡萄糖测定可用小型血糖仪由患者自测。一次血糖测定（空腹血糖、餐后 2 小时血糖或随机血糖等）仅代表瞬间血糖水平，称点值血糖；一日内多次血糖测定（三餐前、后及睡前，每周 2 日，如疑有夜间低血糖，加测 3Am 血糖）可更准确反映血糖控制情况。静脉血浆或血清血糖比静脉全血血糖约高 1.1mmol/L（20mg/dL），毛细血管全血血糖在空腹时与静脉全血血糖相同，餐后与静脉血浆或血清血糖相同。

4. 糖化血红蛋白及糖化血浆白蛋白测定

外周血糖化血红蛋白含量为血红蛋白总量的 4% ~6%，未控制的糖尿病患者其含量较正常高 2~4 倍。因红细胞转换率较慢，故在控制糖尿病后糖化血红蛋白含量并不很快下降。约 2 个月后可降低至正常或接近正常。因此糖化血红蛋白测定可反映近 2~3 个月内血糖总的水平。糖化血浆白蛋白测定意义同上，因白蛋白转换率较快，其测定反映近 2~3 周内血糖总的水平。

5. 葡萄糖耐量试验

（1）口服葡萄糖耐量试验（OGTT）：血糖高于正常范围但又未达到糖尿病诊断标准者，需进行 OGTT。OGTT 应在不限制饮食和正常体力活动 2~3 天后的清晨（上午）进行，应避免使用影响糖代谢的乙醇和药物，试验前禁食至少 10 小时，其间可以饮水。取空腹血标本后，受试者饮用含有 75g 葡萄糖粉（或 82.5g 单糖）的水溶液 250~300mL，在 5 分钟内饮完，儿童按每千克体重 1.75g 葡萄糖服用，总量不超过 75g。在服糖后 1 小时和 2 小时采取血标本。

（2）静脉注射葡萄糖耐量试验：只适用于胃切除术后、胃空肠吻合术后及吸收不良综合征者。静脉注射 50% 葡萄糖，剂量按每千克体重 0.5g 计算，2~3 分钟注完。以开始注射至注射完毕之间的任何时间为零点，以后每 5（或 10）分钟取静脉血测血糖 1 次，共 60 分钟。将每点血糖值绘在半对数纸上，横坐标为时间，找出从某一个血糖数值下降到其半数的时间以 $T_{1/2}$ 表示，按公式计算出 K 值：K = （0.693/$T_{1/2}$） ×100，K 代表每分钟血糖下降的百分数，如 K 值为 1，表示每分钟血糖浓度下降 1%。正常人 K = 1.2，糖尿病患者 K < 0.9。

6. 抗体检查

使用较多的抗体有 ICA（胰岛细胞抗体）、IAA（胰岛素抗体）、GADAb（谷氨酸脱羧酶自身抗体），其中以 GADAb 的价值最大，这些抗体对于鉴别糖尿病类型有很大帮助。

7. HbA1c 测定

对空腹血糖正常而血糖波动较大者可反映近 2～3 个月中血糖情况，对糖代谢控制状况和与糖尿病慢性并发症的相关性优于血糖测定结果。HbA1c 正常值为 3.2%～6.4%，糖尿病者常高于正常。

8. 果糖胺和糖化人血白蛋白测定

可反映近 2～3 周中血糖情况，与 HbA1c 相平行，糖尿病者不论 1 型、2 型均增高，尤以 1 型为高。注意测定结果受白蛋白浓度的影响。

9. 空腹血浆胰岛素测定

华山医院放射免疫法测定空腹血浆胰岛素正常范围为 5～20μU/mL，1 型患者往往在 5μU/mL 以下，甚至不能测出。2 型患者血浆胰岛素浓度一般正常，少数患者偏低，肥胖患者常高于正常，增高明显者呈高胰岛素血症，提示有胰岛素抵抗。后者为代谢综合征中的一个组成，可认为是冠心病的危险因素之一，近年来备受关注。胰岛素和胰岛素原有免疫交叉性，因此均能为一般放免测定法测出，而对心血管的不良影响，胰岛素原可能更甚于胰岛素。已有研究胰岛素原的测定应用于临床。

10. 胰岛素释放试验

1 型糖尿病呈低平曲线或不能测得，无高峰；2 型糖尿病高峰较正常低或高峰延迟。

11. C - 肽测定

（1）空腹血清 C - 肽：正常为 0.56 ± 0.29nmol/L，1 型糖尿病患者减少或不能测得，2 型糖尿病可正常或偏低。

（2）C - 肽释放试验：同胰岛素释放试验曲线。

12. 自身免疫标记物测定

如胰岛细胞自身抗体（ICA）、谷氨酸脱羧酶自身抗体（GAD65）、胰岛素自身抗体（IAA）在 1 型糖尿病患者中常呈阳性。

13. 其他

糖尿病时常伴脂质代谢紊乱，血浆总胆固醇、低密度脂蛋白胆固醇、高密度脂蛋白胆固醇和甘油三酯应列为常规检测项目，并定期复查，作为了解病情控制情况及饮食和调脂治疗措施的依据。有条件时，尿微量白蛋白排泄率也应列为常规，以便能早期发现糖尿病肾病。

五、诊断和鉴别诊断

1. 诊断

可根据家族史、临床症状或早期出现的并发症伴随病，凡提示有糖尿病可能者应及时进行有关实验室检查，以做出诊断。

根据《中华糖尿病杂志》的最新指南，从 2023 年开始，空腹血糖的平均标准范围被扩大到 4.4～7.0mmol/L。这也就意味着，曾经在血糖标准线上"挣扎"的高血糖人群，从 2023 年开始将不再被认定为高血糖患者。这个新的标准范围，4.4～7.0mmol/L，更接近大部分年轻人的血糖平均水平，因此以这个范围作为血糖控制的基准对大部分年轻人来说是十分科学。然而，我们不能期望所有的人都能按照同一种标准来控制血糖，这显然是不符合医学常识的。比如，身体状况较差的老人和年轻人，他们各自需要不同的标准。

因此，制定更加贴近实际的血糖控制标准，对于不同年龄段和身体状况的人群来说，显得尤为重要。①青少年血糖的控制应严格遵循标准，控制在空腹状态下 4.4～6.1mmol/L 之间为最佳。由于青少年运动量较大，家人也会合理安排他们的饮食，确保营养均衡，因此青少年的血糖水平往往比较标准且严格。②正值壮年的人群，血糖水平在 4.4～7.1mmol/L 之间最为理想。③老年人血糖水平在 7.0～9.0mmol/L 之间属于正常范围。随着年龄的增长，多个器官功能逐渐衰退，导致老年人对一些食物中的糖分分解能力减弱，因此血糖水平可能高于其他年龄段的人群。虽然老年人血糖标准高于其他年龄段，但一旦发现血糖异常仍需及时就医检查，并定期进行血糖检测，预防各种并发症的发生。

表 6-1 血糖值评价标准（mol）

评价 \ 数据 \ 时间	空腹时	餐后 1 小时	餐后 2 小时	餐后 3 小时
正常	4.4～6.1	6.7～8.3	5.0～7.2	4.4～6.7
良好	6.1～7.2	8.3～9.9	7.2～8.8	6.7～8.2
一般	7.2～8.2	10.0～12.7	8.9～11.0	8.3～9.9
不良	8.3～9.9	12.7～16.1	11.1～15.3	10.0～14.4
极其不良	10.0～	16.6～	15.5～	14.4～

注：1. 空腹指早晨 6~8 点，且 8 小时前未进食除水以外的其他食物。

2. 餐后时间一般指从进食第一口开始计时（除你开始吃饭时开始）。

2. 鉴别诊断

（1）非葡萄糖尿：乳糖、果糖和半乳糖均可使班氏尿糖定性试剂呈阳性反应而误认为糖尿。乳糖尿可见于哺乳或妊娠妇女及幼婴；果糖和半乳糖尿由于进食大量果糖、半乳糖引起。根据临床资料及葡萄糖氧化酶试验可以鉴别。

（2）肾性糖尿：由肾小管重吸收功能低下，肾糖阈降低所致，可见于家族性糖尿、肾炎、肾病、范可尼综合征等。血糖正常而出现糖尿，葡萄糖耐量正常。妊娠期妇女可因肾小球滤过率增加，肾糖阈降低而出现糖尿，需进行随访以与原有糖尿病在妊娠时使病情加重者鉴别。

（3）食后糖尿：可见于胃肠吻合术后、甲状腺功能亢进症、自主神经功能紊乱、严重肝病的病者。由于进食后，糖类从胃肠道迅即吸收，使血糖升高而出现糖尿。病者空腹血糖正常，口服葡萄糖试验仅在服糖后 1/2 小时及 1 小时血糖超过正常，2 小时及 3 小时血糖正常或偏低。

（4）应激性糖尿：颅脑外伤、脑出血、窒息、麻醉、急性心肌梗死等，可出现暂时性血糖升高和糖尿，应激过后即恢复正常。

此外，班氏尿糖定性试剂可因服用水杨酸、阿司匹林、对氨水杨酸、链霉素、异烟肼、水合氯醛、头孢菌素、大量青霉素等出现假阳性；葡萄糖氧化酶尿糖试纸也可出现假阳性（常见于服用维生素 C）或假阴性，应予以注意。

继发性糖尿病均有各自的临床表现和特点，可与原发性糖尿病鉴别。

六、治疗

糖尿病可以通过合理治疗，使患者的身体健康达到世界卫生组织所提出的"条件健康"标准，患者可以参加工作，参与各种社会活动。对儿童及青少年需保证其正常生长发育及较强的体力活动。糖尿病的有效治疗可以防止其急、慢性并发症的发生、发展，并可能使寿命延长。

1. 治疗目标

①降低血糖，纠正体内代谢紊乱；②保持正常体力，维持正常体重，肥胖患者减轻体重，儿童患者保证生长发育；③控制症状，预防和减少并发症发生、发展、降低死亡率。

2. 治疗原则

①必须个别化，具体情况，具体处理；②每一例都必须控制饮食，大部分病例除心、肺、肾功能不全者外，均应作适当体力活动；③指导患者及家属，会观察病情，会适当用药。

3. 控制目标

见表 6-2。

表 6 - 2　糖尿病控制目标

			理想	尚可	差
血浆葡萄糖[①]	mmol/L	空腹	4.4 ~ 6.1	≤7.0	>7.0
		非空腹	4.4 ~ 8.0	≤10.0	>10.0
GHbA$_1$C[①]	%		<6.2	6.2 ~ 8.0	>8.0
血压	mmHg		<130/80	>130/80 ~ <160/95	>160/95
体重指数（BMI）	kg/m^2		男<25	男<27	男≥27
			女<24	女<26	女≥26
总胆固醇[③]	mmol/L		<4.5	≥4.5	≥6.0
HDL - C[③]	mmol/L		>1.1	1.1 ~ 0.9	<0.9
甘油三酯[③]	mmol/L		<1.5	<2.2	≥2.2
LDL - C[③]（计算）	mmol/L		<2.5	2.5 ~ 4.4	>4.5

①若用全血血糖，应换算。

②参考范围取决于测定方法，通常非糖尿病患者的 GHbA$_1$c<6%，6.2% 是基于 UKPDS 的资料。

③这些数据来自欧洲，血脂及 BMI 应在各国人群的正常范围内。

4. 治疗方法

（1）糖尿病教育：糖尿病的治疗为终生性的，其治疗效果在很大程度上取决于患者的主动配合。糖尿病教育的内容包括对医疗保健人员和患者及其家属进行宣传教育，提高医务人员综合防治水平，将科学的糖尿病知识、自我保健技能深入浅出地教会患者，使患者了解治不达标的危害，医患长期密切合作，完全可以达到正常的生活质量。

（2）饮食治疗：饮食治疗是糖尿病治疗的基础，应严格和长期执行。1 型糖尿病患者，在合适的总热量、食物成分、规律的餐次等要求的基础上，配合胰岛素治疗，有利于控制高血糖和防止低血糖的发生。2 型糖尿病患者，尤其是超重或肥胖者，饮食治疗有利于减轻体重，改善高血糖、脂代谢紊乱和高血压，减少降糖药物的应用剂量。

1）制定每日总热量：首先按患者性别、年龄和身高计算出理想体重，理想体重（kg）= 身高（cm）- 105；然后根据理想体重和工作性质，参考原来的生活习惯等因素，计算每日所需总热量。成人卧床休息状态下每日每千克理想体重给予热量 105 ~ 126kJ，轻体力劳动 126 ~ 146kJ，中度体力劳动 146 ~ 167kJ，重体力劳动 167kJ 以上。青少年、孕妇、哺乳、营养不良和消瘦及伴有消耗性疾病者应酌情增加，肥胖者酌减，使患者体重逐渐达到理想体重的 ±5% 左右。

2）营养素的热量分配

①蛋白质：成人一般以每日每千克体重 0.8 ~ 1.2g 计算，约占总热量的 15%，孕妇、乳母、营养不良及有消耗性疾病者可酌情增加至 1.5g 左右，个别可达 2g，占总热量的 20%。小儿每日每千克体重 2 ~ 4g。进食总热量多者也相应增加。

富有蛋白质的食物如肉类、蛋类及豆类。最好每日摄取的蛋白质有 1/3 来自动物食物，其中含有丰富的必需氨基酸，以保证人体营养中蛋白质代谢所需的原料。

②碳水化合物：按我国人民生活习惯，糖尿病患者每日可进食碳水化合物 200 ~

350g 或更多，占总热量的 50% ~60%。

主食中如米、面都含有丰富的碳水化合物，也是植物性蛋白质的主要来源，是供给热能和蛋白质最经济和最迅速的来源。

③脂肪：脂肪量可根据饮食习惯及需要而定，每日每千克体重 0.6 ~1.0g，每日脂肪总量为 40 ~60g，占总热量的 30% ~35%。

④高纤维饮食：每日 10 ~20g，包括树胶、果胶、粘胶、植物纤维素等，这些成分在一般蔬菜中含量为 20% ~60%，水果和谷类含 10% 左右。饮食中增加高纤维成分，可改善高血糖和减少胰岛素或口服降糖药物的应用剂量。

3）制定食谱：每日总热量及营养素组成确定后，根据各种食物的产热量确定食谱。根据生活习惯、病情和配合药物治疗的需要，可按每日三餐分配为 1/5、2/5、2/5 或 1/3、1/3、1/3；也可按 4 餐分配为 1/7、2/7、2/7、2/7。

此外，各种富含可溶性食用纤维的食品可延缓食物吸收，降低餐后血糖高峰，有利于改善血糖、脂代谢紊乱，并促进胃肠蠕动，防止便秘。每日饮食中纤维素含量以不少于 40g 为宜。提倡食用绿叶蔬菜、豆类、块根类、粗谷物、含糖成分低的水果等，不但提供饮食中纤维素含量，并有利于各种纤维素和微量元素的摄取。限制饮酒。每日摄入食盐应限制在 10g 以下。

4）随访：以上饮食治疗方案仅是原则估算，在治疗过程中应随访患者并按实际效果做必要调整。如肥胖患者在治疗措施适当的前提下，体重不下降，应进一步减少饮食总热量。又如体形消瘦的患者，在疗程中体重有所恢复。其饮食方案也应做适当调整，以避免体重继续增加。

（3）运动锻炼：参加适当的体育运动和体力劳动，可增加胰岛素敏感性，促进糖的利用，减轻胰岛负担，使血糖下降，消除血脂，减轻体重，改善生理状况，对 2 型肥胖糖尿病患者，尤应鼓励运动和适当体力劳动。

（4）自我监测血糖（self - monitoring of bloodglucose，SMBG）：SMBG 是近 10 年来糖尿病患者管理方法的主要进展之一，为糖尿病患者和保健人员提供一种动态数据，应用便携式血糖计可经常观察和记录患者血糖水平，为调整药物剂量提供依据。此外，每 2 ~3 个月定期复查 $GHbA_1c$ 或每 3 周复查 FA，了解糖尿病病情控制程度，以便及时调整治疗方案。每年 1 ~2 次全面复查，并着重了解血脂水平，心、肾、神经功能和眼底情况，以便尽早发现大血管、微血管并发症，给予相应的治疗。实践证明，长期良好的病情控制可在一定程度上延缓或预防并发症的发生。表 6 - 3 可作为糖尿病情控制程度良好与否的参考。

（5）口服降糖药物治疗

1）磺脲类：此类药物直接刺激 β 细胞释放胰岛素，增强周围组织中胰岛素受体作用和减少肝糖输出。其降糖机制包括胰内和胰外两个部位的作用。现已清楚，在胰岛 β 细胞膜上存在磺脲类药物的特异性受体。第一代磺脲类有甲苯磺丁脲（D860）和氯磺丙脲，目前也较少用。目前常用的第二代磺脲类降糖药更适合老年患者。第二代磺脲类降糖药与第一代相比，其特点为作用强、剂量小、不良反应相对小。老年人糖尿病患者宜用那些作用较温和、作用时间较短者。而且从小剂量开始。如果血糖控制不好，可以加用胰岛素而进行磺脲类药物加胰岛素的联合治疗或全改胰岛素治疗。

几种磺脲类药物作用特点及用量见表6-3。

表6-3 磺脲类药物的主要特点及应用

	每片剂量（mg）	剂量范围（mg/d）	每日服药次数	半衰期（小时）	作用时间（h）		
					开始	最强	持续
甲苯磺丁脲	500	500～3000	2～3	4～8	0.5	4～6	6～12
氯磺丙脲	100，250	100～50	1	36	4	10	20～60
格列苯脲	2.5	2.5～15	1～3	10～16	0.5	2～6	16～24
格列剂特	80	80～240	1～3	12		5	10～20
格列吡嗪	5	5～30	1～3	3～6	1	1.5～2	8～12
格列喹酮	3	30～180	1～3	1～2			10～20
格列波脲	25	12.5～75	1～3	6～12			12～24
格列美脲	1	1～6	1	9			24

磺脲类的主要不良反应是低血糖反应，与剂量过大、饮食配合不妥、使用长效制剂或同时应用增强磺脲类降糖作用药物等有关。其他不良反应有恶心、呕吐、消化不良，胆汁郁滞性黄疸、肝功能损害，粒细胞缺乏、再生障碍性贫血、溶血性贫血、血小板减少，皮肤瘙痒、皮疹和光敏性皮炎等。这些不良反应少见，一旦出现，应立即停药，并给予相应治疗。

糖尿病患者如接受足量的磺脲类降糖药治疗后1个月，空腹血糖仍高于14mmol/L，称磺脲类降糖药原发性失效。糖尿病患者接受磺脲类降糖药物治疗后有明显的降血糖作用，经过一定的时间后，降血糖作用逐渐减弱，需加大剂量。如服用足量的磺脲类降糖药，空腹血糖仍然高于11.1mmol/L，餐后2小时血糖高于14mmol/L，应视为磺脲类降糖药继发性失效。宜联合应用其他类型的抗糖尿病药物或改用胰岛素治疗。

2）格列奈类促胰岛类分泌剂：格列奈类降糖药是20世纪90年代末期应用于临床的非磺脲类促胰岛素分泌剂，目前应用于临床的药物包括瑞格列奈（repaglinide）和那格列奈（nateglinide）。瑞格列奈为（s）-2乙氧基-4（2［［3-甲基-1-［2-（1-吡啶基）苯基］-丁烷基］-氨基］-2氧乙基）苯甲酸的镜像体；那格列奈化学名N-（反式-4-异丙基环己基-1-甲酰基）-D-苯丙氨酸。此类药物也作用在胰岛B细胞膜上的K_{ATP}，但结合位点与SUs不同，降血糖作用快而短，模拟胰岛素生理性分泌，其适应证与磺脲类降糖药相似，在新诊断的非肥胖2型糖尿病患者行饮食控制及运动疗法后血糖仍高，瑞格列奈可作为首选降糖药，尤其餐后血糖增高者更为合适。在服用双胍类抗高血糖药肥胖的2型糖尿病患者，如血糖控制不满意，或因胃肠道反应不耐受，可加用或改用瑞格列奈。或作为胰岛素补充治疗时的降糖治疗。有人认为由于格列奈类和磺脲类降糖药作用于磺脲受体的不同位点，若磺脲类降糖药原发或继发失效，可考虑试用格列奈类。但格列奈类的降糖作用仍然需要胰岛β细胞功能存在。磺脲类降糖药效果不佳者常因残存的β细胞数量较少，改用格列奈类同样较少取得满意效果。

①瑞格列奈（repaglinide）：为苯甲酸衍生物，与 36kDa 蛋白质特异结合后起作用。于餐前或进餐时口服，每次 0.5～4mg，从小剂量开始，按病情逐渐调整剂量，不进餐不服药，用药较灵活，最大剂量不应超过 16mg。

②那格列奈（nateglinide）：为 D－苯丙氨酸衍生物，其刺激胰岛素分泌的作用有赖于血糖水平，故低血糖发生率低。常用剂量为每次 120mg 餐前口服。

3）双胍类：主要通过增加周围组织对葡萄糖的利用而发挥降血糖疗效，并有肯定的降血脂作用和确切的减肥功效。其降血糖作用温和，不产生低血糖反应。

双胍类适应证：经饮食管理与运动治疗后血糖控制不满意的 2 型糖尿病，尤其是肥胖型 2 型糖尿可列为首选药物；用磺酰脲类药物，效果不理想者，可联用本类药物；用胰岛素的 1、2 型糖尿病者，加服双胍类药物，可以减少胰岛素用量。新近的研究提示，对 2 型糖尿病的高危人群应用双胍类药物可推迟或防止其发展成糖尿病。

禁忌证：凡 1 型糖尿病患者必须用胰岛素治疗者，不能单独应用双胍类药物治疗。有酮症、重度感染、创伤、高热、手术、妊娠晚期及分娩期、慢性胃肠病、慢性腹泻、消瘦、营养不良等情况者不宜用双胍类；凡有肝、肾功能不全衰竭、心肺功能不全及贫血等体内缺氧性疾病、心肌梗死失水失血等低血容量性休克、乙醇中毒者不宜用此组药物，以免诱发乳酸性酸中毒。高龄患者、曾有乳酸中毒史者慎用或禁用该类药物。服用双胍类后，有严重的恶心、呕吐、腹痛、腹泻等消化道症状而不能耐受者，不宜选用。

常用药物有两种：

①苯乙双胍：每片 25mg，每日 2～3 次，极量为每日 150mg。主要不良反应为胃肠道反应及诱发乳酸性酸中毒，每日用量控制在 75mg 以下时常可避免。

②二甲双胍：每片 0.25g，每日 2～3 次，极量为每日 3g。不良反应小，被推荐为肥胖型糖尿病患者的首选降糖药物。

4）α－葡萄糖苷酶抑制剂：此类药物有阿卡波糖（acarbose），作用机理是通过抑制小肠黏膜上皮细胞表面的 α 葡萄糖苷酶（如麦芽糖酶、淀粉酶、蔗糖酶）而延缓碳水化合物的吸收，降低餐后高血糖。可作为 2 型糖尿病的第一线药物，尤其适用于空腹血糖正常而餐后血糖明显升高者。此药可单独用药，也可与磺脲类或双胍类合用，还可与胰岛素合用。剂量：每次 25mg，每日 3 次，在进食第一口饭时服药，若无不良反应，可增至 50mg，每日 3 次。最大剂量可用至 100mg，每日 3 次。

常见不良反应为胃肠反应，如腹胀、腹泻、肠鸣音亢进、排气增多。单用本药不引起低血糖，但如与磺脲类或胰岛素合用，仍可发生低血糖，且一旦发生，应直接应用葡萄糖处理，进食双糖或淀粉类食物无效。肝功能不正常者慎用。忌用于胃肠功能障碍者，也不宜用于孕妇、哺乳期妇女及 18 岁以下儿童。

5）噻唑烷二酮（thiazolidinedione，TZD）：TZD 也称格列酮类药物，作用机理是增强靶组织对胰岛素的敏感性，减轻胰岛素抵抗，故被视为胰岛素增敏剂。主要用于使用其他降糖药疗效不佳的 2 型特别是有胰岛素抵抗的患者，可单独使用，也可与磺脲类或胰岛素联合应用。此类药物有曲格列酮（troglitazone，TRG）、罗格列酮（rosiglitazone，RSG）和帕格列酮（pioglitazone，PIO）。TRG 因可引起严重肝损害，先后在美国和欧洲停用。RSG 用量 4~8mg/d，每日 1 次或分次服用。PIO 每日服 1 次 15mg。

（6）胰岛素治疗：是补充胰岛素分泌不足的替代疗法。

1）适应证：①胰岛素依赖型糖尿病；②非胰岛素依赖型糖尿病经饮食治疗和（或）口服降糖药治疗疗效不佳者；③施行外科大手术前后；④合并妊娠及分娩前后；⑤并发酮症酸中毒、乳酸性酸中毒、高渗性昏迷、严重感染、活动性肺结核以及急性心肌梗死、脑血管意外等严重并发症者。

2）常用剂型：常用剂型有 3 种（表6-4）：

表6-4　常用胰岛素制剂及使用方法

剂　型	作用类别	给药途径	作用时间（h）			注射时间
			开始	最强	持续	
正规（普通）胰岛素 （regular insulin，RI）	速效	H iv	1/2 即刻	2~4 1/2	6~8 1~2	每餐前 30 分钟 糖尿病昏迷
中效胰岛素 （neutral protamine hege-done，NPH）	中效	H	3~4	8~12	18~24	早、晚餐前 1 小时 每日 1~2 次
鱼精蛋白锌胰岛素 （protamine zinc insulin，PZI）	长效	H	3~4	14~20	24~36	早餐或晚餐前 1 小时，每日 1 次
混合胰岛素 NPH + RI（1：1）	中效 + 速效	H	1/2~1	2~8	18~24	每日 1~2 次，早或晚餐前 1 小时
PZI + RI（2~3：1）	长效 + 速效	H	1/2~1	2~8	24~36	同上

应用胰岛素治疗时，一般均首选 RI，以便于调整剂量：根据前一日的血、尿糖水平，调整当日的胰岛素剂量，根据下一餐前的血、尿糖水平，调整上一餐前的胰岛素剂量。当病情稳定，所需剂量试明后，可改用下述强化胰岛素治疗方案（括号内为 1 次注射剂量比数）：早餐前注射 RI（2/9）与 NPH（4/9）的混合剂，晚餐前注射 RI（1/6），睡前注射 NPH（1/6），亦可将晚餐前 RI 与睡前 NPH 混合于晚餐前一次注射；或者早餐前注射 RI（4/9）与 PZI（2/9）的混合剂，晚餐前亦注射 RI（2/9）与 PZI（1/9）的混合剂。

由于影响胰岛素剂量的因素复杂多变，应用胰岛素治疗的患者几乎不可避免地要发生低血糖反应。治程中应告诉患者可能发生低血糖反应的情况及其早期症状，养成随身携带甜食的习惯，以便及早摄食使症状缓解。当患者出现难以解释的异常情况、又不能除外低血糖反应时，应立即按低血糖处理（进食、喂糖水或静脉注射葡萄糖），以免发生严重低血糖昏迷。

随着科技的发展，为满足临床治疗的需要，近年又研制出一些胰岛素类似物。快速胰岛素制剂提供快速吸收的胰岛素，可在餐后迅速起效。赖脯胰岛素是将胰岛素 B 链 28、29 位的脯氨酸（Pro）、赖氨酸（LYs）次序颠倒，成为 $LYs^{B28}Pro^{B29}$，使胰岛素分子形成多聚体的特性改变，从而加速皮下注射后的吸收。皮下注射后 15 分钟起效，30~60 分钟达峰，持续 4~5 个小时。另一种速效制剂为门冬胰岛素（insulin aspart），是

B 链 28 位的脯氨酸由门冬氨酸取代，成为 Asp^{B28}，注射后起效快（10～20 分钟），40 分钟达高峰，高峰持续时间比普通人胰岛素短（3～5 小时）。长效胰岛素类似物有甘精胰岛素，为 A 链 21 位的门冬氨酸换成甘氨酸，并在 B 链 C 末端加两分子精氨酸（$Arg^{B31} Arg^{B32}$），这一个改变使等电点改变，于注射后在生理 pH 下，在皮下缓慢吸收，持续 24 小时，无明显高峰。另一种长效制剂 Detemir 是去掉 B 链 30 位的氨基酸，在 B 链 29 位赖氨酸上接一个游离脂肪酸侧链，经修饰后可与血浆白蛋白结合而延长其作用。

胰岛素吸入是一种新的给药方式，主要有经肺、经口腔黏膜和经鼻腔黏膜吸收 3 种方式，以第一种的研究为多，有干粉状和可溶性液态两种，使用时经雾化由肺泡吸收，其应用正在不断研究改进中。

应注意当从动物胰岛素改用人胰岛素制剂时，发生低血糖症的危险性增加，应严密观察。

胰岛素制剂的类型、种类、注射部位、注射技术、胰岛素抗体及患者的个体差异等均可影响胰岛素的起效时间、作用强度及持续时间。腹壁注射起效最快，其次为上壁、大腿和臀部。胰岛素制剂不能冰冻保存，在 2～8℃ 下可保存 2 年，正在使用的胰岛素置于 25℃ 室温中可保存 1 个月左右。制剂规格有每瓶 10mL 含 400U、500U、800U、1000U，或每瓶 3mL 含 300U（胰岛素注射笔专用）。

（7）胰腺和胰岛移植：成功的胰腺或胰岛移植可纠正代谢异常，并可望防止糖尿病微血管病变的发生和发展。胰腺移植因其复杂的外分泌处理和严重并发症而受到限制。胰岛移植尚处在临床实验阶段。

（8）糖尿病合并妊娠的治疗：饮食治疗原则同非妊娠者，总热量每日每千克体重 159kJ（38kcal）左右，蛋白质每日每千克体重 1.5～2.0g。整个妊娠期间严密监测血糖水平、胎儿的生长发育及成熟情况。单纯饮食控制不佳者应选用短效和中效胰岛素，忌用口服降糖药物。由于孕 36 周前早产婴死亡率较高，38 周后胎儿宫内死亡率增高，因此妊娠 32～36 周时宜住院治疗直至分娩。产后注意新生儿低血糖症的预防和处理。

5. 中医中药治疗

（1）中成药

1）消渴丸：每次 6 粒，日 3 次。用于一般 2 型糖尿病。

2）六味地黄丸：每次 8 粒，每日 3 次。有滋阴补肾作用，用于糖尿病阴虚者。

3）知柏地黄丸：每次 8 粒，每日 3 次。有滋阴清热的作用，用于糖尿病阳虚内热者。

4）金匮肾气丸：每次 8 粒，每日 3 次。有温阳补肾作用。用于糖尿病肾阴阳两虚者。

（2）验方

1）生地、黄芪各 30g，淮山药 90g。每日 1 剂，水煎服。

2）猪胰一只，低温干燥，研成粉末制蜜丸，每次 9g，日服 2 次，长期服用。

3）玉米须、积雪草各 30g，水煎代茶饮用。

4）生地 20g，山药 30g，枸杞子 15g，黄芩、黄精各 10g，山萸肉 12g。每日 1 剂，水煎服。

5）生黄芪 30g，生山药 40g，葛根、五味子、鸡内金各 10g，花粉、知母各 15g。多饮以肺热为主加人参 10g，黄芩 12g，芦根 30g；多尿以肾虚为主加覆盆子 12g，枸杞子 10g；多食以胃热为主加黄连 9g，大贝母、藕节各 12g。每日 1 剂，水煎服。

6）山萸肉 30g，五味子、乌梅、苍术各 20g，加水 2000mL，煎至 1000mL，分早、中、晚 3 次饭前温服。连续治疗 3 个月。

7）女贞子、丹皮、黄芪、生地各等份，研粉，每次 6g，每日 4 次吞服。

8）山药、天花粉各 30g，水煎服，每日 1 剂。

9）白茅根 60～90g，天花粉 30g。水煎当茶饮用，连续服用十余日，就可见到较好的疗效。

（3）饮食疗法

1）鲜菠菜根 90g，干鸡内金 15g，水煎服，每日 2～3 次。

2）鲜红薯叶 100g，鲜冬瓜 200g。水煎当茶饮用。

3）西瓜皮 30～50g。水煎后当茶每日饮用。

4）山药 60g。每日煮粥食用。

5）鲜玉米须 60～120g（干品减半），甲鱼 1～2 只。将甲鱼杀去内脏，与玉米须同用文火煲汤，调味后食用。用于糖尿病瘦弱，口渴神疲患者。

6）红皮萝卜捣烂取汁，每次 100～150mL，每日 2～3 次服用。

7）南瓜煮熟当主食，每日 500g 以上。

8）鲜生姜 2 片，食盐 4.5g，绿茶 6g。上 3 味煎汤 500mL，分次饮用。用于口渴多饮，烦躁居多的患者。

9）黑木耳、扁豆各等份。将上 2 味晒干，共研成面，每次服 9g，白水送服。

10）玉米粒 500g，加水煮玉米至开花，分 4 次吃，连吃 1000g。有降低血糖及利尿作用。

（4）针灸治疗

主穴：胰俞、膈俞、足三里、三阴交、阴陵泉、曲池。配穴：肺俞、胃俞、肾俞、太渊、少府、鱼际、内庭、列缺、照海、关元、然谷。每次取 3～5 主穴，随证取 3～5 配穴，中等刺激，留针 20～30 分钟，每日 1 次，10 次为 1 个疗程。也可选用耳针，取穴：胰、内分泌、肾、三焦、神门、肺。轻刺激，每次取 3～5 穴，留针 20 分钟，隔日 1 次，10 次为 1 个疗程。

七、护理

1. 患者血糖控制基本平稳的情况下可进行日常活动和工作，避免过度疲劳。如果出现任何症状加重或感觉不适，应适当休息。

2. 严格饮食管理，给予糖尿病饮食。

3. 遵医嘱糖尿病治疗，观察降糖药的不良反应，及时处理低血糖。如出现心慌、脉速、出汗、饥饿感，甚至昏迷等低血糖反应时，及时报告医师并抢救处理。其处理：一旦确诊低血糖发生，立即口服能快速升高血糖的物品，如一杯饮料（雪碧、可乐、果汁等）、果糖（水果糖、奶糖、巧克力糖）、糖水（温开水冲白糖或葡萄糖 25～

50g）、口服葡萄糖片、一勺蜂蜜或果酱等，如果 5 分钟内症状仍无改善，应再服糖 1 次，若 10 分钟仍无改善，考虑静脉输注葡萄糖溶液。切不可用低热量饮料或甜味剂食品治疗低血糖。

4. 评估病情变化，注意监测生命体征、血糖、血酮、尿酮、电解质及体重等情况，预防糖尿病并发症。若出现异常，及时报告医师并处理。

5. 指导患者进行运动疗法，注意运动安全。如患者出现下列情况，应禁止运动：血糖 >16.7mmol/L 或空腹血糖 <4.5mmol/L（应适当加餐后再运动）；尿中有酮体；足部或下肢感觉异常；医学教育网搜集整理心悸，气促，恶心，眩晕；身体突然发生的剧烈疼痛；视物模糊等。

6. 协助口腔及皮肤护理。注意保护足部，避免穿过紧的鞋、袜，防外伤致足部感染。

7. 向患者及家属提供系统规范化的糖尿病健康教育。

8. 宜吃食物

主要是可延缓血糖、血脂升高的食物。

（1）大豆及其制品：这类食品除富含蛋白质、无机盐、维生素之外，在豆油中还有较多的不饱和脂肪酸，既能降低血胆固醇，又能降低血甘油三酯，所含的谷固醇也有降脂作用。

（2）粗杂粮：如莜麦面、荞麦面、热麦片、玉米面含多种微量元素，维生素 B 和食用纤维。实验证明，它们有延缓血糖升高的作用。可用玉米面、豆面、白面按 2:2:1 的比例做成三合面馒头、烙饼、面条，长期停用，既有利于降糖降脂，又能减少饥饿感。

（3）水果：糖尿病人应少吃或不吃水果。因水果中含有较多的碳水化合物，并且主要是葡萄糖、蔗糖、淀粉。食后消化吸收的速度快，可迅速导致血糖升高，对糖尿病患者不利。所以糖尿病一般不宜多吃水果。但是由于水果中含有较多的果胶，果胶有延缓葡萄糖吸收的作用，因此，在病情稳定时可以少吃一些水果。

9. 不宜吃食物

（1）易于使血糖迅速升高的食物：白糖、红糖、冰糖、葡萄糖、麦芽糖、蜂蜜、巧克力、奶糖、水果糖、蜜饯、水果罐头、汽水、果汁、甜饮料、果酱、冰激凌、甜饼干、蛋糕、甜面包及糖制糕点等。

（2）易使血脂升高的食物：牛油、羊油、猪油、黄油、奶油、肥肉，对富含胆固醇的食物，更应特别注意，应该不用或少用，防止动脉硬化性心脏病的发生。

（3）不宜饮酒：因为酒中所含的酒精不含其他营养素只供热能，每克酒精产热约7千卡（294J），长期饮用对肝脏不利，而且易引起血清甘油三酯的升高。少数服磺脲类降糖药的患者，饮酒后易出现心慌、气短、面颊红燥等反应。注意：胰岛素的患者空腹饮酒易引起低血糖，所以，为了患者的安全还是不饮酒为佳。

（4）糖尿病患者应少吃或不吃水果：因水果中含有较多的碳水化合物，并且主要是葡萄糖、蔗糖、淀粉。食后消化吸收的速度快，可迅速导致血糖升高，对糖尿病患者不利。所以糖尿病一般不宜多吃水果。但是由于水果中含有较多的果胶，果胶有延缓葡萄糖吸收的作用，因此，在病情稳定时可以少吃一些水果。

10. 糖尿病日常保健

（1）根据自身体重定制合理的饮食计划，选择低血糖生成的食物。这就要求糖尿病患者尽量不用或少用单糖和双糖类碳水化合物，如蜂蜜、白糖和蔗糖等。而且要注意粗细粮搭配，烹调方法方法要科学，粮食加工不宜过于精细，日常可吃些糙米饭，降低血糖。

（2）运动疗法有讲究，运动治疗一般认为每周运动三四次是最适宜的，运动时应遵循循序渐进的原则，运动量由小到大，运动时间由短到长，动作由易到难，使身体逐步适应，并在运动过程中逐步提高运动能力。

（3）远离烟酒，糖尿病患者不宜饮白酒。但葡萄酒、黄酒等低度酒可以适量饮用，这类酒还含有一定营养保健作用。但饮用后应相应减少主食量，并注意这类低度酒也不要空腹时饮用或者过量饮用。

八、预防与控制

（一）原则

1. 一级预防的目标是预防糖尿病的发生

树立正确的进食观，采取合理的生活方式。糖尿病虽存在一定的遗传因素，但关键是生活因素和环境因素。热量过度摄入、营养过剩、肥胖、缺少运动是发病的重要原因。热量摄入适当，低盐、低糖、低脂、高纤维、维生素充足，是最佳的饮食配伍。

2. 二级预防的目标是在已诊断的糖尿病患者中预防糖尿病并发症的发生

患者应定期测量血糖，以尽早发现无症状性糖尿病。应该将血糖测定列入中老年常规的体检项目，即使一次正常者，仍要定期测定。凡有糖尿病蛛丝马迹可寻者，如有皮肤感觉异常、性功能减退、视力不佳、多尿、白内障等，更要及时去测定和仔细鉴别，以期尽早诊断，争得早期治疗的可贵时间。

3. 三级预防的目标是减少已发生的糖尿病并发症的进展、降低致残率和死亡率，并改善患者的生存质量

糖尿患者很容易并发其他慢性病，患者多因并发症而危及生命。因此，要对糖尿病慢性并发症加强监测，做到早期发现，早期预防，而到了晚期，疗效往往不佳。早期诊断和早期治疗，常可预防并发症的发生，使患者能长期过上接近正常人的生活。

（二）方法

1. 减肥

肥胖患者存在胰岛素受体数减少和受体缺陷，有显著的胰岛素抵抗。肥胖者发生2型糖尿病的风险是正常人群的2~4倍。男性腰围85cm及女性腰围80cm为腹型肥胖，表明脂肪在腹部过度堆积。肥胖是可以通过健康的生活方式预防并逆转的，肥胖改善后胰岛素的敏感性明显增加。

2. 健康的生活方式

健康的生活方式就是通过合理的膳食、合理的运动达到能量、营养元素的供需平衡，维持正常的体态。一般谷薯类提供的碳水化合物，占全天热量的50%~60%；肉

蛋乳类提供的蛋白质，占全天热量的 15% ~ 20%；油脂类提供的脂肪，热量一般不超过全天的 30%；蔬果类提供热量较少。

保持能量摄入与消耗的均衡，需尽量避免高热量饮食。1 瓶 500mL 的可口可乐，热量是 200 千卡，相当于 3 个多小馒头，需要快走 20 分钟、慢走近 1 小时方能消耗完全；100g 瓜子的热量是 606 千卡，相当于一顿正餐的热量，需要快走 1 小时、慢走两小时半方能消耗完全；两块炸鸡翅 100g，产生的热量是 245 千卡，相当于 4 个小馒头，需要快走半小时、慢走 1 小时才能消耗掉的热量。

3. 运动

运动可以增加热量支出。一个 65kg 体重的人慢走 1 小时消耗的热量是 255 千卡，快走 1 小时消耗的热量是 555 千卡，而开车 1 小时消耗的热量仅为 82 千卡。

4. 测餐后血糖

测餐后血糖能更早发现问题，需要定期监测空腹及餐后两小时血糖，空腹血糖 5.6mmol/L、餐后两小时血糖 7.8mmol/L，即应当就医进行糖尿病相关检查以明确诊断。餐后两小时血糖较空腹血糖能够更早、更敏感地发现糖代谢异常。常和糖尿病伴生的疾病还包括高血压、血脂紊乱、脂肪肝、高尿酸血症，所以定期监测血压、血脂、肝脏 B 超、血尿酸也是必需的。

5. 控血糖好习惯

（1）记录运动量：大部分人会高估了他们所从事的体育锻炼量。如果你能如实地将每天的运动量记录下来，就会对自己有一个诚实的评价，便于制订脚踏实地的锻炼计划。

（2）使用计步器：这种便捷的设备在体育用品商店中就可以买到，而且花费并不贵。它能对你每天所行走的步数进行详尽的记录。用它来估计你在一天内平均要走路多少步，然后制订目标，缓慢地增加这个数量。例如，在第 1 周里，在原基础上每天多行走 100 步，第 2 周的每天里再多增加 100 步，以此类推，循序渐进。

（3）餐盘用小号：选用小号餐具能减少食量，降低对食物的摄取欲望和热量摄入，保持合理体重。

（4）带午餐上班：避免在餐馆或快餐店吃午餐，因为它很容易让人对食欲失去控制。快餐店的食品分量很大、热量过多，还含有大量的脂肪。研究发现，外出吃饭次数较多与体重增加之间存在关联。自己制备午餐的过程中，你会对食材的原料和分量进行精细控制。如果你觉得每天自己准备午餐有些麻烦，可以先从每周准备两次开始。

（5）餐后测血糖：餐后 2 ~ 3 小时内对血糖进行监测有助于糖友在一天内更平稳地控制血糖水平，防止高血糖和低血糖的发生；在此基础上制订更合理的饮食和锻炼计划。

（6）常吃新果蔬：这种饮食策略能让你获得多种新鲜果蔬的抗糖功效。然而，需要注意的是，在品尝过一种新果蔬（特别是水果）之后，要对血糖水平进行检测。有些水果的升糖效果非常明显，下次再吃的时候就要严格限制食量了。

（7）常备口香糖：咀嚼无糖口香糖能控制糖原对零食的摄取欲望，但数量不宜过多，因为有些品牌的无糖口香糖所含有的甜味剂在较高剂量时会让胃部产生不适感。咀嚼口香糖还会让口腔留下清新的口气，让人不想再吃带有异味的零食把它破坏掉。

6. 中年女性预防

（1）迟生不如早生。因为无论如何，随着病程的加长，各类并发症，尤其是肾脏和眼科并发症总会加重，所以晚生的风险更大。

（2）不宜多生。因为每一次怀孕和分娩都会给糖尿病妇女带来巨大的精神和身体上的负担，而且有一定风险。

（3）在整个妊娠期间都要密切观察病情，尤其要把血糖和血压控制在满意水平，使患者能顺顺利利生下一个健康的孩子来。

（4）要在血糖控制最满意之时怀孕，最好是有了怀孕的打算时就改用胰岛素积极控制好血糖。

九、预后

目前认为，如果能良好控制糖尿病，2 型糖尿病患者能与健康人一样生活和工作，预期寿命也是一样的；1 型糖尿病目前治疗仍较困难，其他类型的糖尿病受基础疾病和并发症影响不同，会有不同的表现。

（顾珂）

第二节 痛 风

痛风是一种由于嘌呤生物合成代谢增加，尿酸产生过多或因尿酸排泄不良而致血中尿酸升高，尿酸盐结晶沉积在关节滑膜、滑囊、软骨及其他组织中引起的反复发作性炎性疾病。本病以关节液和痛风石中可找到有双折光性的单水尿酸钠结晶为其特点。其临床特征为：高尿酸血症及尿酸盐结晶、沉积所致的特征性急性关节炎、痛风石、间质性肾炎，严重者见关节畸形及功能障碍，常伴尿酸性尿路结石。

痛风是由单钠尿酸盐（MSU）沉积所致的晶体相关性关节病，与嘌呤代谢紊乱和（或）尿酸排泄减少所致的高尿酸血症直接相关，特指急性特征性关节炎和慢性痛风石疾病，主要包括急性发作性关节炎、痛风石形成、痛风石性慢性关节炎、尿酸盐肾病和尿酸性尿路结石，重者可出现关节残疾和肾功能不全。痛风常伴腹型肥胖、高脂血症、高血压、Ⅱ型糖尿病及心血管病等表现。因此每日要对饮食着重的进行调理，每天要坚持多饮随帝降酸茶，可以促进尿酸排除，控制预防痛风不复发。痛风一般分为原发性痛风和继发性痛风。

本病属中医"痹证""历节风"等范畴。痹证是由于风、寒、湿、热等外邪侵袭人体，闭阻经络，气血运行不畅所导致的，以肌肉、筋骨、关节发生酸痛、麻木、重着、屈伸不利，甚或关节肿大灼热等为主要临床表现的病证。《素问·痹论》说："所谓痹者，各以其时，重感于风寒湿之气也。"又说："其风气胜者为行痹；寒气胜者为痛痹；湿气胜者为着痹也。"《金匮·中风历节病》篇说痹证是一类疾病，并提出用桂枝芍药知母汤和乌头汤治疗。《诸病源候论·风痹候》说："痹者，风寒湿三气杂至，合而成痹，其状肌肉顽厚，或疼痛，由人体虚，腠理开，故受风邪也。"

一、流行病学

（一）流行趋势

世界各地痛风发病率差异显著。在新西兰的毛利（Maori）族成年男性中，发病率高达8%，而在新西兰的白种人中却只有0.5%。影响其发病的因素除种族外，尚包括遗传、饮食中蛋白质含量、社会生活、文化状况和精神应激素。

原发性痛风发病率具有非常显著的性别差异。作者统计国内报千的879例，男性807例占91.8%女性72例占8.2%。但女性在绝经期后，发病率有所上升，约占全部病例的5%～10%。

痛风发病率具有显著的年龄特征，它虽可见于各年龄层，但原发性痛风以中年人为最多见，40～50岁是发病的高峰。平均发病年龄为44岁。60岁以上发病率占全部病例的11.6%，女性相对升高占29%。在儿童和老年痛风中，继发性痛风发生率较高，故对儿童和老年患者，应该注意区别痛风的原发或继发性。

原发性痛风发病率与饮食中蛋白质含量密切相关。第一次和第二次世界在战期间，由于饮食质量下降，欧洲痛风的发病率明显降低。而当战后饮食蛋白质含量再度丰富时，其发病率又恢复到战前水平。20世纪60年代日本经济腾飞以后，其国民饮食蛋白质含量显著升高，以致痛风亦成为日本人较常见的疾病。国内痛风的临床报告也逐年增多，尤其是80年代以来，增加显著。

（二）高危人群

1. 体形肥胖的中年男性（40岁以上）

在痛风的研究中可以发现，痛风多发于男性，其比例达到了20:1的程度，这是因为雄性激素会抑制尿酸排泄，促进尿酸盐沉积。而肥胖则是发病的根源。由于长期高脂肪，高蛋白，高能量的摄入，会减少尿酸的排出，从而积累在体内，发生沉积，导致关节软骨溶解，周围组织损伤，形成痛风。同时这种在体内过多的积累会形成高尿酸血症，这也是痛风的临床表现之一。

2. 绝经后女性

由于雌性激素会促进尿酸排泄，防止尿酸盐沉积，而绝经后的女性因为没有了雌性激素的保护，发病率也是大大上升，所以这个时期的女性要更加注意。

3. 5%～25%可有痛风家族史（遗传因素）

有些疾病因为遗产的关系，从出生开始其患病的概率就大大增加。痛风就是其中的一种，由于天生体内代谢就存在问题，所以这样的人从一开始就会比常人多，所以他们更要注意食物的摄入。如果控制得当，首次发病后可维持3～42年。

4. 发病前有漫长的高尿酸血症病史

因为高尿酸血症是痛风的临床表现之一，而根据调查，90%患有高尿酸血症的人都会患上痛风。所以此类人群也是高发群体。

5. 饮食不节制者

对于食物一概来者不拒，这样的人更容易摄入更多的高蛋白，高脂肪，从而在体内存留更多尿酸，导致痛风。

6. 压力巨大者

由于巨大的压力，导致内分泌失调，新出代谢出现问题，尿酸不能顺利排出，存留体内，引起痛风。

二、病因

流行病学调查发现引起痛风的因素是多面的，主要有以下几种：

1. 性别因素

男人比女人易患痛风，男女发病比例为20:1。而且，女性患痛风几乎都是在绝经以后，这可能与卵巢功能的变化及，性激素分泌的改变有一定的关系。

2. 体重因素

肥胖的中年男性易患痛风，尤其是不爱运动、进食肉类蛋白质较多、营养过剩的人比，营养一般的人易患痛风。

3. 年龄因素

年龄大的人比年轻的人易患痛风，发病年龄约为45岁左右。不过，由于近年来，人们生活水平普遍提高，营养过剩，运动减少，痛风正在向低龄化发展。现在30岁左右的，痛风患者也很常见。

4. 饮食因素

进食高嘌呤饮食过多的，人易患痛风，贪食肉类的人比，素食的人易患痛风。

5. 饮酒因素

酗酒的人较不饮酒的人易患痛风。

6. 职业因素

企事业干部、教师、私营企业主等社会应酬较多，和脑力劳动者易患痛风。

三、发病机制

痛风发病的先决条件是高尿酸血症。在血液 pH 7.4 情况下，血中尿酸以尿酸钠离子形式存在，故高尿酸血症即高尿酸钠血症。痛风的一切临床表现，皆由其钠盐从超饱和的细胞外液析出并沉积于组织引起。痛风的肾脏病变除尿酸盐结晶作用外，尚有少数病例是由于尿酸本身的结晶沉淀所致，如急性尿酸性肾病。许多尿酸性肾结石，亦系尿酸结晶所致。

当血尿酸超过 7mg/dL 或 0.41mmol/L 血浆就呈饱和状态（在 pH 7.4，温度 37℃ 及血清钠正常情况下）。在 30℃ 时，尿酸盐的溶解度为 4mg/dL，因此针形单钠尿酸盐（MSU）就会在无血供（如软骨）或血供相对少的组织（如肌腱，韧带）沉积，这些部位包括远端的周围关节及像耳朵等温度较低的组织。严重及患病时间长的患者，单钠尿酸盐结晶可在中央大关节及实质器官如肾脏中沉积。

痛风石是 MSU 结晶聚集物，最初大到可以在关节的 X 线片中出现时，为"穿凿样"病变，较后期表现为皮下结节，可肉眼观察到或手感觉到，由于尿液 pH 呈酸性，尿酸易形成晶体，并聚集成结石，可导致阻塞性泌尿系疾病。

持续高尿酸血症常见的原因是由于肾脏尿酸盐清除率下降,尤其在接受长期利尿剂治疗的患者及肾小球滤过率下降的原发性肾脏病患者。高尿酸血症的程度越高病程越长,发生晶体沉积和急性痛风发作的机会就越大,然而,仍有很多高尿酸血症的人并未发生痛风.

嘌呤合成增加可为原发病的异常状态,也可由于血液疾病如淋巴瘤,白血病或溶血性贫血等引起的核酸蛋白周转加速,或如银屑病等引起白细胞增殖,死亡速率增快所致,引起大多数痛风患者尿酸合成增加的原因不清,少数患者是由于次黄嘌呤 – 鸟嘌呤磷酸核糖基转移酶缺乏或由于磷酸核糖焦磷酸合成酶活性升高引起,前一酶异常可在幼年阶段引起肾结石,肾病及严重的痛风,如完全缺乏此酶,可引起神经系统异常,手足徐动症,痉挛状态,智力发育迟缓及强迫性自残(Lesch – Nyhan 综合征),饮食中的嘌呤也影响血清尿酸水平,不加节制的暴食嘌呤富含食物,尤其同时饮酒可显著使尿酸水平增高,乙醇既可促进核苷在肝脏分解代谢,又可抑制肾小管尿酸盐的分泌,但是严格低嘌呤饮食仅能降低血尿酸约 1mg/dL(0.06mmol/L)。

血清尿酸盐反映了细胞外可混合尿酸盐池的容积,正常情况下每 24 小时周转 1 次;1/3 尿酸盐从粪便中排泄,2/3 从尿中排出,在 3 天低嘌呤饮食后正常 24 小时尿酸排出量为 300~600mg,正常饮食情况下 600~900mg。因此,摄入食物来源的尿酸每天约450mg,高尿酸血症和痛风是器官移植后接受环孢霉素治疗患者常见的并发症,绝经前的妇女尿酸水平要比男性低 1mg/dL(0.6mmol/L),但绝经后接近男性水平。

四、临床表现

痛风通常可分为无症状期、急性期、间歇期和慢性期。其临床表现具有许多特征,熟悉这些特征,即能对大多数患者做出临床诊断。痛风在首次关节炎发作后,经过数周以至更久的无症状间歇期,出现第二次发作。其后,多数患者急性发作逐渐频繁。若不及时治疗,势必出现关节和肾脏等组织和器官的慢性病变。

1. 急性痛风性关节炎

多起病急骤,首次发作常始于凌晨,通常只累及外周个别关节,约 50% 病例第一跖趾关节为首发关节。在整个病程中,约 90% 以上患者均有第一跖趾关节受累。关节局部疼痛、皮色潮红,甚至发亮,有时可见静脉扩张和瘀斑,活动受限。局部症状迅速加重,数小时内可达高峰,以至患者辗转反侧,难以忍受。常常伴有全身不适,甚至恶寒战栗,体温升高。高热者可达 39℃ 以上,伴心动过速,肝大,明显多尿等症状。初次发作后,轻者在数小时或 1~2 日内自行缓解,重者持续数日或数周后消退。炎症消退后,局部皮肤呈暗红、偏微紫色,皮肤皱缩,伴有脱屑和轻度搔痒,以后逐渐恢复。

除跖趾关节外,四肢关节均可受累,但大多数为下肢关节,越是肢体远端关节受损,其症状也愈典型。关节受累的分布及其组成比,作者综合国内报道 879 例依次为第一跖趾(58.7%),跖趾(11.7%),掌指、指间(8.9%)、踝(8.7%)、膝(3.9%)腕(2.8%),其他关节少见。

约 85% 急性发作有下列诱因存在:①大量饮酒或进食富含嘌呤的食物;②劳累过度或关节劳损;③情绪激素或精神刺激;④受冷受潮;⑤手术或创伤;⑥药物诱发如应

用利尿剂；⑦癌肿化疗或放射治疗等。

急性痛风性关节炎缓解后，常在 1 年内复发。复发频度个别差异较大，据 1289 例分析结果，1 年内复发占 62%，1~2 年 16%，2~5 年 11%，10 年 4%，未复发 7%。

2. 慢性痛风性关节炎

随着急性发作次数的增多和病程的演进，尿酸盐在关节内外和其他组织中的沉积逐步加重，受累关节逐渐增多，关节炎症也逐渐演变成为慢性，以致形成关节畸形。从最初发病至慢性关节炎形成平均为十年左右。也有少数病例，没有急性发作，呈潜行慢性病变。

由于尿酸盐在关节及其周围组织中沉积引起慢性炎症反应，受累关节呈非对称性不规则肿胀和进行性强直、僵硬，以致受累关节持续性疼痛，广泛破坏并有较大皮下结节形成，终致病变关节畸形而丧失功能。

虽然，慢性痛风性关节炎可侵犯各部关节，并使许多关节同时受累。但很少侵及脊柱关节和肋软骨，即使侵犯也症状轻微，有时表现为胸痛、腰背痛、肋间神经痛等。

3. 痛风结节

痛风结节又称痛风石，是尿酸钠沉积于组织所致。由于尿酸盐不易透过血脑屏障，故除中枢神经系统外，几乎在所有组织中均可形成痛风结节，但以关节软骨及关节周围组织多见。

体表痛风结节的好发部位是外耳，尤其以耳轮和对耳轮多见；其次为尺骨鹰嘴、膝关节囊和肌腱；少数见于指、掌、脚、眼睑、鼻软骨、角膜或巩膜。

痛风结节的特征：①突出皮表呈淡黄色或白色圆形或椭圆形结节；②数目 1~10 余个不等；③大者如鸡蛋小者只有米粒大小；④质地硬韧或较柔软；⑤随体积增大，表皮变薄或损伤而破溃，可流出白色尿酸盐结晶。

4. 肾脏损害

肾脏损害是痛风的第二个常见临床表现，约 20%~40% 痛风患者伴有肾脏病变。痛风的肾脏损害与痛风关节炎的严重程度无关，轻度关节炎可有肾脏病变，而严重关节炎患者亦可无肾脏异常。常见的肾脏损害有以下几种：

（1）尿酸盐肾病：单价尿酸钠在肾髓质内沉积引起间质性肾炎，致肾小球损伤最终引起肾硬化。最初表现为夜尿增多，尿比重降低，有轻至中度蛋白尿，开始为间歇性，以后发展为持续性蛋白尿。此外，可见镜检血尿及白细胞增多。病程迁延、缓慢进展，若不予以治疗，则在 10~20 年后出现氮质血症。倘伴有高血压、肾盂肾炎、糖尿病等，则较早进入尿毒症期。部分患者以肾小球病变为主，病程进展相对迅速，可较早发生肾衰竭。

（2）急性尿酸性肾病：严重的高尿酸血症患者，短期内有大量尿酸沉积于集合管，造成管腔阻塞、尿闭，引起急性肾衰竭。发生急性肾衰竭前，血尿酸明显升高，最高可达 4760μmol/L（80mg/dL），尿中可见泥沙样或结石状尿石排出，尿沉渣检查有大量尿酸结晶，尿 pH 明显降低，尿尿酸-肌酐比值 >1.0。

（3）尿酸性尿路结石：在正常人群中，尿酸性尿路结石的发生率为 0.01%，原发性痛风患者为 20%~25%，继发痛风则高达 35%~40%。出现结石的平均年龄为 44 岁左右，40%患者尿路结石先于痛风性关节炎于出现，其中超过 10 年以上者达 14%。结石成分 84%是纯尿酸而不是尿酸钠盐，4% 为尿酸与草酸钙混合结石。纯尿酸结石通常较小，呈圆形，质软，易碎，呈黄红或棕色，光滑而无光泽。X 线片不显影，若 > 2.0cm 质地不纯，是可见不透光的淡阴影。造影摄片较易发现。在部分尿酸结石以肾绞痛、镜检血尿为主要表现，部分患者陈诉有混浊结晶尿或有砂石尿排出。

出现如下情况的患者，需要认真排除结石可能：①长期尿路感染时好时坏患者；②尿中长期出现少量蛋白尿（ + ~ + + ）和少量红、白细胞，按肾炎治疗久治不愈者；③以肾功能衰竭就医而无急性肾炎、急性肾盂肾炎病史者；④长期酸性尿；⑤家族有尿路结石病史。结石可在痛风的任何阶段形成，患者多数无痛风症状，故凡遇尿结石尿者，需要小心排除痛风及高尿酸血症。

5. 心脏病变

尿酸盐可在心脏内膜、外膜、瓣膜、心肌、心肌间质和传导系统中沉积，甚至形成结石，引起心肌损害，冠状动脉供血不足、心律失常和心功能不全。对此，有人称之"痛风性"心脏病。文献中，有在二尖瓣或心脏传导系统发现尿酸盐结石，甚至引起完全性房室传导阻滞的报道。但痛风患者的心脏表现直接为尿酸盐引起者尚属少见，大部分是由于合并冠心病所致。

五、分型

（一）分类

痛风的起因是血尿酸过多，按高尿酸血症形成的原因，可将痛风分为原发性和继发性两类。

（二）分型

根据尿酸生成和代谢情况，又可进一步分为生成过多型和排泄减少型。

1. 尿酸生成过多型

属于高排泄型。主要是因为核酸代谢增强所致，即各种原因引起嘌呤碱基合成过多或降解过快，嘌呤代谢产物过多，导致血尿酸增多。

2. 排泄减少型

体内游离尿酸约 2/3 由肾脏排泄，1/3 由消化道随着肠液被动排出，在结肠中尿酸被细菌降解成氨和二氧化碳排出体外。低排泄型患者体内核酸代谢并不增强，主要为肾脏排泄功能减退，尿酸排泄过缓而致血尿酸水平升高。

六、并发症

痛风的并发症依据死亡原因的统计，因痛风而产生的并发症中，以心肌梗死最多，其次是糖尿病、结石和高血压等。

1. 心肌梗死

这种并发症，它会发生在病情不能得到有效控制的时候，会给痛风患者造成生命危险。痛风患者的 心脏血管，容易发生动脉硬化的情形，导致血液无法充分送达心脏，血液循环功能不良，这会引起狭心症或是心肌梗死的概率就特别的高，尤其在原本就患有高脂血症的痛风患者，更是容易发生心脏疾病。

2. 糖尿病

这是在临床之上经常会出现的并发症，它会给患者的康复来带进一步的不良影响。糖尿病，它是因为调节血糖的胰岛素荷尔蒙的缺乏，导致体内持续处于高血糖的状态，而尿酸值与血糖值之间大有相关，通常尿酸值高者，血糖值也会比较高。

3. 肾结石

根据统计，痛风患者出现肾结石的机率是正常人大约一千倍左右，由于尿中的尿酸量越多、酸碱度越酸，越容易发生结石，因此必须多喝开水、服用小苏打以防止肾结石之发生。

4. 高血压、高血脂

痛风的患者发生这个并发症并不奇怪，我们大家都知道，在日常痛风患者中大多都是较为肥胖体型的，他们体内蓄积过多的脂肪，容易使动脉硬化而引起高血压，且由于痛风患者的日常饮食上过多偏向摄取高脂、高热量食物，所以体内中性脂肪含量都相当高，胆固醇值通常也都超过正常标准，是高脂血症的好发族群之一。

5. 肥胖症

我国由于经济快速成长，粮食充足，因此肥胖的人越来越多；肥胖不但会使尿酸合成亢进，造成高尿酸血症，也会阻碍尿酸的排泄，易引起痛风、并发高脂血症、糖尿病等。其主要原因为经常暴饮暴食，因此肥胖者应减肥。

6. 肾功能障碍

痛风如果没好好治疗，则长期持续高尿酸血症，会使过多尿酸盐的结晶沉淀在肾脏之内，造成痛风性肾病，或引起肾功能障碍。

七、实验室及其他检查

（一）生化检查

1. 血尿酸测定

男性血尿酸值超过 7mg/dL，女性超过 6mg/dL 为高尿酸血症。

2. 尿酸测定

低嘌呤饮食 5 天后，24 小时尿尿酸排泄量 > 600mg 为尿酸生成过多型（约占 10%）；< 300mg 提示尿酸排泄减少型（约占 90%）。在正常饮食情况下，24 小时尿尿酸排泄量以 800mg 进行区分，超过上述水平为尿酸生成增多。这项检查对有痛风家族史、年龄较轻、血尿酸水平明显升高、伴肾结石的患者更为必要。通过检测，可初步判定高尿酸血症的生化分型，有助于降尿酸药选择及判断尿路结石性质。

3. 尿尿酸盐检查

偏振光显微镜下表现为负性双折光的针状或杆状的单钠尿酸盐晶体。急性发作期，可见于关节滑液中白细胞内、外；也可见于在痛风石的抽吸物中；在发作间歇期，也可见于曾受累关节的滑液中。

4. 关节腔穿刺检查

急性痛风性关节炎发作时，肿胀关节腔内可有积液，以注射针抽取滑液检查，具有极其重要诊断意义。即使在无症状期，亦可在许多关节找到尿酸钠结晶。约95%以上急性痛风性关节炎滑液中可发现尿酸盐结晶。

（1）偏振光显微镜检查：将滑液置于玻片上，在细胞内或细胞外可见双折光细针状尿酸钠结晶的缓慢振动图像。用第一级红色补偿棱镜，尿酸盐结晶方向与镜轴平行时呈黄色，垂直时呈蓝色。

（2）普通显微镜检查：尿酸钠结晶呈杆状针状，检出率仅为偏振光显微镜的一半。若在滑液中加肝素后，离心沉淀，取沉淀物镜检，可以提高其检出率。

（3）紫外分光光度计测定：采用紫外分光光度计，对滑囊液或疑为痛风结节的内容物进行定性分析来判定尿酸钠，是痛风最有价值的方法。方法是首先测定待测标本的吸收光谱，然后与已知尿酸钠的吸收光谱比较。若两者相同，则测定物质即为已知化合物。

（4）紫尿酸胺试验：对经过普通光学显微镜或偏振光显微镜检查发现有尿酸钠存在的标本，可行本试验以便进一步予以确认，此法简便易行。其原理是尿酸钠加硝酸后加热产生双阿脲，再加入氨溶液即生成呈紫红色的紫尿酸铵。

5. 痛风结节内容物检查　对于痛风结节进行活检或穿刺吸取其内容物，或从皮肤溃疡处采取白垩状黏稠物质涂片，按上述方法检查，查到特异性尿酸盐的阳性率极高。

（二）X线检查

骨关节为痛风患者常见的受累部位。骨骼内还有大量钙盐，因而密度较高并与周围软组织形成良好对比。因此，病变易为X线检查所显示。普通X线摄片和X线数字摄影（CR或DR）简单易行，费用较低，可显示四肢骨关节较为明显的骨质改变、关节间隙和骨性关节面异常及关节肿胀。X线平片通常作为了解痛风患者有无骨关节受累的首选影像学检查方法。

X线检查包括常规检查和特殊检查。常规检查应摄取检查部位的正侧位片，骨骼病变摄片范围应包括一个相邻的关节。特殊检查主要有放大摄影、体层摄影和软组织钼靶摄影。放大摄影系利用小焦点的X线束自焦点向远处不断扩大的原理，使检查部位与胶片或X线感应板之间保持较大距离，从而获得放大图像，以便更好地观察骨骼的细微结构。体层摄影和软组织钼靶摄影正逐渐为CT检查所取代，现已很少应用。

（三）CT、EMR检查

1. 影像学检查

急性发作期仅见受累关节周围非对称性软组织肿胀；反复发作的间歇期可出现一些不典型的放射学改变；慢性痛风石病变期可见单钠尿酸盐晶体沉积造成关节软骨下骨质破坏，出现偏心性圆形或卵圆形囊性变，甚至呈虫噬样、穿凿样缺损，边界较清，相邻的骨皮质可膨起或骨刺样翘起。重者可使关节面破坏，造成关节半脱位或脱位，甚至病理性骨折；也可破坏软骨，出现关节间隙狭窄及继发退行性改变和局部骨质疏松等。

2. 超声检查

受累关节的超声检查可发现关节积液、滑膜增生、关节软骨及骨质破坏、关节内或周围软组织的痛风石及钙质沉积等。超声下出现肾髓质特别是锥体乳头部散在强回声光点，则提示尿酸盐肾病，也可发现X线下不显影的尿酸性尿路结石。

八、诊断与鉴别诊断

（一）诊断

中老年男性肥胖者，突然反复发作的单个跖趾、跗跖、踝等关节红肿剧痛，可自行缓解及间歇期无症状者，应首先考虑到痛风性关节炎；同时并发高尿酸血症及对秋水仙碱治疗有效者可诊断为痛风；滑液或滑膜活检发现尿酸盐结晶者即可确诊。

（二）鉴别诊断

1. 急性期的鉴别诊断

（1）急性风湿性关节炎：病前有 A 族溶血性链状菌感染史，病变主要侵犯心脏和关节，下述特点可资鉴别：①青少年多见；②起病前 1~4 周常有溶血性链球菌感染如咽炎、扁桃体炎病史；③常侵犯膝、肩、肘、踝等关节，并且具有游走性对称性；④常伴有心肌炎、环形红斑和皮下结节等表现；⑤抗溶血性链球菌抗体升高如 ASO > 500U，抗链球菌激酶 > 80U、抗透明质酸酶 > 128U；⑥水杨酸制剂治疗有效；⑦血尿酸含量正常。

（2）假性痛风：由焦磷酸钙沉积于关节软骨引起，尤以 A 型急性性发作时，表现与痛风酷似。但有下述特点：①老年人多见；②病变主要侵犯膝、肩、髋等大关节；③X 线摄片见关节间隙变窄和软骨钙化灶呈密点状或线状，无骨质破坏改变；④血清尿酸含量往往正常；⑤滑液中可查见焦磷酸钙单斜或三斜晶体；⑥秋水仙碱治疗效果较差。

（3）化脓性关节炎：主要为金黄色葡萄球菌所致，鉴别要点为：①可发现原发感染或化脓病灶；②多发生重大关节如髋、膝关节，并伴有高热、寒战等症状；③关节腔穿刺液为脓性渗出液，涂片镜检可见革兰阳性葡萄球菌和培养出金黄色葡萄球菌；④滑液中无尿酸盐结晶；⑤抗痛风药物治疗无效。

（4）外伤性关节炎：①有关节外伤史；②受累关节固定，无游走性；③滑液中无尿酸盐结晶；④血清尿酸不高。

（5）淋病性关节炎：急性发作侵犯趾关节与痛风相似，但有下述特点：①有冶游史或淋病表现；②滑液中可查见淋病双球菌或细菌培养阳性，无尿酸结晶；③青霉素 G 和环丙沙星治疗有效，可资鉴别。

2. 慢性期的鉴别诊断

（1）慢性类风湿性关节炎：本病常呈慢性经过，约 10% 病例在关节附近有皮下结节，易与不典型痛风混淆。但本病：①指趾小关节常呈对称性棱形肿胀，与单侧不对称的痛风关节炎截然不同；②X 线摄片显示关节面粗糙、关节间隙变窄，有时部分关节面融合，骨质普遍疏松，但无骨皮质缺损性改变；③活动期类风湿因子阳性，关节液无尿酸盐结晶查见。

（2）银屑病性关节炎：本病亦以男性多见，常非对称性地侵犯远端指趾关节，且患者血尿酸含量升高，故需与痛风鉴别。其要点为：①多数患者关节病变发生于银屑病之后；②病变多侵犯指趾关节远端，半数以上患者伴有指甲增厚凹陷成脊形隆起；③X 线像可见严重的关节破坏，关节间隙增宽、指趾末节骨端骨质吸收缩短发刀削状；④关节症状随皮损好转而减轻或随皮损恶化而加重。

（3）结核变态反应性关节炎：由结核杆菌感染引起变态反应所致。①常先累及小关节，逐渐波及大关节，且有多发性、游走性特征；②患者体内有活动性结核病灶；③可有急性关节炎病史；也可仅表现为慢性关节痛，但从无关节强直畸形；④关节周围皮肤常有结节红斑；⑤X 线摄片显示骨质疏松，无骨皮质缺损性改变；⑥滑液可见较多单核细胞，但无尿酸盐结晶；⑦结核菌素试验强阳性，抗结核治疗有效。

九、治疗

目前，对痛风仍无根治药物。药物治疗的目的限于：①尽快终止急性发作和预防急性关节炎复发；②预防和治疗尿酸盐在关节、肾脏等组织中沉积；③预防尿酸性肾结石；④治疗高血压、高脂血症、糖尿病等并发症。

1. 一般治疗

进低嘌呤低能量饮食，保持合理体重，戒酒，多饮水，每日饮水 2000mL 以上。避免暴食、酗酒、受凉受潮、过度疲劳和精神紧张，穿舒适鞋，防止关节损伤，慎用影响尿酸排泄的药物如某些利尿剂和小剂量阿司匹林等。防治伴发病如高血压、糖尿病和冠心病等。

2. 痛风炎症干扰药

卧床休息，抬高患肢，冷敷，疼痛缓解 72 小时后方可恢复活动。尽早治疗，防止迁延不愈。应及早、足量使用以下药物，见效后逐渐减停。急性发作期不开始降尿酸治疗，已服用降尿酸药物者发作时不需停用，以免引起血尿酸波动，延长发作时间或引起转移性发作。

（1）非甾体消炎药（NSAIDs）：非甾体抗炎药（NSAIDs）用于治疗大多数急性痛风都非常有效，此类药物的不良反应比秋水仙碱小，即使在发作开始后数日给药亦有效。另外，NSAIDs 的疗效亦因不良反应而受到限制。最常见的不良反应是胃肠反应和肾脏损害。前者有消化不良、恶心、上腹痛、溃疡、出血等；后者包括肾病综合征、间质性肾炎、肾乳头坏死和急性肾衰。NSAIDs 抑制环氧合酶，这对肾功能正常患者一般不十分重要，但在肾功能不全或心力衰竭患者用这类药治疗可能会加重高血压、水潴留和氮质血症。

吲哚美辛治疗痛风急性发作，常用 5mg，每日 3～4 次至症状明显改善，然后减为 25mg，每日 3～4 次。可使 90% 患者关节痛在 2～4h 内减轻，但有下述主要不良反应：①胃肠反应，重者可以引起溃疡病或消化道出血；②头痛、眩晕；③偶见引起皮疹、哮喘、白细胞减少、暂时性人格解体等。

其他 NSAIDS 如羟基保泰松、布洛芬、萘普生、吡罗昔康、优布芬、甲氧灭酸等治疗急性痛风都证明有效。开始时均应用全治疗量，至临床症状明显改善，然后减量至完全停药。可根据患者情况和药物不良反应来决定药物的选择和取舍。常用 NSAIDs 的药代动力学、临床特点和用法。

（2）秋水仙碱：从公元 6 世纪起，本药即用于治疗急性痛风，对痛风具有选择性消炎作用，可干扰尿酸盐微晶体炎症反应。故目前仍为痛风治疗尤其重症急性发作的首选药物，能使 90% 以上患者的疼痛和炎症在 12h 内开始消退 24～48h 内消失。但局部肿胀可持续数日或更久。其可能的作用机制：①抑制多核白细胞的趋化、增殖和吞噬尿酸盐晶体；②抑制溶酶体和乳酸的释放；③提高关节腔内 pH，减少尿酸盐结晶析出。但它不能降低血尿酸，亦不增加尿酸排泄。

用法：口服，首剂 0.5～1.0mg，其后每小时 0.5mg，直到疼痛缓解或出现严重胃肠反应不能耐受时，改为维持量 0.5mg，每日 1～3 次。一般在 10～12h 内服用 5mg，胃肠反应不大，效果甚佳。最大耐受量不宜超过 6～8mg。静脉给药具有效果快和胃肠反应少的优点，特别适用于溃疡病或手术恢复期的急性发作者。用法为 2mg 溶于 20mL 生理盐水内缓慢静脉注射，视病情 4～6h 后可再给药 1mg，但于 1 次发作中，总量不应超过 4～5mg。已接受预防性用药者，总量不得超过 2mg。值得注意的是静脉给药时胃肠反应少，中毒不易发现，需在给药前后检查血白细胞。本药局部刺激作用强，故不得漏出血管外。

不良反应及其处理　胃肠反应如腹痛、恶心、呕吐、腹泻常于症状缓解时出现。严重者可发生出血性胃肠炎。少数病例用药后可引起白细胞减少、再生障碍性贫血、脱发和肌病。出现腹泻尚需要继续用药时，可服咯哌丁胺或在每次便后服用复方樟脑酊 1～4mL，直到腹泻停止。长期服药必须观察血象，骨髓功能低下者忌用。伴有肝肾疾病者用量需要适当减少。本药可引起生育缺损，妊娠 3 个月前需完全避用。另外它可增强镇静、安眠、止痛和麻醉药的作用；亦可增强安非他明、肾上腺素和麻黄素的作用；降低抗凝剂及抗高血压药的作用，故伍用时需应注意药物相关作用，酌情调节其用量。

（3）糖皮质激素：严重急性痛风发作伴有较重全身症状，秋水仙碱或 NSAIDs 无效，或不能耐受或有禁忌时，可采用合用本类药物。其中以促肾上腺皮质激素（ACTH）效果最佳。常用 25～50U 加入葡萄糖液 500mL 内静脉滴注，维持 8h 滴完，每日 1 次或 50U 肌内注射，每 6～8h 一次，均连用 2～3 天。亦可以琥珀酸氢化可的松 200～300mg，每日 1 次静脉滴入，或泼尼松 30mg/d，分次口服。由于 ACTH 或皮质类固醇撤药后发生反跳现象，故最好同时和接着应用维持量秋水仙碱或吲哚美辛等维持一周。病变局限于个别关节者，可用醋酸氢化可的松 25～50mg 作关节腔内局部注射。亦可用去炎松 10～25mg、醋酸泼尼松龙 25mg 或双醋酸氢化可的松 5mg 局部注射，疼痛常在 12～24h 内完全缓解。采用本类药物加麻醉剂同时作关节腔内注射疗效与日俱增，如以曲安西龙 5～20mg 加 2% 利多卡因 2～3mL，或 0.25% 普鲁卡因 10～20mL，或 0.75% 丁哌卡因 2～3mL，后者维持时间更长。

3. 降尿酸药

降尿酸药通常均无消炎镇痛作用，相反，由于患者血清尿酸含量迅速降低，可以激发痛风急性发作即尿酸转移性发作，或者延缓急性发作的缓解。故在开始采用降尿酸药时，应该预防性给予痛风炎症干扰药，直至血清尿酸降至 375μmol/L（6mg/dL）以下。

（1）尿酸促排药：本类药物具有下述三种作用：①抑制肾小管对尿酸的重吸收；②增加肾小管对尿酸的分泌；③增加肾小球对尿酸的滤过率。其中主要是抑制尿酸的重吸收，增加其排泄。为了防止尿路尿酸结石的形成，服药过程中，应尽量碱化尿液，维持晨尿 pH 6.2～6.5，并保持尿量充沛。

1）丙磺舒（羟苯磺胺）：1950 年首先发现的排尿酸药。胃肠吸收完全，血清半衰期 6～12h，24h 内 70% 从循环中消失，但其代谢物仍有排尿酸作用。故其最大治疗作用发生于服药后数日。日服 0.5g 可使尿中尿酸排泄增加 24%～45%；若日服 2g，增加 60%。一般初服 0.25g，每日 2 次。其后每周增加 0.5g 直至血清尿酸降至正常水平，但最大剂量每日不得超过 3g。

主要不良反应：胃肠反应、发热、皮疹等，偶见溶血性贫血。于本药属磺胺类，故对磺胺类药物过敏者忌用。

2）磺吡酮（苯磺唑酮）：本药为保泰松的衍生物，故有微弱的消炎镇痛作用。排尿酸作用明显强于丙磺舒，日服 300～400mg，作用相当于丙磺舒的 1.0～1.5g。胃肠吸收良好，一次服药作用可持续 10h。本药尚有抑制血小板凝聚和延长血小板存活时间的作用，故对伴有血流变学改变者，尤为适合。用法为开始口服 50mg，每日 2 次。其后每周增加 100mg，直到血清尿酸降至正常水平。但最大剂量不得超过每日 800mg。本药不良反应和禁忌证与保泰松相同。文献报告 10%～15% 有胃肠反应，个别患者用药期间引起肾衰竭。

3）苯溴马隆（苯溴香豆酮、痛风等）：本药为苯骈呋喃衍生物。口服易吸收，服后 3 小时内血清尿酸开始下降，4～5h 后尿酸清除率达高峰，24h 后血清尿酸降低 66.5%，作用持续 48h。对于不宜应用丙磺舒和别嘌呤醇或具有广泛痛风结节者尤为适用。用法为每晨口服 40～80mg（微晶型片）100～200mg（非微晶型片）。主要不良反应有胃肠功能紊乱、肾绞痛、痛风急性发作、皮疹等，偶见骨髓抑制。肾小球滤过率低于 20mg/min 者应用无效。国内采用本药治疗痛风，总有效率为 89%。

（2）抑制尿酸生成类：本类药物的突出代表是嘌呤醇（别嘌醇）其化学结构与次黄嘌呤相仿。

通过竞争性抑制黄嘌呤氧化酶，使次黄嘌呤不能氧化成黄嘌呤，黄不能转化为尿酸。人肾对次黄嘌呤和黄嘌呤的清除率比尿酸高，且次黄嘌呤极易溶解，故对肾脏不致造成损害。吸收后经肝代谢成易溶于水的异黄嘌呤，经尿液排出。本药半衰期 1～3h。服药后 1～2d，血清尿酸开始下降，7～14 天达到高峰，通常 3～6 个月血清尿酸降至正常。本药适应证包括：①采用低嘌呤饮食治疗后，24h 尿酸排泄量仍大于 600mg（3054mmol）者；②对尿酸排泄药无产、过敏或不能耐受者；③肾功能显著减退和有尿酸直性肾病或尿酸性尿路结石者；④淋巴细胞增生性或粒细胞增生性疾病化疗或放疗开始前；⑤严重砂石性痛风伴有大量尿酸盐积蓄、高尿酸血症或尿酸排泄不增多，亦无尿路结石才。

开始口服 50mg，每日 2～3 次，然后每周或隔周增加 100mg。严重病例最大剂量 1000mg/d。国内常用 300～600mg/d，1～3 周后，血清尿酸降至 178.4～297.4μmol/L（3～5mg/dL），尿素氮降低，肌酐清除率恢复正常。维持量视血清尿酸水平而定，通常为 0.1～0.2g，每日 2～3 次。若与尿酸排泄药合并应用，剂量酌增，因为尿酸排泄药可促使别嘌醇的活性代谢物排出增加。

不良反应发生率约为 3%～5%。常见不良反应包括：①过敏性皮疹、荨麻疹、药物热、嗜酸性粒细胞增多等；②骨髓抑制性白细胞减少、溶血性贫血；③中毒性肝炎或一过性谷丙转氨酶升高；④血管炎及眼损害；⑤黄嘌呤结石。笔者应用该药治疗高尿酸血症曾见两例发生严重剥脱性皮炎，均经停药和应用皮质固醇而治愈。

4. 无症状高尿酸血症期的治疗

高尿酸血症是指血清尿酸男性大于417μmol/L，女性大于357μmol/L，常见于有痛风家族史者，在城市成年人群中发生率为1.4%。本期的处理主要是饮食治疗和注意避免诱发因素如酗酒等，同时积极治疗肥胖、高血压、高脂血症、糖尿病等。

目前多数学者认为无症状高尿酸血症，约80%终生不出现症状，仅一小部分持续多年后方发生痛风性关节炎、肾脏损害等病变，且尿酸性肾结石的危险，与尿尿酸排泄量增加相关，而不是与血清尿酸水平密切相关。但有下列情况应予药物治疗，如血清尿酸含量大于535.5μmol/L；有痛风家族史或尿尿排泄大于5.9mmol/d、低嘌呤饮食时尿尿酸大于4.1mmol/d，而可能出现尿酸性肾结石或急性尿酸性肾病者。

5. 急性痛风的治疗

在经历了漫长的无症状高尿酸血症期后，急性痛风性关节炎可以突然发作。这时，迅速而适当的处理，常能获得终止发作的显著效果。

本期治疗，许多作者反复强调下述特点：①务求早期给药，在急性发作征兆刚出现时即予痛风炎症干扰药，小剂量常可控制急性发作，门诊患者常予布洛芬、奈普酮等，住院患者则首选秋水仙碱做正规治疗；②控制急性发作的治疗应至炎症完全消退，过早停药或恢复体力活动常导致复发；③尿酸排泄药和生成抑制药均会延长急性发作过程。本期不宜单独应用降低尿酸药；④禁用影响血清尿酸排泄的药物，如青霉素、噻嗪类及呋塞米等利尿剂、维生素 B_1、B_2、胰岛素、乙胺丁醇、吡嗪酰胺、左旋多巴等；⑤妥善处理激发因素发急性感染、外科手术、急性失血以及精神紧张等；⑥不应忽视休息、饮食原则，以及在干扰炎症过程药疗效出现前给予镇痛药等。

关于急性发作时抗痛风药的选择问题，在抗痛风临床药理学部分已有介绍。值得重视的是，联合应用抗痛风药可以减少药物用量，减轻不良反应；避免单独应用尿酸促排药或生成抑制药，重新引起急性发作。具体方法有下述几种：

（1）四联疗法：口服秋水仙碱1mg，每小时1次，连用4～5次，第2、3日每日1mg，第4日停服；泼尼松5mg，每日3次，第4次停服；别嘌醇200mg，每日3次；丙磺舒500mg，每日2次。

（2）三联疗法：秋水仙碱0.5mg，每小时1次，连用5次，经2、3日每日0.5mg，第4日停服；ACTH 25～50U 溶于5%葡萄糖液500mL缓慢静脉滴注，维持8h，连续2～3日停用；萘丁美酮0.5，每日2次或布洛芬0.2 每日3次。

（3）数药连续变换疗法：秋水仙碱0.5mg，每小时1次，2～3次后服布洛芬0.4g，其后4h改服吲哚美辛50mg；第2日起服萘普生0.2～0.25g，每日3次，直到症状完全消退。

（4）小复方疗法：秋水仙碱0.5mg，吲哚美辛12.5mg 或布洛芬0.2g，别嘌醇0.1g，泼尼松2.5mg，复方氢氧化铝2片，维生素 B_6 10mg 一起研末装胶囊中，以1/3～2/3量，每日3次。适用于轻、中度急性痛风关节炎，发热及重症不宜。

6. 间歇期的治疗

本期处理的目的在于预防急性发作，保持血清尿酸于正常范围，防止尿酸盐在组织中沉积和保护肾脏功能。同时应该避免各种诱发因素。本期除严格遵守饮食治疗原则外，使肥胖者逐渐达到理体重，是项艰巨而具有实际意义的任务。医师应该给予充分辅导和鼓励。

7. 慢性期的处理

本期的特征是血清尿酸含量持续升高，关节损害或轻或重地持续存在，且常伴有骨质破坏、肾损害和痛风结节。

（1）降低血清尿酸药的应用：对有永久性关节改变和慢性症状、X 线检查显示有尿酸块沉积、肾功能有明显损害、痛风结节形成或每年有 2 次以上急性痛风发作者，均应在饮食治疗基础上，长期予以抑制尿酸生成药治疗，也可酌情采用或并用尿酸促排药。

（2）痛风炎症干扰药的应用：本期急性发作已经减少，而且程度较轻，但可以在慢性病变基础上突然加重工侵犯新的关节，故当出现上述情况时，应予炎症干扰药。为了减少或控制慢性症状，常需要给予本类药，甚至在不现出毒性反应前提下长期应用。

（3）碱化尿液：尿酸在尿中的溶解度与下述因素有关：①尿液 pH 越高，越易于溶解；②尿酸离子化程度越高，越易于溶解。碱化尿液升高尿 pH 有利于尿酸的离子化、溶解和排泄，尤其对于痛风肾和尿酸性肾结石具有重要意义。

但尿液过分碱化，钙盐易于沉淀，有发生磷酸钙、碳酸钙结石的危险。故以维持尿 pH6.2~6.5 最为适宜。

碱化尿液常用碳酸氢钠 1~2g 每日 3~4 次，或枸橼酸钠 3.0g，每日 3 次，或碱性合剂（枸橼酸 140g，枸橼酸钠 98g，加水至 1000mL）30mL，每日 3 次；复方枸橼酸合剂（碱性合剂内加枸橼酸钾 49g），30mL 每日 3 次或 5% 碳酸氢钠 125~250mL 静脉滴注，每日 1 次。另外，多食新鲜蔬菜、水果及维生素 B 亦具有碱化尿液作用。

8. 中药治疗

（1）急性发作期：患者发热、头痛、关节明显红肿胀痛，证属风湿热痹。治宜清热利湿、祛风通络。方和四妙散加味汤。

（2）真寒假热型：关节红肿痛、口渴不欲饮、苔白兼黄、脉洪无力。方用六味地黄汤，以滋阴补肾、清利湿热；加桂枝、附片以温经通脉散寒；加木瓜、川牛夕以活血舒筋通络佐以引药下行。

（3）慢性期：关节疼痛反复发作，灼热明显减轻，关节僵硬、畸形、活动受限。治宜调理气血，补益肝肾，酌加通经活络、活血化瘀疗法，方用黄芪桂枝五物汤加味。

（4）痛风石瘘：证属久病气衰，阴寒内积、寒阻血凝、肌肤失养、破溃成瘘。治以济生肾气丸内服，每次 1 丸，每日 2 次，外敷回阳玉龙膏，以暖血生肌；以干姜肉桂，草乌南星化寒痰活死肌；以赤芍、白芷散滞血生肌肉。

（5）并发尿路结石：可取具有碱化尿液和促进尿酸结溶解作用的青皮、陈皮、金钱草煎汤内服，加用鸭跖草，兼有降尿酸和利尿作用。

9. 针灸治疗

（1）体针

1）取穴

主穴：分2组。①足三里、阳陵泉、三阴交；②曲池。

配穴：分2组。①内踝侧：太溪、太白、大敦；外踝侧：昆仑、丘墟、足临泣、束骨。②合谷。

2）治法：病变在下肢，均各取第一组；在上肢各取第二组。以主穴为主，据部位酌加配穴。以1～1.5寸28号毫针刺入，得气后采用捻转提插补泻手法；急性期用泻法，恢复期用平补平泻法，均留针30分钟。每隔10分钟行针1次。每日或隔日1次，7～10次为1个疗程，疗程间隔3～5天。

3）疗效评价：疗效判别标准：临床痊愈：症状、体征消失，血尿酸降至正常，1～1.5年内未见复发；有效：症状、体征基本消失，血尿酸下降，发作间隙期明显延长者；无效：症状、体征及血尿酸检查均未见改善。

以上法共治痛风性关节炎患者，按上述标准，临床痊愈70例，有效9例，无效3例，总有效率为92.3%。

（2）刺血

1）取穴

主穴：分2组。①阿是穴、太冲、内庭、对应点；②曲池、阳池、阳溪、太冲、丘墟、太溪、阳陵泉、血海。

2）阿是穴位置：红肿热痛最明显处。

3）对应点位置：健侧手部阿是穴的对应部位。

10. 手术疗法

下述情况应行手术处理：①摘除影关节功能或压迫神经的痛风结节；②处理伴有窦道的皮肤溃疡；③除去巨大的尿酸盐沉积物以减轻肾脏负担；④固定疼痛关节特别是负重关节；⑤切除无法挽救的坏死指趾或矫正畸形指趾。

手术宜在血清尿酸正常后施行。为了防止手术激发急性痛风，手术前3天至术后7天可予秋水仙碱0.5mg，每日2次，或布洛芬0.2g，每日3次。

十、护理

（一）一般护理

1. 保持良好的心态

良好的心态是战胜病魔的第一步，它使咱们在与病魔的反抗中毅力更加坚强、信仰更加坚定。痛风患者应建立准确的人生观、价值观、世界观，保持达观向上的生活态度，信任自己必定能够打败痛风的困惑。这点非常重要。

2. 痛风患者平常多活动关节

如手指和脚趾，这样能够赶开尿酸在关节处的结晶。痛风的保养要留意不能做剧烈的运动晚上临睡前坚持用热水泡脚20分钟以上，推进血液循环。但是在痛风发生期要留意，不能用热水，热水会加剧疼痛感，能够用温水洗脚。

3. 注意平时饮食

痛风急性发生大多与不留意饮食有关系，如过度贪吃海鲜、龙虾、喝啤酒等。痛风患者要挑选吃蔬菜和生果等碱性食物，添加碱性食品的摄取，能够下降血清尿酸的浓度，甚至使尿液呈碱性，然后添加尿酸在尿中的可溶性，既能推进尿酸的排出，又能供给丰厚的维生素和无机盐，有利于痛风的康复。

（二）饮食护理

1. 控制总热能摄入

控制每天总热能的摄入，少吃碳水化合物。此外，还要少吃蔗糖、蜂蜜，因为它们含果糖很高，会加呋噻米酸生成。蔬菜中的嫩扁豆、青蚕豆、鲜豌豆含嘌呤量高，也要限制食用。

2. 限制蛋白质摄入

多选用牛奶、奶酪、脱脂奶粉和蛋类，它们所含嘌呤少；尽量别吃肉、禽、鱼类，如一定要吃，应将肉煮沸后弃汤食用。这是因为嘌呤易溶于水，汤中含量很高。豆制品虽然蛋白质含量较高但痛风患者不宜食用，因为含嘌呤成分较高，例如：黄豆、豆腐、豆干等都是禁止食用的。

3. 限制嘌呤摄入

嘌呤是细胞核中的一种成分，只要含有细胞的食物就含有嘌呤，动物性食品中嘌呤含量较多。要避免或禁食动物内脏、虾蟹、浓肉汤、食用菌类、海藻类、凤尾鱼、沙丁鱼、蛤类、豆类及啤酒等高嘌呤类食物。

4. 多吃碱性食品

如蔬菜、马铃薯、水果（青梅、柠檬）等，可以降低血和尿液的酸度。西瓜和冬瓜不但是碱性食品，对痛风患者更有利。发面面食因含碱性物质可促进尿酸排泄，保护肾脏，倡导食用。

5. 多饮水保障尿量充沛

平时应多喝白开水、矿泉水、和果汁（不要喝浓茶，浓茶容易引起痛风发作）等，促进尿酸排泄。

6. 减少脂肪摄入

少吃脂肪，因脂肪可减少尿酸排出。痛风并发高脂血症者，脂肪摄取应控制在总热量的20%至25%以内。

7. 限制盐的摄入

吃盐量每天应该限制在 2~5g。

8. 避免饮酒

酒精具有抑制尿酸排泄的作用，长期少量饮酒还可刺激嘌呤合成增加，尤其是喝酒时再吃肉禽类食品，会使嘌呤的摄入量加倍。

9. 少吃辣椒等调料

辣椒、咖喱、胡椒、花椒、芥末、生姜等调料均能兴奋自主神经，诱使痛风发作，应尽量少吃。

10. 忌食火锅

这是因为火锅原料主要是动物内脏、虾、贝类、海鲜，再饮啤酒，自然是火上添油了。调查证明：涮 1 次火锅比一顿正餐摄入嘌呤高 10 倍，甚至数十倍。一瓶啤酒可使尿酸升高 1 倍。高血压患者患痛风可能性会增加 10 倍。痛风与糖尿病一样是终生疾病。关键是自己控制饮食，多食含"嘌呤"低的碱性食物，如瓜果、蔬菜，少食肉、鱼等酸性食物，做到饮食清淡，低脂低糖，多饮水，以利体内尿酸排泄。

11. 营养分配要合理

在限制总热量前提下，三大营养素的分配原则是：高碳水化合物、中等量蛋白质和低脂肪。碳水化合物：米面、包括蔬菜和水果，应占总热量的 55% ~ 60%。这也符合国人的饮食习惯，如此，可以减少脂肪分解产生酮体，有利于尿酸盐排泄。

十一、预防与控制

1. 饮食要有规律，一日三餐要定时定量。不仅要避免暴饮暴食，还要防止饥饿，否则可引起血尿酸水平增高，损害痛风早期预防。要做到低蛋白、低脂肪和低盐饮食。每天可以用百合、薏米、土茯苓、莲子、山药与粳米等谷物煮粥食用。这对痛风的预防也有一定作用。

2. 要加强运动，以使肥胖患者减少体重，肥胖是痛风的好发因素。这也属于痛风的预防措施。痛风的预防还要做到彻底戒酒，尤其是啤酒，往往酗酒就可促成痛风性关节炎的发作。限制高嘌呤食物的摄入。痛风患者要尽量少吃一些含中等量嘌呤的食物，如果食用最好用水煮后，去除汤汁再食用。

3. 戒吃高嘌呤的食物对痛风的预防十分有益，如动物内脏（肝、肠、肾、脑）、海产（鲍鱼、蟹、龙虾、三文鱼、沙甸鱼、吞拿鱼、鲤鱼、鲈鱼、鳟鱼、鳕鱼）、贝壳食物、肉类（牛、羊、鸭、鹅、鸽）、黄豆食物、扁豆、菠菜、椰菜花、芦笋、蘑菇、浓汤、麦皮。痛风患者需戒吃高胆固醇的食物：动物内脏（肝、肠、肾、脑）、肥肉、鱿鱼、鱼、墨鱼，同样有助于痛风的预防。

4. 定期做检查。对于疾病，我们也要注意平时的体检问题，一般来说，体格检查对于痛风预防 方法是蛮重要。十四岁以上或肥胖者更需要检查了。每年一两次体格检查就可以。包括血尿酸测定。以早期发现高尿酸血症患者，防止向痛风发展。

5. 痛风患者不可饮酒，尤其是啤酒、绍兴酒。一旦血中酒精浓度高达 200mg/dL，血中乳酸会随着乙醇的氧化过程而增加，令肾脏的尿酸排泄受阻，结果使血中尿酸增加，对痛风的预防非常不利。痛风的预防还需戒吃酸性食物，有助于预防痛风，如咖啡、煎炸食物、高脂食物。酸碱不平衡，会影响身体功能，加重肝肾负担。

控制饮食，控制含嘌呤高的食物，减少关节炎的急性发作次数仍是必要的。尽量少吃火锅中的肉类、海鲜和蔬菜等混合涮食，由于嘌呤具有很高的亲水性，汤汁内含有极高的嘌呤，应少吃。严格忌酒，尤其不能酗酒。禁用或少用影响尿酸排泄的药物，如青霉素、四环素、利尿药、维生素 B_1 和维生素 B_2 等。临床上可见痛风性关节炎的发作往往与患者长途步行、关节扭伤、穿鞋不适和过度运动有关，这可能是局部组织损伤后尿酸盐脱落有关。因此痛风患者应注意劳逸结合，避免疲劳、精神紧张、感染、手术、穿鞋要舒适，勿使关节损伤等。一般不主张痛风患者参加跑步等较强的运动或进行长途步行旅行等。

痛风患者要保证有规律的起居和作息，做到三餐固定，运动时间固定。一般运动定在餐后半到一个小时为宜，此时饮食被逐渐吸收，血尿酸已经开始升高，运动有利于血尿酸的利用，帮助降低餐后高血尿酸。养成多喝水的好习惯。坚持每日喝一定量的水，一般以每日 2000~3000mL 左右为宜。控制体重，痛风患者应该控制体重，每日总热量应比正常人减少 10%~15%，不可过多吃零食，也不可每餐吃得过多、过饱。但热能应该逐渐减少，过度减重会引起酮症酸中毒，从而诱发痛风的急性发作。

十二、预后

痛风的病因和发病机制较为清楚。诊断并不困难。预防和治疗有效，因此预后相对良好。如果及早诊断并进行规范治疗，大多数痛风患者可正常工作生活。慢性期病变经过治疗有一定的可逆性，皮下痛风石可缩小或消失，关节症状和功能可改善，相关的肾脏病变也可减轻、好转。患者起病年龄小、有阳性家族史、血尿酸显著升高和痛风频发，提示预后较差。伴发高血压、糖尿病或其他肾病者，发生肾功能不全的风险增加，甚至危及生命。

（马英）

第七章 免疫性疾病

第一节 风湿热

风湿热是一种常见的反复发作的急性或慢性全身性结缔组织炎症，主要累及心脏、关节、中枢神经系统、皮肤和皮下组织。临床表现以心肌炎和关节炎为主，可伴有发热、毒血症、皮疹、皮下小结、舞蹈病等。急性发作时通常以关节炎较为明显，但在此阶段风湿性心肌炎可造成患者死亡。急性发作后，常遗留轻重不等的心脏损害，尤以瓣膜病变最为显著，形成慢性风湿性心脏病或风湿性瓣膜病。

急性风湿热可发生于任何年龄，最常见于 5～15 岁的儿童和青少年，3 岁以内婴幼儿极为少见。男女患病机会大致相等，复发者多在初发后 3～5 年内，复发率高达5%～50%，尤以心脏累及者易于复发。流行病学研究发现，平均大约有3%的患者在链球菌性咽炎后发作急性风湿热。环境因素（地理、湿度、季节等）、经济状况以及年龄等都能影响风湿热的发病率。在我国以东北和华北地区较高，华东、华中和西南、西北地区次之，华南较少；发作季节以寒冬、早春居多，寒冷和潮湿是本病的重要诱发因素。本病的患病率在近 30 年来已有显著的下降，但近几年急性风湿热占内科住院患者的百分比仍为 0.86%，因此本病在我国目前仍属必须积极防治的疾病。

一、病因和发病机制

多数新发风湿热患者可用血清方法及咽培养，证实近期有 A 型溶血性链球菌感染。合适的抗链球菌感染措施，可使风湿热发病率下降达 90%；抗链球菌治疗失败病例，10% 发生风湿热；应用抗生素可以防止风湿热的复发。彻底治疗链球菌感染，可以大大减少风湿热的发病。近年来，在集体儿童中应用青霉素及时彻底治疗链球菌感染，对风湿热的预防起到一定的作用。虽然风湿热与 A 组溶血性链球菌感染有密切关系，但并非链球菌的直接感染所引起。因为风湿热的发病，并不在链球菌感染的当时，而是在感染后 2～3 周起病。在风湿热患者的血液培养与心脏组织中从未找到溶血性链球菌。而在链球菌感染后，亦仅 1%～3% 患者发生风湿热。因此认为，风湿热与链球菌的关系是一种变态或过敏反应。此外，目前也注意到病毒感染与风湿热的关系。如将柯萨奇 B_4 病毒经静脉注给狒狒后，可产生类似风湿性心瓣膜病变；如将链球菌同时和柯萨奇病毒感染小白鼠，可使心肌炎发病率增多，病变加重。因而也提出病毒感染在发病中的可能性。但从大量人群防治中显示青霉素确实对预防风湿热复发有显著疗效，这一点很难以病毒学说解释。另外，风湿热在家族中有流行倾向，单卵双胎风湿热共同发生率较双卵双胎为高。认为可能与遗传因素有关。

二、病理

风湿热的病变主要累及全身结缔组织，特别是心肌各层均可被累及，是结缔组织的一种特殊性炎症反应。按病变发展过程大致可分为三期。

1. 变质渗出期

开始是结缔组织纤维发生黏液样变性，可见胶原纤维肿胀，结缔组织基质内蛋白聚糖增多。继而肿胀的胶原纤维断裂，崩解成无结构的颗粒状物，发生纤维素样坏死。此外，病灶中还有少量浆液和炎症细胞浸润。此期约持续 1 个月。

2. 增生期

亦称肉芽肿期，此期的特点是形成具有疾病特征的 Aschoff 小体（即风湿小结），是病理上确诊风湿病的依据，也是风湿活动的指标。风湿小结体积颇小，一般显微镜下才能看见，多发生于心肌间质、心内膜下和皮下结缔组织。小体中心部为纤维素样坏死灶，周围有各种细胞成分：淋巴细胞、浆细胞和个别中性白细胞以及风湿细胞。风湿细胞呈卵圆形，胞质丰富，呈碱性，胞核空，有明显核仁，有时出现双核或多核，形成巨细胞。此期经过 2~3 个月。

3. 瘢痕期

亦称愈合期。细胞成分减少，出现成纤维细胞，并逐渐演变为纤维细胞，产生胶原纤维，整个小结变为梭形小瘢痕。此期经过 2~3 个月。

由于本病有反复发作特点，因而上述三期病变可以交错存在。第一期及第二期中常伴有浆液渗出与炎性细胞浸润。这种渗出性病变在很大程度上决定着临床上各种典型症状的产生。在关节及心包，病变以渗出性为主；而心瓣膜、心内膜及心肌则主要是瘢痕形成。在本病的病变过程中，几乎每一位风湿热患者均有心脏损害，只是程度不同而已。急性期后，病变较轻的患者可以完全恢复，但大多数患者发展形成慢性风湿性心脏病。风湿热所致之关节炎，关节滑膜及周围组织水肿，黏液样变，纤维素样变及炎症细胞浸润，均容易被吸收，一般不引起粘连，不产生关节强直等后遗症。

三、临床表现

1. 全身表现

起病方式不一，或缓或急，大部分患者有发热，以中度不规则热为多见，可伴有汗多、心悸、周身乏力、食欲缺乏等。

2. 心肌炎

包括心肌炎、心内膜炎和心包炎，又称全心炎，是本病最重要的表现。①心肌炎：病变广泛者，可有心前区不适、心悸和气短等症状。体征可有窦性心动过速、心率常在每分钟 100~140 次，与体温不成比例，休息时也不能恢复正常；心脏扩大；心搏减弱；心尖区第一心音低钝，严重者出现舒张期奔马律；心尖区或主动脉瓣区可听到二级收缩期杂音，急性炎症消退后，杂音可减轻或消失；各种心律失常，以过期前收缩动和房室传导阻滞为最多见；严重的心肌炎可发生心力衰竭；②心内膜炎：心瓣膜发生充血、肿胀和小疣状赘生物生成，导致瓣膜关闭不全，以二尖瓣最常见，其次为主动脉瓣，并产生相应杂音。急性炎症消退后，杂音随之减轻或消失。如反复发作风湿热，心瓣膜发生粘连、纤维化，导致瓣膜畸形，可形成慢性风湿性心瓣膜病；③心包炎：重症患者在心包腔内可有纤维蛋白性或浆液纤维蛋白性渗出，一般积液不多。患者自觉有心前区疼痛，听诊时有心包摩擦音，多在短期内消失。

此外临床上有部分（约1/3）心肌炎患者，既不伴有发热、关节炎等典型表现，亦不引起自觉症状，但日久却发展为慢性风湿性心瓣膜病。此即所谓隐匿型风湿性心肌炎，较多见于成年人。

3. 关节炎

典型的表现是游走性关节炎，常对称累及膝、踝、肩、腕、肘、髋等大关节；局部呈红、肿、热、痛的炎症表现，但不化脓。部分患者几个关节同时发病，手、足小关节或脊柱关节等也可波及。不典型者仅有关节酸痛，而无其他炎症表现。急性炎症消退后，关节功能完全恢复，不遗留关节强直和畸形，但常反复发作。

4. 皮肤病变

①渗出型：以环形红斑较多见。其特征为边缘稍隆起、淡红色、呈环状或半环状皮疹，中心肤色正常。几个环形红斑可融合成较大的不规则环形，时隐时现，分布于肢体的内侧和躯干；②增生型：有皮下结节，系由风湿小结集合而成，如黄豆大，数目不等，较硬，触之不动，多位于肘、髋、膝、枕等处骨质隆起处或肌腱附着处，和皮肤不粘连。结节的存在少则数日，多至数月不等。一般认为皮下结节常伴有严重的心肌炎。

5. 舞蹈病

临床上较少见，可作为一个单独的症状出现，也可在明显的风湿病过程中发生。此症多见于5~12岁女童，男童少见，成年人则极罕见，5岁以前发病者亦极少见。本症起病慢，常先有感情冲动、激怒，继而表现为不自主的无意识的动作。其面部表现为挤眉弄眼、努嘴伸舌、摇头转颈、变幻不已；肢体表现为交替的伸直屈曲、内收外展、旋前旋后动作，尤以上肢为严重；躯干亦可绕脊柱而扭转。舞蹈动作受情绪及外界影响甚大，睡眠时完全消失。肌张力减低是本症的主要特征，同时有四肢腱反射减弱或消失。随着症状的发展患者行走、坐立、进食、穿衣及握笔等动作均因此而发生障碍。舞蹈病患者往往可不伴有关节或心脏损害，其他实验室检查亦可正常。本病多在2~3个月后自动痊愈，中枢神经方面不遗留任何后遗症。

6. 其他病变

约有5%的患者发生风湿性胸膜炎，渗出液不多，吸收快而不发生粘连。有时并发风湿性肺炎，可呈双侧性、局限性或移动性炎症。风湿性腹膜炎可有剧烈腹痛，腹壁强直及局部压痛，故易误诊为外科急腹症。风湿性脉管炎，大小动脉均可发生，若发生在四肢动脉，可引起无脉症；发生在肺小动脉，可造成肺梗死而咯血；发生在脑动脉，可出现脑供血不足而致偏瘫；发生在冠状动脉，可出现冠状动脉血供不足的表现。若患者无严重的体循环淤血，也无亚急性感染性心内膜炎的表现，而尿中出现蛋白、大量红细胞（甚至肉眼血尿）、少量管型时，应考虑风湿性肾炎的可能。

四、实验室及其他检查

1. 实验室检查

白细胞轻度增高，轻度贫血；血沉加快；抗链球菌溶血素 "O" > 1 : 500；咽拭子培养可见乙类链球菌；血清 C - 反应蛋白阳性。

2. 心电图检查

P - R 间期延长最为常见，其他有 ST - T 改变，Q - T 间期延长，心室内传导阻滞，Ⅱ度或Ⅲ度房室传导阻滞，心动过速，各种期前收缩，心房颤动等。当有心包炎时胸前各导 S - T 段抬高。

3. X 线检查

X 线检查可见心脏扩大，有心包炎时心脏外缘平直，心影下部增大，如烧瓶样，平卧时心底部明显增宽，心腰消失。

五、诊断

近年来，风湿热的临床表现明显减轻，因此具有 2 个主要表现者较前大为减少。对于不典型病例（即不完全符合诊断标准者）若在密切观察下进行抗风湿治疗效果明显，则有诊断价值。应当了解，至今为止风湿热还没有某一实验室检查、体征或症状可作为特异性的诊断条件。

如有先前链球菌感染的证据，再有 2 个主要表现，或有 1 个主要表现和 2 个次要表现，即可诊断风湿热。

六、鉴别诊断

1. 类风湿性关节炎

多侵犯小关节，大关节受累较少，多数不侵犯心脏。发病前多无溶血性链球菌感染病史。由于关节囊软骨等组织被破坏，故后期遗留关节畸形。类风湿因子试验阳性。

2. 系统性红斑狼疮

两者虽然均有低热、关节酸痛等，但系统性红斑狼疮常有面部蝶形红斑，并伴有肝、肾等多脏器损害，白细胞减少，血和骨髓涂片可找到狼疮细胞，抗核抗体阳性，血清补体 C_3 下降等特点。

3. 亚急性感染性心内膜炎

多见于原有心脏病患者，往往有持续性低热、进行性贫血、脾大、杵状指、皮肤黏膜瘀斑及栓塞现象，血培养阳性为本病主要特征，抗生素治疗有效。

4. 病毒性心肌炎

临床上与风湿性心肌炎很难区分。但本病起病前 1 ~ 3 周常有上呼吸道或肠道感染史，抗链球菌溶血素 O 多正常，关节疼痛不明显，病毒中和抗体增高。

七、治疗

1. 一般治疗

急性期要休息，当有心肌炎或严重的关节痛要绝对卧床休息。女患者不宜怀孕，以免增加心脏负担。饮食方面宜给高热量、高维生素、易消化食品。注意水、电解质平衡。此外，患者应避免久居潮湿寒冷的场所，天气转冷时要注意关节部位的保暖，冬天可经常晒太阳。积极治疗扁桃体炎、丹毒等链球菌感染的疾病，预防上呼吸道感染可防止风湿活动。

2. 清除链球菌感染病灶

消除链球菌感染，首选青霉素，每日 80 万～120 万 U 肌内注射，疗程 10～14 天；有条件者以后每月肌内注射长效青霉素 120 万 U，至少应预防注射 5～10 年，若能坚持用到 25 岁，则可大大减少风心病的发生率。若已有风心病者，预防时间应更长一些，甚至终生。青霉素过敏可改用磺胺嘧啶或红霉素，同时应清除咽部慢性病灶。

3. 抗风湿治疗

可消除急性期全身症状、关节痛及皮肤渗出性病变。

1）水杨酸制剂：有退热止痛、抑制炎症的作用，但对防止心瓣膜病变形成无作用。最常用的药物阿司匹林每日 3～5g，分 3～4 次口服，于症状控制后再维持治疗 6～12 周。次选用水杨酸钠每日 6～8g，分 4 次口服。胃肠道反应严重时可加氢氧化铝凝胶口服，但不能用碳酸氢钠。有消化道溃疡或出血者禁用，若对上述药不能耐受时改用氯芬那酸每日 0.2～0.4g，分 3 次服用或贝诺酯每日 1.5～4.5g 分次服。卡巴匹林钙每日 50～100mg/kg，分 4～6 次服（系阿司匹林钙盐与脲的复合物），禁用于胃十二指肠溃疡、有水杨酸过敏史、有先天性或后天性出血性疾病及有出血危险的患者。

2）激素制剂：适用于心肌炎较重或伴心力衰竭、严重心律失常、Ⅱ 度以上房室传导阻滞患者。泼尼松或泼尼松龙每日 30～40mg，症状缓解后递减剂量，以 5～10mg 为维持量，总疗程 8～12 周，病情严重者可用氢化可的松每日 200～300mg 静脉滴注或地塞米松 5～10mg，每日 3～4 次肌内注射，症状控制后改泼尼松递减，维持治疗。

4. 其他治疗

对风湿性舞蹈症在抗风湿治疗的同时加用苯巴比妥 15～30mg，每 6 时 1 次，每日可增加 10～25mg 直至症状消失。尽量避免刺激。激素及水杨酸制剂无作用，对用激素及卧床仍不能控制的心力衰竭患者，首先加用利尿剂，如需要再加用洋地黄制剂，但需小心使用，因心肌炎患者的治疗量安全范围减少。出现呼吸困难应及时吸氧。

八、护理

（一）一般护理

1. 卧床休息，呼吸困难时取半卧位，室内保持阳光充足，空气流通。

2. 高蛋白、高维生素、易消化饮食，多食新鲜蔬菜和水果，限制脂肪摄入，有心力衰竭应限制钠盐和水的摄入。

3. 有心力衰竭者，应根据病情给予氧气吸入，或间断吸氧。并按心力衰竭及护理常规护理。

4. 高热患者按发热护理常规护理。

5. 做好患者的生活护理，对绝对卧床患者应随时满足其生活上的护理需要，关心开导患者，消除其悲观情绪，鼓励其树立战胜疾病的信心，积极配合治疗。

（二）病情观察与护理

1. 严密观察体温、心率、心律、血压、呼吸、咳嗽及咳血痰，注意有无并发症出现。服用洋地黄或奎尼丁时，密切观察疗效及不良反应。

2. 根据病情需要配合医师做血流动力学监测。应用洋地黄时禁用钙剂，以免发生协同作用，导致洋地黄中毒。一旦有风湿活动，如发热、红斑、血沉快，应按医嘱给抗风湿治疗及休息。单纯二尖瓣狭窄需做二尖瓣球囊扩张的患者，应做好术前准备及术后护理。

九、预防与控制

1. 鼓励患者进高蛋白、多维生素、低脂肪、易消化饮食，有心力衰竭者应限制钠盐摄入。

2. 育龄妇女做好节育。

3. 日常生活中适当锻炼，加强营养，提高机体抵抗力。注意防寒保暖，避免感冒和呼吸道感染，避免与上呼吸道感染、咽炎患者接触，一旦发生感染应立即用药治疗。

4. 在拔牙、内镜检查、导尿术、分娩、人工流产等手术操作前应告诉医师自己有风心病史，以便于预防性使用抗生素，劝告扁桃体反复发炎者在风湿活动控制后 2～4 个月手术摘除扁桃体。

5. 告诉患者坚持按医嘱服药的重要性，提供有关药物使用的书面材料，并定期门诊复查，防止病情进展。

（汤小庆）

第二节 类风湿性关节炎

类风湿性关节炎（RA）是一种慢性、对称性、多关节炎症为主要表现的全身性自身免疫性疾病。多见于中年女性。主要侵犯关节滑膜，首先是滑膜炎，继之是软骨和骨的侵蚀，晚期可出现关节强直、畸形和功能障碍，也可侵犯浆膜、心、肺、动脉、神经、眼等结缔组织。

一、病因和发病机制

（一）病因

本病的病因至今尚未完全明确，通常认为与感染、自身免疫、遗传等因素有关。寒冷、潮湿、创伤、内分泌紊乱、精神因素等为发病诱因。

1. 感染因子

本病可能与支原体、分枝杆菌、肠道细菌、某些病毒（如 EB 病毒）的感染有关，但尚不能确定。

2. 易感性

国内外均有资料表明，具有 HLA – DR$_4$ 分子者发生类风湿性关节炎的危险性要明显高于正常人群，提示本病的易感性与遗传基础有关。

3. 某些刺激

寒冷、潮湿、营养障碍、精神刺激等不良因素可能诱发本病。

（二）发病机制

RA 的发病机制错综复杂，研究者至今还没有明确的定论，目前一致认为 RA 的起始阶段可能是由 T 细胞介导的一抗原特异性过程。RA 易感者出现早期 T 细胞应答，导致细胞因子分泌，趋化中性粒细胞、巨噬细胞、B 细胞和记忆性 T 细胞在内的多种炎性细胞，然后在 T 细胞介导的免疫应答、自身反应性 T 细胞和旁分泌/自分泌 3 种发病模式的相互作用下完成 RA 滑膜炎症的持续阶段，从而表现出滑膜组织异常增生、大量炎性细胞浸润及软骨与骨进行性破坏的病理生理过程。

T 细胞、各种细胞因子、细胞凋亡和原癌基因、信号分子等在 RA 的发病中均起着重要作用，它们相互关联共同促进 RA 的发生和发展。

1. T 细胞

在 RA 的滑膜中 T 细胞占 30% ~ 50%，主要为 CD$_4^+$ 记忆性 T 细胞，可高表达 IL – 2 受体和 MHCII 类抗原以及黏附分子。滑膜中活化的 T 细胞通过产生或诱导炎性介质，调节巨噬细胞、滑膜细胞和 B 细胞功能，加重 RA 滑膜炎症。

2. 细胞因子网络

许多研究已证实 TNFα 和 IL – 1 在 RA 的发生、发展中起着关键的作用；IL – 15、IL – 6、IL – 18 等细胞因子也被发现在 RA 的发病中有重要作用。

3. 细胞凋亡和原癌基因

RA 滑液中 T 细胞表面表达大量的 Fas 分子和滑膜衬里高表达的肿瘤抑制基因 p53 可导致滑膜细胞凋亡失调。

4. 信号分子

核因子 κB（NF – κB）、激活因子蛋白 – 1 和分裂素激活的蛋白激酶在 RA 发病中也起重要作用。

二、病理

类风湿性关节炎的早期关节病变为滑膜及周围软组织的炎性反应，滑膜呈绒毛样增生。以后肉芽组织自关节软骨边缘的滑膜逐渐向软骨面伸延，最后完全覆盖软骨。由于关节软骨从滑液吸收营养受阻，可形成溃疡。肉芽组织纤维化可使上下关节面互相融合，造成关节纤维性强直，整个关节囊增厚纤维化，关节附近肌肉萎缩，骨骼疏松，韧带钙化，关节呈畸形及脱位。

关节外病变有类风湿性皮下小结，见于 10% ~ 20% 病例，在受压或摩擦部位的皮下或骨膜上出现类风湿性肉芽肿结节。肉芽肿性结节尚可见于肺、胸膜、心瓣膜、心包膜或心肌。类风湿性关节炎时血管也常受侵犯，动脉各层有较广泛炎性细胞浸润。

三、临床表现

在成人任何年龄都可发病，80% 发病于 35～50 岁，然而 60 岁以上者的发病率明显高于 30 岁以下者。女性患者约 3 倍于男性。最常以缓慢而隐匿方式起病，在出现明显关节症状前有数周的低热、乏力、全身不适、体重下降等症状，以后逐渐出现典型关节症状。少数则有较急剧的起病，在数天内出现多个关节症状。

1. 关节症状

（1）晨僵：表现为病变的关节在静止不动后出现僵硬，尤以早晨起床后最明显，活动后减轻，故称"晨僵"。95% 以上的患者出现此症状。

（2）关节肿痛：除晨僵外，关节肿痛亦为典型症状，且最早出现。关节痛往往是最早的关节症状，最常出现的部位为腕、掌指关节、近端指间关节，其次是趾、膝、踝、肘、肩等关节。多呈对称性、持续性，但时轻时重。疼痛的关节往往伴有压痛。受累关节的皮肤出现褐色色素沉着。关节肿多因关节腔内积液或关节周围软组织炎症引起。病程较长者可因滑膜慢性炎症后的肥厚而引起肿胀。凡受累的关节均可肿，常见的部位为腕、掌指关节、近端指间关节、膝等关节，亦多呈对称性。

（3）肌肉萎缩，关节畸形：由于症状反复发作，晚期可因滑膜炎、绒毛破坏软骨和骨质、关节周围的肌腱、韧带受损，使关节不能保持正常位置，出现僵硬、畸形、固定、关节周围肌肉萎缩。

（4）特殊关节受累的表现

1）颈椎的可动小关节及其周围腱鞘受累出现颈痛、活动受限，有时因解剖位置而往往不易被检出，有时甚至因半脱位而出现脊髓受压。

2）肩、髋关节：其周围有较多肌腱等软组织包围，由此很难发现肿胀。最常见的症状是局部痛和活动受限。髋关节往往表现为肿胀，诉臀部及下腰部疼痛。

3）颞颌关节：出现于 1/4 患者，早期表现为讲话或咀嚼时疼痛加重，严重者有张口受限。

（5）关节功能障碍：关节肿痛和结构破坏都引起关节的活动障碍。美国风湿病学院将因本病而影响了生活的程度分为四级。① Ⅰ 级：能照常进行日常生活和各项工作。② Ⅱ 级：可进行一般的日常生活和某种职业工作，但对参与其他项目活动受限。③ Ⅲ 级：可进行一般的日常生活，但参与某种职业工作或其他项目活动受限。④ Ⅳ 级：日常生活的自理和参与工作的能力均受限。

2. 关节外症状

（1）皮下小结：有 20%～30% 的 RA 患者会出现类风湿结节。常见于关节周围、伸肌面，或经常承受机械压力的部位，但任何部位都可以出现，包括胸膜和脑脊膜。常见的类风湿结节出现部位有鹰嘴滑囊、近端尺骨、Achilles 腱和枕部。结节大小和质地不等，很少引起症状，但偶尔会在外伤或继发感染时引起破裂。它们几乎均出现在有循环类风湿因子的患者。在组织学上，类风湿结节由中心为坏死物质包括胶原纤维、非胶原纤丝和细胞碎片；排列成栅栏状的表达 HLA – DR 抗原的巨噬细胞的中间带和由肉芽组织形成的外带组成。对早期结节的检查提示最初发生的病理事件可能是局灶性血管炎。在一些患者，氨甲蝶呤治疗能戏剧性地增加结节的数量。

临床上骨骼肌无力和萎缩很常见。肌肉萎缩在 RA 起病的数周内可能很明显，通常在受累关节周围的肌肉组织更突出。肌肉活检显示有 II 型肌纤维萎缩、坏死，伴或不伴单核细胞浸润。

（2）类风湿血管炎：几乎可影响任何器官系统，见于严重的 RA 或有高滴度循环类风湿因子的患者。类风湿血管炎在非洲裔美国人中很少见。最具侵袭性的类风湿血管炎可导致多神经病和多发单神经炎、皮肤溃疡和坏死、手指坏疽和脏器梗死。由于这种血管炎很少为弥散性，因此常见的是相对局限型，尤其在有高滴度类风湿因子的白种患者。神经血管疾病可仅表现为轻度远端感觉神经病或多发性单神经炎，并且可以是血管炎的唯一特征。皮肤血管炎通常表现为在甲床、甲褶和指（趾）垫上大量小的棕色斑点。更大的缺血性溃疡，尤其在下肢，也可能发生。继发于类风湿血管炎的心肌梗死也有报道，累及肺、肠、肝、脾、胰腺、淋巴结和睾丸的血管炎也有报道；但肾脏血管炎罕见。

（3）心脏表现：较常见的是心包受累，临床症状多较轻微，生前得到明确诊断者为数很少。尸检心肌受累的发生率有 19%，但临床检出率很低。少数弥散性心肌炎，可有明显心功能减退。少数可累及心内膜（主动脉瓣、二尖瓣）。

（4）肺部表现：可有以下几种表现：①胸膜炎和胸腔积液，最常见。胸水中可见类风湿细胞（乃吞噬免疫复合物与补体结合的巨噬细胞），要注意勿误认为瘤细胞。此外，也可以查出类风湿因子及抗核抗体；②肺坏死性结节，见于肺的外周，其大小不一，可为多发性也可为单一性。可无症状，也可为一大结节或形成空洞，如侵蚀气管或胸膜则可引起咳嗽、咯血或胸腔积液；③类风湿尘肺，肺内有大小不一的多发性结节，并可融合，形成空洞或钙化，此乃是类风湿性肉芽肿。约 80% 患者血中有高效价类风湿因子；④慢性纤维性肺泡炎见于晚期病例，并多预后不良。

（5）神经系统表现：类风湿性关节炎神经系统损害临床表现多样。周围神经病变可致受损神经感觉分布区感觉异常、肌肉无力和萎缩、腕及足下垂、腕管综合征。类风湿性关节炎的脊髓病变主要是颈椎脊髓病变、类风湿结节、血管炎、椎体半脱位等导致的脊髓和脊神经根受压表现。寰枢椎半脱位病变最常见，约占 36%，临床上可有颈背部疼痛、四肢无力、瘫痪甚至突然死亡。椎基底动脉受压可引起眩晕、一过性脑缺血、四肢无力等不适。类风湿性关节炎脑病可表现为脑血管意外、脑梗死、蛛网膜下隙出血、痴呆等。

（6）类风湿性肾损害：严重类风湿性血管炎时可引起肾损害。但首先要除外类风湿关节炎并发的淀粉样变及用金剂或青霉胺治疗后的肾损害。

（7）其他：如淀粉样变、腕管综合征、胃或十二指肠溃疡（占 27.8%）、各种眼病、贫血、肝脾或淋巴结肿大等。

3. 其他类型

（1）费尔蒂综合征：包括慢性 RA、脾大、白细胞减少以及偶尔发生的贫血和血小板减少。在病程长的患者中更常见。这些患者通常有高滴度的类风湿因子、皮下结节和类风湿疾病的其他系统性表现。非洲裔美国人很少有费尔蒂综合征。也可能会在关节炎症消退后发生。通常存在循环免疫复合物，也可见到补体消耗的证据。白细胞减少是选择性的中性粒细胞减少，中性粒细胞计数小于 1500/μl，有时小于 1000/μl。骨髓检查通常显示中度骨髓增生伴成熟粒细胞减少。但是，骨髓检查可能是正常、增生明显或增生低下；可见到成熟停滞。有人认为脾功能亢进是粒细胞减少的原因之一，但是脾大并非必然出现，且脾切除并不一定能纠正血细胞异常。针对这些细胞的抗体使之过度进入边缘池、补体激活及与免疫复合物结合都是粒细胞减少的原因。费尔蒂综合征的患者常常由于粒细胞减少造成感染的发生增多。感染的易感性增加是由于多形核粒细胞的功能障碍及其数量减少造成的。

继发于类风湿关节炎的骨质疏松常见，而且可能由于糖皮质激素的使用而加重。糖皮质激素治疗可能导致严重的骨量丢失，尤其在治疗的早期，即使较小的剂量也如此。RA 的骨质疏松可累及关节旁骨，也可累及远离受累关节的长骨。RA 通常为中度的平均骨量丢失，骨折风险中度增加。关节功能受损和活动性炎症对骨量有负性影响，尤其在疾病早期更为显著。

RA 患者淋巴瘤的发生率增加，尤其是大 B 细胞淋巴瘤。值得注意的是，尤其在持续炎症活动的患者更易发生这种情况。

（2）老年患者的类风湿关节炎：年龄超过 60 岁时 RA 的发病率仍持续上升。有人提出晚发 RA 的预后更差，表现为活动性更持久、影像学上关节破坏加重更常见、更易有系统受累、功能减退速度更快。侵袭性病程主要局限于有高滴度类风湿因子的患者。相反，RA 发病时无类风湿因子滴度升高（血清阴性疾病）的老年患者通常病情不重，常为自限性。

（3）少年型类风湿性关节炎：1/3 少年及儿童的类风湿性关节炎，起病呈多关节炎，与成人相似，但半数发病时，只一个或少数几个关节受侵，且多为大关节。起病急骤，主要表现为弛张性高热，淋巴结、肝脾大，皮疹及血白细胞增高，又称 Still 病。一般而言，少年型患者类风湿因子阳性率很低，类风湿结节少见。

四、实验室及其他检查

1. 血常规

病情较重或病程长者，红细胞和血红蛋白有轻至中度降低，贫血大多属正细胞、正色素型。可能与慢性消耗以及体内蛋白质和铁的代谢障碍有关，也可能与 IL-1B 抑制红系生成有关。约 25% 为缺铁性贫血，部分患者是因服用非甾体抗感染药引起的胃肠道慢性少量出血。Felty 综合征患者可见全血细胞减少。

2. 红细胞沉降率（血沉）和 C-反应蛋白

均为类风湿性关节炎非特异性指标，但可作为判断类风湿性关节炎疾病活动程度和病情缓解的指标。在类风湿性关节炎活动期，红细胞沉降率增快，C-反应蛋白升高，经治疗缓解后下降。

3. 自身抗体检查

（1）类风湿因子（RF）：是抗人或动物 IgG 分子 Fc 片段上抗原决定簇的特异抗体，是抗变性 IgG 抗体。RF 可分为 IgM 型、IgG 型、IgA 型和 IgE 型。有70% ~80% 类风湿性关节炎患者可检测到 RF 阳性，在血清中检测到的 RF 主要是 IgM 型 RF。IgG – RF 常见于有类风湿结节、类风湿血管炎以及 Felty 综合征的患者。RF 阳性还见于干燥综合征、系统性红斑狼疮、混合性结缔组织病等其他风湿病；也可见于肝炎、结核、麻风、亚急性心内膜炎、单核细胞增多症等感染性疾病及混合性冷球蛋白血症、高丙种球蛋白血症性紫癜等。此外1% ~5% 正常人也可阳性，但正常人以及非类风湿性关节炎患者（除原发性干燥综合征外）RF 滴度较类风湿性关节炎患者为低，且很少有 IgG – RF。

（2）抗角蛋白抗体（AKA）：是一种抗鼠食管角质成分的抗体，目前只能用间接免疫荧光的方法测定，是类风湿性关节炎较特异的标志物，但敏感性较差。36% ~59% RA 的患者本抗体阳性，AKA 在早期 RA 患者中就可出现，甚至在确诊本病之前数年就可测到。

（3）抗核周因子抗体（APF）：是一种抗人类颊黏膜细胞核周因子的抗体，主要是 IgG 型，目前也只能用间接免疫荧光的方法测定，它的特异性不及 AKA，但敏感性较好。49% ~91% RA 患者本抗体阳性，与 AKA 相似，APF 在早期 RA 患者中就可出现。

（4）抗 RA –33 抗体：是对 Hela 细胞的核蛋白产生的一种特异性抗体，在 RA 各项早期诊断指标中，抗 RA –33 抗体特异性最高，阳性率为35.8%。

（5）抗 Sa 抗体：该抗体阳性者晨僵、关节受累明显重于阴性者，伴血沉增高者，X 线分期中Ⅱ、Ⅲ期的比例亦明显高于阴性者，提示抗 Sa 抗体阳性者病情发展可能较阴性者快，炎症也较重，这为研究 RA 患者是否出现侵蚀性关节炎提供了一种诊断依据。

（6）抗环瓜氨酸多肽抗体：瓜氨酸是 RA 血清抗聚角蛋白微丝蛋白相关抗体识别的主要组成抗原决定簇成分，据此人工合成了抗环瓜氨酸肽抗体。在诊断 RA 中，抗 CCP 抗体的特异性达到96% ~98%，至少有70% 的 RA 患者在疾病早期即可出现该抗体，而且抗 CCP 抗体阳性的患者，其放射学破坏程度较抗体阴性者严重。

4. 影像学检查

（1）X 线平片

1）早期征象：关节周围软组织梭形肿胀，最初见于手足小关节。关节间隙因渗液而稍见增宽，当软骨破坏后，则造成关节间隙变窄。周围骨质疏松，随病变进展疏松逐渐加重乃至广泛脱钙。部分患者因炎性刺激使肌腱及韧带附着处产生羽毛状骨膜增生或与骨干平行的层状骨膜增生。早期骨质破坏常出现于第2 ~5 指近侧指骨基底部后桡侧，呈对称性骨质边缘模糊和缺损。骨质破坏为早期诊断的依据。

2）稍晚期改变：由于关节软骨破坏，关节面骨质出现细小的囊状缺损，关节面不规则及间隙明显狭窄。周围骨质普遍疏松，尤以近关节面为甚。关节周围软组织肿胀消退，肌肉萎缩，可发生半脱位及关节畸形。

3）晚期改变：骨质脱钙更显著，骨细微结构消失，关节间隙消失，呈纤维性强直或骨性强直。

类风湿性关节炎可引起某些骨骼（如跟骨、坐骨结节等）的特征性改变，这些改变对确诊也有帮助。

跟骨的早期表现为跟腱附着处局部软组织肿胀，以后于跟骨后方及跟腱附着处出现小缺损样骨质破坏。明显时可产生不规则骨膜增生及毛刺状新生骨，如"鸡尾状"，其邻近之骨皮质变薄，并可出现穿凿样骨质破坏。

（2）CT和MRI检查：有助于发现早期的骨侵蚀病变，可清晰显示关节狭窄，关节积液、关节脱位，并可判断累及程度。而且MRI可清晰显示关节、软骨、滑膜的累及情况。

5. 关节滑液

正常人关节腔内的滑液不超过3.5mL。RA患者滑液增多，滑液中白细胞明显增多，可达（2~75）×10^9/L，多数为中性粒细胞。

五、诊断和鉴别诊断

典型病例不难诊断，主要以临床特征性表现为依据。美国风湿病学会提出的RA分类标准规定，有下述7条中4条者，可以诊断为RA：①晨僵至少持续1小时（每天）；②有≥3个关节同时出现肿胀或积液；③掌指关节、近端指间关节或腕关节中至少有一个关节出现肿胀或积液；④对称性关节肿胀或积液；⑤皮下类风湿结节；⑥RF阳性（滴度>1:20）；⑦手和腕X线照片有骨的侵蚀和明确的骨质疏松。第1~4条需持续6周以上，第2~5条需由医生观察认可。

本病须与下列疾病鉴别。

1. 风湿性关节炎

本病多见于青少年，一般起病较急剧，有发热，关节红、肿、热、痛明显，多侵犯大关节，游走性也较显著，无晨僵，骨质破坏和肌萎缩，血抗链球菌溶血素O效价增高，RF阴性，水杨酸制剂疗效显著。

2. 骨关节炎

本病属于非炎性、退行性关节病，多见于中年以后，主要表现在膝、髋、踝、脊柱等负重大关节，活动时疼痛加重，休息后减轻，无明显晨僵。X线表现骨质呈"唇"样或"刺"样增生，没有广泛的骨质疏松，无关节面破坏和强直，类风湿因子阴性。

3. 关节结核

可伴有其他结核病变，如脊柱结核，常有椎旁寒性脓肿。多侵犯一个关节，两个以上关节同时发病者极少见。X线片上有明显的骨质破坏，关节腔内后出液做结核杆菌培养或动物接种常为阳性。

4. 系统性红斑狼疮

多有心、肾等内脏损害，关节畸形比较少见，面部蝶形红斑的出现则有助于鉴别诊断。由于早期这两种疾病较难区别，且两者的实验室检查类风湿因子和狼疮细胞都可为阳性，故在临床上应予重视。

六、治疗

（一）治疗原则

RA 的治疗以减轻疼痛，控制病情发展，阻止发生不可逆的骨破坏为目的。尽可能保护关节功能，改善患者的生活质量。该病的治疗药物和方法繁多，但尚无特效药物。主张早期确诊，早期应用缓解病情的慢作用药，或联合用药，或个体化用药。

（二）治疗方法

1. 一般治疗

①疾病教育。使患者对本病的发展、预后以及治疗意义等有所了解，树立战胜疾病的信心，并与医生密切配合。②劳逸结合。病情活动期，全身症状明显，应适当休息，症状控制后可适当活动，包括关节的主动性及被动性活动，以保护关节功能，防止肌肉萎缩。③饮食上应富含蛋白质及维生素。

2. 药物治疗

（1）非甾体类抗感染药：主要是通过抑制前列腺素的合成，从而达到消炎、止痛的目的，是治疗类风湿性关节炎的首选药。

1）阿司匹林：每日 2~4g，分 4~6 次服，无效时再加大剂量。可在饭后服或与制酸剂同服，可减轻胃肠道刺激。有溃疡病者慎用。

2）吲哚美辛：每次 25~50mg，每日 3 次。不良反应有恶心、呕吐、腹泻等。口服不能耐受时可改用栓剂。也有用甲苯酰吡咯乙酸，其化学性质与吲哚美辛相同。

3）丙酸衍生物：包括布洛芬，每日总量 1200~1600mg；非诺洛芬酸钙，每日总量 2400mg；萘普生，每日总量 500~750mg。疗效与阿司匹林相仿，但不良反应较少。

4）吡罗昔康：每日口服 1 次，每次 20mg，不良反应少。

5）灭酸类药：国内有抗感染酸和氯芬那酸，前者 250mg，每日 3~4 次；后者 200~400mg，每日 3 次。作用与阿司匹林相仿，不良反应为胃肠道反应，偶有肾功能损害及皮疹。

6）安尔克注射液：具有强力抗感染、解热、镇痛作用。成人每日 1 次，每次 20mg（2mL）肌内注射。临床治疗本病 59 例，2~4 周总有效率 95.1%。

7）依托度酸：新型非甾体抗感染药，疗效强于阿司匹林。每日 400mg，分 2 次服用。对本品、阿司匹林以及其他非甾体抗感染药过敏的患者禁用；活动性消化性溃疡禁用。

以上药物为本病的一线用药，一般不主张联合用药。

（2）类固醇皮质激素：是治疗 RA 的重要炎症抑制剂，但其剂量依赖性不良反应也是临床医师面临的主要问题。对于是否、何时和怎样运用这类药物治疗 RA，目前仍有争议。临床资料明确证实，依据影像学检查结果，类固醇皮质激素可有效地降低 RA 的进展。目前认为，激素作为一把"双刃剑"，当确实有应用适应证时，一定尽可能用最低剂量，最短时间。

1）作用机制：类固醇皮质激素类药物抗感染机制主要是通过调节免疫及炎症系统几乎所有组分的功能；此外也包括免疫系统的许多细胞靶向。它抑制促炎性因子的产生，这包括单核细胞、巨噬细胞以及淋巴细胞产生的 TNF - α、IL - 1、IL - 2。这些因子影响干扰素的信号传导通路并诱导淋巴细胞凋亡。此外通过影响抗原呈递来抑制迟发型超敏反应，同时也抑制淋巴细胞增殖。类固醇皮质激素类药物还抑制磷脂酶 A_2 活性，阻断前列腺素，白三烯及活性氧介质的产生。

2）低剂量类固醇皮质激素（泼尼松 < 10mg/d）：目前 30% ~ 60% 的患者采用这一剂量进行短期或长期治疗。对中重度患者，肌内应用甲泼尼龙 120mg 或者短期 4 天的疗程（起始剂量 20mg），可抑制炎症，并使其他药物发挥更好的疗效。上述治疗窗口期在获得 DMARD 理想疗效前是非常有帮助的。

3）短期冲击性静脉内应用甲泼尼龙：静脉途径用药，每日 250 ~ 1000mg，疗程 1 ~ 3 日。用于那些常规治疗效果不理想或有内脏受累、血管炎的重症患者。

4）关节内类固醇皮质激素药物注射：根据治疗关节的不同，甲泼尼龙的使用剂量在 10 ~ 80mg。常用于对全身治疗耐药的单关节炎症患者。关节内注射前一定要评估并除外感染的可能性。

5）类固醇皮质激素的不良反应：包括皮肤变薄、白内障、骨质疏松、高血压及高脂血症。后三种不良反应可通过积极预防骨质疏松及心脑血管意外的措施加以避免。所有服用该类药物治疗的患者均应补充钙剂（1 ~ 1.5g/d）以及维生素 D_3（800IU/d）。双膦酸盐可有效减低患者脊柱骨折的风险，建议骨密度较低的患者服用。其他不良反应还包括感染、糖尿病、情绪改变、肌病以及骨坏死。

（3）缓解性药：能改善临床症状，降低血沉和类风湿因子效价，缓解病情的作用。服药数周、数月后生效。为本病二线用药。

1）氨甲蝶呤：通过临床试验研究，氨甲蝶呤已被明确认定为合成的 DMARD，可引发长期反应。该药有效，作用耐久，药物长期毒性可接受，药物成本低。研究表明应用氨甲蝶呤治疗的患者其死亡率要明显低于不应用者。

①作用机制：氨甲蝶呤是一种二氢叶酸还原酶抑制剂，是嘌呤生物合成通路上的重要代谢酶。此酶对于增生细胞的存活具有重要作用。它降低多形核细胞趋化性，减少细胞因子 IL - 1 及 IL - 2 产生，以及增加腺苷释放，后者具有抗感染作用。

②起始剂量：7.5 ~ 10mg/W。多数患者的最佳药效范围在 20 ~ 30mg/W，通常出现在用药 1 ~ 2 个月后。同时服用叶酸（1 ~ 3mg/d）或亚叶酸（2.5 ~ 5mg，在服用氨甲蝶呤 12 ~ 24 小时后使用），可有效降低毒副作用，而不影响药物的效果，并可增加氨甲蝶呤的耐受性。

③生物利用度：口服剂型很难预测。但皮下或肌内注射剂型的生物利用度则高于90%。因此，如果口服氨甲蝶呤效果不佳或者产生胃肠道不耐受反应，可尝试皮下或者肌内注射方式用药。

④氨甲蝶呤的不良反应：包括胃肠道不耐受反应，肝脏炎症及瘢痕化，口腔溃疡以及皮疹等，上述许多不良反应可以通过应用叶酸或者亚叶酸来预防。更严重的毒副反应包括骨髓抑制及肝毒性，因此每 4 ~ 6 周，需要进行一次全血细胞计数以及肝功能检测。对已有肝功能异常、重度饮酒史、肝炎病毒感染史的患者，不要应用氨甲蝶呤。目前不建议进行随访性的肝活检，除非发现有持续性或者反复性转氨酶升高或者清蛋白水平

降低。罕见有氨甲蝶呤治疗患者发生非霍奇金淋巴瘤病，停药后部分患者症状可缓解。

⑤药物致畸性及导致流产风险：氨甲蝶呤应在计划妊娠前 3 个月停止。氨甲蝶呤是一种可引起流产的药物，妇女在服用此药物前应清楚其在此方面的风险且在服药过程中应采取适当的保胎措施。也建议男性患者在计划妊娠前 3 个月停止服药，因为氨甲蝶呤可影响精子功能及数量。

2）柳氮磺吡啶

①作用机制：可清除吞噬细胞释放的氧离子，抑制前列腺素，服药 12 周后循环中活化淋巴细胞减少，IgM、RF 滴度下降。

②用法：成人常用剂量为每日 2g 肠溶片，分两次餐中服用。为减少药物的不良反应，可从每日 0.5g 开始，每周增加 0.5g，直到治疗剂量为止。

③不良反应：胃肠道反应、中枢神经系统的头痛发热等、皮疹、肝酶升高及血液系统异常。

3）抗疟药

①作用机制：可抑制吞噬细胞释放的氧离子，抑制抗原递呈细胞的递呈功能与 IL-1 释放。临床常用氯喹和硫酸羟基氯喹，羟氯喹较易进入细胞核和溶酶体，故效果较好。抗疟药起效时间慢，在用药后 3~6 个月起效。

②用法：常用剂量氯喹为 0.25g/d，羟氯喹 0.1~0.4g/d。

③不良反应：较少，其发生率与剂量有关。可有胃肠道反应、皮疹、神经系统反应等。抗疟药对眼部有 3 方面影响：眼球调节障碍、角膜药物蓄积和视网膜病变，前两种可以逆转，第三种病变可带来永久失明，故需定期进行眼科检查。

4）来氟米特：临床试验发现，该药与柳氮磺吡啶和中度剂量氨甲蝶呤具有相似的 RA 治疗效果。通过 6~12 个月影像学观察发现，与安慰剂比较，来氟米特可有效减缓病程进展。来氟米特可单独用药也可和氨甲蝶呤联合治疗 RA。

①作用机制：来氟米特是一种二氢乳清酸脱氢酶竞争性抑制剂，后者是嘧啶合成阶段的限速酶。其靶向于活化的淋巴细胞，原因在于活化的淋巴细胞依赖于嘧啶合成。体外研究已证实来氟米特可影响炎症及细胞因子信号传导通路。

②来氟米特是一种药物前体，经口腔摄入后，经过快速的化学转化过程而形成初级洁化代谢产物 A771726，95% 的药物成分以此形式存在于血液中。代谢产物与蛋白质高度结合，半衰期长达 15~18 天。因此，如果没有负荷剂量，此药需长达 2 个月才能到达稳定状态的血药浓度。因有大量的肠肝循环过程，血浆中药物浓度可能需要 2 年时间才可以降低至检测浓度以下。经肾脏排泄的总量是有限的，因此对有肾功能降低的患者，无须调整用药剂量。

③由于其复杂的药代动力学作用，在治疗起始阶段建议应用 100mg/d，连续 3 天的负荷量。维持量 20mg/d。体外研究发现来氟米特抑制细胞色素 P450 2C9（CYP2C9），因此可增加华法林的抗凝活性。利福平可使来氟米特活性代谢产物浓度增加 40%，因此应用时需要调整剂量。此外，来氟米特可通过增加肾脏排泄作用，降低血清尿酸浓度。

④不良反应：具有肝脏毒性。对已有肝功能异常，严重酗酒史或者病毒性肝炎史的

患者，应避免使用来氟米特。来氟米特与氨甲蝶呤合用可增加肝脏毒性损伤，建议密切监测肝功能变化。其他不良反应包括体重减轻、腹泻（严重者可导致低钠血症）、可逆性脱发、全血细胞减少症、高血压以及外周神经病变。

⑤临床前期研究表明来氟米特可造成胎儿死亡或具有致畸性，因此育龄期妇女在应用来氟米特之前应进行妊娠检测，结果阴性者方可使用，并且应进行有效的避孕措施。由于此类药物的半衰期较长，受孕前停止用药是不够的。在受孕前建议采用消除药效规范，具体方法是口服考来烯胺每次 8g，每日 3 次（最好是每日服用或者一日服药 3 次），疗程共计 11 天。

5）青霉胺

①作用机制：通过巯基改变 T 细胞、NK、单核细胞膜的受体，改变细胞反应性，阻止形成胶原的羟赖氨酸醛和赖氨酸结合。

②用法：一般每日口服 125～250mg，然后递增至每日 500～750mg，用药 2 个月左右起效。

③不良反应：有恶心、呕吐、口腔溃疡、味觉丧失等，个别出现血尿、蛋白尿、白细胞或血小板减少。

6）金制剂

①作用机制：抑制单核细胞分泌 IL－1，抑制胶原合成和生长。本药有注射和口服两种剂型，临床效果相近。常用金制剂为金诺芬，商品名为瑞得。

②用法：3mg，每日 2 次，或 6mg，每日 1 次。

③不良反应：主要为皮疹、腹泻，个别患者有白细胞减少和蛋白尿。

7）环孢素 A

①作用机制：抑制 IL－2 合成和释放，改变 T 细胞和各种反应，缓解关节肿痛及晨僵，并可降低血沉、C－反应蛋白及 RF 滴度，使滑膜破坏减缓。

②用法：常用剂量每日 2.5～5mg/kg。

③不良反应：有胃肠道症状、头痛、感觉异常及肝酶升高等，少数引起肾毒性，一般停药后可逐渐恢复。

8）米诺环素

①作用机制：可以从多种途径阻止由炎性介质介导的 RA 的病理损伤，包括作为金属蛋白酶抑制剂以及抑制患者体内过高的一氧化氮产生，可有效减少 RA 患者 T 细胞表面激活标志 gp26 的表达等。

②用法：一般剂量为 100mg，每日 2 次。

③不良反应：消化道症状、头晕、皮疹、末梢神经炎等。

9）雷公藤

①作用机制：可抑制淋巴细胞的作用，抑制免疫球蛋白合成，抑制前列腺素合成。

②用法：雷公藤总苷 60mg/d 可以明显改善患者的关节症状，并协助减少或撤除糖皮质激素的使用，本药起效快，近期疗效较好。

③不良反应：有腹泻、皮疹、口炎、脱发、白细胞和血小板下降、对生殖系统影响等。

10）TNF－α 拮抗剂：目前用于治疗 RA 的 TNF－α 生物抑制剂有三种，包括英夫利昔单抗，依那西普及阿达木单抗。仅英夫利昔单抗需要与氨甲蝶呤联合应用，否则这种针对老鼠组分的抗体会降低药效。另外两种 TNF 拮抗剂不需要同氨甲蝶呤合用，但是当与氨甲蝶呤合用时，其缓解关节破坏作用以及功能促进作用更加显著。

①英夫利昔单抗：是一种抗 TNF－α 的 IgG_1 抗体嵌合体，包括老鼠抗体的抗原结合部位（占四分之一分子）以及人类抗体的不变区域。与可溶型以及膜结合型 TNF－α 呈高度结合，阻碍 TNF－α 与其受体结合。该药还通过抗体依赖性以及补体依赖性细胞毒作用杀死释放 TNF－α 的细胞。用法是在第 1 周，第 2 周及第 6 周，以 3mg/kg 剂量，分 3 次进行，每次静脉滴注 2 小时，随后每 8 周采用维持剂量，与氨甲蝶呤联合应用。如果用药后反应不明显，或者症状好转后又出现复发，可缩减用药间隔至每 4 周 1 次，或者增加剂量。调整后的用药剂量最终可能达到 10mg/kg，每 4 周 1 次。

②依那西普：是一种可溶性 TNF 受体融合蛋白，由两个二聚体组成，每个二聚体通过高亲和力的 2 型 TNF 受体（p75）的细胞外配基与人类 IgG_1 的 Fc 段相连接。这种融合蛋白将 TNF－α 与 TNF－β 连接在一起，从而阻止其与各自受体进行反应。依那西普采用皮下注射，每周 1 次（50mg）或 2 次（25mg），或单独使用，或与氨甲蝶呤联合用药。

③阿达木单抗：是一种重组的人类 IgG_1 单克隆抗体，其通过与人类 TNF－α 高亲和性联结，阻碍细胞因子与其受体结合，并使表面表达 TNF－α 的细胞溶解。阿达木单抗采用皮下注射，每 2 周 1 次，剂量 40mg，可增加至每周 1 次。阿达木单抗在与氨甲蝶呤联合用药时可出现累加效应。

④TNF 拮抗剂的不良反应

a. 感染：可出现严重的细菌、结核菌或非典型分枝杆菌感染，曲霉病，组织胞质菌病以及其他机会性感染。结核菌感染在所有抗 TNF 药物治疗过程中均有报道，以潜在感染复燃最常见，常发生在治疗后最初 2～5 个月。肺外以及弥散性感染十分常见，非典型表现可延误诊断，甚至导致患者死亡。所有患者用药前应进行卡介菌素纯蛋白衍生物（PPD）试验，若结果阳性，应进一步行胸部 X 线片检查以排除结核菌潜在感染。如 PPD 阳性而胸片正常，则给予抗 TNF 药物治疗，但需合用异烟肼（INH）300mg 及维生素 B_6 50mg 治疗 9 个月。一旦发现上呼吸道或其他常见感染，应立即停药，只有在感染问题得到彻底解决，抗生素停止使用后，方可恢复用药。由于 TNF 有预防或控制皮肤感染的作用，在开始抗 TNF 药物治疗前，应先清除皮肤感染和溃疡灶。败血病发作可能提示免疫系统的抗感染能力严重受损，此时应用该药物会增加危险性。手术前 1～2 周停用抗 TNF 药，在伤口清洁愈合 1～2 周后恢复用药。

b. 淋巴瘤：据报道非霍奇金病巨 B 细胞型与全部三种抗 TNF 药物相关。对两者间是否存在因果关系目前尚存争议，原因在于未使用抗 TNF 药物的 RA 患者中此类淋巴瘤发生率也提高了 10 倍。除淋巴瘤外，癌症发生率没有显著变化。

c. 自身抗体：据报道应用这三类抗 TNF 药物的患者，抗核抗体及抗双链 DNA 抗体都有所增加，特别是联合应用来氟米特时更加明显。但是药物诱导的狼疮非常罕见。体内可产生针对所有这三类抗 TNF 生物制剂的抗体，引起药物功效下降。联合应用氨甲蝶呤及英夫利昔单抗或者阿达木单抗可明显减少此类自身抗体的形成。

d. 多发性硬化症：有报道抗 TNF 药物可激发静寂的多发硬化症，导致新发神经性脱髓鞘病变。症状包括感觉异常，视神经炎及意识错乱。神经性脱髓鞘病变患者应避免使用抗 TNF 药物。出现上述疾病者应立即停用。

e. 注射反应：应用依那西普以及阿达木单抗患者，注射部位出现持续数天的小红斑伴瘙痒是较常见的体征。约 20% 的患者在静脉滴注英夫利昔单抗过程中出现头痛及恶心等症状，可通过抗组织胺药或者减缓输液速度得到缓解。若出现荨麻疹或支气管痉挛症状，则提示急性超敏反应发生，此种情况可见于约 2% 患者，通常需要大剂量激素治疗。严重过敏反应很少见，仅在 Crohn 病患者应用英夫利昔单抗时有过报道。

f. 肝功能异常及血细胞减少症：每 6 周进行一次血液化验筛查。

（4）生物制剂

1）肿瘤坏死因子（TNF）拮抗剂：目前上市的药物有 Etanercept 和 Infliximab。Etanercept 为人重组 TNF 受体 p75 和 IgGFc 端的融合蛋白，它的特点是中和循环中可溶性 TNF，从而减少它们与组织 TNF 受体的结合，但是它同时中和 TNF－α 和 TNF－β，和 TNF 的结合率不如 inflixmab 高。每次剂量 10～25mg/kg，每周 2 次，皮下注射。Inflixmab 为抗 TNFα 嵌合型单克隆抗体（嵌合体中 25% 为鼠组织，75% 为人体组织），其对关节组织有直接的细胞毒作用，对 TNF－β 无作用，与 TNF－α 结合率高，且有免疫原性，大剂量时可诱导免疫耐受性。用法为静脉输入，每次剂量为 3～10mg/kg，每 4～8 周 1 次。此类药物为近年上市的新型生物制剂，其近期、远期疗效及不良反应有待进一步观察。

2）白介素－1 受体拮抗剂（IL－1Ra）：有报道应用人重组 IL－1Ra 治疗类风湿关节炎，发现治疗组关节 X 线的进展明显低于对照组，对受累关节软骨可能有保护作用，且不良反应较少。

3）利妥昔单抗：是一种鼠/人嵌合型抗 CD20 单克隆抗体，Cohen 等验证了对一种或多种 TNF－α 拮抗剂反应不佳的活动性 RA 患者，使用利妥昔单抗联合 MTX 治疗的有效性和安全性。REFLEX 研究是一项对利妥昔单抗以及 MTX 治疗严重的类风湿性关节炎患者的疗效和安全性进行评估的研究。520 名患者使用肿瘤坏死因子抑制剂疗效不明显或不能耐受，随机抽取分为两组。一组患者在间隔两周的时间注射两次利妥昔单抗（第 1 天和第 15 天分别注射 1000mg），另一组是安慰剂注射，辅之以服用氨甲蝶呤以及两周注射糖皮质激素。结果利妥昔单抗组患者 X 线进展明显延缓。

在 2006 和 2007 年 EULAR 年会上，生物制剂领域一直是 RA 临床和基础研究的热点。对生物制剂的疗效和安全性进行了诸多研究和报告，同时许多新的剂型，如 TRU－015、HuMax－CD20、ACZ885、AMG714 等也进入了临床试验阶段。但是各种制剂的适应证以及不良反应因人而异，在临床实践中需遵循个体化用药原则。

（5）干细胞移植：目前国内外已开展周围血造血干细胞移植治疗 RA，并取得一定近期疗效，但该治疗方法费用昂贵，远期疗效尚待考察。

3. 矫形外科治疗

滑膜切除术去掉慢性血管翳，有较好疗效，但远期效果不肯定。对晚期病例可行关节成形术或人工关节置换。

4. 物理治疗

红外线辐射、短波、超短波、微波、音频、直流电药物离子导入、磁疗、蜡疗、矿泉水浴洗、沙浴、日光浴、神灯等。

七、护理

（一）休息与运动

急性活动期卧床休息，症状控制后应及早下床活动。

（二）病情观察

1. 关节

观察患者晨僵持续的时间，关节疼痛程度，持续时间，关节有无畸形和肿胀、活动受限程度。

2. 关节外症状

观察患者有无胸闷、心前区疼痛、腹痛、消化道出血、咳嗽、发热和呼吸困难等症状。

（三）对症监护

1. 晨僵护理

鼓励患者晨起后行温水洗浴或用热水浸泡僵硬关节。

2. 姿态护理

每天坚持功能锻炼，保持关节功能位。

（1）关节功能训练方法：训练手与其他关节灵活性和协调性，可做日常生活的训练，包括更衣、洗漱等。患者进行功能训练要遵循循序渐进的原则，由被动运动逐渐过渡到主动运动，可以配合理疗、按摩等活络关节。

（2）关节功能维护方法：悬空关节下垫平枕，如肩部两侧、髋关节两侧和平卧时的膝关节；双手可握小卷轴，足下可放足板。预防夜间休息或休息时间过长加重关节畸形，临睡时可以绑夹板，早晨卸掉，在床上适当活动、梳洗后，再将夹板绑上，每天放开 2~3 次。每天至少仰卧 2~3 次，每次持续 30 分钟，预防髋关节挛缩。

3. 疼痛的护理

避免疼痛部位受压，给患者营造安静的环境，借助谈话、听音乐、读书等方式分散注意力。也可以采用水疗、超短波等物理疗法缓解疼痛，必要时遵医嘱给予非甾体抗感染药镇痛。

4. 用药护理

服用非甾体抗感染药观察有无头痛、头迷和胃肠道不良反应。服用雷公藤总苷注意观察有无性腺和肝功能的损害。

（四）心理护理

因为病情反复和疼痛患者常出现情绪低落，护士在工作中要了解患者心理和情绪的变化，尽量减少外界刺激，鼓励患者适当的表达情绪，激发对家庭的责任感，培养自我护理能力；鼓励患者参加疾病知识讲座和座谈，充实生活。告知家属、朋友给患者提供支持与关爱，稳定患者情绪，树立战胜疾病的信心。

八、预防与控制

1. 疾病知识指导

向患者和家属讲解本病的相关知识，注意保暖，避免感染、寒冷、潮湿、过劳等各种诱因。注意休息，在疾病缓解期每天有计划地锻炼，保护关节功能，延缓关节损害。

2. 用药指导

指导患者用药的方法和注意事项，遵医嘱坚持用药，定期复查血、尿常规和肝肾功能。病情复发时，应及早就医。

（汤小庆）

第三节　系统性红斑狼疮

系统性红斑狼疮（SLE）是自身免疫介导的，多因素参与的以免疫性炎症为突出表现的弥散性结缔组织病。血清中出现以抗核抗体为代表的多种自身抗体和多系统受累是系统性红斑狼疮的两个主要临床特征。系统性红斑狼疮好发于生育年龄女性，多见于15~45岁年龄段，女:男比例为（7~9）：1。肾衰竭、感染、中枢神经系统损伤是死亡的主要因素。

一、病因和发病机制

SLE的病因和发病机制尚未明确，根据目前的研究，认为与遗传因素、环境因素、体内激素的变化等因素有关。

1. 遗传因素

提示与本病有关的遗传背景有：①患者一级亲属中患SLE者，高达13%；②同卵双生者发病率为25%~70%，而异卵双生者仅1%~3%；③不同人种之间发病率存在差异；④SLE易感基因及补体缺陷基因在患者中的发生频率明显高于正常人。

2. 环境因素

日光、紫外线、某些化学药品与食物、病毒感染等都可能诱发SLE。

3. 性激素

提示雌激素促发SLE者：①育龄妇女与同龄男子之比为9:1，而绝经期比例仅3:1；②非育龄女性SLE发病率显著减低；③SLE患者体内的雌酮羟基化产物增加；④妊娠可诱发SLE；⑤部分子宫内膜增殖症患者可出现自身抗体及类狼疮症状，用雄激素治疗后随之好转；⑥阉割后的雄性SLE小鼠病情加重。

SLE的发病机制尚不完全清楚，综合尸体解剖、免疫病理组织学的资料、实验动物模型的研究及临床详尽的观察，目前公认本病的发生与自身免疫异常有关，其依据为：本病患者血浆球蛋白、γ球蛋白及IgG增高。血清中具有抗DNA等多种对自体细胞成分有特异拮抗作用的抗体。患者循环中免疫复合物阳性。免疫荧光检查证实肾、皮肤、脑等多处均有 DNA - 抗 DNA 免疫复合物沉积。患者呈低补体血症。组织学改变呈免疫学特征。包括淋巴细胞及浆细胞的浸润。多数学者认为在遗传素质基础上，加上诸如感染、紫外线辐射、药物、内分泌等因素的作用，造成免疫功能紊乱，使抑制 T 细胞功能降低，B 淋巴细胞功能亢进，"禁株细胞"活跃，多种自身抗体大量产生，导致组织破坏而发病。SLE 的基本病变是结缔组织的黏液性水肿、纤维蛋白样变性和坏死性血管炎。皮肤组织病理改变为表皮萎缩、基底细胞液化变性、胶原纤维水肿。横纹肌、肾小球、心包、心肌、肺间质和实质以及神经系统均可能受累。

二、病理

基本病理改变为结缔组织的黏液性水肿、纤维蛋白变性及坏死性血管炎。受损脏器内的中性粒细胞、淋巴细胞、浆细胞及其组织细胞的细胞核在与自身抗体接触后，变性坏死而形成均匀团块，称为苏木紫小体。苏木紫小体与狼疮细胞包涵体相似，几乎见于所有受损的炎症区，如心脏、肾脏、肌肉、皮肤、神经系统等。

三、临床表现

起病可为暴发性、急性或隐匿性，开始仅有单一器官受累，也可多个系统同时受累。病程迁延，反复发作，阳光照射、感染、妊娠、分娩以及药物常为诱发因素。多数患者有乏力、发热、体重下降等全身症状。现将受累器官、系统表现分述如下。

1. 皮肤与黏膜

80% 患者有皮肤损害，常见于皮肤暴露部位，有对称性皮疹，典型者在双面颊和鼻梁部位呈蝶形红斑。皮损为不规则水肿性红斑，病情缓解时，红斑可消退，留有棕黑色素沉着。在 SLE 患者中也可见到盘状红斑的皮损，常呈不规则圆形。此外在手掌的大小鱼际、指端及指（趾）甲周也可出现红斑，这些都是血管炎的表现。活动期患者可有脱发、口腔溃疡。部分患者有雷诺现象。

2. 关节与肌肉

80% 患者有关节受累，大多数表现为关节痛，部分伴有关节炎。受累的关节常是近端指间关节、腕、足部、膝、踝等关节，呈对称性分布，而肘及髋关节较少受累。肌痛见于 50% 患者，有时出现肌炎。

3. 发热

多数为低热。急性活动期可有高热，并伴有畏寒，热型不定。随病情缓解，发热可恢复正常或仅有低热。

4. 肾

几乎所有患者的肾组织有病理变化，但有临床表现者仅约 75%，可表现为蛋白尿、血尿、管型尿、肾性高血压、肾功能不全等。早期患者以蛋白尿和尿中出现多量红细胞为常见。大部分患者在病程较早阶段，其肾损害经合理治疗后症状可以消失或缓解，也有一部分呈进行性发展为肾衰竭（见所附狼疮肾炎）。

5. 心血管

约 30% 患者有心血管表现，其中以心包炎最常见。可为纤维素性心包炎或为心包积液。患者有心前区疼痛或无症状，超声心动图对诊断有很大帮助。约 10% 患者有心肌损害，可有气促、心前区不适、心律失常，心电图有助于诊断，严重者可发生心力衰竭导致死亡。约 10% 可发生周围血管病变，如血栓性血管炎等。

6. 呼吸系统表现

主要为间质性肺炎，患者常有咳嗽、咳痰、呼吸困难、发绀、胸痛等症状。X 线片上可见到淡薄之片状阴影，肺纹理增深，有人称为"狼疮性肺炎"，易发生细菌或霉菌感染而致病情加重。胸膜炎也较常见，可为单侧或双侧，有干、湿性两型之分，可引起相应的症状和体征。

7. 消化道症状

40% 的病例可出现消化道症状，患者常有恶心、呕吐、食欲缺乏、腹泻、腹痛、便血等多种表现。30% 病例有肝脏肿大，少数可有急腹症发作，可能有急性胰腺炎、腹膜炎、肠麻痹、肠溃疡、肠坏死、肠穿孔、肠梗阻等之发生。

8. 神经精神系统症状

神经精神系统损害，见于疾病后期患者，见于 50% 的病例。能威胁患者的生命，已日益引起人们的重视。可有脑炎、脑膜炎、脊髓炎、癫痫大发作、脑出血及周围神经炎等。患者常有剧烈头痛、呕吐、偏瘫、抽搐、昏迷、四肢感觉异常、肌肉萎缩、腱反射亢进、出现病理反射等临床表现，活动期患者脑脊液检查，可见轻度蛋白增高，轻度中性粒细胞和淋巴细胞增多等。

9. 血液系统表现

常有贫血、白细胞、血小板减少。脾常轻度肿大。淋巴结也常增大，但无压痛，偶可被误诊为淋巴瘤。

10. 眼、淋巴结和肝脾症状

有巩膜炎、角膜改变，以及视网膜渗出、出血和细胞样小体。颈前和腋窝淋巴结常肿大，直径 1～2cm，颈后组常小于 0.5cm，肿大可持续到大多数症状消失后。病情恶化时，淋巴结肿大先发生。肝脏常肿大，伴以不同程度的肝功能异常。脾大亦不少见，多数仅见于疾病活动时，病情缓解后即不能触到。

系统性红斑狼疮的病程进展差异很大，多为缓解期与活动期交替出现。有的病情发展迅速，有的可持续缓解数年或更久，少数可痊愈。

四、实验室及其他检查

血常规有血色素、白细胞总数，有时还有血小板总数减少，血沉增快。尿常规检查有蛋白、红细胞和白细胞增加，可有管型。人血清蛋白降低，γ 球蛋白和纤维蛋白原增高，免疫球蛋白 IgG、IgM 和 IgA 均升高，肝功能可受损。

红斑狼疮细胞在 40%～70% 的急性期患者的周围血中可检出，但其他病中也有少数患者找到。

抗核抗体（ANA）、抗去氧核糖核酸（DNA）抗体、抗天然 - DNA 或抗双链 - DNA（n - NDA 或 ds - DNA）抗体和抗变性或单链去氧核酸（d - DNA 或 ss - DNA）抗体可为阳性，但以 ds - DNA 抗体荧光核型显示周边型最具特异性，提示肾脏受损。此外，还可测定抗 ss－A 和 ss－B 抗体，对亚急性皮肤型红斑狼疮有重要参考意义。

细胞免疫功能包括淋巴细胞转化试验、总花瓣形成试验及活性花瓣形成试验在活动期均低下；OT 试验阴性。OKT_8^+、$Leu2a^+$（抑制性 T 淋巴细胞）明显降低，OKT_3、$Leu4a^+$（总 T 细胞）也明显降低，导致辅助性 T 细胞（OKT_4、$Leu3a^+$）／（OKT_8^+、$Leu2a^+$）比值增高。

血清补体约 90% 均降低。

五、诊断

对 SLE 的诊断，国际上应用较多的是美国风湿病学会（ARA）修订的 SLE 诊断分类标准（表 7－1）。

表 7－1 美国风湿病学会修订的系统性红斑狼疮分类标准

1. 颊部红斑	固定红斑，扁平或高起，在两颧突出部位
2. 盘状红斑	片状高起于皮肤的红斑，黏附有角质脱屑和毛囊栓；陈旧病变可发生萎缩性
3. 光过敏	对日光有明显的反应，引起皮疹，从病史中得知或医生观察到
4. 口腔溃疡	经医生观察到的口腔或鼻咽部溃疡，一般为无痛性
5. 关节炎	非侵蚀性关节炎，累及 2 个或更多的外周关节，有压痛、肿胀或积液
6. 浆膜炎	胸膜炎或心包炎
7. 肾脏病变	尿蛋白 >0.5g/24h 或 ＋＋＋，或管型（红细胞、血红蛋白、颗粒或混合管型）
8. 神经病变	癫痫发作或精神病，除外药物或知的代谢紊乱
9. 血液学疾病	溶血性贫血，或白细胞减少，或淋巴细胞减少，或血小板减少
10. 免疫学异常	抗 ds－DNA 抗体阳性，或抗 Sm 抗体阳性，或抗磷脂抗体阳性（后者指抗心磷脂抗体、狼疮抗凝物阳性、至少持续 6 个月的梅毒血清试验假阳性三者之一）
11. 抗核抗体	在任何时候和未用药物诱发"药物性狼疮"的情况下，抗核抗体滴度异常

六、鉴别诊断

本病与其他结缔组织病，如皮肌炎、硬皮病、结节性动脉周围炎等易混淆或重叠存在，需要予以鉴别。亦需要与风湿性关节炎、慢性肾炎、肾病并发症、肝炎、结核性胸膜炎、心包炎等相鉴别。发生狼疮危象时则需与外科某些急腹症、败血症、中枢神经感染、血栓性血小板减少性紫癜、癫痫、高血压合并脑血管意外、其他原因引致的多器官功能衰竭等病相鉴别。

七、治疗

本病无特殊根治办法。原则是：①积极缓解症状，以求达到完全静止，阻止疾病进展；②避免治疗药物本身的不良反应及其并发症，尤其感染问题；③预防疾病复发。具体措施如下。

（一）一般治疗

1. 加强宣教

患者在患病之前多对 SLE 比较陌生，确诊后常表现出害怕和失望。宣教的目的在于消除恐惧心理，明白规律用药的意义，强调长期随访的必要性，以及自身保健和避免各种对 SLE 不利的因素。如过敏源、避免阳光等紫外线光的照射等。

2. 对症治疗

去除各种影响疾病预后的因素，尤其注意控制高血压，防治各种感染。

（二）轻型 SLE

症状轻微如疲倦、关节痛、肌肉痛、皮疹等，而无重要脏器损伤。主要是对症治疗，如以关节肌肉疼痛为主，可用非甾体抗感染药如双氯芬酸（双氯灭痛）25mg，每日 3 次；如以皮疹为主，可用抗疟疾药如氯喹 0.25g，每日 1～2 次，治疗 2～3 周，可望改善。还可用含糖皮质激素的软膏，如醋酸氢化可的松软膏外涂。如治疗无效，及早服用小剂量糖皮质激素，泼尼松每日 0.5mg/kg。

（三）重型 SLE

活动度较高、病情较重者，需积极治疗。

1. 肾上腺皮质激素

首选药物。它改变了 SLE 的预后，但没有根本解决病因治疗。能明显抑制炎症反应，抑制抗原抗体反应。有 3 种用药方法：常规剂量用药（中剂量）：适用于不甚严重病例。泼尼松每日 15～20mg，晨顿服。症状缓解后，递减量至最小有效量维持。大剂量用药每日 40～80mg 晨一次顿服，或分次用药用于重症患者。个别病情重者可用至每日 60～100mg。为迅速控制症状，使重要器官免受侵犯或不致造成不可逆性损害，目前主张开始剂量宜大。症状缓解后，递减量至最小有效维持量。冲击疗法：对中枢性狼疮、严重血小板减少性出血、弥散性增生性肾炎、新月体性肾炎等，为迅速控制病情，可用激素冲击疗法。如甲泼尼龙每日 1000mg，静脉滴注，连用 3 天；后用泼尼松 100mg 用 3～4 周，后递减至维持量。同时伴用环磷酰胺。不良反应：长期使用激素可引起消化性溃疡、精神病、糖尿病和骨质疏松等，又可促使感染发生率增高，应予注意。

2. 细胞毒药物

活动程度较严重的 SLE，应给予大剂量激素和细胞毒药物，后者常用的是环磷酰胺（CTX）和硫唑嘌呤。加用细胞毒药物有利于更好地控制 SLE 活动，减少 SLE 暴发，以及减少激素的需要量。狼疮肾炎用激素联合 CTX 治疗，会显著减少肾衰竭的发生。

（1）环磷酰胺（CTX）：每日 1～2.5mg/kg，分 3 次给药。症状缓解后，以每日 25～50mg，分 3 次给药，作为维持量，长期使用。对病情危重病例，也可采用 CTX 冲击疗法，每次剂量 10～16mg/kg 加入 0.9% 氯化钠溶液 200mL 内，静脉缓慢滴注，时间要超过 1 小时。每 2 周冲击 1 次，病情不甚危重者可每 4 周冲击 1 次，冲击 6 次后，改为每 3 个月冲击 1 次，至活动静止后 1 年，可停止冲击。由于环磷酰胺有致诱变作用，青年或儿童用硫唑嘌呤较为安全。

（2）硫唑嘌呤：适用于中等度严重病例，脏器功能恶化缓慢者。剂量为每日口服

2mg/kg。在 SLE 活动已缓解数月后，再减量服用一段时间，可停服。Szteinbok 等并用硫唑嘌呤（每日 2.5mg/kg）和泼尼松龙治疗 16 例 SLE 与单独使用泼尼松龙治疗 19 例 SL 对比，观察 1～4 年，结果后组 6 例死亡，而前组无 1 例死亡，且肾损害有明显好转。

3. 环孢素

如果大剂量激素联合细胞毒药物使用 4～12 周，病情仍不改善，应加用环孢素，每日 5mg/kg，分 2 次服，服用 3 个月，以后每月减 1mg/kg，至每日 3mg/kg 做维持治疗。其主要不良反应为肾、肝损害，使用期间予以监测。在需用 CTX 的病例，由于血白细胞减少而暂不能使用者，亦可用本药暂时替代。

4. 免疫增强剂

可使低下的细胞免疫恢复正常。目前可试用的药物有左旋咪唑、胸腺素、转移因子等。

5. 抗疟药

氯喹可抑制淋巴细胞转化；降低盘状狼疮患者血循环中 T 细胞数；使免疫复合物形成受阻，在体外抑制补体介导的溶血；但对原发或继发的抗体刺激却没有抑制作用。氯喹也有稳定溶酶体和阻止前列腺素合成的作用。氯喹类药物对 SLE 的皮疹和关节炎等有较高的疗效，且危险最小。常用的有羟氯喹、氯喹和米帕林，抗疟药的不良反应比较罕见，与剂量和药品有关。羟氯喹不良反应最轻，最严重的不良反应是不可逆的视网膜病变导致失明，见于羟氯喹和氯喹，因此两者不能同时应用，早期改变是可逆的。必须在治疗前后每 6 个月做 1 次眼科检查。其他的不良反应包括色素沉着、恶心、头晕、头痛、苔藓样皮疹、头发变白、神经疾病、神经肌肉萎缩和皮肤发黄等。

6. 氨苯砜（DDS）

DDS 可用于 SLE 伴发的血管炎荨麻疹；伴口腔溃疡者；无瘢痕性慢性型慢性红斑狼疮；对氯喹不耐受者。对亚急性皮肤型红斑狼疮（SCLE）效果也较好，每日 25mg 小剂量或每日 100mg，尤其对皮疹效著。若停药后再发者用 DDS 仍有效，以后可用小剂量维持疗效。SLE 伴大疱皮疹者对大剂量皮质激素无效，采用 DDS 每日 100～150mg，于 24～48 小时内新皮疹停止出现。停药后若大疱再现时再服 DDS 仍有效，以后可每日 50～100mg 维持量。

7. 反应停

化学名酞咪哌啶酮。本品可治疗多种类型红斑狼疮，主要是盘状红斑狼疮（DLE）。反应停应使用于口服氯喹和外用皮质类固醇无效的严重病例，该药对 SLE 的皮损疗效显著，但对全身症状及内脏损害不大，狼疮性脂膜炎需治疗数月症状才见好转，用药剂量意见尚不一致，以每日 200mg 为佳。某些病例只需每日 100mg，国外用量为每日 300～400mg，见效或皮损消退后递减至维持量，连服 3 个月至 1 年。

8. 抗凝血药物

免疫性炎症可使多种凝血因子被激活，SLE 并发致死性凝血异常并非罕见。此外凝血过程所释放的因子可反过来活化 C_1 及 C_3，使免疫性炎症扩展。因此有学者主张对激进的免疫复合病采取抗凝治疗。可用肝素每次 0.5～1mg/kg，每 6 小时 1 次，肌内注射或静脉注射，维持凝血时间在 20~30 分钟，亦可应用抗血小板药物。

9. 中药治疗

中医辨证施治，或雷公藤片剂 5 粒，每日 3 次口服。

（四）急性暴发性危重 SLE

对狼疮脑病癫痫发作者、急性肾衰竭者、狼疮心肌损害严重者，除使用甲泼尼龙冲击法和 CTX 冲击疗法如上述外，还需进行对症治疗。狼疮癫痫发作者，宜用卡马西平等抗癫痫药；急性肾衰竭者，宜采用保护或（和）替代肾功能措施，晚期肾损害病例伴肾衰竭者，可行血液透析或肾移植。有心力衰竭表现者，宜减轻心前后负荷和适当使用洋地黄制剂。此外，可酌情给予辅助治疗。

（五）缓解期的治疗

病情控制后，尚需接受长期的维持性治疗。应使用不良反应最少的药物和用最小的剂量，以达到抑制疾病复发的目的，例如可每日晨服泼尼松 7.5mg。

（六）妊娠

对于没有中枢神经系统、肾脏或心脏严重损害的患者，且病情处于缓解期达半年以上，一般能安全地妊娠，并产出正常婴儿。对于非缓解期患者易于流产、早产或死胎（发生率约 30%），应予避孕。妊娠可诱发 SLE 活动，特别在妊娠早期和产后 6 周。有习惯性流产病史或抗磷脂抗体阳性者，妊娠时应服低剂量阿司匹林（50mg/d）。激素通过胎盘时被灭活（但地塞米松和倍他米松是例外），不会对胎儿有害，妊娠时及产后一个月内可按病情需要给予激素治疗，必要时可加用硫唑嘌呤。产后避免哺乳。

八、预后

系统性红斑狼疮患者的预后与多种因素有关，包括是否累及重要脏器、损伤程度、是否接受正规治疗及患者依从性等。应注意轻型系统性红斑狼疮可因过敏、感染、妊娠、分娩、环境变化等因素而加重，甚至进入狼疮危象。

九、护理

SLE 是自身免疫性疾病，很大程度上取决于外在环境和内在因素，良好的健康教育至关重要。随着研究工作不断深化，其诊断手段越来越多，并有更强的特异性，现在就诊的患者多数是在发病早期，实施早期诊断，早期治疗，长期随访，取得了突破性成果。现在红斑狼疮患者 10 年生存率达 86%，而且还在不断提高，许多患者的生活质量有了很大提高。

1. 一般护理

（1）做好入科宣教，详细为患者及家属介绍医护人员及病区环境，使他们尽快熟悉环境，消除陌生感。做好思想开导工作，体贴患者疾苦，解除患者恐惧心理和思想压力，增强战胜疾病的信心。

（2）向患者普及狼疮知识，帮助患者正确对待疾病，积极配合治疗。

（3）重症患者应卧床休息。

（4）发热时，按发热患者常规护理，避免受凉，积极预防并治疗感冒。

（5）不宜晒太阳，室内阳光过强时，应挂窗帘。禁用紫外线等光性疗法，或服用感光药物和食品，如中药补骨脂和蔬菜中的芹菜。外出要打遮阳伞，戴遮阳帽，穿长袖上衣和长裙，长裤。

（6）长期应用激素和免疫抑制剂者，应注意不良反应的出现，积极预防并及时治疗各种病毒、细菌感染。

（7）生活要有规律，保持乐观情绪和正常心态，避免过度劳累。

（8）给予优质蛋白、低脂肪、低盐、低糖、富含维生素和钙的饮食。忌食海鲜及辛辣食品，戒除烟酒。

2. 急性期的监护

由于病情危重，患者及家属情绪低落，对未来充满疑虑，思想负担重，因此在做好患者心理护理的基础上，根据患者出现的症状，做好以下症状护理。

（1）体温升高：①卧床休息，多喝水。②出汗后要及时更换衣服，并注意保暖。③吃一些清洁易消化的粥、面条等。④经常漱口，嘴唇干燥时可涂护唇膏。⑤测体温、脉搏、呼吸每4小时1次，体温>38℃时采取冰袋物理降温。

（2）疼痛：①尽量让关节处于功能位置。②适当热敷或理疗。③床上可用支架支起盖被，避免受压。④遵医嘱服药，必要时给予止痛剂。

（3）外周组织灌注量的改变（手指、脚趾呈紫红色，甚至糜烂，四肢末端麻木、发冷）：①保持四肢末梢温暖，使用短袜、毯子、手套。②避免引起血管收缩的因素：在冷空气中暴露时间不能太久。③不饮咖啡，不吸烟。

（4）皮肤完整性受损（面部红斑、指尖发绀或糜烂、口腔溃疡）：①保持皮肤清洁、干燥。②摄入足够的水分和营养。③避免局部皮肤受压时间过长，避免接触化学制品。④皮疹的护理：避免接触紫外线，在太阳下使用遮阳伞，戴上保护性眼罩，禁日光浴。正确使用护肤品、外用药。

（5）水肿：①轻度水肿者应限制活动，重度水肿者应卧床休息。下肢水肿应抬高下肢。②控制水分和钠盐的摄入，如有肾功能低下，则不宜高蛋白饮食。③准确记录24小时出入量。④应用利尿剂期间，需观察尿量、体重的变化，注意有无电解质紊乱及脱水现象。⑤水肿皮肤感觉差，抵抗力低，应防止受压、烫伤、擦伤和渗液后感染。长期卧床患者，应按时更换体位，同时给予局部按摩。

3. 腹膜透析的监护

①学会腹膜透析的自我护理方法。②透析液量每次2000mL，每日4次。温度保持在37~40℃，灌入时间为5~20分钟，在腹腔留4小时后进行交换。③观察记录透析液的引流量、颜色。④注意个人卫生，保持皮肤清洁。⑤保持透析管固定牢固，防止脱管。⑥如出现体温升高、腹痛、引流不畅或透析管脱出，要及时就诊。⑦加强营养，增加优质蛋白如瘦肉、鱼、鸡蛋、奶类等。

（汤小庆）

第四节 骨质疏松症

骨质疏松是由于多种原因导致的骨密度和骨量下降，骨微结构破坏，造成骨脆性增加，从而容易发生骨折的全身性骨病。

骨质疏松是一种多因素所致的慢性病。在骨折发生之前，通常无特殊临床表现。该病女性多于男性，常见于绝经后妇女和老年人。随着我国老年人口的增加，骨质疏松发病率处于上升趋势，在我国乃至全球都是一个值得关注的健康问题。

骨质疏松是一个世界范围的、越来越引起人们重视的健康问题。目前全世界约有2亿人患有骨质疏松，其发病率已跃居常见病、多发病的第七位。据统计，目前，我国40岁以上人群骨质疏松的患病率达16.1%，60岁以上人群则为22.6%，80岁以上人群达50%；骨质疏松的发生随着年龄的增加呈递增性上升。因此，正确认识、早期预防显得尤为重要。随着人口老龄化日趋明显，作为近年来多发的退行性疾病——骨质疏松及其并发症，已成为一个社会性的健康问题而备受老年病学者的关注，并引起了各国政府的高度重视。

一、病因

骨质疏松的具体病因尚未完全明确，一般认为与以下因素有关：

（一）内分泌因素

女性患者由于雌激素缺乏造成骨质疏松，男性则为性功能减退所致睾酮水平下降引起的。骨质疏松在绝经后妇女特别多见，卵巢早衰使骨质疏松提前出现，提示雌激素减少是发生骨质疏松的重要因素。绝经后5年内会有一突然显著的骨量丢失加速阶段，每年骨量丢失2%~5%是常见的，20%~30%的绝经早期妇女骨量丢失>3%/年，称为快速骨量丢失者，而70%~80%妇女骨量丢失<3%/年，称为正常骨量丢失者。瘦型妇女较胖型妇女容易出现骨质疏松并易骨折，这是后者脂肪组织中雄激素转换为雌激素的结果。与年龄相仿的正常妇女相比，骨质疏松患者血雌激素水平未见明显差异，说明雌激素减少并非是引起骨质疏松的唯一因素。

一般来说，老年人存在肾功能生理性减退，表现为 $1,25-(OH)_2D_3$ 生成减少，血钙降低，进而刺激PTH分泌，故多数学者报道血中PTH浓度常随年龄增加而增加，增加幅度可为30%甚至更高。对绝经后骨质疏松妇女的甲状旁腺功能研究结果显示，功能低下、正常和亢进皆有。一般认为老年人的骨质疏松和甲状旁腺功能亢进有关。

有研究显示各年龄组女性的血降钙素水平较男性低，绝经组妇女的血降钙素水平比绝经期妇女低，因此认为血降钙素水平降低可能是女性易患骨质疏松的原因之一。静脉滴注钙剂后女性血降钙素的增高值明显低于男性，血降钙素的基础值与增高值均与年龄呈负相关。有报道，对绝经前和绝经后的健康志愿者进行静脉滴注降钙素兴奋试验，未见降钙素储备功能有显著差别。而骨量减少和骨质疏松患者的降钙素储备功能则都降低，后者更为明显，这提示降钙素储备功能的降低可能参与了骨质疏松的发生。对绝经后骨质疏松妇女的血降钙素水平报道多数是降低的，但也有正常和轻度升高的报道。

成骨细胞功能、肾的 1α - 羟化酶活性随老龄化而受损，与此有关的 1，25 - $(OH)_2D_3$ 浓度降低亦参与骨质疏松的形成。其他内分泌失调性疾病，例如库欣综合征产生过多的内源性皮质激素或慢性甲状腺毒症，导致骨的吸收或排泄增加，这些都与骨质疏松形成有关。

（二）遗传因素

骨质疏松以白种人尤其是北欧人种多见，其次为亚洲人，而黑种人少见。骨密度为诊断骨质疏松的重要指标，骨密度值主要决定于遗传因素，其次受环境因素的影响。有报道青年双卵孪生子之间的骨密度差异是单卵孪生子之间差异的 4 倍；而在成年双卵孪生子之间骨密度差异是单卵孪生子的 19 倍。近期研究指出，骨密度与维生素 D 受体基因型的多态性密切相关。其他如胶原基因和雌激素受体基因等与骨质疏松的关系的研究也有报道，但目前尚无肯定结论。

（三）营养因素

已经发现青少年时钙的摄入与成年时的骨量峰直接相关。钙的缺乏导致 PTH 分泌和骨吸收增加，低钙饮食者易发生骨质疏松。维生素 D 的缺乏导致骨基质的矿化受损，可出现骨质软化。长期蛋白质缺乏造成骨基质蛋白合成不足，导致新骨生成落后，如同时有钙缺乏，骨质疏松则加快出现。维生素 C 是骨基质羟脯氨酸合成中不可缺少的，能保持骨基质的正常生长和维持骨细胞产生足量的碱性磷酸酶，如缺乏维生素 C 则可使骨基质合成减少。

（四）失用因素

肌肉对骨组织产生机械力的影响，肌肉发达，骨骼强壮，则骨密度值高。由于老年人活动减少，使肌肉强度减弱、机械刺激少、骨量减少，同时肌肉强度的减弱和协调障碍使老年人较易摔跤，伴有骨量减少时则易发生骨折。老年人患有脑卒中等疾病后长期卧床不活动，因失用因素导致骨量丢失，容易出现骨质疏松。

（五）药物

抗惊厥药，如苯妥英钠、苯巴比妥及卡马西平，引起治疗相关的维生素 D 缺乏及肠道钙的吸收障碍，并且继发甲状旁腺功能亢进。过度使用包括铝制剂在内的制酸剂，能抑制磷酸盐的吸收及导致骨矿物质的分解。糖皮质激素能直接抑制骨形成，降低肠道对钙的吸收，增加肾脏对钙的排泄，继发甲状旁腺功能障碍，以及性激素的产生。长期使用肝素会出现骨质疏松，具体机制未明。化疗药，如环孢素 A，已证明能增加啮齿类动物的骨更新。

（六）肿瘤

肿瘤尤其是多发性骨髓瘤的肿瘤细胞产生的细胞因子能激活破骨细胞，以及儿童或青少年的白血病和淋巴瘤，后者的骨质疏松常是局限性的。胃肠道疾病，如炎性肠病导致吸收不良和进食障碍；神经性厌食症导致快速的体重下降以及营养不良，并与无月经有关。珠蛋白生成障碍性贫血源于骨髓过度增生以及骨小梁连接处变薄，这类患者中还会出现继发性性腺功能减退。

（七）其他因素

酗酒对骨有直接毒性作用。吸烟能增加肝脏对雌激素的代谢及对骨的直接作用，另外还能造成体重下降并致提前绝经。长期的大强度运动可导致特发性骨质疏松。

二、发病机制

（一）老年性和经绝期后骨质疏松

男性多见于 55 岁后，女性多见于绝经期后。老年性骨质疏松可能与性激素水平低下、蛋白质合成性代谢刺激减弱及成骨细胞功能减弱、骨质形成减少等有关。雌激素有抑制破骨细胞活性、减少骨吸收和促进成骨细胞活性及骨质形成作用，并有拮抗皮质醇和甲状腺激素的作用。绝经期后雌激素降低，故骨吸收加速而逐渐发生骨质疏松。雌激素还有刺激 1α - 羟化酶产生 $1,25$ - $(OH)_2D_3$ 的作用。更年期后缺乏性激素 1α - 羟化酶对 PTH、低血磷等刺激生成的敏感性减低，$1,25$ - $(OH)_2D_3$ 生物合成低下，随着年龄的增长，骨母细胞逐渐死亡，骨基质在量与质方面都在改变，因此，老年性骨质疏松实际上是机体老化过程的表现，特别是骨组织表现最突出。

（二）营养性骨质疏松

蛋白质缺乏、骨有机基质生成不良、维生素 C 缺乏影响基质形成，并使胶原组织的成熟发生障碍；饮食中长期缺钙（每日不足 400mg）者可发生继发性甲状旁腺功能亢进而促进骨质吸收也可致病。

（三）失用性骨质疏松

各种原因的失用少动、不负重等对骨骼的机械刺激减弱可造成肌肉萎缩、骨形成作用减少、骨吸收作用增强而形成骨质疏松。

（四）特发性骨质疏松

原因不明多见于青年人，故又称青年特发性骨质疏松。

（五）内分泌性骨质疏松

1. 皮质醇增多症

由于糖皮质激素抑制成骨细胞活动而影响骨基质的形成，抑制肠钙吸收，增加尿钙排出量，同时蛋白质合成抑制，分解增加，导致负钙及负氮平衡使骨质生成障碍，但主要是骨质吸收增加。

2. 甲状腺功能亢进

大量甲状腺激素对骨骼有直接作用，使骨吸收和骨形成同时加强，但以骨吸收更为突出，致骨量减少。甲状腺功能亢进患者全身代谢亢进、骨骼中蛋白基质不足、钙盐沉积障碍也是发生骨密度减低的原因。$1,25$ - $(OH)_2D_3$ 是维生素 D 活性激素，它能增加肠道对钙和磷的吸收，刺激骨的生长和骨矿物化。由于大量甲状腺激素影响肾 1α - 羟化酶活性，干扰了 $1,25$ - $(OH)_2D_3$ 分解代谢甲状腺功能亢进时 $1,25$ - $(OH)_2D_3$ 水平降低，而使肠道吸收钙减少，粪钙排出增多，肾回吸收钙减少，肾排出钙增加。胶原组织分解加强尿羟脯氨酸排出增加，造成负钙平衡。因此甲状腺功能亢进患者骨密度降低与 $1,25$ - $(OH)_2D_3$ 下降可能也有一定关系。

3. 糖尿病

由于胰岛素相对或绝对不足导致蛋白质合成障碍，体内呈负氮平衡，骨有机基质生成不良，骨氨基酸减少，胶原组织合成障碍，肠钙吸收减少，骨质钙化减少。糖尿病患者因高尿糖渗透性利尿，导致尿钙、磷排出增多及肾小管对钙、磷回吸收障碍，导致体内负钙平衡引起继发性甲状旁腺功能亢进，进而 PTH 分泌增加，骨质脱钙，当糖尿病控制不良时，常伴有肝性营养不良和肾脏病变，致使活性维生素 D 减少，1α - 羟化酶活性降低，加重了骨质脱钙。

4. 肢端肥大症

此症常有肾上腺增大，皮质肥厚，甲状腺功能相对亢进，与此同时，性腺功能减退受抑制 LH、皮质醇、甲状腺激素可增加尿钙排出，降低血钙，血磷增高，从而刺激 PTH 分泌，增加骨吸收。

5. 原发性甲状旁腺功能亢进性骨质疏松

PTH 对组织各种细胞，如间质细胞、原始骨细胞、前破骨细胞、破骨细胞、前成骨细胞、成骨细胞及骨细胞均有影响，实验证明，PTH 使大量骨细胞活跃，发挥其溶骨吸收作用，同时促进少数无活性的前破骨细胞变为有活性的破骨细胞，加快溶骨吸收作用，此时从破骨细胞到前成骨细胞和成骨细胞的转变过程由于胞质中无机磷水平下降而受到抑制，成骨细胞既小又少，致骨钙盐外流血清钙上升。慢性实验证明，PTH 除促进已经存在的骨细胞和破骨细胞溶骨吸收作用外还促使间质细胞经过原始骨细胞，前破骨细胞转变为破骨细胞，从而使破骨细胞在数量上大为增多，溶骨吸收过程进一步加强。其骨骼改变程度因病期而异，有的可发生囊肿样改变，但骨皮质的骨膜下吸收为其特征性改变。

6. 其他

类风湿性关节炎伴骨质疏松同时伴结缔组织萎缩，包括骨骼胶原组织在内，重者尚有失用因素存在。糖皮质激素治疗也促进骨质疏松。长期肝素治疗影响胶原结构，可致骨质疏松。

三、临床表现

（一）疼痛

疼痛是原发性骨质疏松最常见的症状，以腰背痛多见，占疼痛患者中的 70% ~ 80%。

疼痛沿脊柱向两侧扩散，仰卧或坐位时疼痛减轻，直立时后伸或久立、久坐时疼痛加剧，日间疼痛轻，夜间和清晨醒来时加重，弯腰、肌肉运动、咳嗽、大便用力时加重。一般骨量丢失 12% 以上时即可出现骨痛。老年骨质疏松时，椎体骨小梁萎缩，数量减少，椎体压缩变形，脊柱前屈，腰大肌为了纠正脊柱前屈，加倍收缩，肌肉疲劳甚至痉挛，产生疼痛。新近胸、腰椎压缩性骨折，亦可产生急性疼痛，相应部位的脊柱棘突可有强烈压痛及叩击痛，一般 2 ~ 3 周可逐渐减轻，部分患者可呈慢性腰痛。若压迫相应的脊神经可产生四肢放射痛、双下肢感觉运动障碍、肋间神经痛、胸骨后疼痛类似心绞痛，也可出现上腹痛类似急腹症。若压迫脊髓、马尾神经还可影响膀胱、直肠功能。

（二）身长缩短、驼背

多在疼痛后出现。脊椎椎体前部几乎多为松质骨组成，而且此部位是身体的支柱，负重量大，尤其第11、12胸椎及第3腰椎，负荷量更大，容易压缩变形，使脊椎前倾，背曲加剧，形成驼背，随着年龄增长，骨质疏松加重，驼背曲度加大，致使膝关节挛拘显著。正常人每1椎体高度2cm左右，老年人骨质疏松时椎体压缩，每椎体缩短2mm左右，身长缩短3～6cm。

（三）骨折

这是退行性骨质疏松最常见和最严重的并发症，它不仅增加患者的痛苦，加重经济负责，并严重限制患者活动，甚至缩短寿命。据中国统计，老年人骨折发生率为6.3%～24.4%，尤以高龄（80岁以上）女性老人为甚。骨质疏松所致骨折在老年前期以桡骨远端骨折（Colles骨折）多见，老年期以后腰椎和股骨上端骨折多见。一般骨量丢失20%以上时即发生骨折。骨密度每减少1.0DS，脊椎骨折发生率增加1.5～2倍。脊椎压缩性骨折有20%～50%的患者无明显症状。

（四）呼吸功能下降

胸、腰椎压缩性骨折，脊椎后弯，胸廓畸形，可使肺活量和最大换气量显著减少，肺上叶前区小叶型肺气肿发生率可高达40%。老年人多数有不同程度的肺气肿，肺功能随着增龄而下降，若再加骨质疏松所致胸廓畸形，患者往往可出现胸闷、气短、呼吸困难等症状。一旦症状产生，造成体型改变，对爱美的人是一项打击，加上疼痛、行动不便、骨折手术的医疗支付等，对个人、家庭及社会更是极大的负担。

四、分类及分型

（一）分类

第一类为原发性骨质疏松，它是随着年龄增长必然发生的一种生理性退行性病变。该型又分2型，I型为绝经后骨质疏松，见于绝经不久的妇女；II型为老年性骨质疏松，多在65岁后发生。占发病总数的85%～90%。

第二类为继发性骨质疏松，它是由其他疾病或药物等一些因素所诱发的骨质疏松。只占发病总数的10%～15%。

第三类为特发性骨质疏松，多见于8～14岁的青少年或成人，多半有遗传家庭史，女性多于男性。妇女妊娠及哺乳期所发生的骨质疏松也可列入特发性骨质疏松。占少数。

（二）分型

（1）骨质疏松可以是原发性的也可以是继发性的。原发性骨质疏松可以分为I型和II型，继发的骨质疏松也称为III型骨质疏松。

1）I型或称为绝经后骨质疏松：认为其主要原因是性腺（雌激素和睾酮）功能的缺陷，发生在任何年龄段的雌激素和睾酮缺乏都将加速骨量丢失。骨量丢失的确切机制尚不完全明确，原因是多方面的，其中最主要的原因是破骨细胞前期细胞的募集和敏感性增加，以及骨吸收的速度超过骨形成。在绝经后的妇女，第一个5～7年中骨的丢失以每年 1% ~5% 的速度递增，结果是导致骨小梁的减少，容易出现 Colles 骨折和椎体骨折。

雌激素缺乏使骨对 PTH 的作用敏感性增加，导致钙从骨中丢失增加、肾脏排泄钙降低、1，25－（OH)$_2$D$_3$ 生成增加。1，25－（OH)$_2$D$_3$ 的增加促进肠道和肾脏对钙的吸收，并通过增加破骨细胞的活性和数量促进骨吸收。PTH 的分泌通过负反馈机制而下降，引起同上述相反的作用。破骨细胞也受细胞因子的影响，如 TNF、IL－1 以及 IL－6，上述细胞因子由单核细胞产生，在性激素缺乏时产生增加。

2）Ⅱ型或称老年性骨质疏松：见于男性和女性，源于骨形成下降和老年人肾脏形成 1，25－（OH)$_2$D$_3$ 降低。上述生理变化的结果是引起骨皮质以及骨小梁的丢失，增加了髋骨、长骨以及椎骨骨折发生的危险性。

3）Ⅲ型骨质疏松继发于药物等：尤其是糖皮质激素，或是其他各种能增加骨量丢失的病变。

在Ⅰ型和Ⅱ型骨质疏松中，以妇女为多见，男女比例分别为 6∶2（Ⅰ型）和 2∶1（Ⅱ型），Ⅲ型骨质疏松中，男女发病比率无差异。Ⅰ型骨质疏松的发病高峰年龄为 50~70 岁，Ⅱ型骨质疏松的高发年龄为 70 岁以上，Ⅲ型骨质疏松发病与年龄关系不大，可见于任何年龄。

（2）骨质疏松乃由于各种原因引起的骨形成减少或骨吸收增强或两者兼而有之所致。骨质疏松可分为局限型与全身型两种。

1）局限型骨质疏松（或失用性骨质疏松）：多因患肢的长期不活动或瘫痪引起，如见于小儿麻痹症或骨结核治疗时，大约数周内即可出现，表现为松质骨的小梁减少、变细，皮质骨变薄、变疏松。X 线检查可以早期发现，病变为灶性，特别在软骨下的关节或干骺端明显，可能因该处骨质代谢较旺盛所致。在肌肉恢复运动时，骨小梁形成增加，可逐渐恢复正常状态，尤其在小儿比较明显。

2）全身性骨质疏松：①营养缺乏，如蛋白质、钙或维生素 C 或 D 缺乏。②多种内分泌系统疾病，如库欣综合征、甲状腺功能亢进或性腺功能低下。

五、辅助检查

（一）生化检查

1. 血钙、磷和碱性磷酸酶

在原发性骨质疏松中，血清钙、磷以及碱性磷酸酶水平通常是正常的，骨折后数月碱性磷酸酶水平可增高。

2. 血甲状旁腺激素

应检查甲状旁腺功能除外继发性骨质疏松。原发性骨质疏松者血 PTH 水平可正常或升高。

3. 骨更新的标志物

骨质疏松患者部分血清学生化指标可以反映骨转换（包括骨形成和骨吸收）状态，在骨的高转换状态（例如Ⅰ型骨质疏松）下，这些指标可以升高，也可用于监测治疗的早期反应。但其在骨质疏松中的临床意义仍有待进一步研究。这些生化测量指标包括骨特异的碱性磷酸酶、抗酒石酸酸性磷酸酶、骨钙素、Ⅰ型原胶原蛋白、尿吡啶啉和脱氧吡啶啉、Ⅰ型胶原的 N – C – 末端交联肽。

4. 晨尿钙/肌酐比值

正常比值为 0.13：0.01，尿钙排量过多则比值增高，比值增高提示有骨吸收率增加的可能。

（二）X 线检查

X 线可以发现骨折以及其他病变，如骨关节炎、椎间盘疾病以及脊椎前移。骨质减少（低骨密度）摄片时可见骨透亮度增加、骨小梁减少及其间隙增宽、横行骨小梁消失、骨结构模糊，但通常需在骨量下降 30% 以上才能观察到。大体上可见因椎间盘膨出所致的椎体双凹变形，椎体前缘塌陷呈楔形变，亦称压缩性骨折，常见于第 11、12 胸椎和第 1、2 腰椎。

（三）骨密度检测

骨密度检测是骨折最好的预测指标。测量任何部位的骨密度，可以用来评估总体的骨折发生危险度；测量特定部位的骨密度，可以预测局部的骨折发生危险度。

以下人群需进行骨密度的检测：65 以上的绝经后妇女，尽管采取了各种预防措施，这类人群仍有发生骨质疏松的危险，如有骨质疏松存在则应该进行相应的治疗；存在 1 个或 1 个以上危险因素、小于 65 岁的绝经后妇女；伴有脆性骨折的绝经后妇女；需根据骨密度测定值来决定治疗的妇女；长期激素替代疗法的妇女；轻微创伤后出现骨折的男性；X 线检查显示骨质减少的人群以及存在可导致骨质疏松的其他疾病的患者。

（四）射线测量

通常用于测定手的骨皮质情况，尤其是第 2 掌骨。该法可用于儿童的骨密度测定，费用最为低廉。但该法不如骨密度检查精确，而且对于骨密度变化的敏感性不大。

六、诊断与鉴别诊断

（一）诊断

1. 诊断原则

诊断骨质疏松应以骨密度减少为基本依据，须鉴别是原发性骨质疏松还是继发性骨质疏松。可参考年龄、病史、骨折和实验室检查等进行综合考虑。

2. 适用范围

（1）原发性骨质疏松。

（2）继发性骨质疏松。

3. 诊断基本手段

（1）骨密度减少以骨矿含量测定和脊柱腰椎 X 线片相结合判断，本标准目前主要以双能 X 线吸收法（DEXA）为手段制订，不排除多种方法的应用。

（2）尚无骨密度仪的单位，可以用 X 线片初步诊断骨质疏松，一般常用腰椎 X 线片，也可以用股骨近端、跟骨、管状骨 X 线片。

4. 诊断标准

骨矿物质含量诊断标准和峰值骨密度丢失百分率及分级标准（主要用于女性成人、

男性参照执行）。

（1）参考 WHO 的标准，结合我国国情，制定本标准以汉族妇女 DEXA 测量峰值骨量（M±SD）为正常参考值，在目前尚无细分标准的情况下，不同民族、地区和性别可参照执行该标准。

＞M－1SD 为正常。

M－1SD～2SD 为骨量减少。

＜M－2SD 为骨质疏松。

＜M－2SD 为伴有一处或多处骨折为严重骨质疏松。

＜M－3SD 无骨折也可诊断为严重骨质疏松。

（2）参考日本 1996 年修订版的标准，自己尚未做峰值骨密度调查，抑或自己做了一些调查，但 SD 不便应用时，可用腰椎骨量丢失百分率（％）诊断法。

＞M－12％为正常。

M－13％～24％为骨量减少。

＜M－25％为骨质疏松。

＜M－25％伴有一处或多处骨折为严重骨质疏松。

＜M－37％无骨折，也可诊断为严重骨质疏松。

5. 中国人原发性骨质疏松按生理年龄自我参考预诊法

女性 49 岁绝经，那么 52～66 岁骨量可减少，62～76 岁可患骨质疏松，72～86 岁可患严重骨质疏松。由于个体、环境、营养和运动等差异，我们给出女性加减 7 岁，男性加减 8 岁的变化幅度。最后确诊应到医院行骨密度检查。

6. X 线片诊断要求

（1）照片质量除跟骨照侧位片外，其他部位骨结构应照正、侧位片。照片的清晰度、对比度、细致度应较高，软组织、骨组织层次结构应清楚。

（2）脊椎骨密度估计建议用下列方法：Ⅰ度，纵向骨小梁明显；Ⅱ度，纵向骨小梁变稀疏、表面粗糙；Ⅲ度，纵向骨小梁不明显。Ⅰ度为可疑，Ⅱ度、Ⅲ度为骨质疏松。同时发生压缩骨折者，应测量压缩率（％）。

（3）股骨近段可以用 Singh 指数法。在Ⅲ度以下定为骨质疏松。

（4）跟骨 Jhamaria 分度法。在Ⅲ度定为可疑，在Ⅲ度以下定为骨质疏松。

（5）管状骨皮质指数法。常用于四肢长骨、第 2 掌骨及锁骨等部位，皮质指数＝中点皮质厚度/该点骨横径，指数＜0.4 为可疑，≤0.35 诊断为骨质疏松。

（二）鉴别诊断

1. 骨软化

临床上常有胃肠吸收不良、脂肪痢、胃大部切除或肾病病史。早期骨骼 X 线常不易和骨质疏松区别。但如出现假骨折线或骨骼变形，则多属骨软化。生化改变较骨质疏松明显。

（1）维生素 D 缺乏所致骨软化则常有血钙、血磷低下，血碱性磷酸酶增高，尿钙、磷减少。

（2）肾性骨病变多见于肾小管病变，如同时有肾小球病变时，血磷可正常或偏高。

由于血钙过低、血磷过高，患者均有继发性甲状旁腺功能亢进。

2. 骨髓瘤

典型患者的骨骼 X 线表现常有边缘清晰的脱钙，须和骨质疏松区别。患者血碱性磷酸酶均正常，血钙、磷变化不定，但常有 IgM 增高及尿中出现本周蛋白。

3. 遗传性成骨不全

可能由于成骨细胞产生的骨基质较少，结果状如骨质疏松。血及尿中钙、磷及碱性磷酸酶均正常，患者常伴其他先天性缺陷，如耳聋等。

4. 转移癌性骨病变

临床上有原发癌的表现，血及尿钙常增高，伴尿路结石。X 线可见骨质有侵袭。

七、治疗

（一）药物治疗

有效的药物治疗能阻止和治疗骨质疏松，包括雌激素替代疗法、降钙素、选择性雌激素受体调节剂以及二磷酸盐，这些药物可以阻止骨吸收，但对骨形成的作用特别小。经验治疗发现缓释氟化钠以及低剂量的 PTH 能增加骨形成，可以阻止雌激素缺乏妇女的骨量丢失。前者还可以减少椎体骨折的发生率。研究证实这些药物能改善骨密度，对于性腺功能减退的骨质疏松男性给予睾酮治疗能维持骨量。给予钙和维生素 D 是重要的预防措施。

用于治疗和阻止骨质疏松发展的药物分为两大类，第一类为抑制骨吸收药，包括钙剂、维生素 D 及活性维生素 D、降钙素、二磷酸盐、雌激素以及异黄酮；第二类为促进骨合成药，包括氟化物、合成类固醇、PTH 以及异黄酮。到目前为止，所有的治疗药物都是在女性患者进行的实验，除雌激素和选择性雌激素受体调节剂外，假定所有的药物对男性的治疗作用是相同的。

激素替代疗法被认为是治疗绝经后妇女骨质疏松的最佳选择，也是最有效的治疗方法，存在的问题是激素替代疗法可能带来其他系统的不良反应。激素替代疗法避免用于患有乳腺疾病的患者，以及不能耐受其不良反应者。对于上述患者，可选用其他药物。

激素替代疗法的药物为雌激素，可用妊马雌酮，0.300~0.625mg/d，对于未切除子宫者，建议周期使用雌激素，即每日 1 次，连用 3 周，再停用 1 周。报道指出，雌激素治疗能减少绝经后妇女心血管疾病危险性，其机制可能是由于药物改善了血浆脂质浓度，HDL 增高、胆固醇和 LDL 降低和药物对动脉的直接作用。如果停用雌激素，那么将在 1~2 年迅速地再次发生骨量丢失，同时丧失雌激素带来的心血管保护作用。对本药过敏、乳腺癌、诊断未明的阴道或子宫出血、活动的血栓性静脉炎、血栓形成性疾病以及既往使用本药引起类似症状者禁用。雌激素可减低抗凝药的作用，与巴比妥、利福平以及其他可诱导肝微粒体酶的药物合用可降低雌激素的血清水平。雌激素还可降低细胞色素 P450 还原酶的活性，与糖皮质激素联用时可因此影响糖皮质激素的作用与毒性。部分患者服用雌激素可以出现雌激素过度刺激的症状，如不正常的或大量的子宫出血、乳房痛，部分患者还可以出现液体潴留。长期服用雌激素治疗增加了子宫内膜增生的危险性，加用黄体酮能抵消此不良反应，对于子宫已切除者则不需加用孕激素。服用雌激素患者应定期接受包括妇科检查在内的全面体检以及乳腺检查和摄影。出现黄疸以及不能控制的高血压时应停药。手术前 2 周应停药，以免引起血管栓塞。

1. 雌二醇

能减轻骨吸收，增加成骨细胞活性，多项研究表明雌二醇能阻止脊柱和髋骨的骨量丢失，建议绝经后即开始服用，在耐受的情况下终身服用。成人 0.1mg/d，周期服用，即连用 3 周，停用 1 周。可经皮肤黏膜使用，每天释放雌二醇的量不小于 0.05mg，必要时调整剂量以控制绝经期症状。过敏、乳腺癌、血栓性静脉炎以及诊断不清的阴道出血禁用。另有炔雌醇和炔诺酮属于孕激素，用来治疗中到重度的与绝经期有关的血管舒缩症状，每日 1 片。

2. 雄激素

研究表明对于性激素严重缺乏所致的骨质疏松的男性患者，给予睾酮替代治疗能增加脊柱的骨密度，但对髋骨似乎无效，因此雄激素可视为一种抗骨吸收药。

3. 睾酮

肌内注射每次 200mg，每 2~4 周 1 次，可用于治疗性腺功能减退的骨密度下降患者。肾功能受损以及老年患者慎用睾酮，以免增加前列腺增生的危险。睾酮可以增加亚临床的前列腺癌生长，故用药需监测 PSA。还需监测肝功能、血常规以及胆固醇。如出现水肿以及黄疸应停药。用药期间应保证钙和维生素 D 的供应。另有外用睾酮可供选择。该类药物在某些器官中具有弱的雌激素样作用，而在另一些器官可起雌激素的拮抗作用。选择性雌激素受体调节剂能防止骨质疏松，还能减少心血管疾病、乳腺癌和子宫内膜癌的发生率。这类药物有雷洛昔芬，为非类固醇的苯并噻吩，是雌激素的激动剂，能抑制骨吸收，增加脊柱和髋部的骨密度，能使锥体骨折的危险性下降 40%~50%，但疗效较雌激素差，剂量为 60mg/d，适用于不愿服用雌激素或因病不能服用雌激素的具有中度骨质疏松危险的妇女，尤其是那些具有绝经期血管舒缩综合征（如燥热、脸红）的妇女以及具有发生心血管疾病和乳腺癌危险的妇女。绝经前妇女禁用，也不推荐和雌激素替代疗法同时使用。该药具有拮抗华法林的作用，禁止和阴离子交换树脂（如考来烯胺）同时服用，与地西泮、二氮嗪、利多卡因等高蛋白结合率的药物联用时应谨慎。长期制动和手术前 3 天停用，以免引起血栓形成。

4. 二磷酸盐类

二磷酸盐类是骨骼中与羟基磷灰石相结合的焦磷酸盐的人工合成类似物，能特异性抑制破骨细胞介导的骨吸收并增加骨密度，具体机制仍未完全清楚，考虑与调节破骨细胞的功能以及活性有关。禁用于孕妇以及计划怀孕的妇女。第一代命名为羟乙膦酸钠，治疗剂量有抑制骨矿化的不良反应，因此主张间歇性、周期性给药，每周期开始时连续服用羟乙膦酸钠 2 周，每天 400mg 然后停用 10 周，每 12 周为 1 个周期。服用羟乙膦酸钠需同时服用钙剂，如能坚持连用 3 年，可使骨质疏松患者的椎骨估量增加 5.7%，股骨颈骨量的增加相对小些。骨活检的结果显示，这种周期疗法不影响骨矿化。

近年来不断有新一代的磷酸盐应用于临床，如阿仑膦酸钠、利塞膦酸钠、氯膦酸二钠以及帕米膦酸钠等，抑制骨吸收的作用特强，治疗剂量下并不影响骨矿化。阿仑膦酸钠证实能减轻骨吸收，降低脊柱、髋骨以及腕部骨折发生率，在绝经前使用可以阻止糖皮质激素相关的骨质疏松。预防剂量 5mg/d，治疗量 10mg/d 或每周 70mg。服用本药后需站立或保持坐位 30 分钟，低钙血症、食管功能异常影响药物经食管排空。与含钙药物以及其他多价阳离子共同服用时，建议分开服用，至少相隔 30 分钟。同时服用阿司匹林等非甾体消炎药可增加胃肠道反应。有上消化道疾病、肾功能不全（肌酐清除率 <35mL/min）时慎用；服药期间保证足够的钙和维生素 D 的摄入。如出现严重的胃肠反应，如吞咽困难、吞咽痛、胸骨后疼痛以及胃烧灼感加重时应停药。目前国产的二磷酸盐有阿仑膦酸钠。利塞膦酸钠能阻止骨吸收，增加骨密度，在脊柱、股骨颈分别为 5% 和 1.6%。绝经的妇女连续服用利塞膦酸钠 3 年，椎体骨折和椎体外骨折的发生率分别下降 41% 和 39%。利塞膦酸钠的剂量为 5mg/d，35mg 的剂型，为每周服用 1 次，疗效与 5mg/d 相当。

5. 降钙素

为一种肽类激素，可以快速抑制破骨细胞活性，缓慢作用可以减少破骨细胞的数量，具有止痛、增加活动功能和改善钙平衡的功能，对于骨折的患者具有镇痛的作用，适用于二磷酸盐和雌激素有禁忌证或不能耐受的患者。国内常用的制剂有降钙素（鲑鱼降钙素）和依降钙素（益钙宁）。降钙素有肠道外给药和鼻内给药 2 种方式，胃肠外给药的作用时间可持续达 20 个月。降钙素的使用方法是每天喷 200 U，两鼻孔交替使用，或 100 U 肌内注射或皮下注射，或静脉给药皆可。接受降钙素鼻内给药治疗的患者应该定期检查鼻腔，如有严重的鼻腔溃疡应停药；长期静脉给药的患者应防止低钙血症所致的手足搐搦并应定期检查尿沉渣。

6. 氟化物

氟化物是骨形成的有效刺激物，可以增加椎体和髋部骨密度，降低椎体骨折发生率。每天 15～20 mg 的小剂量氟即能有效地刺激骨形成且不良反应小。单氟磷酸盐（MFP）通过水解酶的作用在小肠缓慢释放，可持续 12 小时。特乐定的有效成分为单氟磷酸谷氨酰胺和葡萄糖酸钙，每片含氟 5mg，元素钙 150mg，每日 3 次，于进餐时嚼服。本药儿童及发育时期禁用。

对于接受治疗的骨质减少和骨质疏松的患者，建议每 1～2 年复查骨密度 1 次。如检测骨的更新指标很高，药物应减量。为长期预防骨量丢失，建议妇女在绝经后即开始使用雌激素替代治疗，至少维持 5 年，以 10～15 年为佳。如患者确诊疾病已知会导致骨质疏松，或使用明确会导致骨质疏松的药物，建议同时给予钙、维生素 D 以及二磷酸盐治疗。

（二）外科治疗

只有在因骨质疏松发生骨折以后才需外科治疗，其目的在于治疗骨折，尽早恢复正常功能。

（三）中医治疗

1. 辨证论治

（1）肾精不足

治法：滋补肝肾，强筋壮骨。

方药：左归丸合虎潜丸加减。方中熟地黄、龟板、山萸肉、菟丝子、白芍滋阴养虚，补肝肾之阴；锁阳，鹿角胶温阳益精，养筋润燥；枸杞益精明目；黄檗、知母泻火清热；虎骨（虎骨现已不用，可用牛骨代替）、牛膝强腰膝，健筋骨；山药、陈皮、干姜温中健脾。

关节烦疼或发热加鳖甲、地龙、秦艽、桑枝；骨蒸潮热以生地黄代熟地黄，加青蒿、银柴胡、胡黄连；筋脉拘急加木瓜、汉防己、络石藤、生甘草；小儿虚烦易惊多汗抽搐者加牡蛎、龙骨、钩藤；若出现肌肉关节刺痛、拒按或有硬结，皮肤瘀斑、干燥无泽、面黄唇暗、舌质淡紫或有瘀点、脉弦涩等血瘀的表现，可选用血府逐瘀汤合复元活血汤加减治疗，以养血活血，活络软坚。

（2）脾肾气虚

治法：补益脾肾。

方药：右归丸合理中丸加减。

方中制附子、肉桂温补命门之火，以强壮肾气；熟地黄、枸杞、山萸肉、杜仲、菟丝子养血补肾生精；党参、山药、白术、炙甘草健脾益气；干姜温振脾阳；当归养血和营；鹿角胶为血肉有情之品温养督脉。

腹痛拘急者加乌头、细辛、全蝎、蜈蚣；水肿、关节肿胀加茯苓、泽泻、薏苡仁；身倦乏力者加黄芪；肌肉萎缩者加灵芝、何首乌、鸡血藤、阿胶。对骨质疏松合并畸形或骨折的患者采用夹板或支架固定制动，并鼓励患者早期进行适当的功能锻炼。

2. 验方

（1）黄精、党参、熟地黄、黄芪、何首乌、巴戟天、枸杞、龟板、鳖甲、肉苁蓉、鹿茸、大枣等药物煎骨汤、肉汤服用。

（2）防风、威灵仙、川乌、草乌、透骨草、续断、狗脊各100g，红花60g，川椒60g，共研细末，每次用50～100g醋调后装纱布袋敷于皮肤上，并在药袋上加敷热水袋，每次30分钟，每日1～2次，平均疗程30日，用于骨质疏松疼痛者。

（3）济生肾气丸：每日7.5g，疗程半年，腰背疼痛、日常生活障碍均可改善，对老年性骨质疏松可长期服用。

3. 针灸拔罐

（1）体针：肾阴虚者取肾俞、照海、三阴交；肾虚者取中脘、气海、命门，气血瘀滞取气海、足三里、三阴交，属于虚证针刺手法以补为主，每日或隔日1次，每次施治留针15～20分钟，10次为1个疗程。

（2）拔火罐：一般在身柱、命门、阳关、肝俞、肾俞、脾俞处拔火罐。

（3）耳针：取神门、交感、肝俞、肾俞、卵巢、肾上腺、内分泌等穴。

（4）温和灸：取关元、气海、脾俞、肾俞、三阴交、足三里，每穴施灸5～7分钟，每日1次，10日为1个疗程。

八、护理

（一）一般护理

（1）保持室内空气清新，进行适当的户外活动和晒阳光以提高身体素质和抗病能力，改善钙的吸收。

（2）给予患者含较多蛋白质和丰富钙的食品，如牛奶、瘦肉、鸡蛋、鱼类、豆制品等。根据具体情况，可给予市售的活性钙冲剂及市售的含钙和微量元素配比合理的奶粉。鲜牛奶是患者很好的饮品，只要能吸收消化，可以多饮。

对于食欲太差、疲劳和腰痛症状较重的患者，采取中西医结合的治疗方法，如使用维生素C、维生素D、氟化钠，使用雌激素的同时使用雄激素，有助于增进食欲，消除疲劳，减少骨质损失，增进钙的吸收，使患者易于接受体育活动，也有利于增强患者对治疗的信心，更好地发挥治疗的效果。

（3）病情严重的患者，特别是腰椎塌陷的患者，为防止骨折，为延缓、纠正、防止变形，应给腰围或支架做短期的支持固定。但尽可能不要长期使用，以免影响活动，加重骨质的丢失。强大的肌肉对骨关节有支持和保护作用，帮助和指导患者做背肌过伸运动、仰卧起坐运动、旋腰运动等，但要严格限制患者负重。

（二）饮食护理

以美国国立卫生研究院推荐的钙摄入量作为指标，美国国家骨质疏松基金会资料显示：80%的女孩和60%的男孩的钙摄入不足，75%成人的钙摄入量不足。中国人摄入量仅为需要量的半数。低钙摄入是一个全球性的营养问题。钙有广泛的食物来源，通过膳食来源达到最佳钙摄入是最优先的方法。在饮食上要注意合理配餐，烹调时间不宜过长。主食以米、面杂粮为主，做到品种多样，粗细合理搭配。副食应多吃含钙和维生素D的食物，含钙的食物有奶类、海产品、豆类及其制品、鸡蛋、燕麦片、坚果类、骨头汤、绿叶蔬菜及水果。对胃酸分泌过少者在食物中放入少量醋，以增加钙的吸收。含维生素D多的食物有鱼类、蘑菇类、蛋类等。近年有很多研究表明，蛋白质的摄入量是影响骨质疏松的因素。低蛋白质摄入提高了骨量的丢失，而过高动物蛋白质的摄入可提高骨折的危险性。一般情况下绝经期妇女每日摄入钙以1 200～1 500mg为宜。适当地补充维生素D、调节饮食等良好的生活方式是预防骨质疏松有效、安全、经济的措施。

1. 不宜多吃糖

多吃糖能影响钙质的吸收，间接地导致骨质疏松。

2. 不宜摄入蛋白质过多

摄入蛋白质过多会造成钙的流失。根据实验发现，妇女每日摄取65g蛋白质，若增加50%，也就是每日摄取97.5g蛋白质，则每日增加26g钙的流失。

3. 不宜吃得过咸

吃盐过多也会增加钙的流失，会使骨质疏松症状加重。在实验中发现，每日摄取盐量为0.5g，尿中钙量不变，若增加为5g，则尿中钙量显著增加。

4. 不宜喝咖啡

喜喝咖啡者较不喝者易流失钙。实验发现，一组患有骨质疏松的停经妇女中，有31%的人每天喝4杯以上的咖啡；而另一组骨质正常者中只有19%的人每天喝4杯以上的咖啡。

5. 不宜用各种利尿剂、抗癫痫药、PTH、可的松一类药物

这些药物可直接或间接影响维生素D的活化，加快钙盐的排泄，妨碍钙盐在骨内沉淀。因此，骨质疏松患者必须严格禁止使用上述药物。如因别的疾病需要用，也必须

在医生的指导下用药。

九、预防与控制

骨质疏松给患者生活带来极大不便和痛苦，治疗收效很慢，一旦骨折又可危及生命，因此，要特别强调落实三级预防。

（一）一级预防

应从儿童、青少年做起，如注意合理膳食营养，多食用含钙、磷高的食品，如鱼、虾、虾皮、海带、乳制品、骨头汤、鸡蛋、豆类、精杂粮、芝麻、瓜子、绿叶蔬菜等。坚持科学的生活方式，如坚持体育锻炼，多接受日光浴，不吸烟、不饮酒，少喝咖啡、浓茶及含碳酸的饮料，少吃糖及食盐，动物蛋白质也不宜过多，哺乳期不宜过长，尽可能保存体内钙质，丰富钙库，将骨峰值提高到最大值是预防生命后期骨质疏松的最佳措施。加强骨质疏松的基础研究，对有遗传基因的高危人群，重点随访，早期防治。

（二）二级预防

人到中年，尤其妇女绝经后，骨丢失量加速进行。此时期应每年进行 1 次骨密度检查，对快速骨量减少的人群，应及早采取防治对策。近年来欧美各国多数学者主张在妇女绝经后 3 年内即开始长期使用雌激素替代治疗，同时坚持长期预防性补钙或用固体骨肽制剂骨肽片进行预防，以安全、有效地预防骨质疏松。日本则多主张用骨化三醇及钙预防骨质疏松，注意积极治疗与骨质疏松有关的疾病，如糖尿病、类风湿性关节炎、脂肪泻、慢性肾炎、甲状旁腺功能亢进/甲状腺功能亢进、骨转移癌、慢性肝炎、肝硬化等。

（三）三级预防

对退行性骨质疏松患者应积极进行抑制骨吸收、促进骨形成和药物治疗，还应加强防摔、防碰、防绊、防颠等措施。对中老年骨折患者应积极手术，实行坚强内固定，早期活动，进行理疗、心理治疗、营养治疗，促进骨生长、遏制骨丢失，提高免疫功能及整体素质等综合治疗。

退行性骨质疏松是骨骼发育、成长、衰老的基本规律，但受着激素调控、营养状态、物理因素、免疫状况、遗传基因、生活方式、经济文化水平、医疗保障等 8 方面的影响，若能及早加强自我保健意识，提高自我保健水平，积极进行科学干预，退行性骨质疏松是可能延缓和预防的，这将对提高我国亿万中老年人的身心健康及生活质量具有重要而现实的社会和经济效益。

十、预后

影响预后的因素主要是骨折后相关并发症，在美国每年有约 37 500 患者死于骨质疏松骨折的相关并发症。骨质疏松虽不能完全预防，但给予一定的预防措施，如摄入足够的钙、维生素 D 及坚持锻炼等，能很大程度减轻骨质疏松，防止严重并发症出现。此外，对于具有骨质疏松高危因素、患有导致骨质疏松高危情况的疾病以及使用可致骨质疏松药物的患者，及时去除高危因素，给予相应的药物预防治疗尤为重要。可导致骨质疏松的高危因素包括年龄、性别以及种族；骨质疏松骨折的家族史；生殖系统因素，尤其是过早绝经；与骨密度降低有关的生活方式，如吸烟、酗酒及缺乏锻炼、导致无月经的大强度运动（例如马拉松长跑者）；饮食因素，尤其是影响钙和维生素 D 的摄入量（二者缺乏即可增加骨质疏松的危险性）及进食障碍，如神经性厌食；其他疾病以及用药，尤其是糖皮质激素。为减少骨折的发生率，应警惕老年患者容易摔倒的危险因素，包括平衡能力减退、直立性低血压、下肢肌力下降、反应迟钝、用药（如镇静药）、视力障碍及认知缺损。

（汤小庆）

第八章　感染性疾病

第一节　肺结核

结核病是由结核分枝杆菌引起的慢性传染病，可累及全身多个脏器，但以肺部受累形成肺结核最为常见。排菌患者为其重要的传染源。人体感染结核杆菌后不一定发病，仅在身体抵抗力降低或细胞介导的变态反应增高时，才可能引起临床发病。本病的基本病理特征为渗出、干酪样坏死及其他增殖性组织反应，可形成空洞。除少数起病急骤外，临床上多呈慢性过程。表现为低热、消瘦、乏力等全身症状与咳嗽、咯血等呼吸系统表现。若能及时诊断，并予合理治疗，大多可获临床痊愈。20 世纪 50 年代以来，我国结核病的流行趋势虽有下降，但由于人口众多，且医疗卫生事业的发展不平衡，有些地区结核病仍是当前危害人民健康的主要疾病之一。

一、病因和发病机制

（一）结核菌

结核菌属分枝杆菌，涂片染色具有抗酸性，故又称抗酸杆菌。在固体培养基上结核菌生长缓慢，4~6 周才能长出菌落。对外界抵抗力较强。在阴湿处可生存 5 个月以上，但在烈日下暴晒 2 小时或煮沸 1 分钟即可杀灭。用一般消毒剂，如 5%~12% 的来苏水接触 2~12 小时，70% 乙醇接触 2 分钟也可杀灭。

结核菌含有类脂质、蛋白质和多糖类。在人体内，类脂质能引起单核细胞、上皮样细胞和淋巴细胞浸润而形成结核结节，细菌毒力可能与所含脂质成分有关；蛋白质具有抗原性，可引起过敏反应及中性粒细胞和大单核细胞浸润；多糖类可引起局部中性粒细胞浸润，能引起某些免疫反应。结核菌分为人型、牛型、鸟型及鼠型等种类。前两型为人类结核病的主要病原菌。

结核菌接触抗结核药物一定时间后，常产生耐药性，主要与其繁殖过程中由于染色体上基因突变而出现极少量原始耐药菌有关。单用一种药可杀灭敏感菌，但原始耐药菌却不受影响而继续繁殖，最终菌群中以耐药菌为主，使抗结核药失效。此外，临床上阳性痰菌培养中约有 5% 为结核性杆菌（亦属抗酸染色），也能引起与结核病相似的病变和表现。对绝大多数抗结核药物耐药，联合用药可避免或延缓耐药性的产生。

（二）感染途径

结核菌主要通过呼吸道传播。排菌的肺结核患者（尤其是痰涂片阳性，未经治疗者）是重要的传染源。当排菌的肺结核患者咳嗽、打喷嚏时形成含有结核菌的微滴或吐痰将细菌排出，细菌可在大气中存活一定时间，健康人吸入后可造成感染。传染的次要途径是经消化道进入体内，如进食被结核菌污染的食物。其他感染途径，如通过皮肤、泌尿生殖道，则很少见。感染结核菌后，如果细菌多、毒力强、机体营养不良、免疫力低下则易患肺结核；反之，菌量少、毒力弱、机体抵抗力强，结核菌可被人体免疫防御系统监视并杀灭，而不易患病。

（三）人体的反应性

1. 免疫力

人体对结核杆菌的免疫力有两种：非特异性免疫力，是指人体对结核菌的自然免疫力，为先天性，无特异性，对任何感染均有抵抗能力，但抗病能力较弱。特异性免疫力，是接种卡介苗或经过结核菌感染后所获得的免疫力，为后天性，具有特异性，其抗病能力较非特异性免疫力强。但两者对防止结核病的保护作用都是相对的。由于受免疫力的影响，对免疫力强的人，感染后不易发展为结核病；而对于老年人、糖尿病、艾滋病、长期使用免疫抑制剂或严重营养不良等引起免疫力低下的患者，易患肺结核。

结核病的免疫主要是细胞免疫，当入侵的结核菌被吞噬细胞吞噬后，随之将信息传递给淋巴细胞，使之致敏。当结核菌再次与致敏的 T 淋巴细胞相遇时，T 淋巴细胞释放一系列淋巴因子，如巨噬细胞移动抑制因子、趋化因子、巨噬细胞激活因子等，使巨噬细胞聚集在细菌周围，吞噬并杀灭细菌，形成类上皮细胞及朗格汉斯巨细胞，最终形成结核结节，使病变局限，并趋于好转、治愈。

2. 变态反应

结核杆菌入侵机体后 4~8 周，机体组织对结核杆菌及其代谢产物产生过敏反应，属迟发型（Ⅳ型）变态反应。结核病的许多病理变化，如病灶部位的炎症性渗出、干酪样坏死、液化与空洞形成，都和过敏反应有密切关系。这种变态反应可通过结核菌素试验测知。未经结核杆菌感染或卡介苗接种者，结核菌素试验呈阴性反应，已感染或接种卡介苗者，结核菌素注射局部发生红肿、硬结，切片检查可见大量淋巴细胞和单核细胞聚集，说明这种过敏反应的基础是细胞免疫反应。

3. 免疫与过敏的关系

结核病的免疫与过敏反应由菌体中不同抗原成分所引起，菌体的多肽、多糖复合物与免疫有关，其蜡质和结核蛋白则与过敏反应有关。所以，免疫和过敏是同时存在的，但两者在强度上不完全一致，这与人体复杂的内外环境、药物的影响、感染菌量和毒力等因素有关。这种免疫与过敏的演变情况是决定病变类型与结核病发生发展与转归的重要因素。

二、病理

（一）结核病的基本病理变化

人体免疫力及变态反应性、结核菌入侵的数量及其毒力，与结核病变的性质、范围，从一种病理类型转变为另一类型的可能性与速度均有密切关系。因此病变过程相当复杂，基本病理变化亦不一定全部出现在结核患者的肺部。

1. 渗出为主的病变

发生于肺结核的早期或病变恶化阶段。表现为充血、水肿与白细胞浸润。早期渗出性病变中有嗜中性粒细胞，以后逐渐被单核细胞（吞噬细胞）所代替。在大单核细胞内可见到吞入的结核菌。渗出性病变通常出现在结核炎症的早期或病灶恶化时，亦可见于浆膜结核。当病情好转时，渗出性病变可完全消散吸收。

2. 增生为主的病变

机体免疫力较强，变态反应较弱时易形成或转变为增生性病变。开始时可有一短暂的渗出阶段。当大单核细胞吞噬并消化了结核菌后，菌的磷脂成分使大单核细胞形态大而扁平，类似上皮细胞，称"类上皮细胞"。类上皮细胞聚集成团，中央可出现朗罕巨细胞。后者可将结核菌抗原的信息传递给淋巴细胞，在其外围常有较多的淋巴细胞，形成典型的结核结节，为结核病的特征性病变，"结核"也因此得名。结核结节中通常不易找到结核菌。增生为主的病变多发生在菌量较少、人体细胞介导免疫占优势的情况下。

3. 变质为主的病变

感染的结核菌数量大、毒力强，免疫力低下，变态反应强烈，此时渗出性、增生性病变发生凝固性坏死即干酪样坏死。在其边缘细菌量大，当干酪样坏死液化后结核菌繁殖迅速。液化物经支气管、气管咳出形成空洞；结核杆菌还可经支气管播散到其他肺组织，形成新的病灶。干酪样病灶周围形成纤维包膜呈球形故称为结核球，直径多在 2 ~ 4cm，超过 5cm 者甚少。干酪样坏死液化经支气管播散形成小叶或大叶性干酪性肺炎。

上述三种基本病变可同时存在于一个病灶之中，多以某一病变为主，且可相互转变。

（二）结核病变的演变

根据机体免疫反应情况及抗结核治疗效果的不同，上述结核病变可以完全吸收或转变为纤维组织。也可引起凝固性坏死，形成干酪样病变，如机体抵抗力强、局限性干酪病变愈合、钙质沉着、变成钙化灶；较大的干酪性病变，也可坏死液化，形成空洞，其含菌量大，成为对患者本身和外界的重要传播来源。

（三）结核病播散途径

当免疫功能低下，病变恶化并引起播散，出现新的病变。播散途径如下。

1. 支气管播散

是结核播散最常见途径。可以引起干酪样肺炎、支气管内膜结核，并可引起大小不同的新病灶。

2. 经淋巴播散

常可导致肺门淋巴结、支气管淋巴结结核。若播散至胸膜腔引起结核性胸膜炎。

3. 血行播散

肺内、外干酪性结核病灶液化破溃到血管，引起急性、亚急性或慢性血行播散型肺结核或全身粟粒性结核。

4. 直接播散

肺结核病灶向邻近肺组织或胸膜直接蔓延，或使病灶扩大，或引起结核性胸膜炎。

三、临床表现

（一）病史

询问有无与结核患者密切接触的情况，如同室工作、共同进餐等；工作环境和家庭生活环境；有无麻疹、糖尿病、尘肺、艾滋病、慢性疾病营养不良或使用糖皮质激素、免疫抑制剂等减低人体免疫功能的状况；以及对结核病知识了解的程度等。

（二）症状和体征

肺结核的症状和体征与疾病的分型、病期有一定的关系，所以临床表现多样化，典型表现常呈慢性经过，长期咳嗽、咳痰，有时咯血，伴有低热、盗汗、消瘦等全身中毒症状。有时患者无症状，仅于健康查体或就诊其他疾病时偶然发现。少数因突然咯血而就诊被确诊为肺结核。重者则可出现高热，甚至发展为败血症或呼吸衰竭。

1. 发热

为最常见的全身性毒性症状，常为长期低热，于午后或傍晚开始，次晨可降至正常。当病灶急剧进展扩散时则出现高热，呈稽留热型或弛张热型，可以有畏寒，但很少寒战，出汗一般也不多。肺结核高热患者尽管可能由于未能及时确诊治疗而持续不见改善，但全身状况相对较好，有别于其他感染（如革兰杆菌败血症患者的极度衰弱和委顿）表现。

2. 盗汗

夜间盗汗是结核病患者中毒症状之一，约有50%的结核患者盗汗。

3. 疲乏无力

约有50%的结核病患者感到疲乏无力。

4. 体重减轻

轻型结核病患者因食欲缺乏，加之发热消耗等致体重下降；重症者因长期厌食、发热等慢性消耗，以致极度消瘦，呈一种"干瘦型"结核病体质。

5. 血液系统异常

血液系统可发生继发性贫血，白细胞减少或增多，血小板减少，有的可出现类白血病样反应，为弥散性血管内凝血、紫癜及罕见的骨髓纤维化。

6. 内分泌功能紊乱

由于结核菌代谢产物的作用，可引起内分泌功能紊乱，最为突出的表现是月经失调和闭经。

7. 失眠

肺结核患者常发生失眠现象，主要是由于焦虑、恐惧、失望等心理上的障碍所引起，常发生于未婚男女青年、初始肺结核者及重症结核病患者。

8. 全身过敏反应

由结核变态反应引起的全身过敏症有：①滤泡性结膜角膜炎。②皮肤的结节性红斑。③白塞病，主要是指复发性的口腔溃疡、阴部溃疡和眼色素膜炎的三联症。④结核病与朋塞病，其临床表现以多发性关节炎、结节性红斑为主，且具有风湿病样经过，故有结核性风湿症之称。

9. 呼吸系统症状

（1）咳嗽、咳痰：早期咳痰轻微，无痰或少量黏液痰。当有空洞形成时痰量增多，痰中含菌量增多。

（2）咯血：轻者痰中带血。大咯血常系空洞中的血管破裂所致，大血块易阻塞大气道，引起窒息死亡，故应及时抢救。

（3）胸痛：常由于神经反射引起部位不定的隐痛。当炎症累及胸膜引起纤维素性胸膜炎时，胸部刺痛随深呼吸及咳嗽而加重。

（4）呼吸困难、发绀：重症结核时有肺广泛纤维变或肺不张、肺气肿；广泛胸膜粘连时，可有通气、换气功能障碍，导致缺氧而引起呼吸困难和发绀。

10. 体征

由于病变范围较小，或位于肺组织深部，多无异常体征。因肺结核易发于上叶的尖后段和下叶的背段，故在锁骨上、下及肩胛区叩诊略浊和咳嗽后可闻湿性啰音，对诊断有参考意义。当肺组织发生广泛纤维变，或胸膜肥厚粘连时，患侧胸部塌陷，肋间变窄，气管移位，叩诊浊音，呼吸音减弱，对侧可有代偿性肺气肿体征。

（三）临床类型

临床上将肺结核分为五个类型。

1. Ⅰ型肺结核（原发型肺结核）

此型包括原发复合征和胸内淋巴结核，此型多见于儿童及初进大城市的成年人。

2. Ⅱ型肺结核（血行播散型肺结核）

此型包括急性、慢性或亚急性血行播散型肺结核。儿童多见急性血行播散型肺结核，当机体免疫力十分低下时，结核菌一次性或短期大量进入血液循环引起肺内广泛播散，常伴结核性脑膜炎和其他脏器结核。起病急骤，全身中毒症状严重，X线胸片见粟粒样大小的病灶，其分布和密度十分均匀。当机体免疫力较强时，小量结核菌多次、间歇经血液入肺时，形成慢性或亚急性血行播散型肺结核。

3. Ⅲ型肺结核（浸润型肺结核）

此型为最常见的继发性肺结核，干酪性肺结核和结核球也属此型。可出现以增生病变为主、浸润病变为主、干酪病变为主或以空洞为主等多种病理改变。临床上结核球往往症状不明显。干酪性肺炎则是重症结核的一种，好发于右上肺叶，中毒症状多十分严重，很快衰竭、有"奔马痨"之称；慢性纤维空洞型肺结核是继发型肺结核的一种慢性类型，空洞长期不愈、洞壁厚、周围有纤维化，病情的好转与恶化反复交替出现，常有反复的支气管播散和痰中带菌。

4. Ⅳ型肺结核（结核性胸膜炎）

为临床上已排除其他病因的胸膜炎。根据结核性胸膜炎发展的不同阶段，分为结核性干性胸膜炎、结核性渗出性胸膜炎、结核性脓胸。关于结核性胸膜炎，本书将另章介绍。

5. Ⅴ型肺结核（其他肺外结核）

其他肺外结核按发病部位及脏器命名，如骨结核、结核性脑膜炎、肾结核、肠结核等。

四、实验室及其他检查

（一）血液检查

一般无异常，但急性粟粒性肺结核时，白细胞总数可减少或异常增高。血沉升高与肺结核的活动相关。

（二）痰结核菌检查

痰中找到结核菌是确诊肺结核的重要依据。痰菌阳性，说明病灶是开放的。若排菌量多（每毫升菌 10 万以上者），用直接涂片法可呈阳性。痰菌量较少（每毫升菌 1 万～2 万）可用集菌法。培养法可了解结核菌有无生长繁殖能力，并可做药物敏感试验。无痰或不会咳嗽的儿童患者，可采用清晨的胃洗涤液、咽拭子等查找结核菌。

（三）结核菌素（简称结素）试验

旧结核菌素（Old Tuberculin，OT）是从生长过结核菌的液体培养基中提炼出来的结核菌代谢产物，主要含结核菌蛋白。常用 1:2000 的稀释液 0.1mL（5IU）做左前臂屈侧皮内注射，48～72 小时观察局部反应。局部硬结直径 <5mm 者为阴性反应（－）；在 5mm 以上者为阳性反应（＋），提示机体已受感染，可以用来调查人群中结核感染率。我国城市成人结核自然感染率在 70% 以上，因此本试验在成人中临床意义不大。年龄越小，自然感染率越低，所以 3 岁以下儿童呈阳性 OT 反应者，虽无明显症状，应视为有活动性结核病。若用 1:10000 稀释液 0.1mL（1IU），局部硬结直径 >20mm 或皮肤有水泡、坏死为强阳性反应，无论在小孩或成人，对临床诊断均有一定参考价值。某些抵抗力极度低下，免疫功能被抑制者，如麻疹、百日咳、结核性胸膜炎、急性粟粒性肺结核、严重营养不良、危重患者及使用免疫抑制剂等患者，结素试验可以阴性，此时不能排除结核可能，应予注意。

国际上，用结素纯蛋白衍生物（PPD）测定人群中感染率，因无非特异性反应，较旧结素精确。

（四）淋巴结穿刺涂片检查

若为均匀无结构的干酪样坏死物，或有朗格汉斯巨细胞和类上皮细胞，或涂片找到抗酸杆菌，对结核病诊断有重要价值。

（五）X 线检查

对肺结核可做早期诊断，确定病灶性质、部位、范围及其发展情况，对决定治疗方案具有重要作用。检查方法主要有透视和摄片，若两者配合使用，更能发挥相辅相成作用。

X 线检查的肺结核病变，大致有：斑点结节状、密度较高、边缘清楚的纤维包围的干酪灶（所谓"增生性"病灶）；云雾状或片状、密度较淡、边缘模糊的炎症渗出灶；边缘完整、密度呈均匀的球样病灶（结核球）；具有环形边界透亮区的空洞形成。一般常有多种性质的病灶混合存在。

（六）支气管镜

可直接发现支气管内膜结核的病损，取材活检、刷检有助诊断。

近年来，应用分子生物学及基因工程技术，以非培养方法来检出与鉴定临床标本中的结核菌，展示其敏感、快速及特异性高等优点，如核酸探针（D. A probe）、染色体核酸指纹术等。

五、诊断

痰结核菌检查不仅是诊断肺结核的主要依据，亦是考核疗效、随访病情的重要指标。肺结核病患者痰液可呈间歇排菌，故应连续多次查痰。X 线检查是诊断肺结核的必要手段，对早期诊断、确定病变部位、范围、性质、了解其演变及选择治疗等，均具有重要价值。

在临床诊断中，我国现用的分类法包括四部分，即肺结核类型、病变范围及空洞部位、痰菌检查、活动性及转归。

1. 肺结核分为五型

Ⅰ型：原发性肺结核；Ⅱ型：血行播散型肺结核；Ⅲ型：浸润型肺结核；Ⅳ型：慢性纤维空洞型肺结核；Ⅴ型：结核性胸膜炎。

2. 病变范围及空洞部位

病变范围按左、右侧，分上、中、下肺野记述。右侧病变记在横线以上，左侧病变记在横线以下。一侧无病变者，以"（-）"表示。以第二和第四前肋下缘内端水平将两肺各分为上、中、下肺野，有空洞者，在相应肺野部位加"〇"号。

3. 痰结核菌检查

痰菌阳性或阴性，分别以（+）或（-）表示，以"涂""集"或"培"分别代表涂片、集菌和培养法。患者无痰或未查痰时，注明"无痰"或"未查"。

4. 活动性及转归

在判定肺结核的活动性及转归时，可综合患者的临床表现、肺部病变、空洞及痰菌等情况决定。

（1）进展期：新发现的活动性病变，病变较前增多、恶化；新出现空洞或空洞增大；痰菌阳转。凡具备上述一项者，即属进展期。

（2）好转期：病变较前吸收好转；空洞缩小或闭合；痰菌减少或转阴。凡具备上述一项者，即属好转期。

（3）稳定期：病变无活动性，空洞关闭，痰菌连续阴性（每月至少查痰一次），均达 6 个月以上。若空洞仍然存在，则痰菌需连续阴性 1 年以上。

进展期或好转期均属活动性肺结核，需要治疗，并按其痰菌是否阳性，分别登记为Ⅰ组（传染性）或Ⅱ组（非传染性）患者，以便管理。稳定期为非活动性肺结核，登记为Ⅲ组，需要随访观察。稳定期二年仍无活动性者，作为临床痊愈，取消登记。

5. 记录程序

按肺结核类型、病变范围及空洞部位、痰菌检查、活动性及转归 4 个部分记录。

血行播散型肺结核可加括弧注明"急性""亚急性"或慢性。干酪性肺炎也可在类型后加括弧注明。"结核球"可在其所在部位加以注明。

举例：浸润型肺结核$\dfrac{上○}{上（结核球）}$涂（＋）进展期

六、治疗

肺结核的治疗包括：抗结核药物合理使用，以杀灭或抑制细菌；外科手术切除破坏性病变，防止病变扩散和造成传染源及对症治疗。其中化学药物治疗对结核病的控制起着决定性作用，同时也是消灭传染源、控制结核病流行的重要措施。

（一）抗结核化学药物治疗（化疗）

1. 化疗药物与分类

目前国内常用的抗结核药有十余种。近年一些新的抗结核药物陆续问世。如利福喷汀在人体内半衰期长，每周口服1次，疗效与每日服用利福平相仿；利福布汀对某些已对其他抗结核药物耐药的菌株，作用比利福平强；喹诺酮类（氧氟沙星、环丙沙星、斯伯沙星）药物有中等强度的抗结核作用，在常用药物已耐药的病例可加入联用方案。

对代谢活跃、生长繁殖旺盛的结核菌群具有杀灭作用的药物，称杀菌剂。既能杀灭细胞内结核菌又能杀灭细胞外结核菌的药物，称全价杀菌剂，如异烟肼、利福平。链霉素在偏碱的环境中方能发挥最大杀菌作用，很少渗入吞噬细胞，对细胞内结核菌无效，吡嗪酰胺可渗入吞噬细胞，但只在偏酸环境中才有杀菌作用，因此两药都只能作为半价杀菌剂。乙胺丁醇、对氨水杨酸等药物常规剂量对结核菌仅起抑制作用，故为抑菌剂。

2. 化疗原则

合理化疗的五项原则是早期、联合、适量、规律、全程。其中联合和规律用药最重要，整个化疗方案分强化和巩固两个阶段。要采取全程督导化疗管理，以保证患者不间断的规律用药。

（二）常用的抗结核药物

1. 异烟肼（INH）

每日用量3~8mg/kg，成人一般用300mg，1次或分2~3次口服。大剂量使用易发生周围神经炎，宜加用维生素B_6。

2. 链霉素（SM）

成人每日1g或隔日1g，1次或分2次肌内注射，50岁以上或肾功能减退者每日0.75g；小儿每日20~30mg/kg。长期应用可发生听神经和前庭支的损害。

3. 对氨基水杨酸（PAS）

成人每日8~12g，分2~4次饭后服。本品用量较大，疗效较小，与其他抗结核药配合，有延缓结核菌对其他药物产生耐药性的作用。不良反应以胃肠刺激多见。

4. 吡嗪酰妥（PZA）

成人每日剂量1~2g，分2~3次口服，对慢性病例可提高痰菌阴转率。应定期查肝功能。

5. 乙硫异烟胺

疗效尚可，但胃肠刺激症状较多，不少患者难以坚持用药。每日0.75~1.5g，分2

~3 次口服。

6. 卷曲霉素、硫酸卡那霉素和硫酸紫霉素

疗效与 SM 相似，患者细菌对 SM 耐药时，可以选用。不良反应是对听神经和肾有损害，上述 4 种药物皆不宜并用。

7. 乙胺丁醇

疗效与对氨基水杨酸钠相似，可作为该药的代用药。剂量每日 15mg/kg（成人 0.75～1.0g），1 次或分 2～3 次口服。不良反应：可引起视力障碍。

8. 利福平（RFP）

疗效与 INH 相似，毒性小，对其他抗结核药物均耐药的结核菌，对本品皆敏感。剂量成人每日 450～600mg，早餐前 1 次口服。治疗前和治疗过程中应检查谷丙转氨酶。

（三）抗结核新药

1. 利福定

本品对结核菌有相似于或稍强于 RFP 的制菌作用，两者有交叉耐药性。文献报道 332 例肺结核患者，每日给利福定 150～200mg 治疗，6 个月后在症状解除、X 线进步及痰菌阴转都取得良好的效果。

2. 利福喷汀（RP%）

全国利福喷丁临床协作研究证明，每周只需服药 1 次（顿服 500～600mg）。用于治疗肺结核初、复治患者，疗程（9 个月）结束时痰菌阴转率、病变有效率和空洞关闭率与 RFP 每日联用组相比疗效一致。

3. 利福布汀（RBU）

为利福霉素 S 的螺哌啶衍生物。最大特点是对耐 RFP 菌的作用，对结核菌和 MAC 有较高活性。不足之处是口服吸收不完全，血清峰值浓度低。目前正临床试用。

4. 氧氟沙星（OFX）

该药在日本试用于耐多种抗结核药的慢性空洞型肺结核，用量每日 0.3～0.6g（分 1～3 次），并取得肯定疗效，且无严重不良反应。目前我国对耐药结核菌感染亦在试用 OFX。

5. 环丙沙星（CFX）

本品对结核菌的 MIC 稍优于氧氟沙星，两者均有高度杀结核菌活性，口服剂量为每次 250mg，每日 2 次。

6. 斯巴沙星

本品对结核杆菌的 MIC 为 0.1mg/L，优于 OFX 数倍，在小鼠体内的抗结核活性比 OFX 强 6～8 倍。其剂量 50～100mg/kg，相当于异烟肼 25mg/kg，毒性亦小。专家们认为，它是第一个像异烟肼那样能防止小鼠结核菌感染的喹诺酮类药物，目前正在进一步临床试验。

（四）化疗方法

1. 两阶段疗法

开始 1～3 个月为强化阶段，每日用药。常同时用两种或两种以上的杀菌剂，以迅速控制结核菌繁殖，控制病情，防止或减轻耐药菌株的产生。第二阶段维持治疗或称巩

固治疗，时间 12～18 个月，每周 3 次间歇用药。常以两种或两种以上药物联合使用，直至疗程结束，以彻底杀灭核菌，预防复发。

2. 间歇疗法

用于维持治疗阶段，有规律地采用每周给药 2～3 次，可获得与每天给药相同的效果。并且因减少给药次数而使毒副反应和药费均降低，既方便了患者，又有利于监督用药，保证全程化疗。

（五）化疗方案

1. 长期化疗

指联合采用异烟肼、链霉素及对氨基水杨酸钠，疗程为 12～18 个月的治疗方案。如 2HSP/10HP、2HSE/10H$_3$E$_3$，前 2 个月为强化阶段，后 10 个月为巩固阶段，H$_3$E$_3$ 表示每周 3 次的间歇用药。

2. 短程化疗

指联合用两种或两种以上杀菌剂，总疗程为 6～9 个月。常用方案如 2SHR/7HR、2HRZ/4HR、2HRZ/4H$_3$R$_3$ 等。可取得与长期化疗同样的治疗效果。

短期化疗是现代治疗肺结核的主要方法。短程化疗的主要药是 INH、RFP、PZA，对结核菌既"杀"又"灭"，且 I. H、RFP 还可防止耐药，故短程化疗的作用明显强于标准化疗，时间也明显短于标准化疗。短程化疗方案有 9 个月、6 个月、4 个月甚或更短的各种方案，但普遍公认 6 个月疗程为短程化疗的标准疗程。在 6 个月方案中，一般全程使用利福平、异烟肼，大多数分两个阶段进行（强化阶段和维持阶段）。强化阶段 1～3 个月（多为 2 个月）；一般加用吡嗪酰胺，故 R、H、Z 为主药，加用或不加用链霉素或乙胺丁醇。关于短程化疗时药物毒副反应问题，据报道，以 INH、RFP 和 PZA 为主的短程化疗方案的严重毒副反应是很少的。英国医学研究委员会和胸部疾病学会在世界范围内做了大量研究，临床证实中毒性肝炎的为 0.2%～2.8%，比标准化疗方案少得多。迄今尚未见到因短程化疗出现肝毒性而不能接受治疗的报告。但对有并发症或过敏体质者宜谨慎用药，并在治疗中密切观察，尽早发现与及时做出恰当处理。

（六）复治肺结核化疗

仍可选用初治时的方案，待获得药物敏感试验结果后，根据情况可维持原方案或适当更动，总疗程为 1～1.5 年。复治病例，一般可用以下方案。

1. 2S（E）HRZ/4HR，督促化疗，保证规律用药。6 个月疗程结束时，若痰菌不转阴，巩固期可延长 2 个月。如延长治疗仍痰菌持续阳性，可采用下列复治方案。

2. 初治规则治疗失败的患者，可用 2S$_3$H$_3$Z$_3$E$_3$/6H$_3$R$_3$E$_3$。

3. 慢性排菌者可用敏感的一线药与二线药联用，如卡那霉素（K）、丙硫异烟胺（1321Th）、卷曲霉素（Cp），应严密观察药物不良反应，疗程以 6～12 个月为宜。氟喹诺酮类有中等度抗结核作用，对常用药物已产生耐药的病例，可将其加入联用方案。若痰菌阴转，或出现严重不良反应，均为停药指征。

（七）疗效考核指标

痰液细菌学检查是考核疗效的主要指标。痰菌转阴说明病灶内细菌大量减少或完全灭绝，已不再是传染源；若痰菌转阳则提示病变复发，治疗失败。另外，肺部 X 线检查是判断病情的转归重要依据，但疗效的判定须结合痰菌检查和临床表现。

（八）对症治疗

1. 中毒症状

患者结核中毒症状在强有力的化疗后，多在 1～2 周内消退，无须特殊处理。对于干酪性肺炎、急性粟粒型肺结核、结核性脑膜炎等有严重结核中毒症状，以及结核性胸膜炎伴大量胸腔积液的患者，可在使用有效抗结核药物的同时，加用糖皮质激素，如泼尼松 5mg，3～4 次/天口服，以减轻中毒症状、炎症和过敏反应。症状减退后，逐渐减量，至 6～8 周停药。

2. 咯血

少量咯血通过安静休息，消除紧张情绪，往往可自行停止。必要时可用小量镇静剂、止咳剂。年老体弱、肺功能不全者，慎用强镇咳药，以免抑制咳嗽反射和呼吸中枢，使血块不能咳出而发生窒息。

咯血量较大时，应采取患侧卧位，轻轻将气管内存留的积血咳出。垂体后叶素 10U 加入 50% 葡萄糖液 20～30mL 中，缓慢静脉推注；也可将 10～40U 加入 5% 葡萄糖液 500mL 静脉滴注。2% 普鲁卡因溶液 4～10mL，稀释后静脉推注或滴注，适用于垂体后叶素禁忌者。卡巴克洛（安络血）10mg 肌内注射，2～3mg/d。垂体后叶素可收缩小动脉，减少肺血流量，从而减少咯血。其不良反应为引起子宫、肠道平滑肌收缩，高血压、冠状动脉粥样硬化、心脏病及孕妇忌用。

咯血量过大，应根据血红蛋白和血压酌情输血。大量咯血不止者，可经纤维支气管镜确定出血部位后，用浸有稀释肾上腺素的海绵压迫或填塞出血部位；亦可用冷生理盐水灌洗；或在局部应用凝血酶或气囊压迫止血。反复大咯血用上述方法无效，对侧肺无活动性病变，肺功能储备尚佳又无禁忌证者，可在明确出血部位的情况下考虑手术治疗。

抢救大咯血时，应特别注意保持呼吸道通畅。一旦出现窒息先兆征象，应立即取头低脚高体位，尽快清出呼吸道（口、咽、喉、鼻部）血块，必要时做气管插管或气管切开。

（九）手术治疗

手术治疗指征为：①大于 3cm 的结核球且与肺癌鉴别有困难；②单侧纤维厚壁空洞经长期内科治疗痰菌持续阳性；③单侧的毁损肺伴支气管扩张已丧失功能，并有反复持续大咯血；④结核性脓胸。

七、护理

（一）一般护理

1. 呼吸道隔离。开放性结核应住单人病室，如条件受限，可把病种相同的患者安置一室。患者出去应戴口罩，洗脸用具、食具等一切用具均应单独应用，并定期消毒。严格探视制度，避免交叉感染。

2. 危重、高热、咯血或大量胸腔积液的患者应卧床休息，病情稳定后可逐渐活动。病室应保持安静、清洁、阳光充足、空气流通。

3. 给予高蛋白、高热量、多维生素易消化饮食，如牛奶、鸡蛋、豆腐、鱼肉、新鲜蔬菜、水果等。

盗汗者应鼓励多饮水，常洗澡或擦澡，并及时更换床单及内衣。

4. 室内保持一定湿度，避免尘埃飞扬引起的刺激咳嗽。室内可用紫外线照射消毒，每日或隔日 1 次，每次 2 小时。用过的被服应在烈日下暴晒 4~8 小时。

（二）病情观察与护理

1. 按时测量体温、脉搏、呼吸与血压。入院后连续留 24 小时痰浓缩查结核菌 3 次；遵医嘱应用抗结核药物，应掌握给药原则、用量和方法；因持续咯血静脉滴注或推注神经垂体后叶素时，速度不宜过快；反复咯血药物不能奏效需行人工气腹时，应做好术前准备、术中配合、术后观察不良反应；需行支气管镜窥视时，应向患者解释手术方法和目的，鼓励患者密切配合。

2. 密切观察患者咯血的量、性质，尤应注意是否有喉部发痒、胸闷、咳嗽等咯血先兆，以便及早进行处理。咯血患者应安静休息，护士要给患者进行耐心解释，消除其紧张情绪，必要时可用少量镇静剂、止咳剂。有时小量咯血经以上处理，往往能自行停止。大咯血时护士应陪伴患者，动作要迅速而保持镇静，以消除患者恐惧心理；嘱患者少翻身，取患侧卧位，以免波及健侧；保持呼吸道通畅，指导患者轻轻将血咯出，同时可按医嘱应用垂体后叶素、安络血等止血剂。在大咯血时，应注意患者是否有窒息先兆及窒息，当出现胸闷、气促、咯血不畅、情绪紧张、面色灰暗、喉部有痰鸣音等窒息先兆表现时，应立即用导管吸出血块。在患者咯血时，若突然咯血不畅，有血块，或咯血突然中止，出现胸闷、呼吸困难、发绀严重、表情恐惧、张口瞠目、大汗淋漓、两手乱抓、抽搐等，提示呼吸道窒息，应立即抱起患者双腿呈倒立位，轻轻叩打背部，以使呼吸道内血块排出，并尽快挖出或吸出口、鼻、咽、喉部的血块，然后迅速通知医生进行相应处理，如作气管插管或气管切开，以解除呼吸道阻塞。

3. 观察药物不良反应，抗结核药物治疗的疗程长，易发生药物不良反应，如听神经损害属不可逆转，更应仔细观察。异烟肼可引起周围神经炎及皮疹，对氨水杨酸可引起胃肠不适及肝损害，乙胺丁醇可引起感觉异常，视力障碍等。一旦发现以上情况，应及时与医生联系，及早停药。

（三）对症护理

1. 发热

体温高于 38.5℃者，应多休息、多饮水，并给予物理降温，必要时给予小剂量解热镇痛药治疗。重症高热可遵照医嘱进行强效抗结核药物治疗，并按高热护理。

2. 盗汗

及时擦干以免着凉、需更换衣服、被单，湿水擦浴，使患者感觉舒适。

3. 咳嗽

指导患者进行有效咳嗽，适当给予止咳祛痰剂如棕色合剂、盐酸溴环己胺醇（沐舒坦）等，必要时辅以雾化吸入，湿化气道，达到稀释痰液的作用。

4. 胸痛

患侧卧位，必要时给予止痛药以减轻疼痛。渗出性胸膜炎积液较多时，应及早抽液，以减轻压迫症状。

（四）康复护理

1. 遵医嘱按时服药，坚持疗程。

2. 注意营养和休息。

3. 尽可能与家人分室或分床就寝。

4. 定期复查。

5. 做好消毒隔离，避免传染他人。

八、预防与控制

控制传染源、切断传染途径及增强免疫力、降低易感染等，是控制结核病流行的基本原则。卡介苗可保护未受感染者，使受感染后不易发病，即使发病也易愈合。有效化学药物治疗（化疗）对已患病者，能使痰菌较快阴转，但在其阴转之前，尚须严格消毒隔离，避免传染。为此，抓好发现患者、正确治疗与接种卡介苗等均至关重要，各级防治网可为落实上述各项措施提供保证。

（一）培养良好的卫生习惯。

结核病患者咳嗽时应该以手帕掩口，最好将痰液吐在纸上然后烧掉，痰杯应浸入2%煤酚皂或1%甲醛溶液中，约2小时即可灭菌。结核菌对湿热的抵抗力最差，煮沸15分钟即可杀灭。患者的衣服，手帕、被单等经煮沸后在洗涤。主要应该防止痰液污染，日常消毒采用70%的乙醇最为有效，结核菌接触15～30秒后即被杀死。牛奶必须经过低温灭菌才可引用。

1. 做一次彻底的消毒。根据结核杆菌耐寒冷、耐干热、但不耐湿热的特点，将患者使用过的餐具、毛巾、衣物、手帕、口罩等物品煮沸10～15分钟；对书籍、棉被、化纤衣物等不能用水煮的物品，可在阳光下曝晒4～6小时，或用紫外线灯消毒两小时。此外，也可用来苏水等消毒液消毒。对患者居住的房间，可用紫外线灯进行空气消毒。

2. 定时开窗通风、保持室内空气新鲜。据统计，每10分钟通风换气1次，4～5次后可以吹掉空气中99%的结核杆菌。

3. 培养良好的卫生习惯，如实行分食制、洗漱用具专人专用、勤洗手、勤换衣、定期消毒等。

（二）防治系统

建立与健全各级防痨组织是防治工作的关键。防治机构（卫生防疫站、结核病防治所）的工作包括：调查结核病流行情况、制订防治规划、开展宣传教育、培训防治骨干以及评估防治效果与经验交流等。应将结核病纳入初级基层卫生保健，使防治工作落实在广大农村。

（三）发现患者

结核病的传染源是排菌患者。一个涂片阳性排菌者，每年可传染5～10人。因此，当前全球的防治策略，是将发现与治愈涂片阳性（排菌）肺结核患者作为主要问题。治愈排菌患者，有助于控制传染源及改善疫情。

无症状患者，须主动寻找。集体肺部X线检查可发现早期患者，但大多仍因某些症状就诊后才发现，可疑者应进一步做查痰等相关检查。对结核强阳性儿童的家庭成员或痰涂片阳性耐水经治疗者的密切接触者进行检查，常可发现肺结核患者。有的患者有症状而就诊于综合医院，经 X 线检查确诊，是我国目前发现患者的主要渠道。确诊病例应及时合理化疗或介绍至结核病防治机构接受督导化疗，定期随访，直至痊愈。

（四）管理患者

对肺结核患者进行登记，加强管理。结核病需长期治疗，因此，寻求一种安全、有效、顺应性好、不易产生耐药且经济的抗结核病疗法很重要。WHO 于 1995 年提出"控制传染源"和"监督治疗＋短程化学治疗"（directly observed treatment ＋ short course chemotherapy，DOTS）的战略，其优越性在于增进医患双方合作，对非住院患者实行经济、统一、制度化的全面监督化学治疗。我国及其他一些国家采用 DOTS 疗法取得的经验认为，DOTS 应将治疗结核病主要责任落实到医务工作者身上，从而可保证患者规律用药，提高治愈率。

（五）治疗场所

合理的抗结核药物治疗不仅可治愈结核病，且使痰菌阳阴转，消除传染源。高效抗结核药物在家中或在医院治疗效果同样满意。目前仅少数症状严重或有并发症者，才需短期住院。

（六）卡介苗接种

卡介苗（BCG）是活的无毒力牛型结核菌疫苗，接种后可使人体产生对结核菌的获得性免疫力。其接种对象是未受感染的新生儿、儿童及青少年。已受结核菌感染者（结素试验阳性）已无必要接种。

接种方法：液体菌苗的有效期为 4～6 周，冻干菌苗有效期 1 年。菌苗应在低温（2～10℃）及避光条件下运输、保存；不可用过期失效菌苗。接种部位一律取左上臂三角肌外缘下端。常用皮内注射法，接种后结素反应阳转率高达 90％ 以上。接种卡介苗后 2～3 周，一般局部出现红肿、破溃，数周内自行结痂痊愈。

（焦玉荣）

第二节　病毒性肝炎

病毒性肝炎是由多种肝炎病毒引起的，以肝脏炎症和坏死病变为主的一组常见传染病。临床上以乏力、食欲减退、肝区疼痛、肝大、肝功能异常为主要表现，部分病例出现黄疸和发热，常见无症状感染。主要通过粪－口、血液或体液而传播。按病原分类，病毒性肝炎分为甲型、乙型、丙型、丁型、戊型、庚型、输血传播型 7 种。其中甲型和戊型主要表现为急性肝炎、急性重型肝炎，乙型、丙型、丁型主要表现为慢性肝炎并可发展为肝硬化和肝细胞癌。此外，还有一些病毒如巨细胞病毒、EB 病毒等也可引起肝炎，但不列入肝炎病毒范畴。

一、病原学

甲型肝炎病毒（HAV）呈球形，直径 27nm，衣壳内有 HAV 特异性抗原，核心部位为正链单股核糖核酸、（RNA）。

完整乙型肝炎病毒（HBV）为球形，直径 42nm，有双层衣壳。外衣壳内有 HBV 表面抗原（HBsAg）以及前 S_1、前 S_2 两种抗原，核心结构直径约 27nm，其表面为病毒内衣壳，内衣壳上有 HBV 核心抗原（HBcAg）。HBcAg 的肽链可降解释出 HBVe 抗原（HBeAg）。HBV 核心结构内部含有 HBV 脱氧核糖核酸（HBV–DNA）和 DNA 多聚酶（DNAP）。

丙型肝炎病毒（HCV）直径 50~60nm，有一脂质外壳，基因组为正链单股 RNA。丁型肝炎病毒（HDV）为一种缺陷性病毒，必须依赖 HBV 或其他嗜肝病毒的帮助才能复制；核心内为负链单股环状 RNA（HDV–RNA）和 HDV 抗原（HDAg），其外包以 HBsAg。戊型肝炎病毒（HEV）无外壳，直径 27~38nm，病毒基因组为正链单股 RNA。庚型肝炎病毒（HGV）为单股正链 RNA 病毒，属黄病毒科，基因组全长为 9.2kb。输血传播病毒（TTV）是一种无包膜的单股 DNA 病毒，基因组全长为 3.7kb。

加热 100℃5 分钟，紫外线照射 1h，1:4000 甲醛溶液在 37℃作用 72h，均可使 HAV 灭活。煮沸 10 分钟或高压蒸汽消毒可使 HBV 灭活。1:1000 甲醛溶液在 37℃作用 96h，加热 100℃ 5min 或 60℃1h，皆可使 HCV 灭活。

二、流行病学

我国为甲型、乙型肝炎的高发区。全世界 HBsAg 携带者约 3.5 亿人，其中我国约 1.2 亿人。全球 HCV 现症感染者约 1.7 亿人，我国达 3000 多万。我国甲型肝炎人群流行率约 80%，戊型肝炎为 17%。

（一）传染源

甲型肝炎的主要传染源是急性患者和隐性感染者。乙型肝炎的主要传染源是患者和病毒携带者，以慢性患者及病毒携带者最为重要。HBsAg 阳性的慢性患者和无症状携带者的传染性大小与 HBeAg、HBV–DNA 及 DNAP 是否阳性有关。急、慢性丙型肝炎患者是丙型肝炎的传染源，以慢性患者较为重要。急、慢性丁型肝炎患者是丁型肝炎的传染源。戊型肝炎的传染源是急性感染者。

（二）传播途径

HAV 主要从肠道排出，通过饮食、饮水及日常生活接触而经口传播，即粪–口途径。HBV 通过血液和其他体液（唾液、尿液、汗液、月经、精液等）排出体外，主要经输血、注射、手术、针刺、血液透析等方式传播。母婴垂直传播（包括经胎盘、分娩、哺乳、喂养）和性接触也是 HBV 的重要传播途径。HCV 和 HDV 的传播途径同 HBV，HCV 主要通过输血和注射传播。HEV 的传播途径同 HAV。

（三）易感人群

甲型肝炎多发生于儿童及青少年，随年龄增长而递减。在乙肝低发区，HBsAg 阳性的高峰年龄为 20~40 岁，高发区的高峰年龄为 4~8 岁，抗–HBs 则随年龄稳步上升，30 岁以后，我国近半数的人可检出抗 HBs。丙型肝炎以成人多见，80% ~ 90% 的输血后肝炎为丙型肝炎。HDV 感染需同时或先有 HBV 感染基础。HEV 主要侵犯青壮年，男多于女。

各型肝炎之间无交叉免疫力。

三、发病机制与病理解剖

(一) 发病机制

病毒性肝炎的发病机制尚未完全明了，目前认为，有以下几种：

1. 甲型肝炎

HAV 经口感染后，可能先在肠道黏膜增生后进入血流，引起短暂的病毒血症，约 1 周后定位于肝细胞并复制，2 周后由胆汁排出体外。HAV 在肝内复制的同时，亦进入血液循环引起低浓度的病毒血症，一般持续 7 ~ 10 天。由于 HAV 大量增生，使肝细胞轻微破坏，随后通过一系列免疫反应导致肝细胞损伤。

2. 乙型肝炎

HBV 进入人体后迅速通过血流到达肝脏，除在肝细胞内复制外，还可在胰腺、胆管、脾、肾、淋巴结、骨髓等肝外组织复制。HBV 进入肝细胞后即开始其复制过程，HBV DNA 进入细胞核形成共价闭合环状 DNA（covalently closed circular DNA，cccD-NA），以 cccDNA 为模板合成前基因组 mRNA，前基因组 mRNA 进入胞质作为模板合成负链 DNA，再以负链 DNA 为模板合成正链 DNA，两者形成完整的 HBV DNA。

HBV 并不直接导致肝细胞病变，肝细胞病变主要由细胞免疫反应所致，免疫反应攻击的靶抗原主要是 HBcAg，效应细胞主要是特异性细胞毒性 T 淋巴细胞（cytotoxic T lymphocyte，CTL），人类白细胞抗原（human leucocyte antigen，HLA）作为识别功能亦参与其中。其他靶抗原如 HBsAg、肝细胞膜特异性脂蛋白（liver specific membrane lipoprotein，LSP）、各种细胞因子、非 T 细胞亦可能起一定作用。

机体免疫反应不同，导致临床表现各异。当机体处于免疫耐受状态时，如围生期获得 HBV 感染，由于小儿的免疫系统尚未成熟不发生免疫应答，多成为无症状携带者；当机体处于免疫功能正常时，多表现为急性肝炎经过，大部分患者可彻底清除 HBV 而痊愈，多见于成年人感染者；当机体处于免疫功能低下、不完全免疫耐受、自身免疫反应产生、HBV 基因突变逃避免疫清除等情况下，不能产生足够的具保护作用的抗 HBs 和抗 PreS 而可导致慢性肝炎；当机体处于超敏反应状态时，大量抗原 - 抗体复合物产生并激活补体系统，以及在肿瘤坏死因子（tumor necrosis factor，TNF）、白细胞介素 - 1（interleukin - 1，IL - 1）、白细胞介素 - 6（IL - 6）、内毒素、微循环障碍等因素参与下，导致大量肝细胞坏死而发生重型肝炎。成人急性乙型肝炎恢复后长期携带 HBsAg 则可能与遗传因素有关。乙型肝炎的肝外损伤（如伴发肾小球肾炎、肾病综合征、结节性多动脉炎、关节炎等）可能是由免疫复合物沉积并激活补体所致。

3. 丙型肝炎

肝细胞损伤有下列因素的参与。①HCV 直接杀伤作用：HCV 在肝细胞内复制干扰细胞内大分子的合成，增加溶酶体膜的通透性而引起细胞病变。②宿主免疫因素：肝组织内存在 HCV 特异性细胞毒性 T 淋巴细胞（CD_8^+ T 细胞），可攻击 HCV 感染的肝细胞。另外，CD_4^+ Th 细胞被致敏后分泌的细胞因子，在协助清除 HCV 的同时，也导致了免疫损伤。③自身免疫：HCV 感染者常伴有自身免疫改变，如胆管病理损伤与自身免疫性肝炎相似，提示自身免疫机制的参与。④细胞凋亡：正常人肝组织无 Fas 分子的表达，HCV 感染肝细胞有较大量 Fas 表达，同时，HCV 可激活 CTL 表达 FasL，Fas 和 FasL 是一对诱导细胞凋亡的膜蛋白分子，两者结合导致肝细胞凋亡。

HCV 感染慢性化的可能机制。主要有：①HCV 的高度变异性。HCV 在复制过程中由于依赖 RNA 的 RNA 聚合酶缺乏校正功能，复制过程容易出错；同时由于机体免疫压力，使 HCV 不断发生变异，甚至在同一个体出现准种毒株，来逃避机体的免疫监视，导致慢性化。②HCV 对肝外细胞的泛嗜性。特别是存在于外周血单核细胞（peripheral blood mononuclear cell，PBMC）中的 HCV，可能成为反复感染肝细胞的来源。③HCV 在血液中滴度低，免疫原性弱，机体对其免疫应答水平低下，甚至产生免疫耐受，造成病毒持续感染。

4. 丁型肝炎

HDV 的复制效率高，感染肝细胞内含大量 HDV。目前观点认为 HDV 本身及其表达产物对肝细胞有直接作用，但尚缺乏确切证据。另外，HDAg 的抗原性较强，有资料显示是特异性 CD_8^+ T 细胞攻击的靶抗原，因此，宿主免疫反应参与了肝细胞的损伤。

5. 戊型肝炎

发病机制尚不清楚，可能与甲型肝炎相似。细胞免疫是引起肝细胞损伤的主要原因。

（二）病理解剖

1. 基本病变

以肝损害为主，肝外器官可有一定损害。各型肝炎的基本病理改变表现为弥漫性的肝细胞变性、坏死，同时伴有不同程度的炎症细胞浸润，间质增生和肝细胞再生。

2. 各临床型肝炎的病理特点

（1）急性病毒性肝炎：肝大，肝细胞气球样变和嗜酸性变，形成点、灶状坏死，汇管区炎症细胞浸润，坏死区肝细胞增生，网状支架和胆小管结构正常。

（2）慢性肝炎：病理诊断主要按炎症活动度进行分级（G）、按纤维化程度进行分期（S）。

（3）重型肝炎

1）急性重型肝炎：发病初肝脏无明显缩小，约 1 周后肝细胞呈大块坏死或亚大块坏死或桥接坏死，坏死肝细胞占 2/3 以上，周围有中性粒细胞浸润，无纤维组织增生，亦无明显的肝细胞再生。肉眼观察肝体积明显缩小，由于坏死区充满大量红细胞而呈红色，残余肝组织因淤胆而呈黄绿色，故称之为红色或黄色肝萎缩。

2）亚急性重型肝炎：肝细胞呈亚大块坏死，坏死面积小于 1/2。肝小叶周边可见肝细胞再生，形成再生结节，周围被增生胶原纤维包绕，伴小胆管增生，淤胆明显。肉眼观察肝脏表面见大小不等的小结节。

3）慢性重型肝炎：在慢性肝炎或肝硬化病变背景上出现亚大块或大块坏死，大部分病例尚可现桥接及碎屑状坏死。

（4）肝炎肝硬化：①活动性肝硬化：肝硬化伴明显炎症，假小叶边界不清。②静止性肝硬化：肝硬化结节内炎症轻，假小叶边界清楚。

（5）淤胆型肝炎：除有轻度急性肝炎变化外，还有毛细胆管内胆栓形成，肝细胞内胆色素滞留，肝细胞内出现小点状色素颗粒，严重者肝细胞呈腺管状排列，吞噬细胞肿胀并吞噬胆色素。汇管区水肿和小胆管扩张，中性粒细胞浸润。

（6）慢性无症状携带者：携带者中肝组织正常者约占 10%；轻微病变占 11.5% ~ 48.2%，又称为非特异性反应炎症，以肝细胞变性为主，伴轻微炎症细胞浸润。

四、临床表现

各型病毒性肝炎的表现大致相似，但潜伏期不同：甲型肝炎 2 ~ 6 周；乙型肝炎 6 周 ~ 6 个月；丙型肝炎 2 ~ 26 周；丁型肝炎常与乙型肝炎同时存在；戊型肝炎 15 ~ 75 天。

临床上将病毒性肝炎分为急性肝炎（包括黄疸型和无黄疸型）、慢性肝炎（包括活动性和迁延性）、重症肝炎（包括急性、亚急性、慢性）、淤胆型肝炎、肝炎肝硬化等。

1. 急性肝炎

（1）急性黄疸型肝炎：按病程经过分为 3 期，全病程 2 ~ 4 个月。

1）黄疸前期：多数起病缓慢，可有畏寒发热（乙肝者常无发热），全身乏力，食欲减退，恶心、呕吐，厌油，肝区胀痛，腹胀，便秘或腹泻，尿色逐渐加深至本期末呈浓茶样。少数患者以发热、头痛、上呼吸道症状等为主要表现。体征不明显，部分患者有浅表淋巴结肿大。此期持续 1 ~ 21 日，平均 5 ~ 7 天。

2）黄疸期：自觉症状有好转，发热减退，但尿色继续加深，巩膜和皮肤出现黄染，1 周左右达高峰。可有大便颜色变浅、皮肤瘙痒、心动过缓等表现。肝多肿大有充实感、压痛及叩击痛。约 10% 的患者有脾大。此期病程 2 ~ 6 周。

3）恢复期：黄疸逐渐消退，症状减轻以至消失，精神食欲明显好转，肝脾回缩，肝功能逐渐恢复正常。此期持续 2 ~ 16 周，一般 1 个月左右。

（2）急性无黄疸型肝炎：本型远较黄疸型多见。大多缓慢起病，症状体征同急性黄疸型肝炎相似，但较轻，整个过程不出现黄疸。部分病例并无明显症状，于体检时发现肝大压痛、肝功能异常或 HBV 标志阳性而确诊。本型病程长短不一，大多于 3 ~ 6 个月内恢复健康，但部分病例病情迁延转为慢性。

2. 慢性肝炎

（1）慢性迁延性肝炎：病程超过半年，临床上仍有乏力、纳呆、腹胀、肝痛、肝大等症状，肝功能轻度损害或正常，部分患者可出现神经官能症症状。慢性迁延性肝炎的病程可持续 1 年至数年。

（2）慢性活动性肝炎（简称慢活肝，CAH）：既往有肝炎史，或急性肝炎病程迁延，超过半年而目前有较明显的肝炎症状，如乏力、食欲差、腹胀、溏便等。体征：肝大，质地中等硬度以上。可伴有蜘蛛痣、肝病面容、肝掌或脾大，而排除其他原因者。实验室检查：血清 ALT 活力反复或持续升高伴有浊度试验（麝浊、锌浊）长期异常或血浆白蛋白减低，或白/球蛋白比例异常，或丙种球蛋白增高，或血清胆红素长期或反复增高。有条件时做免疫学检查测定，如 IgG、IgM、抗核抗体、抗平滑肌抗体、抗细胞膜脂蛋白抗体、类风湿因子循环免疫复合物。若这些检查结果阳性，则有助于慢肝诊断；肝外器官表现：如关节炎、肾炎、脉管炎、皮疹或干燥综合征等。

3. 重型肝炎

（1）急性重型肝炎（即暴发型肝炎）：发病急骤，病情发展快。有高热、严重的消化道症状（如厌食、频繁呕吐、腹胀或呃逆等），极度乏力。在发病后 3 周以内迅速出现精神、神经症状（嗜睡、烦躁不安、行为反常、性格改变、意识不清、昏迷等）而排除其他原因者。有出血倾向（呕血、便血、瘀斑等）。小儿可有尖声哭叫、反常的吸吮动作和食欲异常等表现。肝浊音区进行性缩小，黄疸出现后迅速加深（但病初黄疸很轻或尚未出现）。

（2）亚急性重型肝炎（亚急性肝坏死）：急性黄疸型肝炎在发病后 3 周以上，具备以下指征者：黄疸迅速加深，高度无力，明显食欲减退或恶心、呕吐，重度腹胀及腹水，可有明显的出血现象（对无腹水及无明显出血现象者，应注意是否为本型的早期）。可出现程度不等的意识障碍，以至昏迷。后期可出现肾衰竭及脑水肿。

（3）慢性重型肝炎：临床表现同亚急性重型肝炎，但有慢性活动性肝炎或肝炎后肝硬化病史、体征及严重肝功能损害。

4. 淤胆型肝炎

起病类似急黄肝，但自觉症状较轻，常有明显肝大、皮肤瘙痒、大便灰白，肝功能检查血清胆红素明显升高且以结合胆红素为主，表现为阻塞性黄疸如碱性磷酸酶、γ-转肽酶、胆固醇均有明显增高。阻塞性黄疸持续 3 周以上，并排除其他肝内外阻塞性黄疸者，可诊断为急性淤胆型肝炎。在慢性肝炎的基础上发生上述临床表现者可诊断为慢性淤胆型肝炎。

5. 肝炎肝硬化

早期肝硬化临床上常无特异性表现，很难确诊，须依靠病理诊断，B 超、CT 及腹腔镜等检查有参考诊断意义。

凡慢性肝炎患者具有肯定的门脉高压证据（如腹壁及食管静脉曲张、腹水），影像学诊断肝脏缩小、脾脏增大、门静脉增宽，且排除其他引起门静脉高压原因者均可诊断为肝硬化。

6. 慢性 HBsAg 携带者

这又称为乙肝病毒携带者，以前曾称其为"HBsAg 健康携带者"，后经肝穿刺活组织学检查证实肝组织正常者仅占少数，而且电镜下也不能排除肝炎病变。全世界乙肝病毒携带者约有 3 亿人，我国有 1.2 亿～1.3 亿人。

HBsAg 持续阳性 6 个月以上、肝功能正常、无任何临床症状和体征者，称为慢性 HBsAg 携带者。

五、实验室检查

1. 血常规

急性肝炎患者的血白细胞总数常稍低或正常，淋巴细胞相对增多，偶可见异型淋巴细胞，急性重症肝炎的白细胞总数及中性粒细胞均可增高。

2. 肝功能检查

（1）血清酶的测定：血清谷丙转氨酶升高，如大于正常值4倍以上、持续时间长，则对肝炎的诊断价值很大。碱性磷酸酶、γ-谷氨酰转肽酶在阻塞性黄疸时明显升高，有一定诊断意义，但不能区别肝内和肝外梗阻。胆碱酯酶活力明显降低对诊断重症肝炎有一定价值。

（2）蛋白代谢功能试验：脑磷脂胆固醇絮状试验、麝香草酚絮状和浊度试验、锌浊度试验可有轻度异常，丙种球蛋白和IgG明显升高常支持慢性活动性肝炎的诊断。

（3）色素代谢功能试验：尿胆红素、尿胆元、血清黄疸指数及凡登白试验、血清胆红素等测定有助于各种性质黄疸的鉴别。磺溴酞钠滞留试验对肝功能其他指标均正常的患者有一定的诊断价值。

（4）其他：凝血酶原时间、糖耐量试验、胆固醇等在某些类型的肝炎常出现异常。

3. 病原学检查

（1）甲型肝炎：①急性肝炎患者血清抗HAV-IgM阳性；②急性期和恢复期双份血清抗HAV总抗体滴度≥4倍升高；③急性期粪便免疫电镜找到HAV颗粒或用ELIS法检出HAAg；④血清或粪便中检出HAV-RNA。具有以上任何1项阳性，即可确诊为HAV近期感染。

（2）乙型肝炎

1）HBsAg与抗HBs Anti-HBs；HBsAg在感染HBV两周后即可阳性。HBsAg阳性反应现症HBV感染，阴性则不能排除HBV感染。抗HBs为保护性抗体，阳性表示对HBV有免疫力，见于乙型肝炎恢复期、过去感染及乙肝疫苗接种后。HBV感染后可出现HBsAg和抗HBs同时阴性，即所谓窗口期，此时HBsAg已消失，抗HBs仍未产生，小部分病例始终不产生抗HBs。HBsAg和抗HBs同时阳性可出现在HBV感染恢复期，此时HBsAg未消失，抗HBs已产生；另一情形是S基因区发生变异，野生株抗HBs不能将其清除；或抗HBs阳性者感染了免疫逃避株。

2）HBeAg与抗Be Anti-HBe：急性HBV感染时HBeAg的出现时间略晚于HBsAg，HBeAg持续存在预示趋向慢性。在慢性HBV感染时HBeAg是重要的免疫耐受因子，大部分情况下其存在表示患者处于高感染低应答期。HBeAg与HBV DNA有良好的相关性，因此，HBeAg的存在表示病毒复制活跃且有较强的传染性。HBeAg消失而抗HBe产生称为血清转换。抗HBe阳转后，病毒复制多处于静止状态，传染性降低。长期抗HBe阳性者并不代表病毒复制停止或无传染性，研究显示20%~50%仍可检测到HBV DNA，部分可能由于前C区基因变异，导致不能形成HBeAg。

3）HBcAg与抗HBc Anti-HBc：游离HBcAg在血清中含量极少，常规方法不能检出。血清中HBcAg主要存在于Dane颗粒的核心，通常用二巯基酒精及NP-40（nonidet P－40）先裂解蛋白外壳，再进行检测。HBcAg 与 HBV DNA 呈正相关，HBcAg 阳性表示血清中存在 Dane 颗粒，HBV 处于复制状态，有传染性。抗 HBc lgM 在发病第一周即出现，持续时间差异较大，多数在 6 个月内消失。高滴度的抗 HBc lgM 为急性乙型肝炎诊断依据。由于抗 HBc lgM 的检测受类风湿因子（RF）的影响较大，低滴度的抗 HBc lgM 应注意假阳性。抗 HBc lgM 不是反映病毒复制的灵敏指标。HBcAg 有很强的免疫原性，HBV 感染者几乎均可检出抗 HBc lgG，除非感染者有免疫缺陷。抗 HBc lgG 在血清中可长期存在。单一抗 HBclgG 阳性者可以是过去感染，亦可以是低水平感染，特别是高滴度者。

4）HBV DNA：是病毒复制和传染性的直接标志。可用分子杂交和 PCR 方法进行检测。分子杂交敏感性较低，但稳定，重复性好。PCR 技术灵敏，但易因实验污染出现假阳性。HBV DNA 尚可定量，方法包括分支链信号扩大技术（bDNA）、荧光定量技术等。HBV DNA 定量对于判断病毒复制程度，传染性大小，抗病毒药物疗效等有重要意义。HBV DNA 检测方面，还有前 C 区变异、S 区变异和多聚酶基因 YMDD 变异等检测。

5）组织中 HBV 标志物的检测：可用免疫组织化学方法检测肝组织中 HBsAg、HBeAg 的存在及分布；原位杂交或原位 PCR 方法检测组织中 HBV DNA 的存在及分布。除可判定病毒是否处于复制状态外，对血清中 HBV 标志物阴性患者的诊断有一定意义。由于需要肝组织活检，技术要求较高等使其应用受到局限。

（3）丙型肝炎

1）抗 HCV IgM 和抗 HCV IgG：HCV 抗体不是保护性抗体，是 HCV 感染的标志。抗 HCV IgM 在发病后即可检测到，一般持续 1～3 个月，因此抗 HCV IgM 阳性提示现症 HCV 感染。抗 HCV IgM 的检测受较多因素的影响，如球蛋白、RF 等，稳定性不如抗 HCV IgG。抗 HCV IgG 阳性提示现症感染或既往感染。抗 HCV 阴转与否不能作为抗病毒疗效的指标。

2）HCV RNA：HCV 在血液中含量很少，常采用巢式（nested）PCR 以提高检出率。HCV RNA 阳性是病毒感染和复制的直接标志。HCV RNA 定量方法包括 bDNA 探针技术、竞争 PCR 法、荧光定量法等，定量测定有助于了解病毒复制程度、抗病毒治疗的选择及疗效评估等。

3）HCV 基因分型：HCV RNA 基因分型方法较多，国内外在抗病毒疗效考核研究中，应用 Simmonds 等 1～6 型分型法最为广泛。HCV RNA 基因分型结果有助于判定治疗的难易程度及制订抗病毒治疗的个体化方案。

4）组织中 HCV 标志物的检测基本同 HBV，可检测 HCV 抗原及 HCV RNA。

（4）丁型肝炎

1）HDAg、抗 HD IgM 及抗 HD IgG：HDAg 是 HDV 颗粒内部成分，阳性是诊断急性 HDV 感染的直接证据。HDAg 在病程早期出现，持续时间平均为 21 天，随着抗 HD 的产生，HDAg 多以免疫复合物形式存在，此时检测 HDAg 为阴性。在慢性 HDV 感染中，由于有高滴度的抗 HD，HDAg 多为阴性。抗 HD IgM 阳性是现症感染的标志，当感染处于 HDAg 和抗 HD IgG 之间的窗口期时，可仅有抗 HD IgM 阳性。抗 HD IgG 不是保护性抗体，高滴度抗 HD IgG 提示感染的持续存在，低滴度提示感染静止或终止。

2）HDV RNA：血清或肝组织中 HDV RNA 是诊断 HDV 感染最直接的依据。可采用分子杂交和 RT‑PCR 方法检测。

（5）戊型肝炎

1）抗 HEV lgM 和抗 HEV IgG：抗 HEV lgM 在发病初期产生，是近期 HEV 感染的标志，大多数在 3 个月内阴转。抗 HEV IgG 在急性期滴度较高，恢复期则明显下降。如果抗 HEV IgG 滴度较高，或由阴性转为阳性，或由低滴度升为高滴度，或由高滴度降至低滴度甚至阴转，均可诊断为 HEV 感染。抗 HEV lgG 持续时间报道不一，较多认为于发病后 6～12 个月阴转，亦有报道持续几年甚至十多年。少数戊型肝炎患者始终不产生抗 HEV lgM 和抗 HEVlgG，两者均阴性时不能完全排除戊型肝炎。

2）HEV RNA：采用 RT‑PCR 法在粪便和血液标本中检测到 HEV RNA，可明确诊断。

4. 其他检查

B 型超声、CT、MRI 有助于肝硬化、阻塞性黄疸、脂肪肝及肝内占位性病变的诊断。肝组织病理检查是明确诊断，衡量炎症活动度、纤维化程度及评估疗效的金标准。还可在肝组织中原位检测病毒抗原或核酸，以助确定病毒复制状态。

六、诊断

一般急性黄疸型肝炎出现黄疸后诊断较易，无黄疸者则应根据以下各方面资料综合分析做出诊断。

1. 流行病学资料

病前与病毒性肝炎患者有密切接触史，或到过病毒性肝炎流行区，或半年内接受过血及血制品治疗，或有任何医疗性损伤，如消毒不严的注射、针灸、穿刺、手术等。

2. 临床表现

近期出现食欲减退、低热、恶心、厌油、乏力、肝区痛而无其他原因可解释者，体检有肝大伴触痛及叩击痛。

3. 实验室检查

ALT 等血清酶，血清蛋白质、胆红素，尿胆红素、尿胆原等肝功能检查异常。各型病毒性肝炎的确定可借助病原学检查确定。肝穿刺病理检查对肝炎的临床分型有较大价值。

诊断应包括病名、病原学分型及临床分型，如急性黄疸型甲型病毒性肝炎、慢性活动性乙型病毒性肝炎等。

七、鉴别诊断

1. 其他原因引起的黄疸

（1）溶血性黄疸：常有药物或感染等诱因，表现为寒战、高热、腰痛、贫血、网织红细胞升高、血红蛋白尿。黄疸大多较轻，主要为间接胆红素升高。治疗后（如应用激素）黄疸消退快。

（2）肝外梗阻性黄疸：有原发病症状、体征，肝功能损害轻，以直接胆红素为主。影像学检查可见肝内外胆管扩张和局部占位性病变。

2. 其他原因引起的肝炎

（1）其他感染性、中毒性肝炎：巨细胞病毒、EB 病毒、汉坦病毒等非肝炎病毒感染和伤寒沙门菌、立克次体、钩端螺旋体、溶组织内阿米巴、血吸虫等感染后均可引起肝损害，根据原发病的临床特点和病原学、血清学检查结果进行鉴别。

（2）药物性、酒精性肝损害：有使用肝损害药物或长期大量饮酒的历史，停药或停止酗酒后肝功能可逐渐恢复。肝炎病毒标志物检测阴性。

（3）自身免疫性肝炎：主要有原发性胆汁性肝硬化和自身免疫性慢性活动性肝炎。前者主要累及肝内胆管，后者主要破坏肝细胞。诊断主要依靠自身抗体的检测和肝组织学检查。

（4）脂肪肝及妊娠急性脂肪肝：脂肪肝大多继发于肝炎后或身体肥胖者。血中三酰甘油多增高，B 超有较特异的表现。妊娠急性脂肪肝多以急性腹痛起病或并发急性胰腺炎，黄疸深，肝缩小，严重低血糖及低蛋白血症，尿胆红素阴性。

八、治疗

对病毒性肝炎目前尚无特效治疗。治疗原则以适当休息、合理营养为主，辅以药物，禁酒，避免过度劳累和使用对肝脏有损害的药物。

（一）急性肝炎

以一般及支持治疗为主，应卧床休息，给予清淡、营养、易消化食物。对临床症状较重或黄疸较深的患者，宜静脉补充葡萄糖液、维生素等。

急性丙型肝炎时，应争取早期用干扰素抗病毒治疗，以达到清除 HCV 的目的。

（二）慢性肝炎

宜高蛋白饮食，但不强调高糖和高脂肪饮食，以防发生脂肪肝或糖尿病。禁止饮酒。病情活动时应以静养为主。病情稳定时注意动静结合，可考虑从事力所能及的轻工作；症状消失，肝功能恢复正常达 3 个月以上者，可恢复正常工作，但应避免过劳，且须定期复查。病情活动，进食过少者，可静脉给予葡萄糖液体和补充维生素和抗病毒药物治疗。

（三）淤胆型肝炎的治疗

治疗同急性黄疸型肝炎。在护肝治疗的基础上，可试用泼尼松（每日 30～60mg，分次口服）或地塞米松（每日 10～20mg 静脉滴注），2 周后如血清胆红素显著下降，可逐步减量，并于 1～2 周后停药。如果经 2 周治疗胆红素无明显下降，则停药。

（四）重型肝炎的治疗

应强调早期诊断，绝对卧床休息，及时采取以护肝治疗为基础的综合治疗措施。

1. 一般治疗及支持疗法

强调卧床休息；减少饮食中蛋白，以减少肠道内氨的来源；可静脉输注清蛋白、血浆等；注意保持水和电解质平衡，防止和纠正低血钾。静脉点滴葡萄糖，补充维生素 C、维生素 K_1。

2. 促进肝细胞再生的措施

可选用肝细胞生长因子或胰高血糖素－胰岛素（G－I）疗法等。

3. 对症治疗

（1）出血的防治：①可使用止血药物；②输入新鲜血液或凝血因子复合物补充凝血因子；③必要时，使用环状十四氨基酸或八肽合成类似物的生长抑素；④使用 H_2 受体药物：雷尼替丁、法莫替丁等防止出血。

（2）肝性脑病的防治

1）氨中毒的防治：①低蛋白饮食；②口服诺氟沙星抑制肠道细菌；③口服乳果糖酸化和保持大便通畅；④静脉使用醋谷胺或谷氨酸钠降低血氨。

2）恢复正常神经递质：左旋多巴静脉点滴或保留灌肠，可进入大脑转化为多巴胺，取代假性神经递质如羟苯酒精胺等，起到苏醒作用。

3）维持氨基酸比例平衡：使用肝安静脉滴注。

4）防治脑水肿：用甘露醇快速静脉点滴，必要时加用呋塞米，以提高脱水效果。

（3）继发感染的防治：重型肝炎常伴有肝胆系感染、自发性腹膜炎等。革兰阴性菌感染为多。使用杀菌力强的广谱抗生素时间过长时，易出现二重感染，后者以真菌感染最为常见。治疗可选用半合成青霉素如哌拉西林、二或三代头孢霉素如头孢西丁（cefoxitin）、头孢噻肟。有厌氧菌感染时可用甲硝唑。合并真菌感染时，应加用氟康唑等抗真菌药物。

（4）肝肾综合征的防治：①避免引起血容量降低的各种因素。②少尿时应扩张血容量，可选用低分子右旋糖酐、血浆或清蛋白。③使用扩张肾血管药物，如小剂量多巴胺，可增加肾血流量。④应用利尿药物如使用呋塞米等。

4. 抗病毒治疗

乙肝病毒引起的重症肝炎，若仍有病毒复制，即血中可检测到 HBVDNA，可给予贺普丁治疗。100mg，qd。

5. 人工肝支持治疗

（1）适应证

1）各种原因引起的肝衰竭早、中期，PTA 在20%～40%和血小板 $> 50 \times 10^9/L$ 为宜；晚期肝衰竭患者也可进行治疗，但并发症多见，应慎重；未达到肝衰竭诊断标准，但有肝衰竭倾向者，也可考虑早期干预。

2）晚期肝衰竭肝移植术前等待供体、肝移植术后排异反应、移植肝无功能期。

（2）相对禁忌证

1）严重活动性出血或弥漫性血管内凝血者。

2）对治疗过程中所用血制品或药品如血浆、肝素和鱼精蛋白等高度过敏者。

3）循环功能衰竭者。

4）心脑梗死非稳定期者。

5）妊娠晚期。

（3）并发症：人工肝治疗的并发症有过敏反应、低血压、继发感染、出血、失衡综合征、溶血、空气栓塞、水电解质及酸碱平衡紊乱等。随着人工肝技术的发展，并发症发生率逐渐下降，一旦出现，可根据具体情况给予相应处理。

6. 肝移植

肝移植是治疗晚期肝衰竭最有效的治疗手段。

（1）适应证

1）各种原因所致的中晚期肝衰竭，经积极内科和人工肝治疗疗效欠佳。

2）各种类型的终末期肝硬化。

（2）禁忌证

1）绝对禁忌证：①难以控制的全身性感染。②肝外有难以根治的恶性肿瘤。③难以戒除的酗酒或吸毒。④合并严重的心、脑、肺等重要脏器器质性病变。⑤难以控制的精神疾病。

2）相对禁忌证：①年龄大于65岁。②肝脏恶性肿瘤伴门静脉主干癌栓或转移。③合并糖尿病、心肌病等预后不佳的疾病。④胆管感染所致的败血症等严重感染。⑤获得性人类免疫缺陷病毒感染。⑥明显门静脉血栓形成等解剖结构异常。

7. 肝细胞及肝干细胞或干细胞移植

肝细胞移植（hepatocyte transplantation，HCT）是将正常成年肝细胞、不同发育阶段肝细胞、肝潜能细胞、修饰型肝细胞以及相关生长刺激因子，通过不同途径移植到受体适当的靶位，使之定居、增生、重建肝组织结构，以发挥正常肝功能的肝组织工程。优点：价廉、移植细胞易获取、能冷冻保存、操作简便、并发症少、能介导基因治疗。移植细胞的种类包括：成体肝细胞、胎肝细胞、异种肝细胞、永生化肝细胞、脐带干细胞、肝干细胞。成体肝细胞是肝细胞移植的一种良好选择，尤其适用于急性肝衰竭的细胞移植，美国PDA已批准用于临床。其特点是：分化良好、功能完善、肝脏受损时，能进行1~2周期的复制、一个供体肝脏可给多个受体提供肝细胞，冷冻复苏后细胞活力下降、供体仍有限和免疫排斥。胎肝细胞是肝细胞移植的重要细胞来源，胎肝细胞免疫源性相对较弱，分裂、增生能力较强，移植后细胞数量增加相对较多、迅速，能抵抗冻存导致的损伤，来源较成人肝细胞容易，但涉及伦理问题，难以推广应用。异种肝细胞是除人源性肝细胞以外的动物肝细胞，其细胞来源广泛，细胞数量可以满足临床需要，但有免疫排斥及发生动物性疾病的风险，难以在临床开展。永生化肝细胞有可能成为HCT的一种细胞供体，其增生优势，可体外培养成株，应用最多的是SV40大T抗原基因转染的永生化肝细胞。但具备癌基因的表达，安全性受到质疑。肝干细胞是指具有自我更新能力和向多种细胞分化能力的细胞，分为肝源性和非肝源性两类，包括：肝源性的卵圆细胞及非肝源性的胚胎干细胞、骨髓间充质干细胞、造血干细胞及胰腺上皮细胞等。细胞修复肝脏工程是一项非常有前途的工作，但仍需进一步的临床实践和深入的基础研究。

（五）防止急性肝炎转为慢性

如急性期充分休息，恢复期避免过劳，饮食营养足够，成分平衡，禁忌烟、酒，合理用药，预防感冒、肠炎、妊娠，可使急性肝炎转为慢性肝炎机会减少。

（六）肝炎肝硬化

可参照慢性肝炎和重型肝炎的治疗，有脾功能亢进或门脉高压明显时可选用手术或介入治疗。

（七）慢性乙型和丙型肝炎病毒携带者

可照常工作，但应定期复查，随访观察，并动员其做穿刺检查，以便进一步确诊和作相应治疗。

九、护理和预防控制

（一）管理传染源

甲型及戊型肝炎自发病日算起隔离3周。乙型及丙型肝炎隔离至病情稳定后可以出院。慢性乙型和丙型肝炎及无症状携带者不能从事食品、饮水或幼托工作，并禁止献血。HBeAg和（或）HBV-DNA阳性妇女最好在HBeAg和HBV-DNA阴转后生育。对饮食业工作人员和保育人员要定期健康检查，如发现感染者，应调换工作岗位。

（二）切断传播途径

甲、戊型肝炎以切断粪-口途径为主，加强饮食卫生管理、水源保护、环境卫生管理以及粪便无害化处理，提高个人卫生水平。

乙、丙、丁型肝炎重点在于切断血液和体液传播。严格血站和献血员管理，加强各种医疗器械的消毒处理，注射使用一次性注射器，医疗器械实行一人一用一消毒。阻断母婴传播，对HBsAg阳性产妇所生婴儿，用乙型肝炎疫苗预防，HBsAg、HBeAg阳性产妇所生婴儿，出生后应用乙型肝炎特异免疫球蛋白（HBIG）及乙型肝炎疫苗联合免疫。性接触时使用安全套等。

（三）保护易感人群

在甲型肝炎流行期间，易感人群，（婴幼儿、儿童和血清抗HAV IgG阴性者）都应注射甲型肝炎减毒活疫苗（甲肝活疫苗）；甲型肝炎患者的接触者可接种人血清或胎盘球蛋白以防止发病。凡新生儿（尤其是母亲HBsAg阳性者）出生后24小时内都应立即接种基因重组乙型肝炎疫苗，注射3次后保护率约为85%。HBsAg阳性孕妇在怀孕后3个月注射乙肝高价免疫球蛋白（HBIG），可能对母婴传播起预防作用。

（张秀娥）

第三节 梅 毒

梅毒是由苍白密螺旋体引起的慢性全身性传播性疾病。早期主要表现为皮肤黏膜损害，晚期侵犯心血管、神经系统等各重要脏器，产生各种严重症状及体征，造成劳力丧失或死亡。患梅毒孕妇能通过胎盘将螺旋体传给胎儿引起晚期流产、早产、死产或分娩先天梅毒儿。梅毒是严重危害人类健康的性传播性疾病。

一、病原和流行病学

梅毒的病原为梅毒螺旋体，因其透明不易染，色又称苍白螺旋体。用姬姆萨染色则可染成桃红色。它是小而纤细的螺旋状微生物，长4~14μm，宽0.2μm，有8~14个规则的螺旋，其折光力强。运动有 3 种方式，旋转式、蛇行式、伸缩式。

梅毒螺旋体系厌氧微生物，离开人体不易生存。不耐温热，加热 41℃ 可存活 2 小时，100℃ 立即死亡，但耐寒力强，0℃ 冰箱可存活 48 小时，如将梅毒病损标本置于冰箱内，经 1 周仍可致病。零下 78℃ 数年仍具有传染性。干燥、阳光、肥皂水和一般消毒剂很容易将螺旋体杀死。

梅毒的传染源是梅毒患者，传播途径有：

1. 性接触

是主要传染途径，未经治疗的病人在感染后的 1～2 年内传染性强，随着病期的延长，传染性越来越小。

2. 胎传

患梅毒的孕妇可通过胎盘使胎儿受染，一般认为感染发生在妊娠 4 个月以后，病期越短，对胎儿所造成的破坏性越严重，发生流产、死产的百分率高。病期超过 2 年经治疗的梅毒妇女，虽然通过性接触一般无传染性，但妊娠时仍可传染给胎儿。

3. 其他

少数可通过接吻、哺乳直接接触传染；或间接地通过患者的日用品，如衣服、毛巾、剃刀、餐具及烟嘴等传染。此外，输血也可造成感染，医务人员在接触病人（包括接生）或含有梅毒螺旋体的标本时不小心也可受染。

二、发病机制

梅毒螺旋体从破损的皮肤黏膜进入人体后，数小时即侵入附近淋巴结，在 2～3 日经血液循环播散全身，大约经 3 周的潜伏期，在入侵部位发生初疮（硬下疳），这是一期梅毒。此后机体产生抗体，螺旋体大部分被杀死，硬下疳自然消失，进入无症状的潜伏期，此即一期潜伏梅毒。但未被杀灭的螺旋体仍在机体内繁殖，约经 6～8 周，大量螺旋体进入血液循环引起二期早发梅毒，皮肤黏膜、骨骼、眼等器官及神经系统受损。二期梅毒的螺旋体最多，随着机体免疫应答反应的建立，抗体大量产生，螺旋体又大部分被杀死，二期早发梅毒亦自然消失，再进入潜伏状态，称为二期潜伏梅毒。此时临床上虽无症状，但残存的螺旋体仍隐藏于组织或淋巴系统内，一旦机体抵抗力下降，螺旋体再次进入血液循环，发生二期复发梅毒，以后随着机体免疫的消长、病情活动与潜伏交替，2 年后进入晚期梅毒。

晚期梅毒除侵犯皮肤黏膜、骨骼等处外，尤其侵犯心血管、神经系统。也有部分病人梅毒血清滴度下降，最后阴转而自然痊愈。

以上是未经治疗梅毒的典型变化，但由于免疫差异与治疗影响，临床表现并不完全相同，有的病人可终身潜伏，有的仅有一期而无二期，或仅有三期梅毒症状。

三、分期

梅毒分三期，一期、二期属早期梅毒，病期在 2 年以内；三期属晚期梅毒，病期在 2 年以上。潜伏梅毒（隐性梅毒）系指梅毒未经治疗或用药剂量不足，无临床症状而血清反应阳性者。感染期限在 2 年以内，称为早期潜伏梅毒，有传染性。病程在 2 年以上，称为晚期潜伏梅毒，一般认为无传染性，但女患者仍可经胎盘传给胎儿，发生胎传梅毒（先天梅毒）。

四、临床表现

（一）获得性梅毒（后天梅毒）

分一、二、三期梅毒。一期和二期又称早期梅毒，感染在 2 年以内；三期又称晚期梅毒，感染在 2 年以上。

1. 一期梅毒

主要症状为硬下疳，中医称为疳疮，发生于不洁性交后 2~4 周，表现为皮肤黏膜部位出现米粒性浸润，后渐扩大，形成高出皮面的圆形或椭圆形的、边缘较鲜明的具有软骨样硬度的损害，称为下疳。其表面轻度糜烂，微有渗液，呈牛肉色，晚期下疳表面干燥。下疳多发生于阴部，故以腹股沟淋巴结最多侵犯，表现为淋巴结肿胀、坚硬、不融合、可移动，称为梅毒性横痃，中医称为横痃。一期梅毒约 1 月可自愈，亦有在二期梅毒疹发出时尚未消失的，甚至有从无下疳的。

2. 二期梅毒

自硬下疳消失至二期梅毒疹出现前的无症状期，称为第二潜伏期。二期梅素一般发生在感染后 7~10 周或硬下疳出现后 6~8 周，梅毒螺旋体通过血行播散全身，传染性大，以皮肤黏膜损害为主，亦见骨骼、感觉器官及神经损害。发疹前常有低热、头痛，肌肉、关节及骨骼酸痛等前驱症状。

（1）皮肤黏膜损害：可分为二期早发梅毒疹和二期复发梅毒疹两类。

1）皮疹：皮疹种类甚多，无自觉症状，或仅有轻微瘙痒。

皮疹形态多种多样，可有斑疹（玫瑰疹）、丘疹、斑丘疹、脓疱疹等。这些皮疹的共同特点：间歇性发作，新旧皮疹同时并存，分布广泛遍及全身。一般持续 3~4 周或 2~3 个月，不经治疗也可消退，如用驱梅治疗消退更为迅速。皮疹多呈圆形或椭圆形，境界明显，开始呈鲜红色，不久即呈暗红色，压之不褪色。其破坏性小，除脓疱疹外愈后不留瘢痕。在皮肤黏膜损害区含有大量梅毒螺旋体，传染性极大。发疹期血清反应多呈阳性，全身淋巴结肿大。

2）扁平湿疣：多发生于生殖器部位或肛门周围，也可发生在腋窝、乳房下、脐周围、腹股沟、趾间、甲沟等处。表现为成群分布的大小不等的扁平隆起损害，表面糜烂并有细颗粒状的赘生物，稍高出皮面，界限清楚，分泌物或渗出液中含有大量梅毒螺旋体，传染性极强。

3）脱发：由于梅毒螺旋体进入到头皮毛囊血管，产生炎症，导致毛囊供血不足，可产生脱发。多见于男性。

4）黏膜斑：多见于口腔黏膜，亦可发生于阴道黏膜。表现为红肿及浅糜烂，呈圆形，灰白色，直径为 0.2~2cm，有渗出物凝结在其表面，含有大量的梅毒螺旋体，传染性极强。

（2）骨与关节损害：可发生骨膜炎及关节炎。多发生在四肢的长骨，扁骨中以颅骨、跟骨及肩胛骨较为多见。休息时疼痛加重，X 线检查无异常。

（3）眼梅毒：早期出现畏光、流泪，红肿疼痛，后期可失明。主要引起虹膜炎、虹膜睫状体炎、脉络膜炎、视神经炎和视网膜炎等。

（4）神经梅毒：大多为无症状性神经梅毒，虽无临床症状但脑脊液有异常变化。也可引起脑膜炎、脑血管梅毒、脑神经麻痹及脑膜血管梅毒等。

（5）全身性淋巴结肿大：梅毒螺旋体感染后7周，可发生全身淋巴结肿大，其特征为淋巴结肿胀发硬，无急性炎症现象，无化脓及溃烂。

如果抗梅毒治疗不彻底或机体免疫力降低，二期梅毒损害消退后1～2年内又可重新出现，称为二期复发梅毒。其损害与二期梅毒相似，但损害数目较少，所含梅毒螺旋体数目亦较少，而损害的破坏性较大。

3. 三期梅毒

此期容易复发，中医称之为杨梅结毒。常在感染后3～5年甚至10余年后发生。

（1）皮肤黏膜损害：皮损特点是数目少，分布不对称，自觉症状缺如或轻微。主要有结节性梅毒疹和树胶肿。

1）结节性梅毒疹：损害好发于头部、肩部、四肢，为一群直径约为0.3～1.0cm大小的结节，呈铜红色，质硬有浸润，结节可吸收，留下小的萎缩斑，结节亦可溃疡，愈后留下浅瘢痕。损害常呈簇集、环状或蛇行性排列，新旧皮疹此起彼伏，可迁延数年。

2）树胶肿：为典型晚期梅毒损害，多在感染后3～5年内发生。树胶肿主要发生在皮肤黏膜（占80%），亦可发生于骨骼与内脏器官。初起为皮下结节，暗红色，逐渐增大可达3～5cm，中心软化破溃，损害一端愈合，一端发展，形成特异的肾形或马蹄形溃疡，境界清楚，边缘锐利韧硬，基底紫红，分泌粘稠脓汁似树胶状，故名树胶肿。它也可以因外伤而诱发。树胶肿在头、额部者常破坏骨质，损害迁延数月或数年，愈合后留下萎缩性瘢痕。

3）三期梅毒黏膜损害：树胶肿可侵犯口腔、鼻黏膜，引起树胶肿舌炎，上腭、鼻中隔穿孔及马鞍鼻。

（2）骨梅毒：有骨树胶肿、骨膜炎。

（3）心血管梅毒：多发生于感染后10～30年。有主动脉炎、主动脉瓣闭锁不全、主动脉瘤等。

（4）神经梅毒：指梅毒螺旋体侵犯脑膜，有脊髓痨、麻痹性痴呆、脑膜炎等。

（二）胎传梅毒（先天梅毒）

胎传梅毒多发生于妊娠4个月时，无梅毒下疳，中医称为小儿遗毒。其皮疹为多形多样，可表现为斑疹、斑丘疹、水疱、大疱、脓疱等，口周可见放射状皲裂；营养发育障碍，毛发与甲均发育不良，晚期多侵犯感觉器官（眼、耳、鼻，特别是眼角膜），骨发育不良（如门齿稀疏、胫骨呈马刀形等。）

五、实验室检查

（一）暗视野显微镜检查

早期梅毒皮肤黏膜损害处渗出物或淋巴结穿刺液于暗视野显微镜下可见梅毒螺旋

体。由于梅毒螺旋体苍白不易染色，普通显微镜难以发现。

（二）梅毒血清学检查

梅毒螺旋体进入机体后可产生两种抗体，一种是非特异的抗心磷脂抗体（反应素），一种是抗梅毒螺旋体特异抗体。

1. 非梅毒螺旋体抗原试验

测定血清中反应素，常用：①性病研究实验室（VDRL）试验。②血清不加热反应素玻片试验（USR）。③快速血浆反应素（RPR）环状卡试验。由于操作简便，抗体滴度可反映疾病的进展情况，适用于筛查及疗效观察和判定有无复发或再感染。

2. 梅毒螺旋体抗原感染

测定血清中抗梅毒螺旋体特异抗体，常用：①梅毒螺旋体血凝试验（TPHA）。②荧光梅毒螺旋体抗体吸收试验（FTA－ABS）。由于抗体存在时间长，抗体滴度与疾病活动无关，不适用于疗效观察。

六、诊断

（一）接触史

后天梅毒有婚外性接触史、其丈夫有冶游史或性病史；先天梅毒父母亲有冶游史或性病史，特别是母亲有流产、死胎及早产史。

（二）临床表现及辅助检查

有各期梅毒临床症状、体征及实验室检查阳性结果，但隐性梅毒只有梅毒血清试验阳性而无临床试验。

七、鉴别诊断

根据病史、体格检查及实验室检查综合分析作出诊断。病史包括不洁性交史、梅毒及其他性病史，婚姻、分娩史，验血、治疗史及配偶状况等。先天梅毒应了解父母、兄弟姐妹的患病情况，必要时作试验治疗，应与下列疾病相鉴别：

（一）一期梅毒

应与软下疳、固定性药疹及生殖器疱疹鉴别。

（二）二期梅毒

应与玫瑰糠疹、尖锐湿疣、白癜风、药物性皮炎、银屑病、扁平苔藓、毛囊炎及脓疱疮等相鉴别。

（三）三期梅毒

应与寻常狼疮、瘤型麻风、溃疡及癌肿等相鉴别。

八、治疗

以青霉素为首选，必须早期、足量、正规治疗，并进行治疗后追踪。

按照原卫生部防疫司提出的梅毒治疗方案。

（一）早期梅毒（一期、二期）

1. 普鲁卡因青霉素 G

80 万 U，肌注，每日 1 次，连续 10d，总量为 800 万 U。

2. 苄星青霉素 G（长效青霉素）

240 万 U，分两侧臀部肌注，每周 1 次，共 2 次。青霉素过敏者可用盐酸四环素 0.5g，每日 4 次，连服 15 日（肝、肾功能不良者禁用）。

3. 红霉素

0.5g，每日 4 次，连服 15 日。

（二）晚期梅毒及二期复发梅毒（包括晚期潜伏梅毒）

1. 普鲁卡因青霉素 G

80 万 U，肌注，每日 1 次，连续 15 日为 1 个疗程。也可考虑给第二疗程，疗程间停药 2 周。

2. 苄星青霉素 G

240 万 U，每周 1 次，肌肉注射，共 3 次。

青霉素过敏者可用盐酸四环素 0.5g，每日 4 次，共 20 日（肝、肾功能不良者禁用）。红霉素 0.5g，每日 4 次，共 30 日。

注意：心血管梅毒治疗禁用苄星青霉素 G。如有心衰，首先治疗心衰，待心功能代偿时，从小剂量开始注射青霉素，以避免因贾-郝氏反应造成病情加剧或死亡，余治疗同晚期梅毒。

（三）妊娠梅毒

1. 普鲁卡因青霉素 G

80 万 U，每日 1 次，肌注，连续 10d。妊娠 3 个月内治疗 1 个疗程，妊娠末 3 个月再治疗 1 个疗程。

2. 红霉素

0.5g，每日 4 次，共 30 日。青霉素过敏者使用。

（四）胎传梅毒

早期胎传梅毒用普鲁卡因青霉素 G 每日 5 万 U/kg 肌注，连用 10 日；或苄星青霉素 5 万 U/kg，1 次肌注。晚期胎传梅毒用普鲁卡因青霉素 G 每日 5 万 U/kg，10 日为 1 个疗程（但不能超过同期成人用量）。

九、治愈标准

症状、体征消失，无并发症或并发症基本痊愈。梅毒的血清学试验转阴。但晚期梅毒患者在治疗后血清学不转阴。

十、预防与控制

同预防其他传染病一样，首先应加强卫生宣传教育，反对不正当的性行为，其次应采取以下预防措施：

（1）对可疑患者均应进行预防检查，做梅毒血清试验，以便早期发现新患者并及时治疗；

（2）发现梅毒患者必须强迫进行隔离治疗，患者的衣物及用品，如：毛巾、衣服、剃刀、餐具、被褥等，要在医务人员指导下进行严格消毒，以杜绝传染源；

（3）追踪患者的性伴侣，包括患者自报及医务人员访问的，查找患者所有性接触者，进行预防检查，追踪观察并进行必要的治疗，未治愈前配偶绝对禁止有性生活；

（4）对可疑患梅毒的孕妇，应及时给予预防性治疗，以防止将梅毒感染给胎儿；未婚男女患者，未经治愈不能结婚。

十一、预后

梅毒患者经过足量的抗生素治疗后，大多数是可以治愈的，只是晚期梅毒疗效欠佳，所以越早治疗效果越好。少数治愈的二期梅毒是可以复发的，所以梅毒治愈后要随访3年，第一年每季度复查一次，以后每半年复查一次，对复发者要加倍药量进行复治。

十二、随访

梅毒经充分治疗后，应随访2~3年。第1年每3个月随访1次，以后每半年随访1次，包括临床及血清非密螺旋体抗原试验。若在治疗后6个月内血清滴度未下降4倍，应视为治疗失败或再感染，除需重新加倍治疗外，还应考虑作脑脊液检查，以观察有无神经梅毒。多数一期梅毒在1年内，二期梅毒在2年内血清学试验转阴。少数晚期梅毒血清非密螺旋体抗体滴度低水平持续3年以上，可判为血清固定。

（宋艳娟）

第四节 血吸虫病

血吸虫病是由裂体吸虫属血吸虫引起的一种慢性寄生虫病，主要流行于亚、非、拉美的73个国家，患患者数约2亿。血吸虫病主要分两种类型，一种是肠血吸虫病，主要为曼氏血吸虫和日本血吸虫引起；另一种是尿路血吸虫病，由埃及血吸虫引起。我国主要流行的是日本血吸虫病。

血吸虫病是乙类传染病，中国共有7个省份是血吸虫病的流行区，包括安徽、江苏、江西、四川、湖南、湖北、云南。

一、流行病学

（一）传染源

日本血吸虫患者的粪便中含有活卵，为本病主要传染源。其储存宿主种类较多，主要有牛、猪、犬、羊、马、猫及鼠类等30多种动物。患者及患病耕牛为主要传染源，其次，为受感染的羊、猪、犬、马、鼠类等。在一些长时间无人畜活动的地区，血吸虫在野生动物之间通过钉螺传播，形成原发性疫源地；而在人畜活动的居民点或生产地区，由钉螺传播所构成的疫源地属次发性疫源地。

（二）传播途径

主要通过皮肤，黏膜与疫水接触受染。

造成传播必需具备下述三个条件：即带虫卵的粪便入水；钉螺的存在、孳生；以及接触疫水。

（三）易感人群

人与脊椎动物对血吸虫普遍易感。居民的感染率与当地钉螺受染率成正比。患者以渔民、农民为多，尤以 15～30 岁的青壮年因反复接触疫水而感染率较高。男多于女，夏秋季感染者最为多见。儿童与非流行区人群一旦遭受大量感染可产生一定的抵抗力，对再感染的耐受力并不完全，因而重复感染经常发生。

（四）流行特征

1. 地方性

血吸虫病的流行有着严格的地方性，没有钉螺，就没有血吸虫病流行，两者分布基本一致。根据地理环境、钉螺分布特点和血吸虫病流行特征，我国血吸虫病流行区大致可分布湖沼、水网和山丘 3 种类型。

2. 季节性

血吸虫病的高发季节受两方面因素的影响。一是水位上涨，感染性钉螺浸没于水肿二大量逸出尾蚴，尤以首次涨水逸蚴量为甚；二是由于生产生活的需要人员大批下水，发生血吸虫感染。

3. 易感人群

不同种族和性别的人对日本血吸虫均易感，人群感染率和感染度的差别取决于感染性钉螺的密度以及人群暴露于疫水的强度。从事农业和渔业生产的农民、渔民、船民常是血吸虫病的高危易感人群。

4. 易感环境

人畜常到、感染性钉螺密度较高的有螺环境及其尾蚴波及的水域，是血吸虫的易感环境，当江湖洲滩感染性钉螺密度超过 0、005 只/0、11m² 时，该环境即属于高危易感地带。

5. 感染方式

血吸虫病的感染方式及途径取决于生产生活方式的不同。在易感环境从事插秧、田间管理、割运湖草、抢收早熟作物、捕鱼捉虾、采摘粽叶等生产活动均可引起感染；从事洗衣、淘米、洗菜、游泳、嬉水等生活活动同样可导致血吸虫感染。

6. 人兽共患

日本血吸虫病是人兽共患疾病，除人之外，我国已查出牛、样、马、驴、猪、犬、猫、家兔、沟鼠、黑家鼠、黄胸鼠、姬鼠、狐、豹等 42 种染病哺肉动物。

二、发病机制

血吸虫尾蚴，童虫和虫卵对宿主产生机械性损伤，并引起复杂的免疫病理反应。尾蚴穿透皮肤时引起皮炎，皮炎仅发生于曾感染过尾蚴的人群，是一种速发型和迟发型变态反应。尾蚴性皮炎对童虫在皮肤内的破损有一定的促进作用，是宿主的获得性免疫对再感染的反应。童虫在体内移行时，对所经过的器官，主要是肺脏，引起血管炎，毛细血管栓塞、破裂，出现局部细胞浸润和点状出血。患者可表现为咳嗽、咯血、发热，嗜酸性粒细胞增多等。童虫移行时所致损害与虫体代谢产物引起的变态反应有关。成虫的代谢产物可形成免疫复合物，引起全身反应与局部血管损害及组织病变；寄居于门静脉系统，可引起轻度静脉内膜炎与静脉周围炎；死虫可随血流入肝，在栓塞处引起周围组织炎。血吸虫感染可导致整体免疫功能的下降，从而加剧伴发疾病的发展或并发感染。在虫卵周围出现细胞浸润，形成虫卵肉芽肿。肉芽肿的形成和发展过程与虫卵的发育程度有密切关系。当虫卵尚未形成毛蚴时，周围的组织可仅有轻度反应，卵内毛蚴成熟后，由卵分泌的酶、蛋白质及糖等可溶性抗原引起肉芽肿反应。肉芽肿的发展与虫卵的发育过程一致，开始局部渗出与增生反应逐渐增强，虫卵变性钙化后，肉芽肿开始退化形成纤维瘢痕组织。此反应既有助于破坏和清除虫卵，又可使虫卵抗原局限化，减少对全身影响。肉芽肿可影响宿主的肝肠组织，造成肝硬化与肠壁纤维化。目前认为，在虫卵可溶性抗原刺激下，宿主产生相应的抗体，抗原抗体在虫卵周围形成复合物，引起局部变态反应，是日本血吸虫形成肉芽肿的主要机制。另一方面，肉芽肿反应有助于破坏和清除虫卵，并使虫卵渗出的抗原局限于虫卵周围，以减少和避免抗原抗体复合物引起全身性损害。随着感染过程的发展，肉芽肿的反应强度逐渐减弱，由于宿主的免疫调节，对虫卵的破坏能力持续增强，起着保护宿主的作用。

人对血吸虫无先天免疫力，可能具有保护性免疫力。宿主经过初次感染产生抗感染抵抗力之后，在一定程度上能坡坏重复感染的虫体，但不能杀伤初次感染的成虫或阻止其产卵。这种现象称为伴随免疫。

三、临床表现

血吸虫病临床表现复杂多样轻重不一。由于感染的程度、时间、部位和病程的不同，临床表现各异。我国现将血吸虫病分以下四型。

1. 急性血吸虫病

发生于夏秋季，以 7~9 月为常见。男性青壮年与儿童居多。患者常有明显疫水接触史，数捕鱼、摸蟹、游泳等。常为初次重度感染。约半数患者在尾蚴侵入部位出现蚤咬样红色皮损，2~3 日内自行消退。从未有侵入至出现临床症状的潜伏期长短不一，80% 患者为 30~60 天而，平均 40 日。感染重则潜伏期短，感染轻则潜伏期长。

（1）发热：患者均有发热。热度高低及期限与感染成正比，轻症发热数天，一般 2~3 周，重可前沿数月。热型以间歇型、弛张型为多见，早晚波动很大，温差可相差 5 左右。一般发热前少有寒颤。高热时偶有烦躁不安等中毒症状，热退后感觉良好。重症可有缓脉，出现消瘦，贫血，营养不良和恶病质。甚至死亡。

（2）过敏反应：除皮炎外还可出现荨麻疹，血管神经性水肿，淋巴结肿大，出血性紫癜，支气管哮喘等均可能发生。血中嗜酸性粒细胞显著增多，具有重要诊断价值。

（3）消化系统症状：发热期间，多伴有食欲减退，腹部不适，轻微腹痛，腹泻、呕吐等。腹泻一般每日 3~5 次，个别可达 10 余次，初为稀水便，继则出现脓血、黏液、粪检易找到虫卵，孵化阳性率高。热退后腹泻次数减少。危重患者可出现高度腹胀、腹水、腹膜刺激。经治疗退热后 6 ~ 8 周，上述症状可显著改善或消失。

（4）肝脾肿大：90% 以上患者肝大伴压痛，左叶肝大较显著。半数患者轻度脾大。

（5）其他：半数以上患者有咳嗽、气喘、胸痛。危重患者咳嗽较重、咳血痰，并有胸闷、气促等。呼吸系统多在感染后两周内出现。性外重症患者可出现神志淡漠、心肌受损、重度贫血、消瘦及恶病质等严重毒血症表现。亦可迅速发展为肝硬化。

2. 慢性血吸虫病

在流行区占绝大多数。在急性症状消退而未经治疗或疫区反复轻度感染而获得部分免疫力者，病程经过半年以上，称慢性血吸虫病。临床必须无隐匿型间质性肝炎或慢性血吸虫性结肠炎为主。

（1）无症状型：轻型感染者大多无症状，仅粪便检查中发现虫卵，或体检时发现肝大，B 超检查可呈网络样改变。

（2）有症状型：主要表现为血吸虫性肉牙肿肝病和结肠炎。两者可同时出现在一患者身上，亦可仅以一种表现为主。最常见症状为慢性腹泻，脓血黏液便，这些症状时轻时重，时发时愈，病程长者可出现肠梗阻，贫血、消瘦体力下降等。重者可有内分泌紊乱，性欲减退，女性有月经紊乱，不孕等早期肝大、表现光滑，质中等硬。随病程延长进入肝硬化阶段肝大，质硬，表面不平，有结节。脾脏逐渐增大，超过肝脏。下腹部可触及大小不等的痞快，系增后的结肠系膜，大网膜和肿大的淋巴结，因虫卵沉积引起的纤维化，粘连缚结所致。

3. 晚期血吸虫病

反复或大量感染染血吸虫尾蚴后，未经抗病原治疗，虫卵损害肝较重，发展成肝硬化，有门静脉高压，脾显著肿大和临床并发症。病程多在 5 ~ 15 年以上。儿童常有生长发育障碍。

4. 异位血吸虫病

（1）肺型血吸虫病：多见于急性血吸虫病患者，为虫卵沉积引起的肺间质性病变。呼吸道症状大多轻微，且常被全身症状所遮盖，表现为轻度咳嗽与胸部隐痛、痰少、咯血罕见。

（2）脑型血吸虫病：临床上可分为急性与慢性两型，均以青壮年患者多见，发病率 1.7% ~ 4.3%。临床表现酷似脑膜脑炎，常与肺部病变同时出现。

（3）其他：机体其他部位也可发生血吸虫病，以肾、睾丸、卵巢、子宫、心包、腮腺、皮肤为多见，临床上出现相应症状。

四、实验室检查

1. 血常规

血吸虫病患者在急性期外周血象以嗜酸性粒细胞显著增多为期主要特点。白细胞总数在 $10 \times 10^9/L$ 以上。嗜酸性粒细胞一般占 20% ~ 40%。最多者可高达 90% 以上。慢性血吸虫病患者一般轻度增多在 20% 以内，而极重型急性血吸虫病患者常不增多甚至消失。晚期患者常因脾功能亢进引起红细胞、白细胞及血小板减少。

2. 肝功能试验

急性血吸虫病患者血清中球蛋白增高，血清 ALT、AST 轻度增高。晚期患者由于肝纤维化，出现血清白蛋白减少，球蛋白增高，常出现白蛋白与蛋白倒置现象。慢性血吸虫病尤其系无症状患者肝功能实验大多正常。

3. 粪便检查

粪便内检查虫卵和孵出毛蚴是确诊血吸虫病的直接依据。但一般机械期检出率较高，而慢性和晚期患者的阳性率不高。常用改良加藤厚涂片法或虫卵透明法检查虫卵。

4. 直肠活检

是血吸虫病原诊断方法之一。通过直肠或乙状结肠镜，自病变处取米粒大喜黏膜，置光镜下压片检查有无虫卵。以俱肛门 8～10cm 背侧黏膜处取材阳性率最高。这种方法一般仅能检获的虫卵大部分是远期变形虫卵。

5. 免疫学检查

免疫学检查方法较多，而且敏感性与特异性较高，采血微量与操作简便。但由于患者血清中抗体在治愈后持续时间很长，不能区别过去感染与现症患者，并有假阳性、假阴性等特点。近年来采用单克隆抗体检测患者循环抗原的微量法有可能诊断活动性感染，可作为考核疗效的参考，是目前免疫学诊断发展的动向。

（1）皮内试验：属速发型变态反应。若受试者曾感染过血吸虫则有相应抗体。当受试者皮内注射少量血吸虫抗原后，抗原即与细胞表面上的相应抗体结合，产生局部组织反应，呈现红、肿、痒现象，即阳性反应。作为感染过血吸虫的过筛方法，阳性者需做进一步检查。

（2）环卵沉淀试验：当成熟虫卵内毛蚴的分泌、排出物质与血吸虫患者血清内相应抗体结合后，在虫卵周围形成特异性沉淀物，即为阳性反应。可作为诊断患者及考核疗效。

（3）间接血凝试验：将可溶性血吸虫卵抗原系于红细胞表面，使其成为致敏红细胞，这种红细胞与患者血清相遇时，由于细胞表面吸附的抗原和特异抗体细胞结合，红细胞被动凝集起来，肉眼可见称阳性反应。在流行区，该法可作为过筛或综合查病的方法。

（4）酶联免疫吸附试验：检测患者血清中的特异性抗体，使之成为抗原－抗体复合物，经与特殊的结合后显色。此法可用作诊断及考核疗效的依据。

（5）循环抗原酶免疫法：循环抗原的存在表明有活动性干山血清和尿中循环抗原水平与粪虫卵计数有较好的相关性。本方法敏感、特异、简便、快速。对血吸虫病的诊断、疗效考核和防治效果的评定，都具有重要价值。

五、诊断标准

1. 流行病史

有血吸虫疫水接触史是诊断的必要条件，应仔细追问。

2. 临床特点

具有急性或慢性、晚期血吸虫病的症状体征，如发热、皮炎、荨麻疹、腹痛、腹泻、肝脾大等。

3. 实验室检查

结合寄生虫学与免疫学检查指标进行诊断。粪便检出活卵或孵出毛蚴。一般粪便检查的诊断方法有一定局限性。轻型患者排出虫卵较少，而且间歇出现，需反复多次检查。晚期虫并由于肠壁纤维化，虫卵不遗从肠壁中排出，故阳性率低。免疫学方法特异性、敏感性较高，血液循环抗原检测阳性均提示体内有活的成虫寄生。其他血清免疫阳性均表示患者已感染过虫。但应注意假阳性与假阴性。

六、治疗

（一）支持与对症疗法

急性期持续高热患者，可先用肾上腺皮质激素或解热剂缓解中毒症状和降温处理。对慢性和晚期患者，应加强营养给予高蛋白饮食和多种维生素，并注意对贫血的治疗，肝硬变有门脉高压时，应加强肝治疗，以及外科手术治疗。患有其他肠道寄生虫病者应驱虫治疗。

（二）病原疗法

1. 吡喹酮

为吡嗪啉化合物，无色无臭结晶粉末。微溶于乙醇，不溶于水。对幼虫、童虫及成虫均有杀灭作用。口服后容易从肠道吸收，于5/2小时左右血浓度达最高峰。体内分布以肝脏浓度最高，代谢产物于24小时内从尿中排出。目前所用国产普通片和肠溶片，各含药物0.2及0.05g。对急性血吸虫病临床治疗总药量为120mg/kg，儿童为140mg/kg，分4~6日服，每日2~3次，治愈率100%。对慢性与晚期患者，一疗程总剂量成人60mg/kg，儿童70mg/kg，分1~2日服，每日3次。不良反应少而轻，可有头昏、乏力、出汗轻度腹疼等。本药具有高效，低毒、疗程短的优点，是目前较理想的抗血吸虫药物。

2. 硝硫氰胺

为橙黄色粉末，不溶于水。系一种广谱驱虫药，动物试验对四种血吸虫均有作用。口服后从小肠吸收，体内分布在肝脏浓度最高，由胆汁和尿排泄，经胆汁排泄的部分可再吸收，进行肝－肠循环。部分可通过血脑屏障进入脑组织。治疗总剂量为7mg/kg，最高不超过350mg，分为三等分，每晚睡前服。疗程中宜低脂饮食，忌烟酒。适用于各期血吸虫病，远期疗效85%。肝炎末满1年、慢性肝炎、肝硬化，晚期血吸虫病有肝功能明显减退，有精神病史及神经官能症，妇女在妊娠或哺乳期忌用。有器质性心脏病者慎用。药物不良反应有头昏、乏力、眩晕、走路漂浮感、多梦、食欲缺乏、恶心、腹泻、腹痛、肝区痛等；少数有肢体麻木，肌颤、眼球震颤、早搏、心律失常等，停药一周消退。少数患者可出现黄疸及肝功改变。偶见阿－斯二氏综合征。

3. 双羟萘酸副品红（双副）

是一种多苯甲烷类红色染料。能抑制乙酰胆碱酯酶，引起内源性乙酰胆碱蓄积，致使吸盘麻痹，虫体瘫痪，合抱分离与肝移。对各期血吸虫病均有较好疗效。每片0.1g，每日总量50~60mg/kg，分3次服，连服20或28天为1个疗程。远期疗效达90%以上，药物不良反应有头昏、眼花、视力模糊、乏力、心悸、消化道症状等反应；严重者可有全身皮疹、粒细胞缺乏症等过敏反应。对有肝、肾功能障碍者慎用。

4. 呋喃丙胺与敌百虫联合疗法

呋喃丙胺无臭无味，口服后主要从小肠吸收，进入肠系膜上静脉与门静脉系统，对血吸虫成虫及童虫均有杀灭作用，因在消化道上部被降解，故对寄生在肠系膜下静脉及其分枝的虫体影响不大，单独应用临床疗效差。敌百虫抑制虫体胆碱脂酶活力，引起虫体麻痹与肝移，两药联合应用有协同作用。呋喃丙胺疗程 10 日，每天量成人 60mg/kg，儿童 70mg/kg，成人最大量不超过每天 3g，首 1～2 日给半量以减轻反应，以后为全量连用 8 日。

七、预防与控制

对本病的预防以灭螺为重点，采取普查普治患者与病畜、管理粪便与水源及个人防护等综合措施。

（一）管理传染源

在流行区每年普查普治患者、病牛，做到不漏诊。一般慢性患者可采用单剂吡喹酮疗法，可使人群感染率显著下降。病牛可用硝硫氢胺（2% 混悬液）一次静脉注射法，水牛的剂量为 1.5mg/kg，黄牛为 2mg/kg，治愈率达 98% 以上。

（二）切断传播途径

（1）灭螺是预防本病的关键。应摸清螺情，因地制宜，采用物理灭螺或药物灭螺法，坚持反复进行。可结合兴修水利和改造钉螺滋生环境，因地制宜，选择垦种、养殖、水淹、土埋及火烧等办法。常用的灭螺药物有五氯酚钠和氯硝柳胺。五氯酚钠对成螺、幼螺、螺卵均具有较好杀灭作用，但对农作物、鱼类和人也有一定毒性；氯硝柳胺仅对鱼有毒性，其杀螺效率高，持效长，作用缓慢，与五氯酚钠合用可提高药效。

（2）加强粪便管理与水源管理，防止人畜粪便污染水源。粪便需经无害化处理后方可使用。处理方法可因地制宜，如推广三格式粪池，或沼气粪池。在流行区，提倡饮用自来水、井水或将河水储存 3 天，必要时每担水加漂白粉 1g，或漂白粉精 1 片，15 分钟后即可安全使用。

（三）保护易感人群

尽量避免接触疫水，尤其应严禁儿童在疫水中游泳、洗澡、嬉水、捕捉鱼虾等。因工作需要必须与疫水接触时，应加强个人防护，如用 1% 氯硝柳胺碱性溶液浸渍衣裤，对尾蚴的侵入有预防作用，用 0.5% 巴豆液浸杀，5% 巴豆液喷洒，或 0.25% 闹洋花煎剂浸杀，均有灭螺效果。以脂肪酸为基质，加碱皂化后，掺入 2% 氯硝柳胺和松节油制成防护剂，有杀死尾蚴作用。血吸虫疫苗已在家畜中使用，近年来开展的血吸虫疫苗研制工作有可能制备出适合于人类的有效疫苗。

八、预后

一般预后良好，晚期患者虽经抗病原治疗，但最终导致肺心病，心力衰竭，预后较差。

（林琳）

第九章　肿瘤疾病

肿瘤是机体在各种致瘤因素作用下，局部组织的细胞异常增生而形成的新生物，常表现为局部肿块。肿瘤细胞具有异常的形态、代谢和功能。它生长旺盛，常呈持续性生长。

一、临床表现

一般把肿瘤的症状分为局部症状与全身症状两部分。

（一）局部症状

肿瘤在原发病灶处的生长导致该部位解剖结构和组织形态发生变化，由此而引起相应的功能改变。肿瘤在所占据的组织中形成肿块，其大小、外形、界限、硬度、表面情况、与邻近组织关系等可作为检查与诊断肿瘤的依据。肿块可引起继发症状，如疼痛、压迫、溃疡、出血、感染、梗阻或功能障碍等，使患者感到不适与痛苦，特别是肿瘤压迫与侵犯神经时，会有不同程度的疼痛。根据肿瘤生长部位不同，还会有许多特殊症状，如胰头癌、胆管癌可引起黄疸，脑室、脑膜肿瘤可引起颅压升高等。

（二）全身症状

肿瘤早期出现的全身症状一般比较轻微、局限，若能在出现早期症状时引起注意，即可早期发现肿瘤，及时进行治疗。早期症状成为恶性肿瘤的"报警信号"，在临床上尤为重视恶性肿瘤出现的第一个惹人注意的早期症状，称之为"首发症状"。不同的肿瘤"报警信号"与"首发症状"不同。

肿瘤的全身症状与病期及肿瘤发生的部位有关。早期肿瘤常无全身症状，或仅有轻微乏力不适、食欲不振；中、晚期肿瘤，由于肿瘤消耗大量营养物质并产生许多毒素，患者陆续出现较明显的全身症状，如体重下降、虚弱、发热、贫血、水肿、腹水、皮肤及关节疾患、广泛脏器转移所致的症状等。

二、发病因素

（一）化学致癌因素

1. 间接作用的化学致癌物

多环芳烃，芳香胺类与氨基偶氮染料，亚硝胺类，真菌毒素。

2. 直接作用的化学致癌物

这些致癌物不经体内活化就可致癌，如烷化剂与酰化剂。

（1）亚硝胺类：这是一类致癌性较强，能引起动物多种癌症的化学致癌物质。在变质的蔬菜及食品中含量较高，能引起消化系统、肾脏等多种器官的肿瘤。

（2）多环芳香烃类：这类致癌物以苯并芘为代表，将它涂抹在动物皮肤上，可引起皮肤癌，皮下注射则可诱发肉瘤。汽车废气、煤烟、香烟及熏制食品中。

（3）烷化剂类：如芥子气、环磷酰胺等，可引起白血病、肺癌、乳腺癌等。

（4）氯乙烯：目前应用最广的一种塑料聚氯乙烯，是由氯乙烯单体聚合而成。可诱发肺、皮肤及骨等处的肿瘤。通过塑料工厂工人流行病学调查已证实氯乙烯能引起肝血管肉瘤，潜伏期一般在 15 年以上。

（5）某些金属：如铬、镍、砷等也可致癌。

化学致癌物引起人体肿瘤的作用机制很复杂。少数致癌物质进入人体后可以直接诱发肿瘤，这种物质称为直接致癌物；而大多数化学致癌物进入人体后，需要经过体内代谢活化或生物转化，成为具有致癌活性的最终致癌物，方可引起肿瘤发生，这种物质称为间接致癌物。放射线引起的肿瘤有：甲状腺肿瘤、肺癌、骨肿瘤、皮肤癌、多发性骨髓瘤、淋巴瘤等

（二）物理致癌因素

离子辐射引起各种癌症。长期的热辐射也有一定的致癌作用，金属元素镍、铬、镉、铍等对人类也有致癌的作用。临床上有一些肿瘤还与创伤有关，骨肉瘤、睾丸肉瘤、脑瘤患者常有创伤史。另一类与肿瘤有关的异物是寄生虫。

（三）病毒和细菌致癌

1. RNA 致瘤病毒

通过转导和插入突变将遗传物质整合到宿主细胞 DNA 中，并使宿主细胞发生转化，存在两种机制致癌：①急性转化病毒；②慢性转化病毒。

2. DNA 致瘤病毒

常见的有人类乳头状瘤病毒（HPV）与人类上皮性肿瘤尤其是子宫颈和肛门生殖器区域的鳞状细胞癌发生密切相关。Epstein barr 病毒（EBV）与伯基特淋巴瘤和鼻咽癌密切相关。流行病学调查乙型肝炎与肝细胞性肝癌有密切的关系。幽门螺杆菌引起的慢性胃炎与胃低度恶性 B 细胞性淋巴瘤发生有关。

（四）遗传因素

1. 呈常染色体显性遗传的肿瘤如视网膜母细胞瘤、肾母细胞瘤、肾上腺或神经节的神经母细胞瘤。一些癌前疾病，如结肠多发性腺瘤性息肉病、神经纤维瘤病等本身并不是恶性疾病，但恶变率很高。这些肿瘤和癌前病变都属于单基因遗传，以常染色体显性遗传的规律出现。其发病特点为早年（儿童期）发病，肿瘤呈多发性，常累及双侧器官。

2. 呈常染色体隐性遗传的遗传综合征如 Bloom 综合征易发生白血病和其他恶性肿瘤；毛细血管扩张共济失调症患者易发生急性白血病和淋巴瘤；着色性干皮病患者经紫外线照射后易患皮肤基底细胞癌和鳞状细胞癌或黑色素瘤。这些肿瘤易感性高的人群常伴有某种遗传性缺陷，以上三种遗传综合征均累及 DNA 修复基因。

3. 遗传因素与环境因素在肿瘤发生中起协同作用，而环境因素更为重要。决定这种肿瘤的遗传因素是属于多基因的。目前发现不少肿瘤有家族史，如乳腺癌、胃肠癌、

食管癌、肝癌、鼻咽癌等。

三、肿瘤的分级和分期

（一）肿瘤的分级

肿瘤分为Ⅰ、Ⅱ、Ⅲ级，Ⅰ级为分化良好，属低度恶性，Ⅱ级为分化中等，属中度恶性，Ⅲ级为分化很差，属高度恶性。

（二）肿瘤的分期

根据原发肿瘤的大小、浸润深度、范围以及是否累及邻近器官、有无淋巴结转移、有无血源性或其他远处转移确定肿瘤发展的程期或早晚。国际上广泛采用 TNM 分期系统。T 是指肿瘤的原发灶，随着肿瘤的增大依次用 $T_1 \sim T_4$ 来表示；N 指局部淋巴结受累及，淋巴结未累及是用 N_0 表示，随着淋巴结受累及的程度和范围的扩大，依次用 $N_1 \sim N_3$ 表示；M 指远处转移，无远处转移者用 M_0 表示，有远处转移用 M1 表示。

T_x：原发肿瘤大小无法测量；或痰脱落细胞或支气管冲洗液中找到癌细胞，但影像学检查和支气管镜检查未发现原发肿瘤。

T_0：没有原发肿瘤的证据。

T_1：单个肿瘤结节，无血管浸润。

T_2：单个肿瘤结节，并伴血管浸润；或多个肿瘤结节，最大径均≤5cm。

T_3：多个肿瘤结节，最大径 >5cm；或肿瘤侵犯门静脉或肝静脉的主要分支。

T_4：肿瘤直接侵犯除胆囊以外的附近脏器；或穿破内脏腹膜。

四、治疗

肿瘤的治疗方法分为手术治疗、放射线治疗、射波刀治疗、化学治疗、空气负离子自然疗法、中医治疗、生物治疗等。

（一）手术治疗

手术治疗是通过外科手术切除来治疗肿瘤的方法，是一种局部治疗的方法，因为手术切除的范围是受限制的。选择外科切除必须满足两个条件：①根据患者病情，手术切除是首选方案，效果优于其他治疗手段。②患者的身体条件估计能承受切除相应范围的手术所带来的创伤。手术治疗是许多早、中期实体肿瘤最主要的有效治疗方法，约60% 的实体瘤以手术作为主要治疗手段。但对已有扩散的肿瘤，手术治疗往往只能作为姑息治疗手段。主要包括以下几种方法：

1. 根治性手术

它是肿瘤外科常用的一种手术方式。这种方法是将肿瘤所在器官的部分或全部，连同区域淋巴结整体切除。如果手术中发现肿瘤已侵犯其他器官，则应将被侵犯的器官也作部分或全部的切除。在临床上，根治性手术应力求做到合理，手术时要力争切除一切应该切除的组织，同时应避免损害不应该受损的组织及功能。

2. 广泛性切除手术

它是指广泛地切除肿瘤所在组织的全部或大部分，以及部分邻近的深层的软组织，如临床上为患有成骨肉瘤或滑膜肉瘤的患者所实施的截肢手术等。

3. 姑息性手术

它是原发性肿瘤或其转移病灶所做的部分或大部分的切除手术。虽然这种手术术后患者的病灶处仍有肿瘤残留，但它却可以缓解因肿瘤而产生的并发症，如梗阻、穿孔、剧烈疼痛及大出血等。

4. 减瘤性手术

它是指对单靠手术无法切除的原发性肿瘤所做的大部分切除手术，目的只是为了减轻肿瘤的负荷，以便使患者能用其他的治疗手段（化疗、放疗、中医治疗等）来控制手术后残存的瘤灶。适合这种手术的肿瘤有卵巢肿瘤、软组织肉瘤等。

5. 探查性手术

它是为了明确诊断和了解肿瘤的范围，并争取同期为患者进行肿瘤切除手术。另外，这种手术还可早期发现肿瘤是否复发，以便及早实施肿瘤的切除手术。在临床上，探查性手术在癌症诊断上发挥着很大的作用，通过该种手术不但可了解肿瘤的组织学类型，还可帮助肿瘤科医生为患者制订诊疗计划、划分诊疗期别。

6. 预防性手术

它是指为有潜在恶性趋向的疾病和癌前病变所做的肿瘤切除手术，目的是防止癌症的发生。这种手术包括为隐睾症患者实施的睾丸固定术，以及为家族性大肠息肉病实施的大肠部分切除术等。

7. 辅助性手术

它是指为了配合患者采取其他方法进行治疗所实施的手术，如当食道癌患者的食管完全梗阻时，可在患者进行放射线照射前，为其实施静脉置管或内支架置入或胃造口手术等，以解决患者赖以生存的营养问题。

（二）放射线治疗

放射线治疗简称放疗，是肿瘤三大治疗手段之一，是用各种不同能量的射线照射肿瘤，以抑制和杀灭癌细胞的一种治疗方法。放疗可单独使用，也可与手术、化疗等配合，作为综合治疗的一部分，以提高癌症的治愈率。在手术前先作一段放疗使肿瘤体积缩小些，便可使原来不能手术的患者争取到手术的机会。对晚期癌症则可通过姑息性放疗达到缓解压迫、止痛等效果。

目前放射线治疗种类繁多，不过已经从以早期的"火炮式"普通放疗进化成现在的"精准放疗"，治疗效果也是越来越好，目前先进的精准放疗有射波刀、Tomo、伽马刀、直线加速器等，值得关注的是，近年来，国内引进国际先进肿瘤放疗技术射波刀，为肿瘤患者开辟完全无创伤治疗之路。

适合放射线治疗的条件：

1. 早期肿瘤患者，没必要手术开刀治疗的，放射线治疗可以达到同样的效果。

2. 不愿意手术的患者。

3. 不能手术的患者。

4. 年老体弱、不能承受其他治疗的患者。

5. 术后复发患者。

6. 其他治疗效果不好的患者。

7. 肿瘤晚期姑息治疗。

（三）射波刀治疗

射波刀使用是一种革命性的立体定位追踪法，甚至在脑部手术均不须现行的头骨钉及金属头架固定，因此"手术"过程中病患无须局部麻醉而且没有流血及痛苦，"手术"完成后也无须麻醉恢复时间。而更重要的是，没有金属头架的阻挡，射波刀在手术过程中没有任何死角。

此外，射波刀在临床上可以轻易实现、低分次治疗，病患的"手术"过程就如同一般门诊的就诊方式，医师可以依照病患身体状况及接受放射剂量的大小决定治疗的次数，可有效提高肿瘤控制率并降低正常组织的伤害率。

适合射波刀治疗的条件：

1. 颅内病变

包括多形性胶质母细胞瘤、恶性肿瘤、转移性肿瘤、良性肿瘤、视神经旁肿瘤、听神经瘤、垂体瘤、儿童脑瘤、动静脉畸形、三叉神经痛、群集性头痛、癫痫等。

2. 头颈部病变

包括鼻咽肿瘤、眼眶肿瘤、头颈复发肿瘤、恶性纤维组织细胞瘤、颈脉络球肿瘤等。

3. 脊髓脊椎病变

包括脊髓恶性肿瘤、脊椎转移性肿瘤、脊髓良性肿瘤、脊椎骨良性肿瘤、脊髓动静脉畸形等。

4. 胸部肿瘤

包括早期非小细胞肺肿瘤、肺门区肺肿瘤、转移性肺肿瘤、食管肿瘤、纵隔肿瘤等。

5. 腹部肿瘤

包括肝脏原发性肿瘤、转移性肝肿瘤、胰腺肿瘤、肾肿瘤、主动脉旁淋巴肿瘤等。

6. 盆腔肿瘤

包括宫颈肿瘤、前列腺肿瘤、盆腔复发性肿瘤等。

（四）化学治疗

化学治疗简称化疗，即用化学合成药物治疗疾病的方法。化疗是目前治疗肿瘤及某些自身免疫性疾病的主要手段之一，但在治疗中，患者普遍有明显的恶心呕吐等不良反应，给患者带来不适感。化疗是指应用药物治疗癌症。这些特殊的药物可杀灭肿瘤细胞，有时称为细胞毒药物。许多化疗药物来源于自然，如植物，其他是人工合成。目前已超过50种化疗药物，如常用的有表柔比星、阿霉素、柔红霉素、丝裂霉素、氟尿嘧啶脱氧核苷酸等。这些药物经常以不同的强度联合应用。

（五）空气负离子自然疗法

空气负离子自然疗法是除放疗、化疗、手术治疗外又一新方法。临床实验表明，人体细胞电子被抢夺是万病之源，活性氧（自由基ORS）是一种缺乏电子的物质（不饱和电子物质），进入人体后到处争夺电子，如果夺去细胞蛋白分子的电子，使蛋白质接上支链发生烷基化，形成畸变的分子而致癌。该畸变分子由于自己缺少电子，又要去夺取邻近分子的电子，又使邻近分子也发生畸变而致癌。人体得到负离子后，由于负离子带负电有多余的电子，可提供大量电子，而阻断恶性循环，癌细胞就可防止或被抑制。负离子能够通过调节因恶性肿瘤引起的体内的酸碱失衡及氧化还原状况失衡，维持体内环境的稳定性，促进正常的细胞代谢，减轻，消除化疗的不良反应，对患者的治疗非常有益。

（六）中医治疗

癌症的起因首先是人体内阴阳平衡，组织细胞在不同的致癌因素长期作用下，细胞突变而引起的，它的主要表现在组织细胞异常和过度的增生。其实癌组织也是人体的一部分，只有在人本阴阳平衡失调，五行生克乘侮发生变化的前提下，人体的免疫监控系统才会对其失去监控，任其发展。久而久之，癌细胞日益增殖，肿瘤队伍日益壮大，最后侵蚀周围正常组织，消耗大量能量和营养，影响人体的正常生理代谢，造成机体逐渐衰竭，最终导致死亡。

以中医整体辨证理论为基础、结合针灸理论、癌康诱导理论、免疫抗癌理论、物理医学理论而产生的。它是一种抗癌、保命与治本相结合和治疗方法。以改善肿瘤间质细胞功能而抗癌，（即：使本来对肿瘤间质细胞起支持和营养作用的肿瘤间质转变成对肿瘤实质细胞起拮抗和抑制作用的间质细胞，癌细胞失去生存环境而灭亡）；以调理气血、调整阴阳平衡、维持正常生命体征而保命；以培补正气、产生抗体，清理"毒源"而治本。

适合中医治疗的条件：

1. 早期肿瘤患者，未转移者。

2. 不适于手术、放疗、化疗及患者不愿意西医治疗者。

3. 晚期癌痛西药无效者。

4. 已经接受手术、放疗、化疗的患者需要中医减轻并发症及辅助治疗。

（七）生物治疗

肿瘤生物治疗是一种新兴的、具有显著疗效的肿瘤治疗模式，是一种自身免疫抗癌的新型治疗方法。它是运用生物技术和生物制剂对从患者体内采集的免疫细胞进行体外培养和扩增后回输到患者体内的方法，来激发、增强机体自身免疫功能，从而达到治疗肿瘤的目的。肿瘤生物治疗是继手术、放疗和化疗之后的第四大肿瘤治疗技术。

十、肿瘤预防与控制

（一）病因预防，又称一级预防

消除危险因素和病因，提高防癌能力，防患于未然。对已知的危险因素如吸烟、酗酒、不必要的放射线照射、职业暴露要采取相应措施加以控制和消除。如不在公共场所吸烟，禁止青少年吸烟，规定纸烟中烟焦油要降至每支 15mg 以下等，香烟的烟雾中有多种致癌物质，如苯并芘二甲基亚硝胺，放射性元素 ZIOPO 及酚类化合物等，严重有害物质还有尼古丁、一氧化碳和焦油等，我国肺癌患者中有 70% ~ 80% 是因长期吸烟引起的；另外还要提高机体抗癌能力，进行预防接种或化学预防。如肝癌高发区中新生儿要进行乙肝疫苗接种。改善饮食和营养，提倡科学的膳食结构亦是病因预防的主要内容之一。例如高脂肪膳食可能与乳腺癌、结肠癌、前列腺癌有关。所以要求人们膳食中由脂肪来的热量不得超过总热量的30%。为防止食管癌、胃癌的发生，应减少盐腌、盐熏和硝制食品。要提倡多吃水果、蔬菜、富含维生素 A 和维生素 C 及富含纤维的食品。避免或减少职业性致癌因素，由于某些工种和车间具有较高致癌剂水平，由此引起癌症的发病率较高，目前已证明煤油、焦油、沥青、菌类、石棉、芥子气、铬及砷化物、放射性物质苯、联苯胺、B－苯类、羰基镍等有致癌性，必须加强职业病的预防。在开展一级预防措施时，常遇到一些病因不明确，但是有证据认为是危险因素，亦可先开展预防措施，以观察预防的效应，同时进行实验室研究，找出发病原因。

（二）早期发现，早期诊断和早期治疗，亦称为 2 级预防措施

这是一条防患于开端的措施，即肿瘤刚开始发生时，尽早筛检出来予以治疗，以收到事半功倍的作用。实际包括两方面的内容：一是早期发现，即医务工作者深入到人群中去，用有效的筛检手段发现早期癌症患者；二是对筛检发现的可疑患者，医生尽可能及时、准确地给予确诊和治疗。对 2 级预防比较有效果的癌症是宫颈癌和乳腺癌。其他肿瘤凡是对人民健康威胁较大，病史比较明确，早期诊断基本过关，早期治疗效果较好，对受检者不造成损伤，花费不大的都可以筛检。

（三）康复预防，亦称 3 级预防措施

对肿瘤患者经各种方法治疗后进行康复工作，使其减少并发症，防止致残，提高生存率和生存质量。对晚期患者施行止痛和临终关怀。总之对癌症患者应该从生理、心理等各方面予以关怀。现各地先后成立了俱乐部、抗癌协会、学校等组织，邀请医务人员对治疗后患者进行定期随访、复查，指导他们的饮食、卫生、劳动、生活，劝阻吸烟、酗酒，纠正不良生活饮食习惯，对他们的各方面的问题给予咨询，及时给予必要的治疗，以提高他们的生存质量，延长生存时间。

（顾珂）